Die Totalprothese

Grundwissen für Zahntechniker

Die Totalprothese

3. überarbeitete Auflage

Ztm. Horst Gründler
Prof. Dr. U. Stüttgen

Verlag Neuer Merkur GmbH, 82152 Planegg

Bibliografische Informationen der Deutschen Bibliothek
Die Deutsche Bibliothek verzeichnet diese Publikation in der Deutschen Nationalbibliografie; detaillierte bibliografische Daten sind im Internet über http://dnb.ddb.de abrufbar.

Grundwissen für Zahntechniker Band IV
Horst Gründler/Prof. Dr. Ulrich Stüttgen
Die Totalprothese
3. Auflage 2014 – ISBN 978-3-929360-84-4

Titelgestaltung: Peter Hänssler
Layout: Dagmar Papić
Druck: Elbe Druckerei, Wittenberg

Kapitel 1 Einleitende Gedanken

Kapitel 2 Vorbereitende Maßnahmen

Kapitel 3 Abformung

Kapitel 4 Kieferrelationsbestimmung

Kapitel 5 Aufstellgeräte

Kapitel 6 Einorientieren der Modelle

Kapitel 7 Künstliche Zähne: Form und Farbe

Kapitel 8 Aufstellen der oberen und unteren Front und Seitenzähne

Kapitel 9 Aufstellempfehlungen der Ersatzzähne: Lehrmeinungen

Kapitel 10 Fertigstellung

Kapitel 11 Verbesserung der Haltefunktion

Kapitel 12 Zur Geschichte der Totalprothetik

Kapitel 1
Einleitende Gedanken

Der Inhalt auf einen Blick

1.1 Die Totalprothese

Die zahnlosen Kiefer eines Menschen und ihre Versorgung mit einer Totalprothese kann man vom Gebissbefund her als die letzte prothetische Herausforderung des zahnärztlichen und zahntechnischen Könnens werten. Betrachten wir den Lebensweg eines Patienten aus dieser Sicht, fällt es nicht schwer davon auszugehen, dass der einzelne Patient bis zu seiner Zahnlosigkeit zahlreiche Zahnarztbesuche hinter sich gebracht hat. Mit großer Wahrscheinlichkeit wurden ihm dabei – unter Berücksichtigung der sich verändernden Restbezahnung – die unterschiedlichsten zahntechnischen Konstruktionen eingegliedert.

Durch eine Intensivierung der häuslichen Zahnpflege und die regelmäßige Sanierung von Zahnfleisch und Zähnen kann heutzutage vielen Patienten das auch psychisch schwer zu ertragende Schicksal, Totalprothesenträger zu werden, bis ins hohe Alter erspart werden.

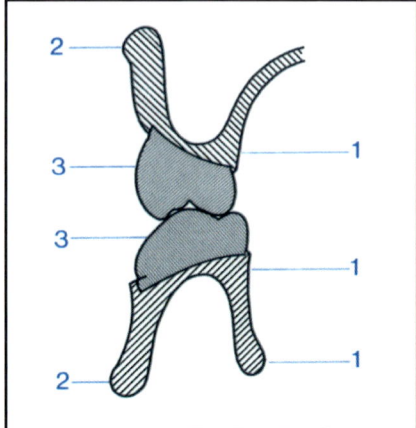

Abb. 1 Benennung der Anteile einer Totalprothese

> Die Totalprothese wird auch Vollprothese oder schleimhautgetragene Prothese genannt. Der Begriff „28er" ist nicht korrekt. Der Begriff „Saugprothese" wenig gebräuchlich.

Teile der Totalprothese:

Die Totalprothese besteht im OK und UK aus folgenden drei Teilen (Abb. 1):

1. oberer und unterer Prothesenkörper
2. Randzonen der Prothesenkörper und
3. Ersatzzähne

1.2 Der Prothesenkörper

Der Prothesenkörper ist der Anteil, der die Hauptmasse des durch die Zahnentfernung und den nachfolgenden Knochenschwund verlorengegangenen Kieferknochens ersetzt. Die Ausformungen der Prothesenkörper sind:

Im OK vestibulär:
• Wandungen konvex ausgeformt. Tuberbereich verstärkt konvex.

• bukkaler Seitenbereich entsprechend der angrenzenden Muskulatur ausgeformt (Muskelgriffigkeit).
• konvexe Ausformungen der Papillen in den Zahnzwischenräumen.

Im OK palatinal:
• dünne aber bruchsichere Gaumenplatte.
• Zungenfreiheit beachten. Untersichgehende Anteile im Seitenzahnbereich vermeiden.
• Gaumenfalten können, aber müssen nicht ausgeformt sein.

Im UK vestibulär:
• überwiegend konkav ausgeformt.
• muskelgriffige Ausformung bukkal im Seitenbereich.
• konvexe Papillenform.

Im UK lingual:
• Zungenfreiheit, ohne unter sich gehende Anteile im Seitenzahnbereich (Retention für die Zunge).
• sublinguale Ausformung nach zweckentsprechender Abformung.
• natürliche Begrenzungslinie (Kieferzungenbeinlinie) kann, aber muss nicht das Ende der Prothesenbasis sein.

1.3 Die Randzonen der Prothesenkörper

Die Randzonen sind für die Lagestabilität und für den adhäsiven Halt wichtig und deshalb sorgfältig zu gestalten.

Im OK bilden sie den Ventilrand mit folgenden Anteilen:

• die labiale Abdichtung unter Berücksichtigung der Lippenfreiheit,
• die bukkale Abdichtung unter Berücksichtigung der Wangenbändchen und der Ausdehnung der Tuberwangentasche,
• die AH-Linie (besser: AH-Zone) = Übergangszone des harten zum weichen Gaumen. Der rachenwärtige Prothesenrand wird unter Berücksichtigung des im Einzelfall festzustellenden Würge- und Brechreizes bis in den Bereich des beginnenden weichen Gaumens ausgedehnt.

> Allgemeine Regel:
> Die bukkale Abdichtung ist wichtiger als die labiale.
> Ohne Abdichtung der AH-Zone kein Saugeffekt.

Im UK bilden die Prothesenkörper-Randzonen den Ventilrand mit folgenden Anteilen:

• labiale und bukkale Abdichtung unter Berücksichtigung der Wangen- und Lippenfreiheit,
• linguale Abdichtung (auch sublinguale Abdichtung),
• Bedeckung der retromolaren Polster,

> Allgemein empfohlene Regel:
> Die maximal extendierte Prothesenbasis sichert ihre Lagestabilität und die adhäsive Haltefunktion.

1.4 Die Prothesenzähne

Die fabrikatorisch hergestellten Ersatzzähne im Front- und Seitenzahnbereich müssen folgende Aufgaben erfüllen:

• Für den Frontbereich:
  - ästhetische Wirkung,
  - abschneidende und abstützende Aufgaben,
  - Lippenstütze,
  - phonetische Unterstützung.

• Für den Seitenbereich:
  - statische Aufgaben,
  - funktionelle Bewegungen müssen gewährleistet sein,
  - dynamische Funktionen bei der Nahrungszerkleinerung.

> Entwicklungsstand:
> Die Formen der Konfektionszähne stimmen mit den morphologischen Formen der natürlichen Zähne überein. Der dental bewährte Werkstoff PMMA (Akronym für Polymethylmethacrylat) hat die Porzellanzähne aus feinkeramischen Massen verdrängt.

Kapitel 2
Vorbereitende Maßnahmen

Der Inhalt auf einen Blick

2.1 Anamnese

> Anamnese = Erinnerung
> Vorgeschichte des Patienten in Anlehnung an seine gegenwärtige Krankheit. Aus der Sicht der Zahnheilkunde: Betrachtende und austestende Untersuchung als Grundlage der Befunderhebung.

Die erfolgreiche Eingliederung einer totalen Prothese setzt eine sorgfältige extraorale und intraorale Befunderhebung voraus. Die extraoralen Befunderhebungen beschäftigen sich mit den Auffälligkeiten des „Äußeren".

Hierzu zählen:
- Gesicht mit der Art des Lippenschlusses.
- Ausprägung von Gesichtsfalten (Naso-Labial-Falte, Mento-Labial-Falte).
- Gesichtsgeometrie zur vorläufigen Bestimmung des Gebisstyps.
- Intraorale Befunderhebung des Zahnlosen (Abb. 2 und 3).
- Ausdehnung des Prothesenlagers zur Abschätzung des möglichen Prothesensitzes inspiziert und palpiert (betrachtend untersucht und ausgetastet). Die wesentliche intraorale Befunderhebung beginnt mit der Mundöffnung des Patienten. Auffällige Öffnungs- und Schließbewegungen lassen eine Kiefergelenk-Funktionsstörung vermuten. Unter „auffällig" versteht man:

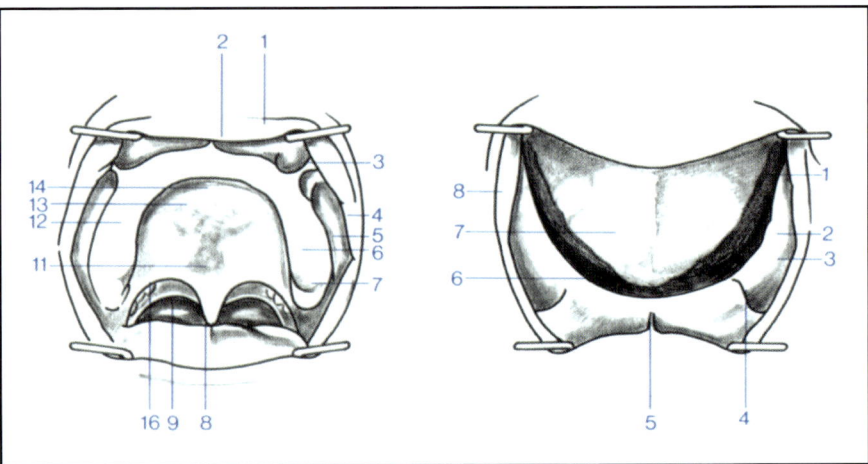

Abb. 2 Die anatomischen Merkmale des Mundvorhofes und der Mundhöhle

Oberkiefer:
1. Oberlippe = Labium superius
2. Oberes Lippenbändchen = Ferenulum labii superioris
3. Oberes Wangenbändchen = Fernulum buccae superioris
4. Wange = bucca
5. Obere Umschlagfalte = Fornix vestibuli superior
6. Oberkieferfortsatz = Processus alveolaris maxillae
7. Tuberwangenspalt
8. Zäpfchen = Uvula
9. Rachenenge = Isthmus faucium
10. Weicher Gaumen = Palatum molle
11. Gaumenwulst = Torus palatinus

12. Oberkieferhöcker = Tuber maxillae
13. Gaumenfalten = Plicae palatinae transversae
14. Schneidezahnpapille = Papilla incisiva

Unterkiefer:
1. Flügelunterkiefernath = Raphe pterygomandibularis
2. Unterkieferkamm = Pars alveolarismandibulae
3. Untere Umschlagfalte = Fornix vestibuli interior
4. Unteres Wangenbändchen = Fernulum buccae inferioris
5. Unteres Lippenbändchen = Ferenulum labii inferioris
6. Mundboden = Diaphragma oris
7. Zunge = Lingua
8. Unterkieferhöcker = Tuberculum mandibulae

- übergroße oder zu kleine Mundöffnung.
- Seitenabweichung während der Mundöffnung.
- Kieferschluss bis zum Berühren der zahnlosen Ober- und Unterkiefer-Alveolarkämme.

> Speichelbefund:
> Speichel = Saliva
> Wässeriges = seröses oder schleimiges = muköses Sekret in der Mundhöhle mit vielseitigen Aufgaben.

Im Rahmen der intraoralen Untersuchung ergibt sich die Möglichkeit, die von Patient zu Patient stark variierende Speichelkonsistenz und Speichelmenge abzuschätzen. Die Speichelqualität und Speichelmenge sind neben der Prothesenpassform wichtige Anhaltspunkte für den voraussichtlichen Prothesenhalt. „Prothesenhalt" bedeutet in diesem Zusammenhang „Saugeffekt" der Prothesenbasis-

flächen auf den zahnlosen Oberkiefer- und Unterkiefer-Alveolarkämmen. So sind eine geringe Speichelmenge, zusammen mit einer serösen Speichelkonsistenz, für den zu erwartenden Prothesenhalt immer als ungünstig zu bewerten. Demgegenüber lassen ein starker Speichelfluss zusammen mit einer mukösen Speichelkonsistenz fast immer einen guten Prothesensitz vorhersagen.

Ästhetikbefund:
Viele Patienten versprechen sich von der Inkorporation einer Totalprothese auch eine Verbesserung ihres äußeren Erscheinungsbildes, das heißt, Gesichtsfalten sollen beseitigt werden, die Kinnpartie soll gefälliger erscheinen und der Lippenschluss soll möglichst dem eines vollbezahnten Patienten angeglichen werden. Nicht zuletzt geht es den zahnlosen Patienten natürlich um die Wiederherstellung einer zufriedenstellenden Kaufunktion.

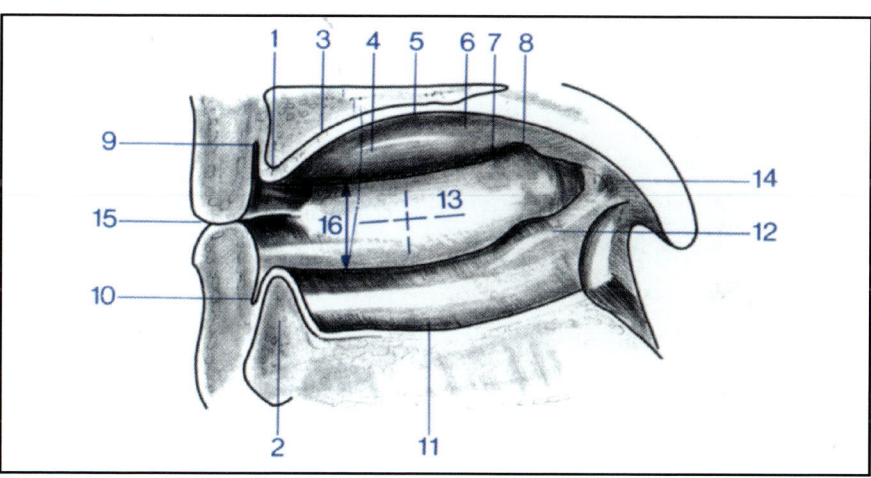

Abb. 3 Die anatomischen Merkmale der zahnlosen Mundhöhle von innen gesehen

1. Alveolarfortsatz
2. Alveolarkamm
3. Schneidezahnpapille
4. Gaumenfalte
5. Gaumennath
6. Gaumenwulst
7. Oberkieferhöcker
8. Hamuläre Inzisur
9. Obere Umschlagfalte
10. Untere Umschlagfalte
11. Mundboden
12. Unterkieferhöcker
13. Wangenschleinhaut
14. Weicher Gaumen
15. Lippenspalt
16. Ruheschwebe-Lage

Zusammengefasst darf festgehalten werden, dass die Erwartungshaltung eines mit einer Totalprothese zu versorgenden Patienten sehr genau abgeschätzt werden muss und in keinem Fall unterschätzt werden darf. Häufig muss ein Totalprothesenpatient auf eine sehr einfühlsame und verständnisvolle Weise auf das Tragen seiner Totalprothesen vorbereitet werden.

Im Regelfall tritt die Zahnlosigkeit eines Patienten im fortgeschrittenen Lebensalter auf. Die altersbedingten Gesichtsveränderungen müssen daher sehr sorgfältig von den durch Zahnlosigkeit bedingten Veränderungen getrennt werden. Die sog. Altersphysiognomie eines Gesichts ist im Regelfall durch einen Bisshöhenverlust infolge von Zahnabrasionen bzw. infolge von Zahnverlust im seitlichen Stützzonenbereich des Gebisses bedingt. Der Bisshöhenverlust bewirkt:

- eine verstärkte Prominenz der Kinnpartie,
- ein schmales strichförmiges Lippenrot,
- verstärkte Nasolabialfalten.

Radiäre Faltenbildungen im Bereich der Oberlippe lassen sich im Gegensatz zu den Gesichtsveränderungen nach Bisshöhenverlust durch die Inkorporation einer Totalprothese nicht kompensieren.

2.2 Auswertung der Befunderhebung

Allgemeine Angaben. Sie beziehen sich auf:
- Bericht über positive oder negative Prothesenerfahrungen.
- Wann die letzte Zahnentfernung mit oder ohne Komplikationen stattgefunden hat.
- Wie lange ein partieller Zahnersatz getragen wurde.
- Wie lange Zahnlosigkeit ohne Zahnersatz vorliegt.

Extraoraler Befund
Hierzu zählt man:
- Überprüfung der Mundöffnung und der Funktion des Kiefergelenks.

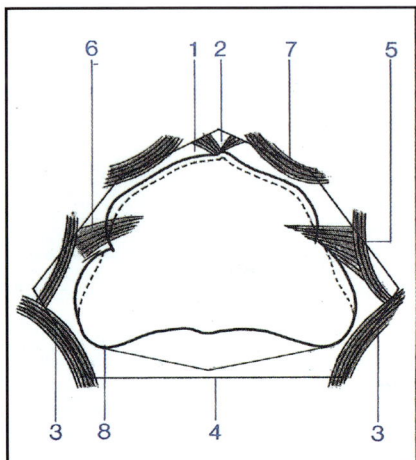

Abb. 4 „Prothetisches Umfeld" im Oberkiefer
1. Labiale Umschlagfalte
2. Lippenbändchen
3. Musculus masseter
4. paragingivale Begrenzung
5. Musculus buccinator
6. Wangenbändchen
7. Musculus orbicularis oris
8. Ligamentum

- Veränderungen des Kiefergelenks bei längerem Verlust der vertikalen Kieferrelation.
- auffällige Merkmale der Altersphysiognomie im Mundbereich, wie z. B. im Lippenbereich und Verkürzung des Untergesichts durch Verlagerung des Unterkiefers.
- Kontrolle des Tonus von Wangen- und Lippenmuskulatur.

Intraoraler Befund (Abb. 4 und 5)
Untersucht wird:
- Form, Größe und Stellung der Kiefer,
- die Schleimhaut des oberen und unteren Mundvorhofes und die zugehörigen Lippen- und Wangenbändchen,
- der Zustand der den Kieferkamm bedeckenden Schleimhaut im Ober- und Unterkiefer über die Palpation der Schleimhautresilienz,
- die Schleimhautregion des Mundbodens und den Ansatz des Zungenbändchens,

- die lingualen OK- und UK-Alveolarfortsätze sowie des Gaumens hinsichtlich ihrer Form und Eignung als Prothesenlager,
- die retromolaren Bereiche des Ober- und Unterkiefers (Tubercula mandibulae und Tubera maxillae) hinsichtlich ihrer Tragfähigkeit als Prothesenlager.

Dokumentation der erhobenen Befunde

Zur Speicherung der erhobenen Befunde wird empfohlen, dass der Zahnarzt einen Befundbogen anlegt. Die aus der Anamnese resultierenden Ergebnisse sollten für die erfolgreiche Gestaltung einer funktionsfähigen Totalprothese aufgelistet werden. Vorliegende Merkmale lassen sich mit bekannten physiologischen Formen des Kauorgans vergleichen.

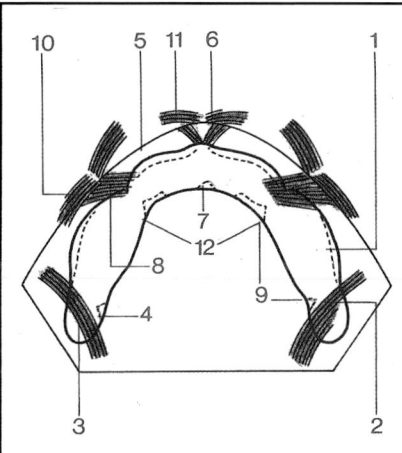

Abb. 5 „Prothetisches Umfeld" im Unterkiefer
1. Linea obliqua externa
2. Musculus masseter
3. Trigonum retromolare
4. disto-mylohyoidale Zone
5. labiale Umschlagfalte
6. Lippenbändchen
7. Zungenbändchen
8. Wangenbändchen
9. Linea mylohyoidea
10. Musculus buccinator
11. Musculus orbicularis
12. sublinguale Zone und Glandula

Forderungen für die Substanzerhaltung des Prothesenlagers, die Sicherung des Kaueffekts und den Funktionsablauf in den Kiefergelenken werden notiert. Wichtig ist die Dokumentation der Untersuchung des Tonusgleichgewichts im Sinne der Sicherung der Ruhespannung von Wange, Lippe und Zunge für den Halt der Totalprothese.

Spezielle Angaben über ein zweckentsprechendes Aufstellsystem werden festgelegt.

Im weiteren ist es empfehlenswert, den Ober- und Unterkiefer hinsichtlich nutzfähiger unter sich gehender Bereiche zu untersuchen.

Für die zahntechnische Grundinformation können diese Angaben als ausreichend angesehen werden. Der sich in der Ausbildung befindliche Zahnarzt wird weitere Angaben in der einschlägigen Literatur finden.

Im Sinne einer reibungslosen Kooperation ist es vorteilhaft, für den Zahntechniker eine Arbeitskarte mit den wesentlichen Befunden und der für den Behandlungsfall vorgesehenen Terminierung anzulegen. Als Empfehlung dienen die in den folgenden Abbildungen dargestellten Arbeitskarten.

2.2.1 Patientendatenblatt und Laborcheckliste

Die anfertigungstechnischen Empfehlungen in der Totalprothetik beinhalten zu Recht die Forderung, dass der Zahntechniker detaillierte Angaben benötigt, um eine Qualitätsprothese herstellen zu können.

Zahnarzt und Zahntechniker sind sich darin einig, dass ihr Tun für den Patienten transparent sein sollte. Es ist wichtig, dass der Patient den komplizierten Herstellungsweg seines Zahnersatzes kennen und dabei die Leistungen seines Zahnarztes und Zahntechnikers schätzen lernt.

Nur so entsteht das Vertrauen, dass die Herstellung eines Zahnersatzes kein standardisiertes Ergebnis darstellt, sondern eine unikate Qualitätsherstellung ist. Außerdem wächst die Akzeptanz, dass die Qualität ihren Preis hat.

Aus dieser Sicht sind die Listen der Fa. Merz Dental TiF

- Totalprothetik Patientendatenblatt

Arbeitskarte für die Totalprothese

	Arbeitsdaten	Stempel des Zahnarztes	Arbeits-nummer
Herr, Frau, Frl.	Bißprobe I bis		
Alter Beruf	Bißprobe II bis		
Konstitutionstyp - leptosom - athletisch - pykn. Mischtyp	Anprobe I bis	Stempel des Labors	
Kopfform - quadratisch - rechteckig - dreieckig - oval	Anprobe II bis		
Kieferstellung - orthognath. - prognath - progen - Deckbiß - Tiefbiß	Abgabe bis		

Frontzahnformen: Farbe	Allgemeine Form - rechteckig - dreieckig -	**Besonderes:**
	- quadratisch - ovaloid	
Seitenzahnart:		
	Fabrikat:	

Frontzahnanordnung:

Engstand	13 12 11 / 21 22 23	**Schneidez. Kurve** verlaufend, gerade, treppenartig, an- steigend, absteigend	**Unterbiß:**	4, 5, 6 mm 1, 2, 3	**Prothesenkörper** frontal stomatoplastisch, durchg. stomatoplastisch schematisch
	43 42 41 / 31 32 33				
Lückenstand	13 12 11 / 21 22 23		Distema	1, 2, 3	
	43 42 41 / 31 32 33				

Achsiale Drehung (D) und	nach mesial (m)	13 12 11 / 21 22 23	(Beispiel 1 m oder 3/K		Drehung mesial oder
Kippung einz. Zähne (K)	nach distal (d)	43 42 41 / 31 32 33	D d **=**		Kippung distal)

Sonstiges:
- ☐ Anatomische Modelle –
- ☐ Funktionslöffel –
- ☐ Funktionsrandmodelle –
- ☐ Wachsbißschablonen –
- ☐ Registrierplatten –
- ☐ Radierungen –

Sauger (Zahl - Größe - Lage) –
Entlastungen –
Gaumenfalten –
Basisauformung –
indiv. vestib –
Gestaltung Randzonen –
andere Retentionsmittel –
weiche Unterfütterung – total – partiell –

Form – Länge – Lippe – Achsen

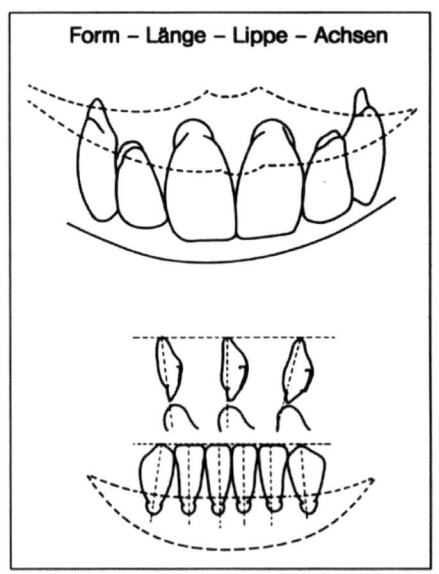

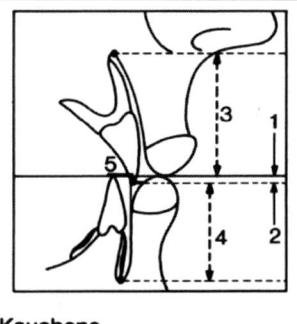

1 Kauebene _____

2 Überbiß _____

3 Abstand zur oberen Umschlagfalte _____

4 Abstand zur unteren Umschlagfalte _____

5 Sagittale Stufe _____

Totalprothetik Patientendatenblatt

Anamnese

Patient trägt bereits herausnehmbaren Zahnersatz seit _____ Jahren.

Unverträglichkeiten: _____

Allergiker/in: ja / nein

Was hat dem Patienten an seiner bisherigen Prothese besonders gut gefallen?	Was hat dem Patienten an seiner bisherigen Prothese besonders missfallen?

Befund	**Bisslage**
Hauttyp 0 hell 0 dunkel	
Größe ca. ____, ____ m	
1. Foto aktuell	
2. Foto von früher	
3. Situ-Modelle der vorherigen Prothesen	
	0 neutral 0 distal 0 mesial

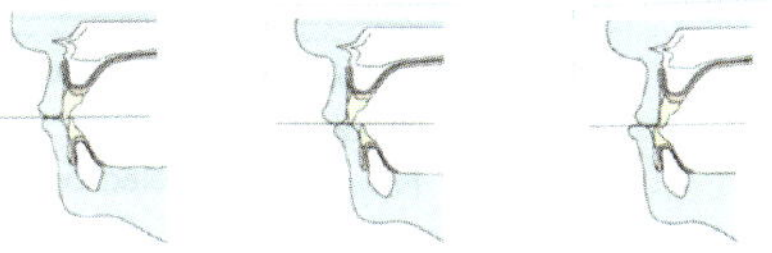

Zahnfarbe

Frontzahnbreite   **Frontzahnlänge**

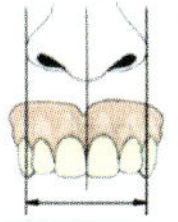

Breite der Frontzahngarnitur, ermittelter Wert in mm _____

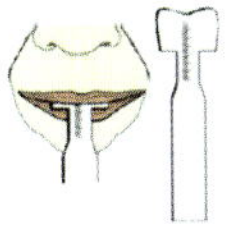

Papillameter, ermittelter Wert in mm _____

Proportion der Inzisiven (nach Gerber

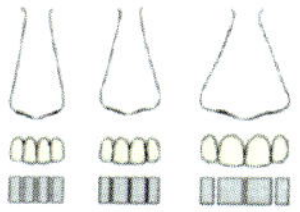

0 annähernd gleiche Breite
0 zentrale Inzisiven etwas breiter
0 zentrale Inzisiven deutlich breiter

Analyse der Nasenbasis-Linie bezüglich der Stufenstellung der oberen Frontzähne

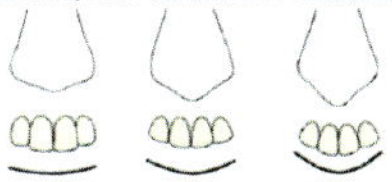

0   0   0

Ästhetische Frontzahnstellung

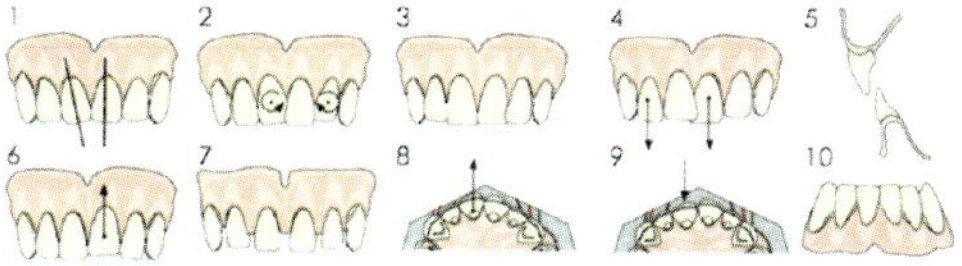

1. gekippt	0
2. gedreht	0
3. OK verschachtelt	0
4. verlängert	0
5. Steilstand	0
6. verkürzt	0
7. lückig	0
8. vorgestellt	0
9. zurückgestellt	0
10. UK verschachtelt	0
in Anlehnung an alte Prothesen	0

23

Vermessung der bisherigen Prothesen (z.B. für die Zahnaufstellung

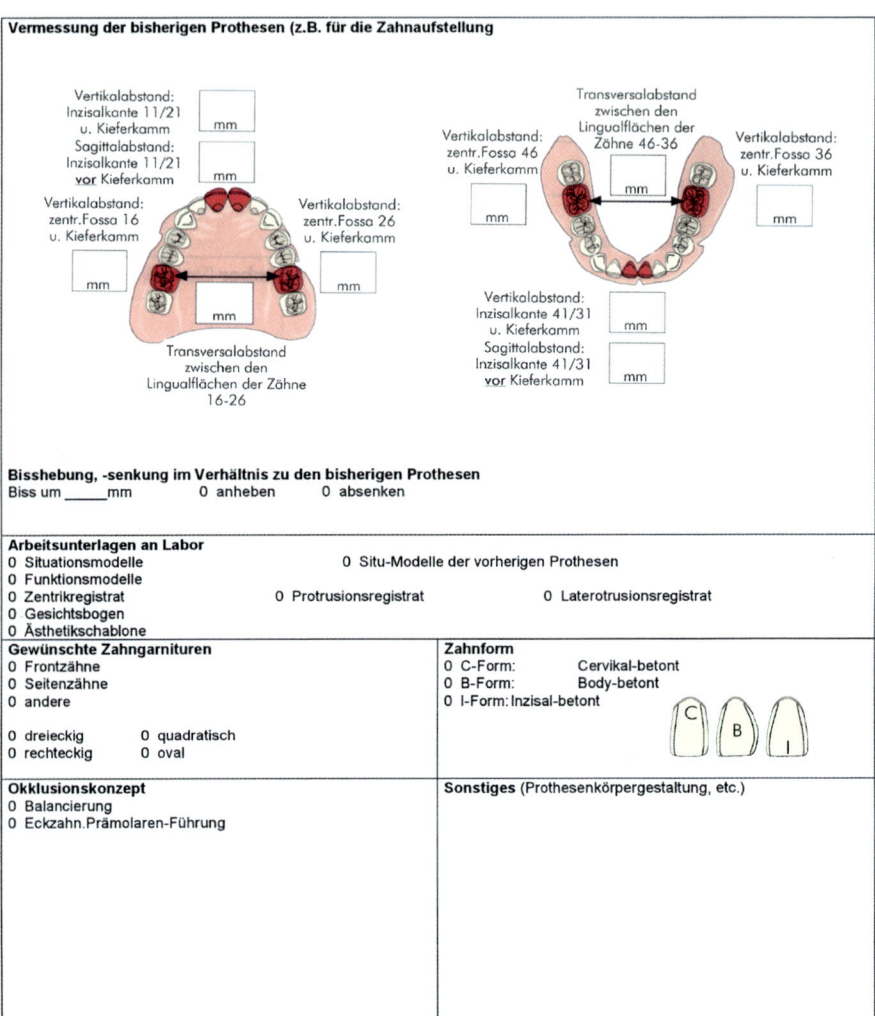

Vertikalabstand:
Inzisalkante 11/21
u. Kieferkamm [mm]
Sagittalabstand:
Inzisalkante 11/21
vor Kieferkamm [mm]

Vertikalabstand:
zentr.Fossa 16
u. Kieferkamm [mm]

Vertikalabstand:
zentr.Fossa 26
u. Kieferkamm [mm]

Transversalabstand
zwischen den
Lingualflächen der Zähne
16-26

Transversalabstand
zwischen den
Lingualflächen der
Zähne 46-36 [mm]

Vertikalabstand:
zentr.Fossa 46
u. Kieferkamm [mm]

Vertikalabstand:
zentr.Fossa 36
u. Kieferkamm [mm]

Vertikalabstand:
Inzisalkante 41/31
u. Kieferkamm [mm]
Sagittalabstand:
Inzisalkante 41/31
vor Kieferkamm [mm]

Bisshebung, -senkung im Verhältnis zu den bisherigen Prothesen
Biss um _____mm   0 anheben   0 absenken

Arbeitsunterlagen an Labor
0 Situationsmodelle   0 Situ-Modelle der vorherigen Prothesen
0 Funktionsmodelle
0 Zentrikregistrat   0 Protrusionsregistrat   0 Laterotrusionsregistrat
0 Gesichtsbogen
0 Ästhetikschablone

Gewünschte Zahngarnituren	Zahnform
0 Frontzähne	0 C-Form: Cervikal-betont
0 Seitenzähne	0 B-Form: Body-betont
0 andere	0 I-Form: Inzisal-betont
0 dreieckig 0 quadratisch	
0 rechteckig 0 oval	
Okklusionskonzept	**Sonstiges** (Prothesenkörpergestaltung, etc.)
0 Balancierung	
0 Eckzahn.Prämolaren-Führung	

Totalprothetik Laborcheckliste

Arbeitsvorbereitung	O Situationsmodell O Situ-Modelle der alten Prothesen O Funktionslöffel O Funktionsmodell O Registrierschablonen O Stützstiftregistrat Einsetzen in den Artikulator O nach mittleren Werten O Gesichtsbogen O Kontrolle durchgeführt
Modellanalyse	O Statische Linien Ober-, Unterkiefer (Grundstatik, Außen- und Innenkorrektur, 6er Position Stopplinie) ermittelt O Definitive Aufstelllinien festgelegt und geprüft
Zahngarnituren	O Frontzähne O Seitenzähne Größe _____ Formbezeichnung _____
Zahnaufstellung	O nach mittleren Werten aufgestellt und geprüft O nach individuellen Werten (z.B. Ästhetikschablone, Foto) aufgestellt und geprüft O statische Okklusion geprüft dynamische Okklusion geprüft O Balancierung O Prämolaren-Eckzahnführung
Wachsmodellation	Gemäß Auftrag (s. Patientendatenblatt) gestaltet und kontrolliert
Korrektur nach Einprobe	O kein O vorgenommen und kontrolliert
Kunststoffverarbeitung	O Vorbereitung nach Arbeitsanweisung O Zähne entfettet, angerauht etc. O Verarbeitung nach System und Herstellerangaben
Ausarbeitung und Politur	O Oberflächenbearbeitung nach Kundenwunsch und Arbeitsanweisung O Wasserlagerung O ja O nein
Reokklusion (oder nach der Kunststoff- verarbeitung)	O Bisshöhe O statische Okklusion O dynamische Okklusion O Remontagemodelle O ja O nein
Endkontrolle	O Bisshöhe, statische Okklusion O Aufstelllinien vorhanden O dynamische Okklusion O Zahnfarbe, -form und –stellung O Passung, Oberflächengüte (Prothesenkörper, Zähne) O besondere Kundenwünsche beachtet O gereinigt und desinfiziert

• Totalprothetik Laborcheckliste entstanden.

Wir haben diese Ausarbeitungen als allgemein wertvolle Informationen und als qualitätsfördernd eingestuft und bedanken uns für die Veröffentlichungsrechte.

2.3 Arbeitsteilung zwischen Zahnarzt und Zahntechniker

Die zahnärztlichen Behandlungsmaßnahmen und die labortechnischen Anfertigungen lassen sich in einzelne Arbeitsschritte unterteilen. Die Verzahnung zwischen zahnärztlichen Behandlungsschritten und zahntechnischen Anfertigungen sollte ergonomischen Gesichtspunkten unterliegen. Dies kann man auch als Herstellungsergonomie bezeichnen.

Unter Herstellungsergonomie versteht man u. a. den reibungslosen Ablauf einer Maßnahme unter Nutzung der bestgeeignetsten Möglichkeiten. Aus der Sicht des Patienten ist es wichtig, wenn die Anfertigung seines Zahnersatzes schnell und terminkoordiniert abläuft. Um diese Erwartungen sichern zu können, muss die zahnärztliche und zahntechnische Zusammenarbeit gut abgestimmt sein. Zählt man die wesentlichen zahnärztlichen Behandlungsmaßnahmen und labortechnischen Anfertigungen zusammen, so ergeben sich 15 Arbeitsschritte.

Um diese handwerklichen Maßnahmen bewegen sich umfangreiche theoretische Kenntnisse der zahnärztlich wissenschaftlichen Herstellungsverfahren sowie die für beide Berufsgruppen einschlägige Werkstoffkunde.

Der Arbeitsablauf sei kurz skizziert:

• Untersuchung, Befundaufnahme
• Situationsabformung für individuelle Abformlöffel und Bissschablonen
• Herstellen der Situationsmodelle
• Einzeichnen der Löffel- und Schablonengrenzen
• Herstellen der Kunststoffabformlöffel (Funktionslöffel = FU-Löffel) und Bissschablonen
• Kontrolle und Korrektur der FU-Löffel
• Funktionsabformung OK und UK
• Bissregistrierung mit Bissschablonen oder mit sonstigen Registrierbehelfen
• Festlegung der Kieferrelation
• Einzeichnen der Mittsagittal- und Horizontalebene
• Bestimmung der Farbe und Form der Ersatzzähne
• Herstellen der Funktionsrandmodelle
• Einzeichnen der Prothesengrenze (ggf. Radierung) und anderer Zonen
• Einstellen der Modelle in den Bewegungssimulator, Aussuchen der Ersatzzähne, Aufstellen in Wachs, Modellieren
• Einprobe mit Überprüfen der Okklusion, Kontrolle der Randgestaltung = Lippenbändchen, Tuber, lingualer UK-Rand
• Überprüfen der Korrekturen, Feinmodellierung, Einformen, Ausbrühen, Einbringen des Kunststoffes, Polymerisationsvorgang, Abkühlen, Ausbetten, Ausarbeiten, Polieren
• Eingliedern der OK- und UK-Prothesen: Überprüfen des Sitzes, der Passung, Randgestaltung und Okklusion, Korrektur der festgestellten Störfaktoren, Patienteninformation über Trageverhalten und Prothesenhygiene
• Nachsorge

Der wesentliche Arbeitsablauf für die Anfertigung der Totalprothese kann in 15 Arbeitsschritte aufgeteilt werden.

1. Arbeitsschritt
Anatomische Abformung
Zahnarzt

2. Arbeitsschritt
Anfertigung der anatomischen Modelle
Zahntechniker

3. Arbeitsschritt
Anfertigung der Funktionslöffel
Zahntechniker

4. Arbeitsschritt
Funktionsabformung
Zahnarzt

5. Arbeitsschritt
Anfertigung der Funktionsrandmodelle
Zahntechniker

6. Arbeitsschritt
Anfertigung der Schablonen für die Bissregistrierung – Zahntechniker

7. Arbeitsschritt
Bestimmung und Festlegung der Kieferrelation – Zahnarzt

8. Arbeitsschritt
Montage der Funktionsrandmodelle in den Artikulator Zahntechniker/Zahnarzt

9. Arbeitsschritt
Auswahl der Zahnfarbe und Zahnform
Zahnarzt/Zahntechniker

10. Arbeitsschritt
Aufstellen der oberen und unteren Front- und Seitenzähne – Zahntechniker

11. Arbeitsschritt
Wachsanprobe mit ästhetischen Korrekturen und Ausmodellieren zur Fertigstellung – Zahnarzt/Zahntechniker

12. Arbeitsschritt
Fertigstellung der OK- und UK-Prothese
Zahntechniker

13. Arbeitsschritt
Reokkludieren und Einschleifen der fertiggestellten Prothesen
Zahntechniker/Zahnarzt

14. Arbeitsschritt
Inkorporieren der Totalprothese
Zahnarzt

15. Arbeitsschritt Nachkontrolle
Zahnarzt

Kapitel 3
Abformung

Der Inhalt auf einen Blick

3.1 Erstabformung (Situationsabformung)

1. Arbeitsschritt
Anatomische Abformung
Zahnarzt

Mit der anatomischen Abformung der zahnlosen Ober- und Unterkiefer beginnt der erste Arbeitsschritt zur Anfertigung einer Totalprothese (Abb. 8 und 9).

Die anatomische Abformung des Ober- und Unterkiefers ermöglicht die Herstellung der sog. anatomischen Gipsmodelle. Im Oberkiefer sollte auf die Erfassung des Gaumenbereiches bis hin zur sog. AH-Zone geachtet werden. Das Bewegungsspiel der an das Prothesenlager angrenzenden Muskulatur bleibt bei der anatomischen Abformung weitestgehend unberücksichtigt, wird aber zwangsläufig im Ansatz schon miterfasst. Genaue Abformungen erreicht man durch ein Spitzen und Spreizen der Lippen sowie durch das Bestreichen der Lippen durch die Zungenspitze während der anatomischen Abformung.

Im Regelfall benutzt man für die anatomische Abformung einen Konfektionslöffel bzw. Serienlöffel. Bekannte Löffeltypen sind die Metalllöffel nach Ehricke und Schreinemakers. Ein besonderes Verfahren stellt die sogenannte geschlossene Mundabformung dar, bei der Ober- und Unterkiefer gleichzeitig abgeformt werden. Hierzu bedarf es spezieller Abformgeräte, die in unterschiedlicher Ausführung erhältlich sind. Als weitere Spezialität unter den anatomischen Abformmethoden ist die Abformmethode nach Meist mit den sog. HM-Löffeln zu erwähnen.

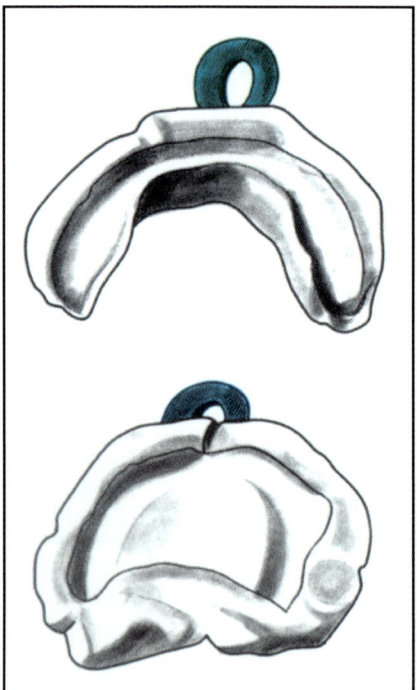

Abb. 8 Oberer und unterer anatomischer Abdruck mit den markierten Grenzlinien

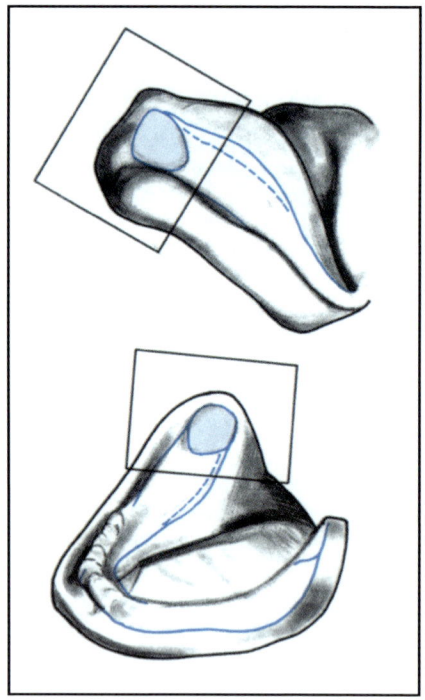

Abb. 9 Die Grenzmarkierungen auf dem Abdruck zeigen sich auf dem anatomischen Modell

Das Abformmaterial der Wahl für die Durchführung der anatomischen Abformung ist das Alginat (Ausnahme: Abformung nach Meist, die mit einer speziellen Kompositionsabdruckmasse erfolgt). Bei der Alginatabformung kommt es entscheidend darauf an, die Oberkiefer-Tubera und Unterkiefer-Tuberkula mit zu erfassen, da diese anatomischen Strukturen für die Prothesengestaltung von großer Bedeutung sind. Bei hohen Gaumengewölben kann es in Einzelfällen bei der vollständigen Abformung des Gaumendaches – bis hin zur AH-Zone – zu Schwierigkeiten kommen. In diesen Fällen muss vor dem Platzieren des mit Abformmaterial beschickten Löffels die Gaumenwölbung von Hand – mit dem Finger – mit Abformmaterial eingestrichen werden. Sollten die konfektioniert hergestellten Abformlöffel im Einzelfall eine für die erfolgreiche Abformung ungenügende Passform zeigen, müssen sie mit Hilfe von Kompositionsabdruckmaterial – z. B. Stentsmasse oder Kerrmasse – individualisiert werden.

> Die anatomische Abformung bzw. die Situationsabformung bezeichnet man auch als Vor- oder Erstabformung. Diese Bezeichnungen sind im Hinblick auf die anzufertigenden individuellen Funktionslöffel gewählt worden. Man nimmt sozusagen erst einmal eine Vorabformung, um dann mit dem individuellen Löffel die „Hauptabformung" bzw. definitive Abformung durchzuführen.

> Geschlossene Mundabformung:
> Eine bewährte Methode der Situationsabformung für die Totalprothese ist die sogenannte „Geschlossene Mundabformung". Häufig wird sie auch als doppelte Mundabformung bezeichnet. Der zahnlose Ober- und Unterkiefer wird zusammen mit einem speziellen Abformgerät abgedrückt. Als Abformmasse wird Alginat eingesetzt. Ein zusätzlicher Vorteil ist die gleichzeitige Festlegung einer patientenbezogenen vorläufigen Kieferrelation.

3.2 Anatomisches Modell (Situationsmodell)

> 2. Arbeitsschritt
> Die Anfertigung der anatomischen Modelle des OK und UK. – Zahntechniker

> Merke:
> Das erste Arbeitsmodell eines bezahnten Gebisses ist das Situationsmodell. Das erste Arbeitsmodell eines unbezahnten Kiefers ist das anatomische Modell.

Die anatomischen Abformungen dienen zur technischen Herstellung der sogenannten Situationsmodelle. Für die Totalprothetik sagt man genauer „anatomische Modelle". Die Präzision eines Modells ist immer das Resultat der Umsetzung der durch den Abdruck gewonnenen Negativform in eine technisch nutzbare Positivform. Form und Wiedergabegenauigkeit stehen in einer engen Abhängigkeit der angewandten Werkstoffe. Da die Präzisionsansprüche an ein anatomisches Modell sich in Grenzen halten, hat sich für die Abformung der Werkstoff Alginat und für das Modell der Hartgips Klasse III als zweckentsprechend bewährt.

Vor der Modellanfertigung empfiehlt es sich, die Genauigkeit der Abformung in folgenden Details zu kontrollieren:

- Vollständige Wiedergabe der oberen und unteren zahnlosen Kieferkämme.
- Haftung der Abformmasse am Löffel.
- Bei Versand: Schutz vor Schrumpfung durch Austrocknung.

Bei der Modellanfertigung muss darauf geachtet werden, dass die Wiedergabe der Umschlagfalten im Oberkiefer, der posterioren Anteile im Bereich der AH-Zone und im Unterkiefer die retromolaren Felder durch das Trimmen des Sockelrandes nicht beschädigt werden oder verloren gehen. Fehlen die genannten Anteile, so werden die auf diesen Modellen angefertigten Funktionslöffel fehlerhaft ausfallen (Abb. 10).

Weil durch die Ruhespannung der Gewebe und die Konsistenz des Abformmaterials Alginat bei der Abdrucknahme Überextentionen auftreten können, erscheinen auf den anatomischen Modellen wichtige anatomische Merkmale wie Tiefe der Umschlagfalten, Ausdehnung der Sublinguallogen und Ausdehnung der Tuber-Wangentasche nicht selten überdimensioniert. Der Zahntechniker muss in der Lage sein, die in der Regel deutlich erkennbaren anatomischen Merkmale der Weichgewebe richtig zu deuten, um sie bei der Anfertigung des Funktionslöffels so zu berücksichtigen, dass sich bei der Funktionsabformung durch Formfehler der Funktionsabformlöffel keine Misserfolge einschleichen.

Im folgenden sind die auf einem anatomischen Modell erkennbaren Merkmale genannt.

Die Merkmale auf dem Oberkiefermodell (Abb. 11):

1. Lippenbändchen
   = Frenulum labii superioris
2. Wangenbänder
   = Frenula buccalia
3. Umschlagfalte
   = Vestibulum oris
4. Oberkieferhöcker
   = Tuber maxillae
5. Schneidezahnpapille
   = Papilla incisiva
6. Gaumenfalte
   = Plicae palatinae
7. mittlere Gaumennaht
   = Raphe palatina mediana
8. Gaumenwulst
   = Torus palatinus
9. AH-Linie
   = der posteriore Abschluss des harten zum weichen Gaumen
10. Gaumengrübchen (Mehrzahl)
    = Foveolae palatinae

Die Merkmale auf dem Unterkiefermodell (Abb. 12):

1. Lippenbändchen
   = Frenulum labii inferioris
2. Wangenbänder
   = Frenula buccalia
3. Umschlagfalte
   = Vestibulum oris
4. Innerer Zungenraum
   = Vestibulum lingualis
5. Vorwölbung des Mundbodenansatzes = Linea mylohyoidea
6. Retromolare Felder
   = Trigona retromolaria
7. Zungenbändchen
   = frenulum linguae
8. Entlastungsflächen im Bereich der Kinnlöcher = foramina mentalia

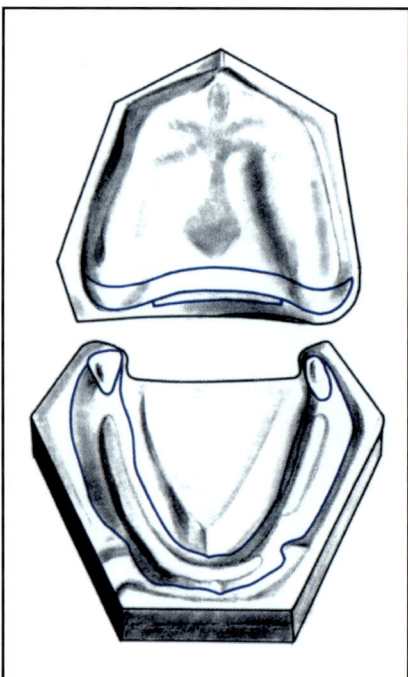

Abb. 10 Obere und untere anatomische Modelle. Die Markierungen zeigen die Grenzlinien für die Gestaltung der individuellen Abformlöffel

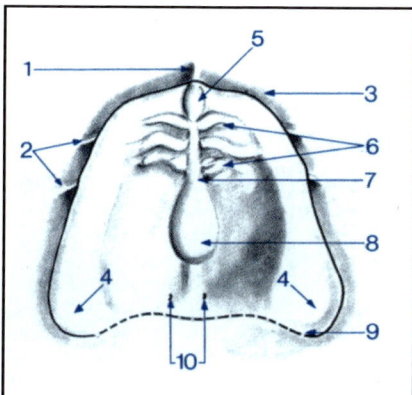

Abb. 11 Die Merkmale auf dem Oberkiefermodell

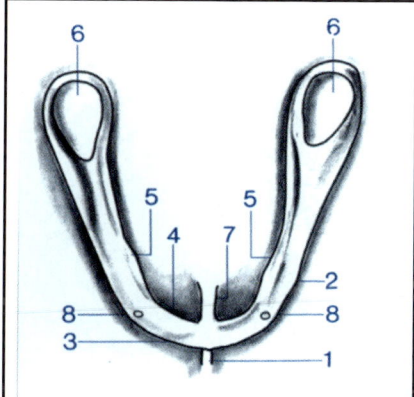

Abb. 12 Die Merkmale auf dem Unterkiefermodell

3.3 Funktionslöffel

> **3. Arbeitsschritt**
> Anfertigung der oberen und unteren Funktionslöffel. – Zahntechniker

Die konfektionierten Abformlöffel haben sich für den Einsatz als Funktionsabformlöffel nicht bewährt. Wenngleich sie für die Vorabformung durchaus geeignete Möglichkei-

ten beinhalten, sollte der Funktionslöffel immer die Maßnahme einer individuellen Herstellung sein. Es sei daran erinnert, dass bei der funktionellen Abformung durch die Ausdehnung eines unzweckmäßigen Löffels folgende Zonen falsch dargestellt werden können (Abb. 13, 14):

- schleimhautbedeckte Kieferkammoberflächen,
- nachgiebige Bereiche der Fettpolsterzonen,
- Drüsenzonen im Oberkiefer,
- bewegliche Anteile im Bereich der Umschlagfalte und des Mundbodens.

Vor der Anfertigung eines Funktionslöffels sollten dem Zahntechniker die speziellen Wünsche und Forderungen des Behandlers bekannt sein. Hierzu zählt u. a. die Angabe, mit welcher Abformmasse der Funktionsabdruck erfolgen soll. Es gelten folgende Empfehlungen:

- Bei einem leicht fließenden Material kann der Löffel ohne Zwischenschicht passgenau auf dem Situationsmodell angefertigt werden.
- Bei einem zähfließenden Material soll man einen gleichmäßigen Zwischenraum vom Löffel zum Modell gestalten.
- Ein Löffel sollte im Idealfall aus einem glasklaren Kunststoff hergestellt werden. Durch die Transparenz des Löffelmaterials lässt sich seine Passgenauigkeit durch Andrücken gegen die Mundschleimhaut kontrollieren. Starke Kompressionszonen können lokalisiert und durch Beschleifen entlastet werden.

Für die Löffelanfertigung stehen eine Reihe von Werkstoffen zur Verfügung. Die wesentlichen Forderungen an das Löffelmaterial lauten:

- Das Löffelmaterial muss ausreichend verwindungssteif sein.
- Es muss eine glatte Randgestaltung ermöglichen.
- Es soll sich einfach in eine grazile Löffelform verarbeiten lassen.

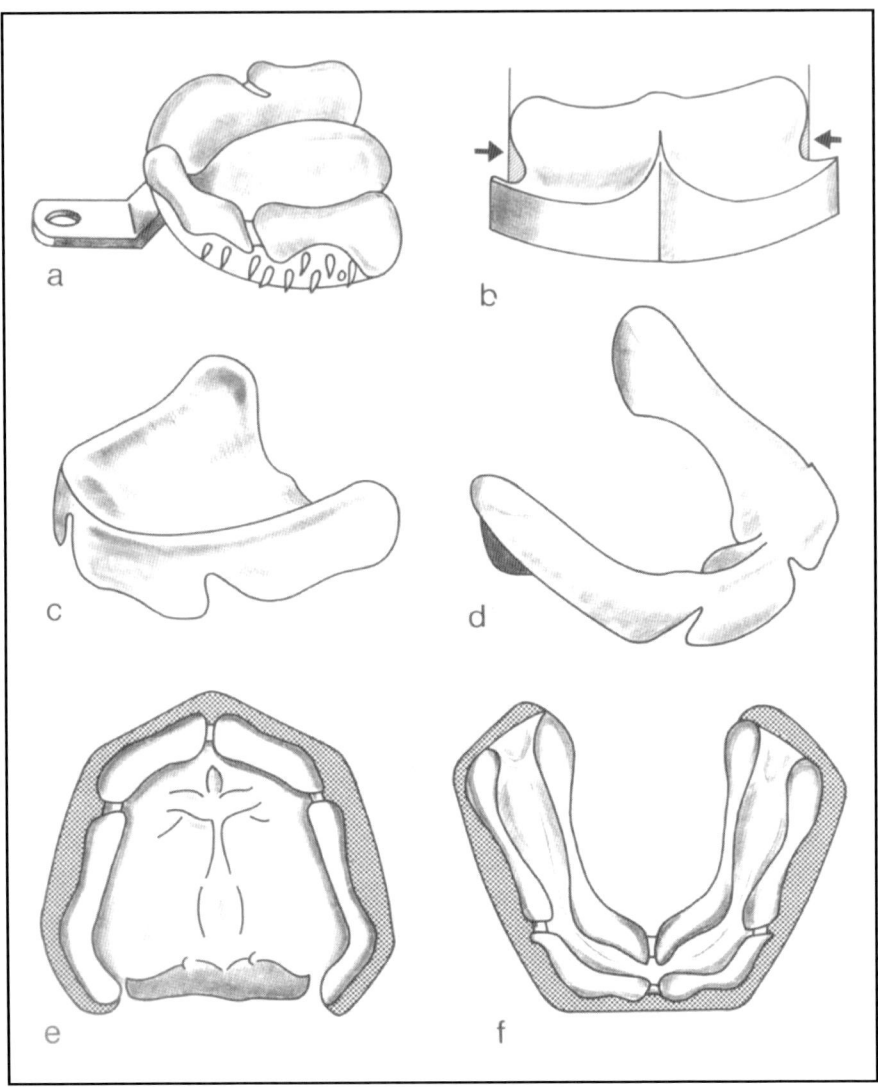

Abb. 13 Vom anatomischen Abdruck zur Funktionsabformung
a) Anatomischer Abdruck
b) Anatomisches Modell
c) Oberer Funktionslöffel
d) Unterer Funktionslöffel
e) Obere Funktionsabformung
f) Untere Funktionsabformung, beide für die Funktionsrand-Modellherstellung vorbereitet

Thermoplastische Werkstoffe,

wie konfektionierte Schellack- oder Kunst-stoff-Platten, die sich über einem Bunsen-brenner plastifizieren lassen, zeigen auch mit eingelegten Drahtverstärkungen keine aus-reichende Verwindungssteifigkeit.

Thermoplastische Tiefziehfolien,

die unter Einsatz eines Tiefziehgerätes dem anatomischen Modell aufgepasst werden, zeigen häufig keine ausreichende Passge-nauigkeit und sind oft nicht ausreichend ver-windungssteif.

Selbsthärtende Kunststoffe

zeigen bei einer Plattenstärke von etwa 3 mm eine ausreichende Stabilität. Eine prä-zise Randausformung lässt sich bei der An-wendung autopolymerisierender Kunststoffe problemlos erreichen. Kritische Stimmen weisen darauf hin, dass durch die Nachpo-lymerisation des Kunststoffes oder durch die Wärmeeinwirkung während des Abbindens von Gips Verzerrungen der Löffelform mög-lich sind.

> Um Verformungen des Funktionslöffels durch Nachpolymerisation des Kunst-stoffmaterials zu vermeiden, sollte man die aus Kaltpolymerisat hergestellten Löffel in jedem Fall einen Tag vor der eigentlichen Abformung am Patienten fertig stellen.

In neuerer Zeit haben sich Löffelmateria-lien aus lichtpolymerisierenden Kunststoffen als geeignet erwiesen.

Auf dem oberen und unteren anatomische Modell beginnt die Anfertigung der Funkti-onslöffel mit der Anzeichnung ihrer mutmaß-lichen Ausdehnung.

> Die Löffelausdehnung sollte kleiner als die zu erfassende Fläche des künftigen Prothesenlagers sein.

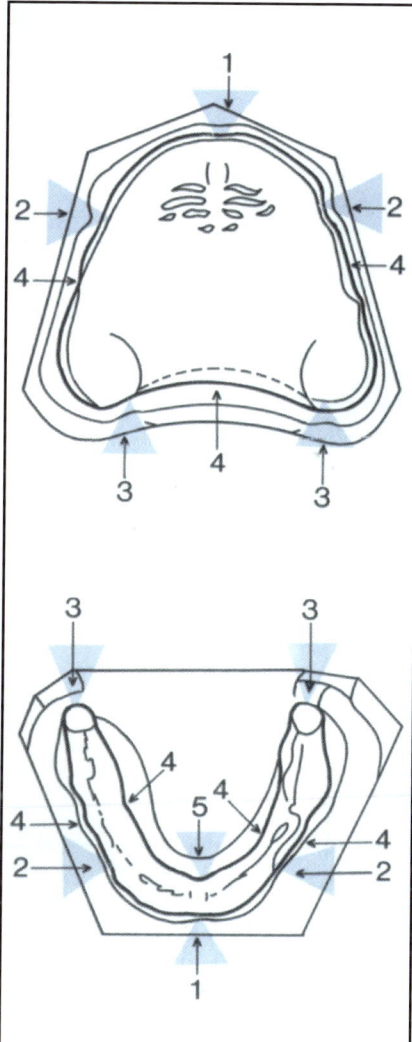

Abb. 14 Kürzungszonen auf den anatomischen Modellen vor der Anfertigung der Funktionslöffel. Oberkiefer und Unterkiefer:
1. Lippenbändchen
2. Wangenbändchen
3. Flügelunterkiefer
4. Umfassungsanteile
5. Zungenbändchen

Für die Größenbestimmung der definitiven Prothesenbasis kann man das Prothesenlager in drei Zonen einteilen:

a) Zone der vestibulären Anhaftungslinie der Schleimhaut am Kieferknochen,
b) visuelle Vorstellung der physiologischen oberen und unteren Prothesenkörper,
c) Einplanung von Zonen für eine Überextension.

Anhand der schon genannten anatomischen Merkmale der Kiefer zeichnet man die Ausdehnung auf dem Modell an. Besondere Anteile, die im zahntechnischen Sprachgebrauch auch als „Vorteilzonen" bezeichnet werden – hier insbesondere die AH-Zone

des Oberkiefers –, kann man leicht flächenhaft einradieren.

Die Anteile um die Lippen und Wangenbänder sowie um das Zungenband müssen großzügiger freigelassen werden.

Für die sublinguale Anzeichnung sollte bekannt sein, ob der Löffel für die Ausformung einer sublingualen Rolle vorgesehen ist. Entsprechend wird man diesen Anteil kürzer gestalten (Abb. 15).

Für die Anfertigung der Funktionslöffel haben sich spezielle lichthärtende Löffelplatten bewährt.

Bei Anwendung eines plastischen Kunststoffes platziert man in einer möglichst gleichmäßigen Stärke die Löffel auf die Kieferausformungen. Im Bereich der angezeichneten Ränder werden überschüssige Anteile abgeschnitten.

Wird die Anwendung von normierten Löffelplatten bevorzugt, sollte man darauf achten, dass die Löffelplatten beim Adaptieren auf die Kieferausformungen an einigen Stellen nicht dünngedrückt werden. Hierdurch kann eine Instabilität des Löffels entstehen. Die Ränder – und wenn notwendig – die Oberflächen sollten abgerundet und geglättet sein. Liegt der Wunsch nach Bisswällen auf den Funktionslöffeln vor, kann man sie lage- und höhengenau nach den allgemeinen Empfehlungen für die Bisswallgestaltung auf Wachsbissschablonen anfertigen.

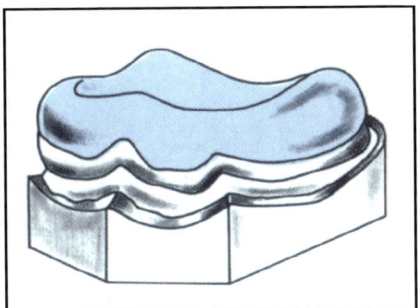

Abb. 16 Funktionslöffel mit Platzhalter für eine Belastungsabformung

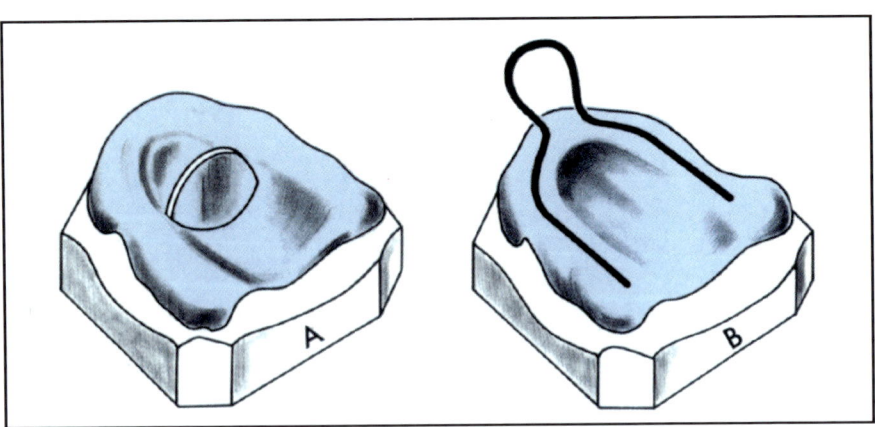

Abb. 17 (A) Der Funktionslöffel mit fixem Griff darf die Zungenfreiheit nicht behindern.
(B) Der Funktionslöffel zeigt einen ungeeigneten Drathgriff

Unterschiedliche Meinungen beschäftigen sich mit der Frage, ob Funktionslöffel mit oder ohne Griff hergestellt werden sollten. Für das Entfernen des Funktionsabdrucks ist sicherlich das Anbringen eines Griffes von Vorteil. Die funktionellen Bewegungsabläufe, bei denen auch die Bewegungsfreiheit der Zunge eine Rolle spielt, kann jedoch durch einen Griff empfindlich gestört werden. Auf dem Oberkieferlöffel sollte sich der Griff im Zentrum befinden. Für den Unterkieferlöffel empfiehlt es sich, den Griff mit einem lingualen Ausleger zu versehen. Hierdurch lässt sich der Funktionslöffel bei der Abformung stabilisieren. Herstellungstechnisch ist es möglich, vorgeformte Metallgriffe herausnehmbar einzuarbeiten.

> Funktionslöffel können nach ihrer Unterfütterung als Aufstellschablonen eingesetzt werden.

Bei der Anfertigung der Funktionslöffel sollte man auf folgende Fehlerquellen achten:

- Das Löffelmaterial muss vom Hersteller als formstabil ausgewiesen sein, ansonsten können während und nach der Abformung Volumenveränderungen entstehen. Sie führen zu unkontrollierbaren Formveränderungen, die die Genauigkeit des Funktionsabdruckes und somit des Funktionsrandmodells in Frage stellen.
- Der Funktionslöffel darf sich bei der Modellherstellung nicht verbiegen.
- Das anatomische Modell für die Funktionslöffelanfertigung muss aus einem dimensionsgenauen Modellgips angefertigt sein.
- Die Funktionslöffelbegrenzung muss auf dem anatomischen Modell zweckentsprechend markiert sein.
- Die korrekte Verarbeitung des Löffelmaterials muss bekannt sein.
- Das Löffelmaterial muss kontrollierbar auf dem anatomischen Modell passgenau platziert sein.
- Der Funktionslöffelrand muss abgerundet sein.

- Der Wunsch nach einem Platzhalter für bestimmte Abformmassen muss bekannt sein
- Der Platzhalter muss eine einheitliche Schichtstärke der Abformmasse sicherstellen.
- Der Wunsch nach einem Löffelgriff und seine Lage muss bekannt sein. (Abb. 16 und 17)

3.4 Funktionsabformung

> 4. Arbeitsschritt
> OK- und UK-Funktionsabformung
> Zahnarzt

Die Technik der Oberkiefer- und Unterkiefer-Abformung beinhaltet in vielerlei Hinsicht gleiche Merkmale. Dem zahntechnischen Wissen abgepasst sollen die für beide Kiefer gleichen Abformmaßnahmen gemeinsam abgehandelt werden. Dies erspart unnötige Wiederholungen und führt gleichzeitig zu einem universelleren Verständnis des Abformproblems.

Mukustatische und mukodynamische Methode:

Bei den Abformungen des zahnlosen Kiefers, die der Funktion der an das Prothesenlager angrenzenden Muskulatur Rechnung tragen, unterscheidet man prinzipiell die mukostatischen von den mukodynamischen Methoden. Bei den mukostatischen Methoden vertraut man darauf, dass aufgrund der vorhandenen Muskelspannung – dem sog. Muskel-Grundtonus – das jeweilige Abformmaterial eine funktionsgerechte Abformung auch ohne aktive Muskelbewegungen durch den Patienten ermöglicht. Bei den mukodynamischen Methoden führt der Patient im Gegensatz zu der mukostatischen Abformtechnik alle möglichen Muskelbewegungen aus, um das über den Löffelrand hinausquellende Abformmaterial durch die sich bewegenden Muskelzüge aktiv zu formen und damit letztlich eine Überextension der späteren Prothesenränder auszuschließen.

Zu den aktiven Muskelbewegungen zählen zum Beispiel das Spitzen und Spreizen der geschlossenen Mundspalte, das Bewegen der Zungenspitze von einem Mundwinkel zum anderen sowie das Bestreichen – „Befeuchten" – der Lippen durch die Zungenspitze und nicht zuletzt die Schluckbewegung und das Saugen des Patienten an einem Finger des Behandlers.

In Abhängigkeit der Plastizität des Abformmaterials kann man zusätzlich die Abformung vom Abdruck unterscheiden. Bei der Abformung wird über das Abformmaterial so gut wie kein Druck auf das abzubildende Prothesenlager ausgeübt, wohingegen beim Abdruck das Abform- bzw. besser Abdruckmaterial das Prothesenlager unter Kompression abbildet. Diese Unterscheidung ist zugegebenermaßen ein wenig kleinlich, trägt jedoch inhaltlich zum besseren Verständnis der jeweils angewendeten Abdruck- und Abformtechnik bei.

Ergänzend sei erwähnt, dass sich neben den mukostatischen und mukodynamischen Abformmethoden auch noch die grundsätzlich zu unterscheidenden Techniken bei geöffnetem und geschlossenem Mund unterscheiden lassen. Zu den mundgeschlossenen Methoden zählt zum Beispiel der Kauabdruck nach Spreng (s. Spreng'sche Guttapercha).

> Eine Funktionsabformung sichert den Funktionsrand mit seinem inneren und äußeren Ventilrand.
> Die Funktionsbewegungen sollten vom Patienten ohne besondere Beeinflussungen durchgeführt werden.

3.4.1 Oberkiefer

Zu den Oberkiefer-Funktionsabformungen, die als richtungsweisend für alle heute gebräuchlichen Verfahren angesehen werden können, zählen:

der Ventilabdruck nach Wild,
der Kerrfutterabdruck,
das Kauabdruckverfahren nach Spreng,
der Adhäsionsabdruck nach Munz.

Keines der genannten Abdruckverfahren wird heute üblicherweise noch in der vom Namensgeber angegebenen Form angewendet. Dies liegt vor allem in der Weiterentwicklung der Abformmaterialien begründet. Dennoch soll nicht unerwähnt bleiben, dass Kompositionsabformmassen, Schwarzwachsstreifen und ZnO-Eugenol-Pasten (alles Abformmaterialien, die vor der Entwicklung der elastomeren Materialien routinemäßig zum Einsatz kamen) auch heute noch bei totalprothetischen Problemfällen gute Dienste zu leisten vermögen. Für alle obengenannten Materialien gibt es heutzutage gummielastische Ersatzmaterialien auf Silikonbasis, Polyätherbasis oder aus Thiokolen.

Saugeffekt:

Um eine Oberkiefer-Totalprothese auf dem zahnlosen Kieferkamm zum Halten zu bringen, muss zwischen Prothesenbasis und Schleimhautoberfläche ein Saugeffekt erzielt werden. Hierzu ist es erforderlich, die Prothesenbasisfläche dem Schleimhautrelief so genau anzupassen, dass der die Schleimhaut benetzende Speichelfilm beim Aufdrücken der Prothese zumindest teilweise seitlich unter der Prothese herausgedrückt wird. Hierdurch können die Kohäsions- und Adhäsionskräfte des Speichels voll wirksam werden und es kommt zum „Ansaugen" der Prothese (Abb. 18). Um sich diesen physikalischen Vorgang noch besser vorstellen zu können, denke man in diesem Zusammenhang an zwei Glasplättchen, zwischen die man einen Wassertropfen gibt und die sich nach dem Zusammenpressen nicht mehr ohne größeren Kraftaufwand trennen lassen. Aufgrund der beweglichen, an die Prothesenränder angrenzenden Schleimhaut, ist es im Regelfall schwierig, den Saugeffekt im Mund auch während der Kau- und Sprachfunktion aufrechtzuerhalten. Hierzu bedarf es der Ausformung der sog. Funktionsränder. Zur Sicherstellung des Saugeffektes müssen zusätzlich besondere Ventilabschlüsse abformtechnisch hergestellt werden. Auf diesen speziellen Umstand weist der Name „Ventilabdruck" (Ventilabdruck nach Wild) direkt hin.

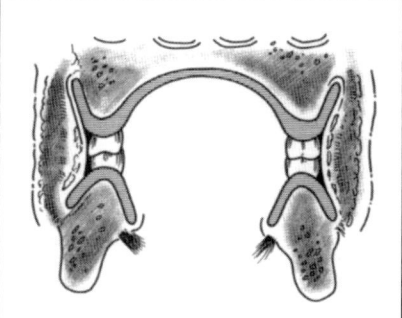

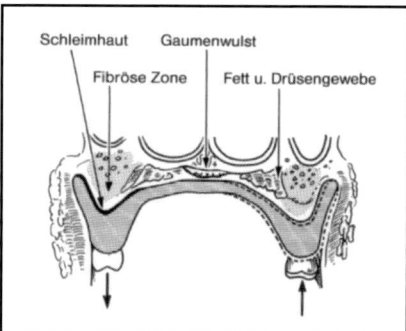

Schleimhaut   Gaumenwulst

Fibröse Zone   Fett u. Drüsengewebe

Abb 18 Die Haltekraft einer Totalprothese wird beein-flusst durch:
• Ansaugeffekte
• mechanische Retention
• Speichelkonsistenz

Abb 19 Durch eine unterschiedliche Eindrückbarkeit des schleimhautbedeckten Prothesenlagers können Schaukelbewegungen von ansonsten passgenauen Prothesen verursacht werden

Außenventil/Innenventil:

Klinisch unterscheidet man das Außenventil vom Innenventil. Das Außenventil bildet sich zwischen den vestibulären Prothesenflächen und der korrespondierenden Schleimhautoberfläche von Lippen- und Wangenbereich. Das Innenventil betrifft ausschließlich den AH-Zonen- und den lingualen Bereich, das heißt, den Übergang vom harten zum weichen Gaumen sowie den Grenzbereich zum beweglichen Mundboden. Praktisch werden die Ventilabschlüsse über eine Kompression der Übergangszonen von fixierter zur beweglichen Schleimhaut erreicht. Hierzu bringt man auf die Ränder der Funktionsabformlöffel relativ feste, zähplastische Abformmaterialien auf, die sich nach dem Aufsetzen des Abformlöffels auf das vorgesehene Prothesenlager der Schleimhautoberfläche unter Druck anpassen. Hierdurch kommt es zur Schleimhautkompression im späteren Prothesenrandbereich und damit zur Ausbildung eines Ventilabschlusses. Um eine Überextension der Prothesenbasis zu vermeiden, müssen bei der Ventilrandgestaltung Funktionsbewegungen der angrenzenden Muskulatur durchgeführt werden. Für die Funktionsrandgestaltung stehen heute besondere Materialien auf Silikonbasis zur Verfügung. Nach wie vor ist jedoch die Anwendung der altbewährten grünen „Kerr-Stangen" (Kompositionsabdruckmaterial) noch weit verbreitet. Zu starke Kompression oder Überextension der individuell ausgeformten Funktionsränder führen zwangsläufig zu Prothesendruckstellen bzw. zu einem instabilen Prothesensitz: d. h., dass die Prothesen nach Überextension ihrer Ränder durch die angrenzende Muskulatur vom Prothesenlager abgehebelt werden.

Die für den Ventilabschluss erforderliche Schleimhautkompression benötigt Schleimhautschichten, deren Epithel von einer lockeren Bindegewebsschicht unterlegt ist. Neben dem locker strukturierten Bindegewebe sind es im Regelfall Fett- und Drüsengewebe, die zur Eindrückbarkeit (Resilienz) des schleimhautbedeckten Prothesenlagers führen.

Im Bereich des Torus palatinus und des symmetrisch auftretenden Torus mandibulae fehlen diese eindrückbaren bzw. resilienten Gewebsstrukturen. Daher müssen diese Bereiche bei den herzustellenden Prothesen hohlgelegt werden, um ein „Reiten" der Prothesen auf diesen unnachgiebigen hügelartigen Wölbungen zu verhindern (Abb. 19).

Zum vollständigen Verständnis der Abformproblematik sei noch auf eine Besonderheit hingewiesen. Im Oberkiefer-Vestibulum geht die bewegliche Schleimhaut unter Ausbildung einer bewegungspassiven eindrückbaren Übergangszone – auch Grenzhaut genannt – in die fixierte Mundschleimhaut der Kieferkämme über. Dies ermöglicht die Ausformung eines relativ sicheren Ventilabschlusses. Im Unterkiefer-Vestibulum fehlt diese Übergangszone. Hierdurch wird die ventilartige Funktionsrandgestaltung wesentlich erschwert.

3.4.2 Unterkiefer

Insgesamt gestaltet sich die Funktionsabformung des Unterkiefers immer problematischer als die entsprechende Oberkiefer-Abformung. Im Unterkiefer sind es vor allem die äußerst variablen Zungenbewegungen, die neben der funktionsbedingten Mundboden-Mobilität (z. B. Schluckbewegung mit Anheben des Mundbodens) die funktionsgerechte Abformung der zahnlosen Kieferkämme deutlich erschweren. Im Unterkiefer steht letztlich nur der hufeisenförmige zahnlose Kieferkamm, „umrandet" von äußerst beweglichen Muskelstrukturen, als Prothesenlager zur Verfügung. Im Oberkiefer führt demgegenüber das gewölbte Gaumendach zu einer wesentlichen Vergrößerung des Prothesenlagers bei gleichzeitiger Verbesserung der statischen Situation. Hier wirkt die Zunge über ihren Zungenrücken eher stabilisierend auf den Prothesensitz. Selbstverständlich zeigen die erzielbaren Kohäsions- und Adhäsionseffekte zwischen Prothesenbasisfläche und Schleimhautoberfläche bei sonst gleichen Bedingungen immer eine direkte Abhängigkeit von der Größe des Prothesenlagers. Auch hier schneidet das Prothesenlager des Unterkiefers ungünstiger ab. Die gaumenbedeckende Oberkiefer-Totalprothese lässt sich hinsichtlich ihrer Saugwirkung immer günstiger gestalten als die U-förmige Unterkiefer-Totalprothese.

Der linguale Prothesenrand:
Eine Besonderheit bildet der linguale Prothesenrand. Hier versucht man, sich muskelpassive Spalträume – die sogenannten Sublingualallogen (die vordere und hintere Zungentasche) – für die Prothesenrandgestaltung nutzbar zu machen. Man riskiert sogar eine Kompression des Mundbodens zur Gestaltung eines dichten lingualen Ventilrandes. Patienten

mit derartig gestalteten lingualen Ventilrändern müssen sich häufig an eine Einschränkung ihrer Zungenfunktion gewöhnen, um eine ausreichend stabile Prothesenlagerung zu ermöglichen. So darf die Zunge z. B. niemals über die lippenbegrenzte Mundspalte hinausgestreckt werden. Dies würde durch die damit zwangsläufig verbundene Mundbodenanhebung unweigerlich zum Abhebeln der Unterkiefer-Totalprothese führen. Die Schluckfunktion, die ebenfalls mit einer Mundbodenanhebung verbunden ist, darf demgegenüber den Prothesensitz nicht gefährden. Dies ist der Grund dafür, dass bei nahezu allen gebräuchlichen Unterkiefer-Funktionsabformungen die Schluckfunktion bei der Ausformung des lingualen Funktionsrandes gesondert berücksichtigt wird.

Folgende Abformmethoden des zahnlosen Unterkiefers haben sich bis heute bewährt:

• Abdruckverfahren nach Schreinemakers.
• Schluckabdruck nach Hromatka.
• Kauabdruckverfahren nach Spreng.
• Ex-3-N Methode nach Meist.
• Adhäsionsabdruck nach Munz.
• Muco-Seal-Abdruck.
• Abdruckverfahren nach Osing (aus der Westdeutschen Kieferklinik der Heinrich-Heine-Universität Düsseldorf).

3.5 Abformmaterialien

Wie oben schon erwähnt, benötigt man für den anatomischen Abdruck und für die funktionellen Abformungen spezielle Materialien.
Bis zur Herstellung der heute gebräuchlichen Materialien bedurfte es langjähriger Entwicklungen.
Die Fortschritte auf dem Gebiet der Totalprothetik stehen ohne Frage in enger Beziehung zu den verbesserten Abformmaterialien. Im folgenden soll ein kurzer Rückblick auf die Entwicklung der heutigen Abformmaterialien gehalten werden. Des weiteren werden innerhalb dieser Rückschau die charakteristischen Eigenschaften der gebräuchlichsten Abformmaterialien nebst ihrer chemischen Zusammensetzung aufgezeigt.

3.5.1 Geschichtlicher Überblick

Das älteste Abformmaterial ist das Bienenwachs. Es zeigte eine leichte Handhabung. Die Mängel bestanden in der unzureichenden Abdruckgenauigkeit. Wegen der Verbiegungsfreiheit und einer fehlenden Volumenbeständigkeit konnte sich dieses Material nicht lange behaupten.

Stents

Er stellte 1860 eine thermoplastische Kompositionsmasse aus Harzen und Zusatzstoffen vor. Das warmplastische Abformmaterial zeigte sich bei der Wiedergabe von Unterschnitten als unzureichend. In bedingtem Maße wird grüne oder braune thermoplastische Kompositionsmasse auch heute noch für Randkorrekturen, Funktionslöffel-Vorbereitungen und als Futtermaterial für die Doppelabformtechnik mit Erfolg eingesetzt. Man ordnet diesen Werkstoff in die Gruppe der starren reversiblen Abformmaterialien ein. Hygienische Gründe stehen aber gegen eine Wiederverwendung des Materials.

Percha

Er stellte 1864 ein Material aus einer dem Naturkautschuk verwandten Kohlenwasserstoffverbindung her. Es zeigte gute Voraussetzungen für eine Langzeitabformung und ist insbesondere für die mukostatische und funktionelle Abformung in der Totalprothetik geeignet.

Durch die Abformmethode nach Spreng, und hier insbesondere durch den Unterfütterungsabdruck, wurde Guttapercha bekannt.

Binelle

Durch ihn fand im Jahr 1900 Gips einen breiten Eingang als Abformmaterial in die Zahnheilkunde. Mit zunehmender Verbesserung durch bestimmte Zusätze hat sich der Abdruckgips bis heute als ein geeignetes Material erwiesen. Durch die Möglichkeit des Herausbrechens bei unter sich gehenden Anteilen und des passgenauen Zusammensetzens in einem Abformlöffel lässt sich ein passgenaues Arbeitsmodell herstellen.

Poller

Der Wiener Neurologe stellte 1927 Hydrokolloid als Abformmaterial vor. Wegen seiner Detail- und Volumengenauigkeit hat sich dieses Material im Bereich der Kronen- und Brückentechnik bis heute sehr bewährt. Für die Vollprothesenherstellung zeigt Hydrokolloid aus Gründen der Abformtechnik nur eine begrenzte Einsatzfähigkeit.

Kelly

Er machte 1935 auf die Zinkoxyd-Eugenolpaste als geeignetes Abformmaterial aufmerksam. Sie wurde später als Kelly-Paste bekannt und ist geeignet für die Funktionsabformung zahnloser Kieferkämme und als sog. mukostatische Abformung bei der Herstellung von Totalprothesen. Da das Material nach der Abbindung starr wird, lassen sich jedoch keine unter sich gehenden Anteile abformen.

Wilding

Er führte 1940 einen Abformwerkstoff aus Meeresalgen (Alginat) in die Zahnheilkunde ein. Es eignet sich unter anderem für die Erstabformung bzw. anatomische Abformung bei der Herstellung von Totalprothesen. Die problemlose Anwendung des leicht elastischen Materials zeigt sich vor allem bei untersichgehenden Kieferbereichen. Ein Nachteil ist die geringe Lagerfähigkeit nach der Abformung. Die Alginatabdrücke sollten daher sofort ausgegossen werden.

Die weiteren Entwicklungen vollzogen sich in den Jahren 1954 bis 1975 und führten zu den gummielastischen Abformmaterialien auf Silikon-, Polysulfid- und Polyäther-Basis. Diese Materialien eignen sich in besonderem Maße für die Präzisionsabformung beschliffener Zahnstümpfe. Durch ihren problemlosen Einsatz haben sie sich auch bei den Funktionsabformungen innerhalb der Totalprothetik sehr bewährt.

3.5.2 Materialkundliche Angaben

Für die Anfertigung einer Totalprothese benötigt man eine Abformung des vorgesehenen Prothesenlagers. Nur über eine genaue Abformung lässt sich ein dimensionsgenaues Modell der Mundsituation herstellen. Die unterschiedlichen Prothesentypen (Teilprothese oder Totalprothese) benötigen unterschiedliche Abformtechniken. Den zweckentsprechenden Werkstoffen zugeordnet unterteilt man spezielle Abformmethoden. Im Rahmen dieser Abhandlung sollen nur die in der Totalprothetik eingesetzten Materialien benannt und ihre Anwendung aufgezeigt werden.

Bei der Abformung unbezahnter Kiefer müssen verschiedene anatomische Gegebenheiten speziell beachtet werden. Hierzu zählen:

• die unterschiedlich stark eindrückbaren Kieferkamm- und Gaumenbereiche,
• die nachgiebigen oberen und unteren Umschlagfalten mit ihren Bändern,
• der rückwärtige Raum des zahnlosen Oberkiefers mit Übergang vom harten zum weichen Gaumen,
• der sublinguale Bereich des Unterkiefers und die Ansatzstelle des Zungenbändchens.

Die Einteilung der zahnärztlichen Abformmaterialien geschieht nach ihren chemischen und physikalischen Eigenschaften sowie unter Berücksichtigung ihrer werkstoffspezifischen Verarbeitung. Allen Abformwerkstoffen ist eigen, dass sie nach einer zeitlich begrenzten plastischen Phase in einen festen oder elastischen Zustand übergehen.

Folgende Unterteilung der Abformmassen hat sich international etabliert:

• die irreversiblen starren Abformstoffe,
• die reversiblen starren Abformstoffe,
• die irreversiblen elastischen Abformstoffe,
• die reversiblen elastischen Abformstoffe.

3.5.2.1 Abformgips
(irreversibel starr)

Der Abformgips zählt zu den ältesten und bekanntesten Abformmaterialien. Es handelt sich um ein preiswertes Material, das eine verzerrungsfreie Abformung der zahnlosen Kiefer ermöglicht.

Abdruckgips ist ein Zweikomponentenmaterial (Wasser-Pulvergemisch) und zählt zu den irreversiblen starren Abformstoffen.

> Zusammensetzung:
> 95 % Gips ($2\ CaSO_4 \cdot 2\ H_2O$)
> Diatomeen-Erde, Kieselgur, Talkum, NaCl, Borax-Zusätze
> Farb- und Geschmackszusätze, Stärke

Durch besondere Zusätze wird die Abbindezeit des Abdruckgipses auf drei bis vier Minuten verkürzt. Hierdurch eignet er sich für die Anwendung im Mund. Der erhärtete Abformgips ist dank seiner reduzierten Bruchfestigkeit in der Lage, an unter sich gehenden Stellen beim Herausnehmen zu zerbrechen (betrifft weniger die Abformung zahnloser Kiefer). Die einzelnen Bruchstücke lassen sich in konfektionierten Metall-Löffeln wieder passgenau zusammenfügen. Abdruckgips zeigt eine sehr feine Detailwiedergabe. Die Dimensionsgenauigkeit wird durch spezielle Antiexpansionszusätze gewährleistet. Auch bei einer längeren Lagerzeit verändert sich eine Gipsabformung nicht nennenswert. Vor dem Ausgießen des Abdruckes mit einem Modellgips muss ein Trennmittel eingesetzt werden. Hierfür eignen sich Isolierlösungen auf Alginat-Basis oder Seifenlösung. Wird bei der Abdrucknahme eine Verkürzung der Abbindezeit gewünscht, kann man durch geeignete Zusätze die Abbindezeit individuell einstellen. In der Totalprothetik eignet sich der Abformgips für den Vorabdruck. Bei Verwendung eines Platzhalters kann man ihn mit Erfolg für die mukostatische Abformung einsetzen.

3.5.2.2 Gipsfutter-
Funktionsabdruck

Um Abformgips als Funktionsabformmaterial einzusetzen, empfiehlt es sich, einen Funktionslöffel zu gestalten, der im dorsalen Bereich von Tuber zu Tuber in einer Breite von ca. 4 bis 5 mm eine Platzhaltervertiefung von 1 mm beinhaltet. Diese bandförmige Fläche wird zuerst mit einer Kompositionsabformmasse oder mit Schwarzwachs aufgefüllt. Bei der Abformung entsteht auf diese Weise eine „Abdichtung" nach posterior zur Sicherung des Rachenraumes. Es folgt das Auflegen einer dünn angerührten Schicht Abformgips. Bei der Funktionsabformung sollte man den Zeitpunkt kennen, bei dem die Abbindephase eine gute Wiedergabe der angrenzenden Weichteile ermöglicht. Fordert man den Patienten zu frühzeitig zur Durchführung von Funktionsbewegungen (Spitzen und Spreizen der Lippen) auf, findet das Gewebe nicht den notwendigen Materialwiderstand, der für eine funktionsgerechte Randabformung notwendig ist. Ein zu spätes Beginnen lässt keine ausreichenden Funktionsbewegungen mehr zu. Hier wird der Funktionsrand unförmig dick. Dies betrifft vor allem die funktionsgerechte Abformung der einstrahlenden Ligamente (Bänder) sowie die funktionsgerechte Darstellung der Umschlagsfalte (Vestibulum oris).

3.5.2.3 Zinkeugenolpaste (irreversibel starr)

Diese Abformpaste hat sich seit vielen Jahren bewährt. Sie ist ein Zweikomponentenmaterial und wird in zwei Tuben geliefert. Es zählt zu den irreversibel starren Abformmaterialien. Zum besseren Vermischen zeigen die beiden Pasten kontrastierende Farben. Für die Genauigkeit der Abformung spielen die richtige Dosierung und das intensive Durchspateln auf einer Glasplatte oder einem Anmischblock eine wichtige Rolle. Bei richtiger Dosierung erhält man ein dünnfließendes Material, das die Feinheiten der Oberfläche exakt wiedergibt. Nach der Aushärtung zeigen sich keine nennenswerten Dimensionsveränderungen. Da das abgebundene Material sehr unelastisch ist, lassen sich keine unter sich gehenden Bereiche abformen. Während der Lagerung bis zum Ausgießen des Abdruckes mit Gips zeigen sich keine Veränderungen. In der Totalprothetik wird die Zinkoxyd-Eugenolpaste häufig für mukostatische Abdrücke eingesetzt. In diesen Fällen sollte man den Funktionslöffel mit einem Platzhalter anfertigen. Der Eugenolanteil hat für den Patienten einen unangenehmen Geschmack. Da das Material auf der Haut kleben bleiben kann, sollte man die Lippen des Patienten mit Vaseline isolieren.

Zusammensetzung:
ZnO-Paste:
ZnO-Pulver, künstliche oder natürliche Harze, Pflanzen- oder Mineralöl;

Eugenolpaste:
Eugenol- oder Nelken- oder Orthothoxybenzoesäure
(engl.: 0-ethoxybenzoic-acid- = EBA)
Pflanzen- oder Mineralöl, Füllstoffe

Akzeleratoren können in einer oder in beiden Pasten enthalten sein: Mg- oder Zn-Acetat, $ZnSO_4$, $MgCl_2$, prim. Alkohole.

3.5.2.4 Kunststoff-Abformmasse (irreversibel-starr)

Kunststoff-Abformmassen sind Autopolymerisate auf Acryl-Polymer-Basis. Für die Totalprothetik hat sich das Muco-Seal einen Namen gemacht. Es eignet sich vorwiegend für die Abformung bei der Herstellung sogenannter Extensionsprothesen. Hierunter versteht man Totalprothesen mit Erweiterungen, z. B. im Bereich der Tuberwangentaschen des Oberkiefers oder der sublingualen Falte des Unterkiefers. Die Oberflächenglätte dieses Abformmaterials wird als besonders vorteilhaft bezeichnet. So entstehen Arbeitsmodelle, die zu sehr glatten und damit homogenen Prothesenoberflächen beitragen. Muco-Seal ist ein Zweikomponentenmaterial. Es zählt zu den irreversibel starren Abformstoffen.

Da auch kleinere Materialmengen in dünnflüssiger Konsistenz aufgetragen werden können, eignet es sich für totale und partielle Unterfütterungs-Abformungen. Das von der Firma Ivoclar modifizierte Muco-Seal mit dem Produktnamen Ivoseal lässt sich individuell von dünnflüssiger bis zu dickerer Konsistenz anrühren, ohne dass sich seine physikalischen Eigenschaften verändern. Da

Ivoseal gut an der Prothesenbasis haftet, ohne die Kunststoffoberfläche anzulösen, eignet es sich auch für Langzeitabformungen. Es ist möglich, das Material bis zu vier Wochen im Mund des Patienten zu belassen. Außerdem soll dieser Werkstoff ein leichtes Nachfließen, ähnlich wie bei Guttapercha, zeigen, so dass sich eine verbesserte funktionelle Ausformung ergibt.

3.5.2.5 Abformwachs (reversibel-starr)

Wachs ist ein Einkomponentenmaterial und zählt zu den reversiblen starren Abformmaterialien. Im Gegensatz zu den thermoplastischen Kompositionswerkstoffen zeigt Wachs die Eigenschaft, bei Mundtemperatur leicht zu fließen. Hierdurch eignet es sich insbesondere als Vorabdruckmaterial im Bereich der Funktionslöffelränder, der Abformung der dorsalen Begrenzung im Oberkiefer und der sublingualen Anteile im Unterkiefer. Es sei darauf aufmerksam gemacht, dass Abdrücke aus Abformwachs vor dem Herausnehmen aus der Mundhöhle im Mund gut gekühlt (Wasserspray) und anschließend sofort ausgegossen werden müssen. Im wesentlichen benutzt man Abformwachs für partielle Unterfütterungen zur Verbesserung posteriorer Abschlüsse an OK-Totalprothesen oder Abdichtungen des sublingualen Raumes. Bekannt geworden ist das Schwarz- und Alu-Wachs in Plattenform. Auf seine leichte Deformierbarkeit sei abschließend noch einmal hingewiesen.

3.5.2.6 Abformguttapercha (reversibel-starr)

Guttapercha wird aus dem Milchsaft der Sapotazeen gewonnen. Die Verbindung, ein Isomer des Kautschuks, plastifiziert im Wasserbad bei ca. 50°C. Bekannt geworden ist die Abdruckguttapercha durch Spreng, der dieses Material für den nach ihm benannten Kauabdruck eingesetzt hat. Insbesondere bei den sog. Langzeitunterfütterungen zeigen sich bei diesem Material Vorteile. Bei Langzeitabformungen bleibt die mit Guttapercha beschichtete Basis der Prothese über

mehrere Tage in Kontakt mit der sich funktionell bewegenden Schleimhaut. Durch die Mundwärme entsteht eine ausreichende Fließfähigkeit und es kommt zu einer genauen Abformung. Der gewonnene Abdruck muss sofort ausgegossen werden, da keine ausreichende Lagestabilität besteht. Guttapercha ist ein Einkomponentenmaterial und zählt zu den reversibel starren Abformstoffen.

3.5.2.7 Stentsmasse (reversibel-starr)

Dieses Abformmaterial zählt zu der großen Gruppe der Kompositions-Abformmassen und ist durch seinen Erfinder Stents schon seit dem Jahr 1856 als Stentsmasse bekannt. In den Farben Braun und Rot wurde es in vergangenen Zeiten für den herausnehmbaren Zahnersatz und später für die Abformung der Gegenbisse eingesetzt. Es ist ein Einkomponentenmaterial und zählt zu den reversibel starren thermoplastischen Abformstoffen. Für den prothetischen Einsatz wird der Werkstoff im Wasserbad bei 50 bis 60°C erhitzt. Da das Material eine geringe Wärmeleitfähigkeit besitzt, muss es ausreichend lang erwärmt werden. Zu stark erwärmt, zeigt es unkontrollierbare Eigenschaften. In knetfähigem Zustand ist es bei der Abformung gut fließfähig und zeichnet ausreichend scharf ab. Die Kompositionsabformwerkstoffe brechen oder verziehen sich, wenn man sie von unter sich gehenden Bereichen abhebt. In der Totalprothetik verwendet man diesen Werkstoff zur Korrektur von Funktionslöffelrändern, der Druckabformung der AH-Zone und insbesondere bei den Unterkieferprothesen für die Ausformung der sogenannten Sublingualrolle.

Zusammensetzung (Masse - %):
Kompositionsabformmassen:

Plastische Stoffe
Kopal 28 %
Sandarakharz 6 %

Elastische Stoffe und Weichmacher
Karnaubawachs 4 %
Stearinsäure 2 %

Füllstoff
Talkum 59 %

Farbstoff
1 %

3.5.2.8 Adhäsil und Ex-3-N (reversibel-starr)

Diese Produkte zählen zu den reversibel starren thermoplastischen Abformmaterialien. Es sind Einkomponentenmaterialien. In einem Tiegel werden sie auf einer Heizquelle plastifiziert und anschließend mit Hilfe eines Pinsels auf den Funktionslöffel aufgetragen. Bei Mundtemperatur bleiben diese Massen leicht plastisch. Hierdurch ermöglicht sich bei aktiver Bewegung eine sehr genaue funktionelle Abformung. Ein Vorteil ist die sehr glatte Oberfläche, die zu sehr glatten Modell- und Prothesenflächen führt. Da die Masse schlecht aushärtet, muss man vor dem Entfernen aus dem Mund auf eine gute Kühlung achten. Die Wasserlagerung zum besseren Aushärten ist sehr zu empfehlen. Über die genaue Zusammensetzung der Mischung aus Lack und Füllstoffen ist nichts Näheres bekannt.

3.5.2.9 Alginat (irreversibel-elastisch)

Alginat zählt zu den irreversibel elastischen Abformstoffen. Es ist ein Zweikomponentenmaterial (Wasser-Pulvergemisch), dessen Herstellung auf den Salzen der Alginsäure beruht. Die Alginsäure selbst ist ein Naturprodukt, das aus Meeresalgen gewonnen wird. Im Laufe seiner Abbindereaktion kommt es zur Bildung eines elastischen Gels. Wichtig

ist, dass das Alginat-Pulver in luftdichten Behältern aufbewahrt wird. In neuerer Zeit werden für einen Abdruck ausreichend Pulver und Wasser fabrikatorisch vorportioniert geliefert. Das Anmischen erfolgt in einem zweckentsprechenden Gerät. Da das Material nur eine geringe Haftwirkung an den Abformlöffeln besitzt, müssen Haftvermittler oder perforierte Abformlöffel eingesetzt werden. Bei zu trockener oder zu feuchter (Wasserbad) Lagerung verändern die Alginatabdrücke durch Wasserverlust bzw. Wasseraufnahme schnell ihre Form. Sie müssen daher sofort nach der Abformung ausgegossen werden. Ist das nicht möglich, sollte der Abdruck in feuchten Tüchern gelagert werden. Die Detailtreue der Abformung gilt als überraschend gut (werkstofftechnisch ist sie den Hydrokolloiden, siehe unten, vergleichbar). Die Abbindezeit hängt von dem Pulver/Wasser-Verhältnis und von der Mischtemperatur ab. Im wesentlichen benutzt man Alginatabformungen für die Herstellung von Situationsmodellen, Gegenbissmodellen sowie im Rahmen der Herstellung von Modellgussprothesen. Bei der Alginatabformung zahnloser Kiefer – also beim Erstabdruck oder Vorabdruck – ist man zahnärztlicherseits schon um eine funktionsberücksichtigende Randgestaltung bemüht. Der Alginatabdruck wird im Regelfall mit metallenen Konfektionslöffeln genommen. Da das Material keine Haftung an den metallenen Löffeloberflächen zeigt, muss der Abformlöffel entweder mit mechanischen Retentionen (Tesakrepp-Band, Perforationen etc.) versehen werden oder es muss ein spezieller Haftvermittler (pinselfähiger Lack) eingesetzt werden.

Zusammensetzung (Masse - %):

ca. 10 bis 15 % Natrium oder
Ammoniumalginat
Ca-Sulfate (Gips) und/oder Pb-,
Ba- oder Mn-Verbindungen
Na-Phosphate, Na-Carbonat
Na-Oxalat, Fluoride
Füll-, Farb- und Geschmacksstoffe

3.5.2.10 Hydrokolloid (reversibel-elastisch)

Hydrokolloid zählt zu den reversiblen elastischen Abformmassen. Es ist ein Einkomponentenmaterial und wird in Tuben geliefert und im Wasserbad bis zur Gebrauchsfähigkeit erhitzt. Die gelartige Masse eignet sich wegen ihrer hohen Genauigkeit insbesondere für Stumpfabformungen bei Kronen- und Brückenarbeiten. Für die Totalprothetik kann man sie nur in begrenztem Maße einsetzen. Die Ursache hierfür liegt in der Notwendigkeit, mit speziellen kühlfähigen Löffeln arbeiten zu müssen. Dieser technische Umstand, der für die Anwendung der relativ dünnfließenden hydrokolloidalen Substanz als Abformmasse unbedingte Voraussetzung ist, erlaubt die Durchführung von Situations- und Stumpfabformungen. Für Funktionsabformungen jedoch ist diese Masse nicht geeignet. Ergänzend sei erwähnt, daß Werkstoffe ähnlicher Zusammensetzung als Dubliermassen Anwendung finden.

Zusammensetzung (Masse - %):

> Agar-Agar 14 % (Kolloid)
> Borax 0,2 % (Erhöht die Festigkeit des Gels, verzögert aber die Abbindung des Modellgipses)
> Kaliumsulfat 2 % (Zur Beschleunigung der Abbindung des Gipses)
> Wasser 83,8 % (Dispersionsmedium)

Durch den Verlust von Wasser, aber auch durch die Fähigkeit, Wasser aus der Luft aufzunehmen, hat Hydrokolloid nur eine geringe Lagerfähigkeit. Es wird empfohlen, den Abdruck vor dem Ausgießen etwa fünf Minuten in eine 2%ige Kaliumsulfatlösung zu legen. Dies beschleunigt die Abbindezeit des Gipses, die durch den Hydrokolloid-Zusatz „Borax" verlangsamt wird. Das Ausgießen sollte unmittelbar nach dem „Kaliumsulfat-Bad" erfolgen.

3.5.2.11 Elastomere (irreversibel-elastisch)

Bei den Elastomeren handelt es sich um einen Sammelbegriff für gummielastische Abformmaterialien. Die Elastomere zählen zu den irreversiblen elastischen Abformstoffen und sind Zweikomponentenmaterialien.

Die Elastomere unterteilen sich in die wesentlichen Hauptgruppen Silikone, Polyäther und Thiokole bzw. Polysulfide. Die Silikone unterteilen sich weiter in kondensationsvernetzte und additionsvernetzte Silikone. Obwohl sich die genannten Stoffgruppen chemisch stark voneinander unterscheiden, werden sie wegen ihrer ähnlichen Eigenschaften und in bezug auf ihre Verarbeitung sowie ihr Form- und Volumenverhalten unter dem Begriff der „Elastomere" oder gummielastischen Abformmassen zusammengefasst.

3.5.2.11.1 Silikone

Silikone gehören zur Gruppe der Polysiloxane. Man benutzt sie in vier Konsistenzen: light (dünnfließend), heavy (dickfließend), regular body (normalfließend) sowie putty (knetbar). Beim Abbindevorgang findet eine Kondensations- oder Additionsreaktion statt, d. h., dass Abbinden der Masse in Abhängigkeit des jeweils verwendeten Silikon-Typs (kondensationsvernetzt oder additionsvernetzt) mit oder ohne Alkohol-Abspaltung (nicht Wasserabspaltung!) abläuft. Da das Silikonmaterial nicht selbständig am Abformlöffel haftet, müssen mechanische Verankerungen wie Unterschnitte oder Löcher bzw. chemische Haftvermittler eingesetzt werden.

Zusammensetzung (Masse - %):

> Basispasten:
> 20 - 90 % Polysiloxane
> 5 - 30 % Paraffin oder andere Weichmacher
> 10 - 80 % Füll- und Farbstoffe
>
> Härter:
> Zinkoktoat oder Dibutyl-dizinnlaurat, außerdem Ployäthyl- oder Polymethylsilikat

3.5.2.11.2 Thiokole

Sie gehören zur Gruppe der Polysulfide und bestehen chemisch aus zwei organischen Ketten, die durch ein Schwefelatom untereinander verbunden sind. Sie sind ein Zweikomponentenmaterial, das sich aus der Grundmasse und dem Katalysator zusammensetzt. Mit den Thiokolen lassen sich Ein- und Zweiphasenabformungen durchführen. Das bedeutet, dass Vorabdruck und Feinabformung entweder in einem Arbeitsschritt oder zeitlich getrennt voneinander durchgeführt werden können. Dies gilt selbstverständlich auch für die oben beschriebenen Silikone.

Basispasten (Masse - %):
ca. 80 % Polysulfid-Polymer
ca. 20 % Füllstoffe, z. B. SiO_2, $CaSO_4$

Akzeleratorpaste (Masse - %):
ca. 77 % PbO_2
ca. 3 % S
ca. 20 % Stearin- oder Ölsäure

Weichmacher
TiO_2 (oder statt TiO_2 auch Hydroperoxide)

Adhäsiv:
Harz- oder Butylgummi-Lösung

3.5.2.11.3 Polyäther

Hierbei handelt es sich um ein Pasten-Pasten-System, wobei in der Regel das Basismaterial und die Katalysatorpaste unterschiedlich eingefärbt sind. Das Basismaterial besteht aus Polyäther mit Füllstoffen und Weichmachern sowie Farbstoffen. Die Katalysatorpaste setzt sich aus aromatischem Sulfonsäureester mit Farbzusätzen, Füllstoffen und Weichmachern zusammen. Mit einem zusätzlichen Verdünner lässt sich die Konsistenz geringfügig verändern.

Zusammensetzung:

Paste: Polyäther aus Tetraäthylenglycol mit Aziridino

Katalysator: bewirkt Vernetzung der Aziridinogruppe

Zusammenfassende Betrachtung

Durch die Entwicklung der gummielastischen Abformmassen konnten viele abformtechnische Probleme der Vergangenheit gelöst werden. Mit ihren besonderen physikalischen und chemischen Eigenschaften zeigen diese Werkstoffe hervorragende Dimensionsgenauigkeiten. Mit ihrer guten Lagerfähigkeit ergeben sich beim etwaigen Versand aus zahnärztlichen Praxen in zahntechnische Laboratorien keine Probleme. Ein letztes Problem ist in ihrer hydrophoben Eigenschaft, d. h. in ihrer gegenüber hydrokolloidalen Massen wesentlich schlechteren Benetzbarkeit zu sehen. Dies spielt jedoch in der Totalprothetik eine untergeordnete Rolle. Abschließend sei bemerkt, dass sich die Elastomeren mit den allgemein bekannten Prothesen- und Modellwerkstoffen ausreichend gut vertragen.

3.6 Funktionsrandmodelle

5. Arbeitsschritt
Obere und untere Funktionsrandmodelle   Zahntechniker

Für die Anfertigung von Funktionsrandmodellen ist eine visuell einwandfrei erkennbare, exakte Funktionsabformung erforderlich.

Fehler, wie unklare Wiedergabe der Kieferoberflächen, der Umschlagfalten mit den hier erkennbaren Lippen- und Wangenbändchen sowie des Mundbodens im Unterkiefer, können zu Problemen nach der Fertigstellung des Zahnersatzes führen. Am fertiggestellten Zahnersatz sind die Fehler, die von einem unzweckmäßigen oder dimensi-

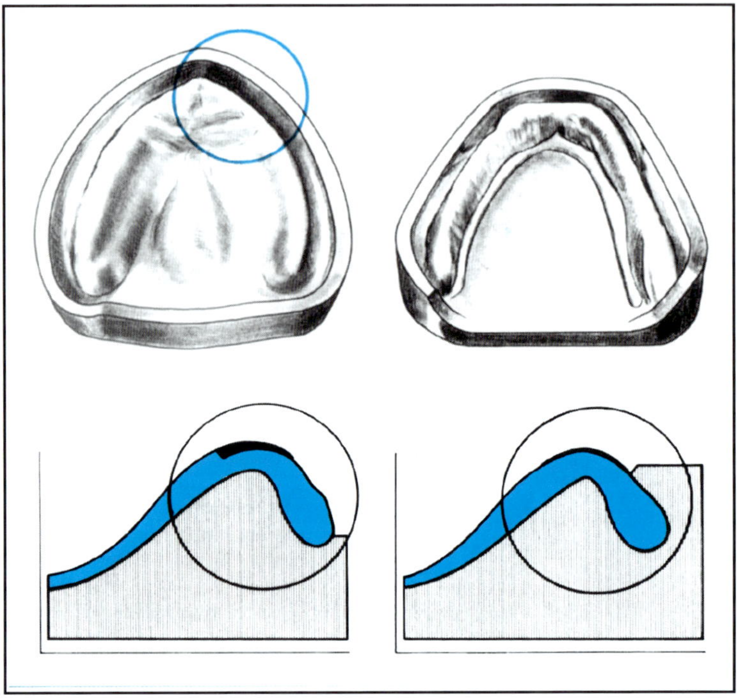

Abb. 20
Obere und
untere
Funktionsrand-
modelle mit
richtiger
Fassung des
vestibulären
Funktionsrandes

onsungenauen Funktionsmodell resultieren, nur schwer erkennbar und in den meisten Fällen kaum zu beheben (Abb. 20).

Für die Herstellung des Meistermodells sollte man einen Hartgips der Klasse IV einsetzen. Liegen Abformungen vor, bei denen man im Bereich der Tuberwangentasche, labialer Anteile des Oberkiefer- bzw. Unterkiefer-Vestibulums oder im sublingualen Bereich des Unterkiefers stärkere unter sich gehende Zonen erkennt, ist der etwas weniger harte Gips der Klasse III vorzuziehen. Der Grund hierfür liegt in dem Wunsch nach einem bruchfreien Ausbetten der relativ spröden Kunststoffwerkstoffe.

Es empfiehlt sich, die funktionellen Abformungen der Unterkiefer- und Oberkiefer-Umschlagfalten, des Unterkiefer-Mundbodens sowie die posteriore Begrenzung der AH-Zone und der Retromolarenfelder des Unterkiefers vor der Anfertigung des Meistermodells zu markieren.

Markierung mit Wachsdrähten:

Bewährt haben sich spezielle Wachsdrähte in den Stärken von 6 bis 8 mm. Das Wachs sollte auch ohne Erwärmung gut biegefähig, bleitot und leicht klebefähig sein. Man beginnt etwa 3 mm vom Funktionsrand der Abformung entfernt im Bereich des Lippenbändchens und platziert den Wachsdraht in gleichmäßigem Abstand zum Rand bis zu den posterioren Anteilen der Abformung. Im Unterkiefer wird der Wachsdraht in Höhe des Zungenbändchens in einem gleichmäßigen Abstand von etwa 3 mm zum Funktionsrand der Abformung bis zu den posterioren Anteilen der Abformung platziert. Den ca. 3 mm vom dargestellten Funktionsrand entfernt anliegenden Wachsdraht fixiert man mit flüssigem Wachs oder Sekundenkleber sicher an dem Abformmaterial. Es folgt eine Kontrolle hinsichtlich möglicher Ungenauigkeiten in den Bereichen der Bänderabformungen. Die posterioren Anteile im Be-

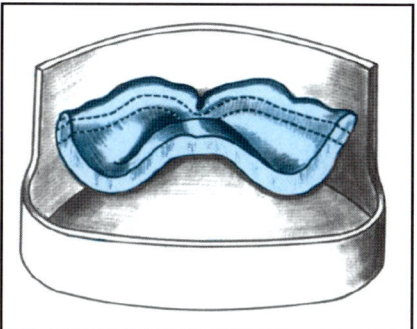

Abb. 21 Sockelform für die Anfertigung eines Funktionsrandmodelles

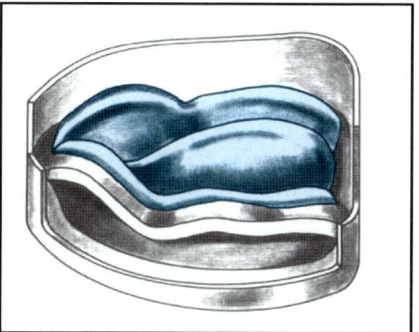

Abb. 22 Für die Wiedergabe der Kontur eines Funktionsrandes sollte die Umschlagfalte ca. 9 mm tief im Sockelrand liegen.

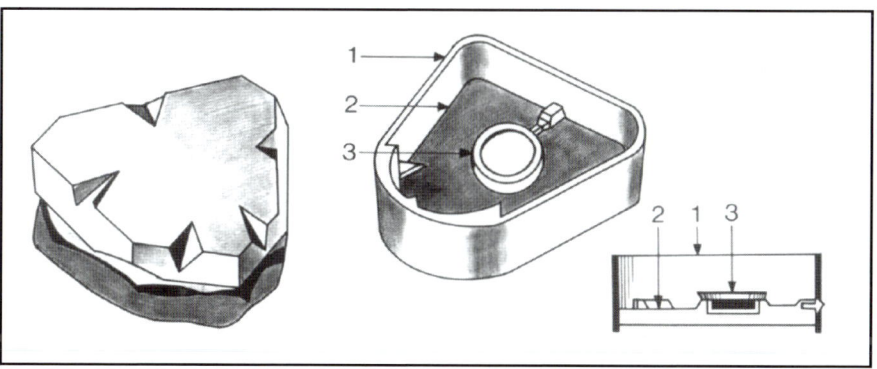

Abb. 23 Konische Modellsockel mit splitcastförmiger Ausformung erleichtern das Reokkludieren im Artikulator. Sockelformer beinhalten passend zur Manschette (1) eine splitcastförmige Sockelplatte (2) und einen mittig platzierten Magneten (3)

reich der AH-Zone und der retromolaren Felder werden vorsichtig mit rosa Wachsplattenstreifen verlängert. Um eine glatte Fläche im lingualen Arbeitsmodellbereich zu erhalten, wird eine rosa Wachsplatte so zurechtgeschnitten, dass man sie ohne große Schwierigkeiten mit dem lingual erkennbaren Wachsdraht unter Anwendung von flüssigem Wachs verbinden kann. Für die Gestaltung der Modellsockel kann man geeignete Gummisockelformen einsetzen. Um einen gleichmäßig starken Sockelrand zu gewährleisten, empfiehlt sich die individuelle Gestaltung des Sockelformers. Aus einem geeigneten ca. 5 cm hohen Wachsstreifen

biegt man im Kontakt zu den 6 bis 8 mm starken Wachsdrähten eine umlaufende Form. Gegebenenfalls kann man die Wachswände mit dem Draht aneinanderheften. Abschließend wird die Wachsform auf eine geeignete Unterlage, beispielsweise eine Glasplatte, festgewachst. Der Abdruck kann jetzt mit Gips blasenfrei gefüllt werden. Sicherung des Funktionsrandes:

Der Abdruck wird in einer öffnungsfähigen Dublierform platziert. Danach gießt man ein dünn angemischtes Alginat so lange in die Form, bis der Funktionsrand noch erkennbar frei von der Masse bleibt. Nach dem Aushärten öffnet man die Form. Jetzt kann man ge-

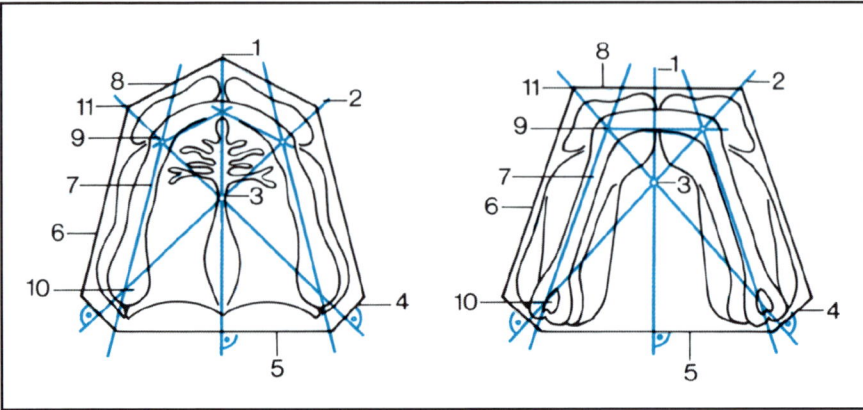

Abb. 24 OK- und UK-Modelle mit Sockelformen als Orientierungshilfen beim Aufstellen der Front- und Seitenzähne

Oberkiefer:
1. Sockelmittellinie (Modell- und Kiefermitte)
2. Sockeldiagonale (steht senkrecht auf der Molarenschräge, verläuft durch den Sockelschwerpunkt und den Eckzahnpunkt und endet an der vorderen seitlichen Sockelecke)
3. Sockelschwerpunkt (Modellmitte und Kiefermitte)
4. Molarenschräge
5. Sockelbasiskante (steht senkrecht zur Modellmitte)
6. Sockelseitenkante (verläuft parallel zur Kieferkammmitte im Seitenzahnbereich
7. Kieferkammmittenlinie (verläuft durch den Eckzahnpunkt und durch das Tuber maxillae und endet am Schnittpunkt der Sockelbasis mit der Molarenschräge
8. vordere Sockelkante (verläuft parallel zum Kieferkamm im Frontzahnbereich; beide vorderen Sockelkanten bilden im Schnittpunkt mit der Sockelmittenlinie die Modellspitze; der Schnittpunkt mit der Sockelseitenkante bildet die vordere seitliche Sockelecke)

9. Eckzahnpunkt (Modellanalysepunkt, an dem der Eckzahn stand)
10. Tuber maxillae
11. vordere seitliche Sockelecke

Unterkiefer:
1. Sockelmittellinie
2. Sockeldiagonale
3. Sockelschwerpunkt
4. Molarenschräge
5. Sockelbasiskante
6. Sockelseitenkante
7. Kieferkammmittenlinie
8. vordere Sockelkante (im UK eine gerade Kante parallel zum Kieferkamm
9. Eckzahnpunkt
10. Molarendreieck
11. vordere seitliche Sockelecke

zielt das weiche Alginat ca. 3 mm vom Funktionsrand weg abschneiden. Danach wird die Form geschlossen und der Abdruck mit Gips ausgegossen. Das Modell zeigt einen sicher platzierten Funktionsrand (Abb. 21 und 22).

Trimmen des Sockelrandes:
Die fabrikatorisch angefertigten Sockelformer zeigen in der Regel kantige Formen. Für das Anzeichnen von aufstellungstechnischen Hilfslinien ist es vorteilhafter, den Sockelrand der Ober- und Unterkiefermodelle exakt geometrisch nach den in der Abb. 24 erkennbaren Empfehlungen zu gestalten. Die sich daraus ergebenden Hilfslinien lassen sich als Orientierung für das Aufstellen der Front- und Seitenzähne einsetzen.

Modellgipsklasse III und IV:
Vor dem Ausgießen der Abformung sollte man sich mit den technischen Daten der ge-

wählten Modellmasse vertraut machen. Hier spielen das Mischverhältnis von Pulver zu Wasser, die Abbindezeit, aber auch die Abbindeexpansion und die Druckfestigkeit für die Qualität des Funktionsrandmodells eine wichtige Rolle.

Splitcastmodelle:

Die allgemeine Forderung, Modelle aus dem Artikulator problemlos entfernen und sie anschließend wieder lagerichtig replazieren zu können, hat zum Einsatz spezieller Sockelformer geführt. Ein zeitaufwendiges Vorgehen besteht darin, den Modellrand und den Modellboden in eine Zweckform zu schleifen. Danach werden mit einem Gipsmesser splitcastartige Vertiefungen geschnitten. Einfacher und präziser ist die Herstellung über eine fabrikatorisch angefertigte Grundplatte mit exakten Splitcastformen und mittig fixierbaren Magnetplatten. Eine dazu passende Modellmanschette hilft, die Seitenwände exakt auszuformen (Abb. 23).

3.7 Modellwerkstoff

Das Modell ist die Arbeitsunterlage für die zahntechnische Herstellung von Totalprothesen. Für die Erstellung der Arbeitsmodelle sind im Laufe der Zeit unterschiedliche Werkstoffe entwickelt worden. Neben den dentalen Gipsen werden zu diesem Zweck auch spezielle Kunststoffe angeboten. Letztere haben sich jedoch weniger bewährt, da sie – wie bekannt – immer einer gewissen Schrumpfung unterliegen. Arbeitsmodelle aus Silber, Kupfer oder Nickel, über den galvanoplastischen Weg hergestellt, zeigen Vorteile wegen ihrer Oberflächenhärte, Kantenschärfe und Volumengenauigkeit. Wegen der arbeits- und vor allem zeitaufwendigen Anfertigung wird dieses Verfahren im wesentlichen für die Stumpfanfertigung in der Kronen- und Brückentechnik eingesetzt. In diesem Zusammenhang sollte ergänzend erwähnt werden, dass sich bestimmte Abformmaterialien, z. B. Hydrokolloide, nicht galvanisch behandeln lassen. In der Totalprothetik hat sich Gips als Werkstoff bewährt. Die bekannten Hartgipse besitzen die notwendi-

ge Formgenauigkeit für die Herstellung der Arbeitsmodelle sowie eine ausreichende Festigkeit und Härte für die Kunststoffverarbeitung – hier vor allem während des Kunststoff-Pressens. Ihre Isolierbarkeit gegen den Prothesenkunststoff kann bei der Anwendung flüssiger Isoliermittel als zufriedenstellend bezeichnet werden. Chemisch und physikalisch gesehen zeigen die heute bekannten Dentalgipse folgende positive Eigenschaften:

• eine gute Detailwiedergabegenauigkeit,
• eine glatte Oberfläche,
• eine ausreichende Härte und Druckfestigkeit,
• eine geringe Volumenveränderung,
• eine gute Isolierfähigkeit.

Gips als Naturprodukt ist chemisch das Dihydrat des Kalziumsulfats mit der Formel $CaSO_4$ x $2H_2O$ mit der Härte 2 nach Mohs und einer Dichte von 2,3 g/cm3. Nach dem dosierten Anmischen erstarrt der Gips zu einer festen Masse. Werden Fehler beim Anmischen gemacht, können sich die Härte und Druckfestigkeit sowie die Volumengenauigkeit ändern.

Man unterteilt die dentalen Gipssorten nach einem DIN-Entwurf in:

Typ I: Abdruckgips, rosa
Typ II: Alabastergips, weiß
Typ III: Hartgips, weiß oder
         pastellfarben
Typ IV: Hartgips extrahart (Stone),
         weiß oder pastellfarben

Gips der Klasse I und II eignet sich zum Einsetzen der Modelle in den Artikulator.

Hartgips der Klasse III eignet sich für die Herstellung der anatomischen Modelle und zum Einbetten der Prothese bei der Küvettentechnik.

Hartgips der Klasse IV ist für alle passgenauen Arbeitsmodelle geeignet.

Wenn man Gips verarbeitet, sollte auf das vom Hersteller angegebene Mischungsverhältnis geachtet werden. Empfehlungen beziehen sich auf ein Mischungsverhältnis von

18 bis 22 cm^3 Wasser zu gleichen Teilen Pulver. Es sei darauf hingewiesen, dass die Spezialgipse mit einem mechanischen Mischer unter Vakuum anzurühren sind. Beim Nasstrimmen des Modellsockels und beim Reinigen unter einem Dampfstrahler kann sich die Qualität der Arbeitsmodelle verschlechtern.

Für zahnlose Modelle mit unter sich gehenden Anteilen hat sich der etwas weichere Gips der Klasse III bewährt. Beim Entformen unter sich gehender Anteile kann es bei einem Modell aus dem Gips der Klasse IV leicht zu Sprüngen oder Brüchen im Kunststoff-Prothesenmaterial kommen.

Kapitel 4
Kieferrelationsbestimmung

Der Inhalt auf einen Blick

6. Arbeitsschritt Kieferrelationsbestimmung Zahnarzt

Diese Maßnahme darf als schwierig bezeichnet werden. Für den funktionellen Erfolg einer Totalprothese ist die richtige Bestimmung der Kieferrelation eine unbedingte Voraussetzung. Im folgenden muss zum besseren Verständnis auf diese Thematik ausführlicher eingegangen werden.

Infolge der beim zahnlosen Patienten fehlenden Abstützung des Unterkiefers gegen den Oberkiefer muss die Kieferrelation, d. h. die Lagebeziehung des Unterkiefers zum Oberkiefer, dreidimensional festgelegt werden. Im besonderen geht es um die Feststellung der vertikalen, transversalen und sagittalen Kieferrelation (Abb. 25). Die vertikale Kieferrelation – früher Bisshöhe genannt – wird im Regelfall ausgehend von der „Ruheschwebe" des Unterkiefers bestimmt. Die Ruheschwebe bezeichnet eine Unterkieferlage, bei der der Unterkiefer ausschließlich durch die entspannte Muskulatur und den am Unterkiefer ansetzenden Ligamenten „gehalten" wird. Beim bezahnten Patienten besteht in der Position der Ruheschwebe eine durchschnittlich 2 bis 3 mm weite Disklusion der Seitenzahnreihen. Da diese Unterkieferposition unabhängig von dem Zahnreihenschluss ausreichend reproduzierbar ist, kann sie bei der Bestimmung der vertikalen Dimension des Zahnlosen benutzt werden.

Äußere anatomische sowie physiologische Merkmale helfen bei der korrekten Kieferrelationsbestimmung. So geben zum Beispiel die Ausformung der Mundwinkelfalten, der Lippenschluss und die Kinnstellung wichtige äußere Hinweise für die einzustellende Kieferrelation (Abb. 26).

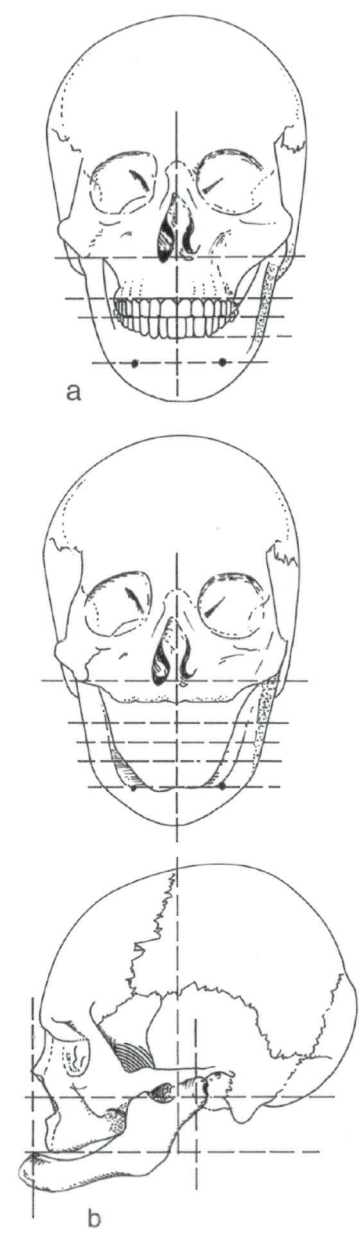

a

b

Abb. 25 Die Kieferrelationsbestimmung. Die vertikale und horizontale Position der zahnlosen Kiefer soll so weit wie möglich mit der natürlichen Situation übereinstimmen (a). Fehlt die vertikale Abstützung, kann zunehmend ein progenes Erscheinungsbild entstehen (b).

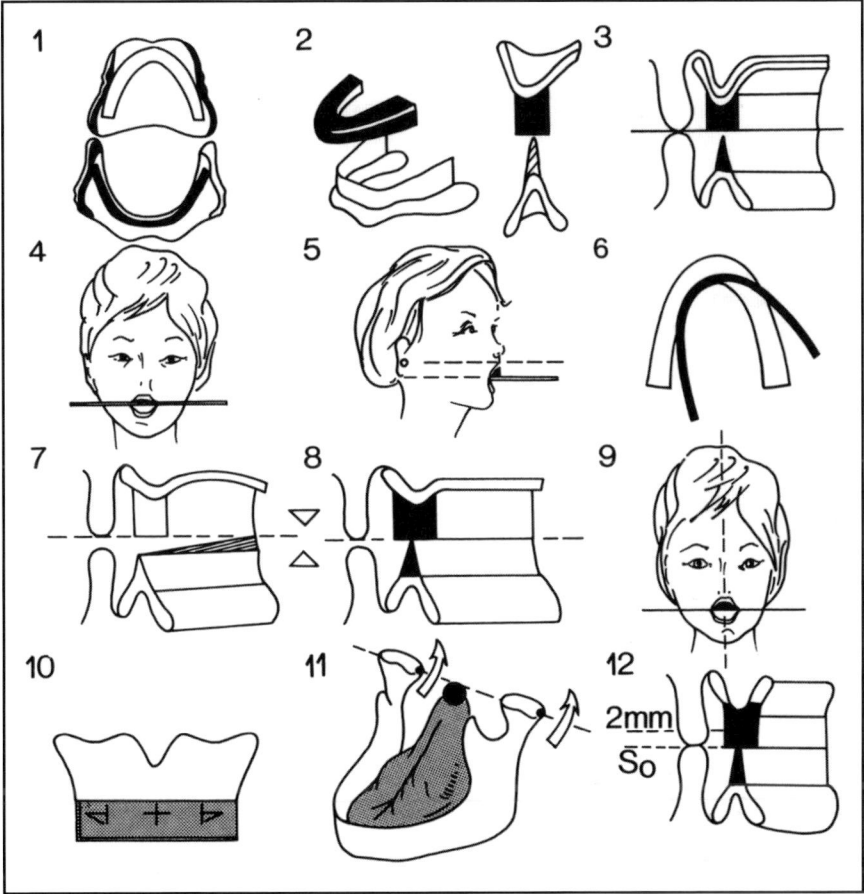

Abb. 26 Systematischer Ablauf der klassischen Relationsbestimmung:

1. Auskonturieren der Funktionslöffel
2. Einprobe der Bissschablonen
3. Abschluss des oberen Walles mit der Oberlippe
4. Parallelisieren des Walles zur Bipupillarlinie
5. Ausrichten der seitlichen Bisswälle nach der Camperschen Ebene
6. Voreinbiss
7. Ausrichten des unteren Walles nach dem oberen Bisswall
8. Kontrolle des Vertikalabstandes
9. Intraorale Markierung
10. Mittellinienmarkierung
11. Kontrolle der Retroposition
12. Absenken der vertikalen Kieferrelation um einen angenommenen Interokklusalabstand und Abschlusskontrolle

Die phonetische Methode:

Ausgehend von der Tatsache, dass sich beim Bezahnten während der Aussprache des Wortes „ohio" (englische Aussprache erforderlich: oheio) ein interokklusaler Raum von ca. 5 - 6 mm bildet, lässt sich die vertikale, transversale und sagittale Kieferrelation beim Unbezahnten anhand von Wachswällen entsprechend einstellen.

Handbissnahme:

In der Totalprothetik versteht man unter Handbissnahme als Methode der Wahl die Kieferrelationsbestimmung mit Wachsbissschablonen. Aus zahnärztlicher Sicht werden zur Fixierung der Kieferrelation der Massetergriff nach *Gysi*, der *Rehmsche* Handgriff und der Temporalgriff nach *Green* empfohlen.

Zur Handbissnahme zählt man auch die auf *McGrane* zurückgehende Pfeilwinkelregistrierung. Die Methode der Pfeilwinkelregistrierung ermöglicht auch dem weniger Geübten eine sichere Festlegung der transversalen und sagittalen Kieferrelation (siehe hierzu die Ausführungen zum praktischen Vorgehen) ohne Gesichtsbogen. Nach der Festlegung des Vertikalabstandes können unter leichter Handführung die Seitwärts- und Vorschubbewegungen markiert werden.

Mit der richtigen Rekonstruktion der physiologischen Kieferrelation lassen sich die Modelle lagerichtig im Bewegungssimulator befestigen. Erst die präzise Übereinstimmung der Kieferrelation mit der Genauigkeit der Anordnung der Front- und Seitenzähne auf den zahnlosen Modellen bilden die Voraussetzung für eine erfolgreiche Totalprothetik.

4.1. Definition der Kieferrelationen

Die ästhetischen Wünsche des Vollprothesenpatienten stehen häufig in krassem Widerspruch zu den funktionellen Zwängen, die sich aus der Lage- und Größenbeziehung der zahnlosen Kiefer ergeben. Manchmal steht man auch vor der Aufgabe, eine gesichtsbedingte Anomalie zu verbessern. Es zählt nicht zu den Zielen der Totalprothese, die bekannten Stellungsanomalien in jedem Fall zu rekonstruieren. Trotzdem ist es nicht von Nachteil, Kenntnisse über das vormals vorhandene natürliche Patientengebiss zu haben. Aus funktioneller Sicht ist es immer hilfreich, den Bisstyp „vor Zahnlosigkeit" des Patienten zu kennen. Oftmals lässt sich auch an den in korrekter Lagebeziehung zueinander im Bewegungssimulator montierten Modellen die vormalige Bisslage, d. h. Tiefbiss,

Deckbiss, mandibuläre Prodontie (= Progenie) oder maxilläre Prodontie (= Prognathie) rekonstruieren.

Für die ästhetische und funktionelle Rehabilitation des Vollprothesenträgers sind das Erkennen und Berücksichtigen von sekundären Veränderungen, d. h. durch Zahnlosigkeit bedingte Veränderungen, wesentlich. Solche sekundären Veränderungen entstehen durch (Abb. 27):

- frühzeitigen Knochenverlust nach Zahnextraktion,
- fehlerhafte Passform von Kunststoffsätteln partieller Prothesen,
- allgemeine Atrophie bei längerer Tragezeit von Vollprothesen,
- Verlust der vertikalen Kieferrelation mit Pseudoprogenie.

Es sei daran erinnert, dass die Okklusion prothetisch versorgter zahnloser Kiefer immer in Relation zu den Funktionsabläufen im Kiefergelenk gesehen werden muss. Die okklusalen Führungen werden dabei von den Prothesenzahnreihen übernommen. So müssen zum Beispiel die Frontzähne in einer funktionellen Übereinstimmung mit den sagittalen und transversalen Höckerfurchenwinkeln der Seitenzähne stehen. Aus dieser Sicht ist zu verstehen, dass die Bestimmung des Bisstyps eine wichtige Voraussetzung für den Einsatz zweckentsprechender Zahnformen im Front- und Seitenzahnbereich darstellt.

Zur Klassifizierung des Bisslagentypus unbezahnter Patienten eignen sich aussagefähige Bilder aus jenen Tagen, als das Gebiss noch vollbezahnt war. Insbesondere interessieren die Frontalansicht und die Profilansicht des Patienten.

Noch aussagefähiger sind Bilder aus verschiedenen Altersstufen. Sie ermöglichen eine vergleichende Betrachtung des nicht immer aus einer einzelnen Aufnahme mit ausreichender Sicherheit zu entnehmenden Bisstyps.

Von großer Bedeutung sind die lagerichtig montierten Situationsmodelle im Bewegungssimulator. Man geht davon aus, dass von der oberen zur unteren Umschlagfalte

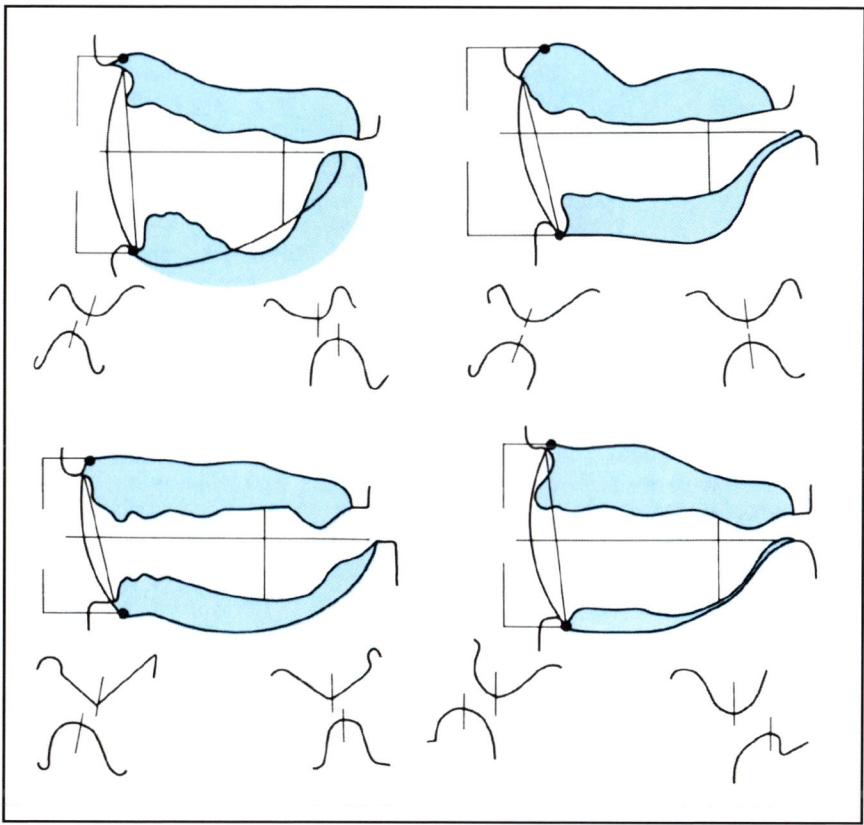

Abb. 27 Schwundvorgänge des Ober- und Unterkiefers. Sie können die Ursache für eine Veränderung der Lagebeziehung von Ober- und Unterkiefer sein

eine gedachte Bogenlinie als Anhalt für die vertikale Frontzahnbogenlinie verläuft. Im Verlauf dieser Linie sollen die labialen Zahnwölbungen – ihrer ursprünglichen Stellung gemäß – platziert werden. Die Schneidekanten der oberen mittleren und seitlichen Inzisiven zeigen dabei in die untere Umschlagfalte. Die Schneidekanten der unteren mittleren und seitlichen Inzisiven zeigen in Richtung der oberen Umschlagfalte. Von dieser Gesetzmäßigkeit abgeleitet lassen sich unterschiedliche Abweichungen von der Normalbisslage beobachten.

Unterteilung der Bisslagetypen nach der Profilansicht:
Normalbiss, Tiefbiss/Deckbiss, Kreuzbiss.

4.1.1 Der Normalbiss

Bei vollbezahntem Kiefer bezeichnet man den Normalbiss auch als eugnathen Biss. „Eugnath" steht für einen wohlausgeformten Zustand des Gebisses unter Berücksichtigung seiner funktionellen Anpassung. Die Lagebeziehung vom unbezahnten UK zum unbezahnten OK kann man, wie schon erwähnt,

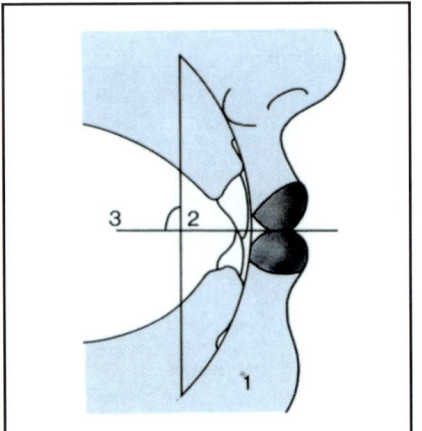

Abb. 28 Der normale Überbiss der oberen Frontzähne. Zwischen dem oberen und unteren labialen Vestibulum verläuft entlang der Labialflächen der Schneidezähne ein Kreisbogen. Die oberen Inzisalkanten zeigen einen ca. 2 mm starken Überbiss

über eine gedachte Bogenlinie von Umschlagfalte zu Umschlagfalte auf eine Normalbisslage hin kontrollieren. Auch die direkte Verbindungslinie vom UK-Kieferkamm zum OK-Kieferkamm, bekannt als frontale Interalveolarlinie, kann die Normalbisslage anzeigen (Abb. 28).

Die Position der Papilla incisiva beinhaltet ebenfalls eine Reihe von Informationen. Befindet sie sich im Bereich des Kieferkamms, darf man von einer normalen Kiefergröße mit normalem Schwund ausgehen. Zeigt sich

Abb. 29 Der Normalbiss.
Der Normalbiss (1) kann durch die Atrophie des Oberkiefers manchmal schwer zu erkennen sein. Bei einer sogenannten Altersprogenie beinhaltet die Lage der Papilla incisiva wichtige Informationen.
(2) Befindet sich die Papilla auf dem Kieferkamm, ist die Atrophie als normal zu bezeichnen.
(3) Befindet sich die Papilla mehr vestibulär am Kieferkamm und zeigt dabei eine „spitze" Ausprägung, handelt es sich um eine starke Atrophie

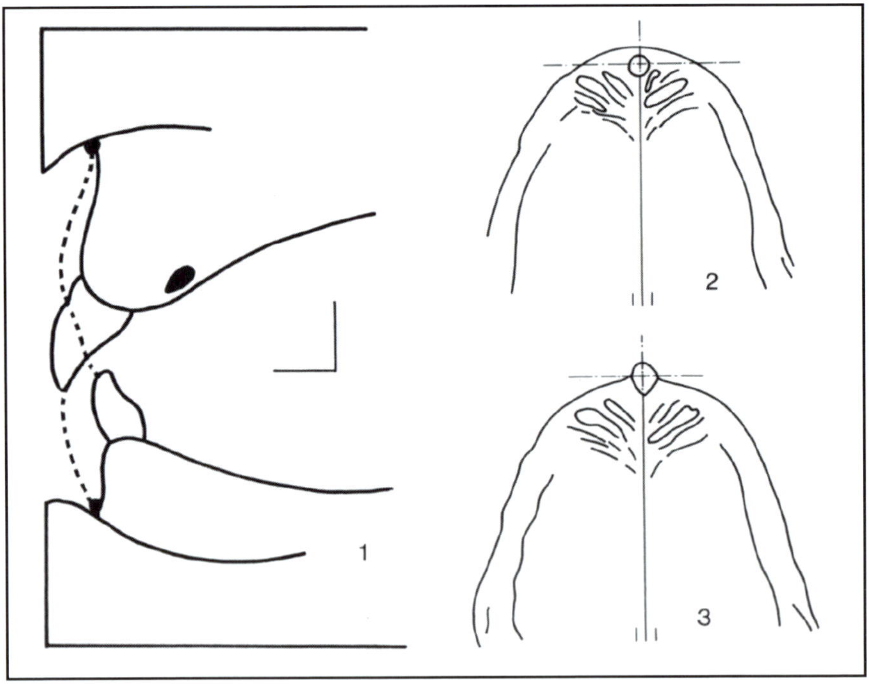

die Papilla incisiva mit ihrer Spitze vorn auf dem Kieferkamm, ist auf eine starke Atrophie zu schließen. Eine starke Atrophie im Oberkiefer kann als sogenannte Altersprogenie eine mandibuläre Prodontie vortäuschen (Abb. 29).

Der Verlauf des vertikalen Frontzahnbogens darf nur einen normalen Überbiss beinhalten. In diesem Zusammenhang ist daran zu denken, dass die Labialflächen der Oberkieferfrontzähne den von außen einwirkenden Lippendruck aufnehmen müssen, ohne dass es zu einer Verschiebung des gesamten Oberkiefer-Prothesenkörpers kommt. Eine Fehlstellung von Oberkiefer-Frontzähnen in horizontaler und vertikaler Richtung führt in jedem Fall zu einer funktionellen und ästhetischen Beeinträchtigung des Prothesenträgers.

Die künstlichen Seitenzähne sollten auf ihren Okklusalflächen die mittelwertigen Neigungen der sagittalen und transversalen Höckerfurchenwinkel zeigen. Sie werden unter Berücksichtigung der sagittalen und transversalen Kompensationskurven im Regelfall aufgestellt.

4.1.2 Der Tiefbiss bzw. Deckbiss

Der Tiefbiss bzw. Deckbiss ist im Regelfall mit einer protrusiven Stellung des OK und einer retrusiven Stellung des UK verbunden. Die Verbindungslinie zwischen den beiden Umschlagfalten zur Kauebene zeigt einen größeren Winkel als 90°.

Tiefbissfälle lassen sich nach langjähriger Zahnlosigkeit nur an der Umschlagfaltenrelation erkennen. Im vollbezahnten Gebiss beginnt der „Tiefbiss" ab einem vertikalen Überbiss von ca. 2 mm, d. h., die Oberkiefer-Schneidezähne überragen die Unterkiefer-Schneidezähne in vertikaler Richtung um mehr als 2 mm. Die zunehmende Überdeckung der Unterkiefer-Front endet im sogenannten Deckbiss. Der klassische Deckbiss zeigt zusätzlich eine Retrusion der Oberkiefer- und Unterkiefer-Front. Für die Totalprothese empfiehlt es sich, die klassische Form eines Deckbisses nicht zu rekonstruieren. Richtig ist, an die allgemeinverbindliche Regel zu denken, die eine Übereinstimmung

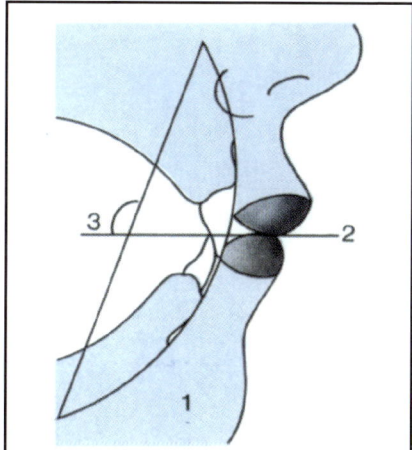

Abb. 30 Der tiefe Überbiss der vorderen Frontzähne. Die Verbindungslinie (2) zwischen dem Kreisbogen (1) und den Umschlagfalten bildet zur Kauebene (3) einen größeren Winkel als 90°. Die Inzisalkanten zeigen einen stärkeren Überbiss als 2 mm.

von vertikalem und horizontalem Überbiss fordert. Die künstlichen Seitenzähne müssen sich mit ihren Okklusionsflächen dieser Regel anpassen. Hier gilt, dass der sagittale und transversale Höckerfurchenwinkel mit dem Maß des Überbisses übereinstimmt (Abb. 30).

4.1.3 Der Kreuzbiss

Die Anomalie des Kreuzbisses ist im bezahnten Gebiss nicht häufig anzutreffen. Der Kreuzbiss in der Totalprothetik hat mit dieser meist genetisch bedingten Gebissfehlentwicklung nur selten etwas zu tun. Ein Kreuzbiss kommt in der Totalprothetik im Regelfall dadurch zustande, dass die nach „innen" gerichtete Atrophie des OK und die nach „außen" gerichtete Atrophie des UK eine relative Verkleinerung des OK bewirken und damit eine Kreuzbisssituation entstehen lassen.

Im frontalen Bereich entsteht durch die atrophie-bedingte Retrusion des OK und die atrophie-bedingte Protrusion des Unterkieferkammes die sogenannte Pseudoprogenie. Die Verbindungslinie von den Endpunkten

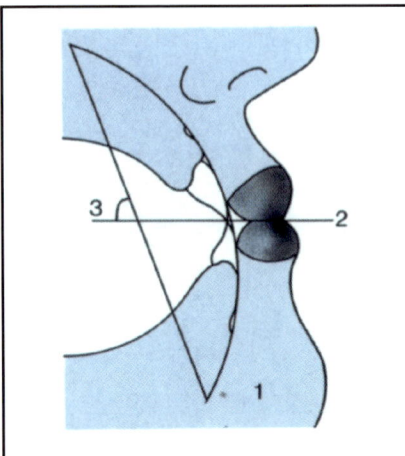

Abb. 31 Der Kreuzbiss = Kopfbiss der oberen Schneidezähne
Die Verbindungslinie (2) zwischen dem Kreisbogen (1) und den Umschlagfalten bildet zur Kauebene (3) einen kleineren Winkel als 90°. Die Frontzähne berühren sich nur mit ihren Schneidekanten

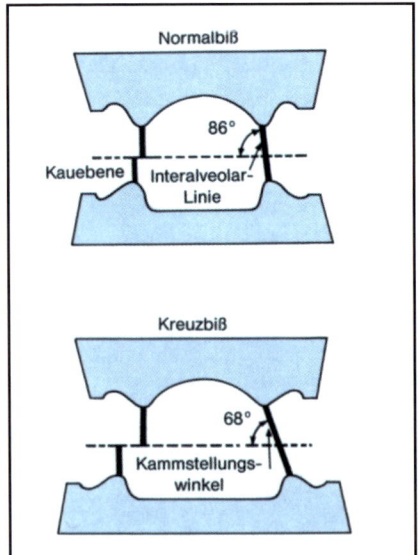

Abb. 32 Der Kammstellungswinkel. Hier gilt die Regel:
Kammstellungswinkel von 80° und mehr = Normalbiss
Kammstellungswinkel weniger als 80° = Kreuzbiss

der beiden Umschlagfalten bildet dabei zur Kauebene einen kleineren Winkel als 90° (Abb. 31).

Im Bereich der Frontzähne berühren sich die Schneidekanten. Hier zeigt sich das Erscheinungsbild des sog. Kopfbisses.

Die Atrophie der Kiefer im Seitenzahnbereich lässt einen relativ vergrößerten Unterkiefer entstehen. Auf diese Weise ergibt sich ein Missverhältnis des Unterkiefers zum Oberkiefer. Betrachtet man die interalveolären Verbindungslinien, die im Normalbissfall mit der Kauebene einen Winkel von mindestens 80° zeigen sollten (nach Gysi), so ergeben sich beim seitlichen Kreuzbiss regelmäßig Winkel von kleiner als 80° (Abb. 32).

Neuere Meinungen zielen darauf hin, bei der künstlichen Seitenzahnaufstellung auf die Berücksichtigung der Pseudoprogenie zu verzichten und den bekannten Empfehlungen des normalen interalveolär ausgerichteten Kieferkamm-Mittengesetzes zu folgen und die Totalprothesenzähne – wann immer möglich – im „Normalbiss" aufzustellen.

4.2 Kieferrelationsbestimmung im zahnlosen Kausystem

Unter dem Begriff der Kieferrelationsbestimmung versteht man Maßnahmen, mit denen die räumliche Lage des zahnlosen Unterkiefers zum zahnlosen Oberkiefer ermittelt und fixiert wird.

Das Vorgehen darf als erfolgreich angesehen werden, wenn der Patient bei eingesetzten Prothesen zwanglos die vorgegebene Verzahnungsposition der Prothesenzahnreihen findet und reproduzierbar, d. h. ohne besondere Unterkieferbewegungen nach rechts, links, nach vorne oder nach hinten, aus einer geöffneten Mundposition heraus durch einfaches Schließen des Mundes einnehmen kann. Beim zahnlosen Menschen gilt es, die habituelle Okklusion bei definierter vertikaler Relation festzulegen. Zur Bestimmung der vertikalen Relation unterscheidet man prinzipiell folgende Verfahren:

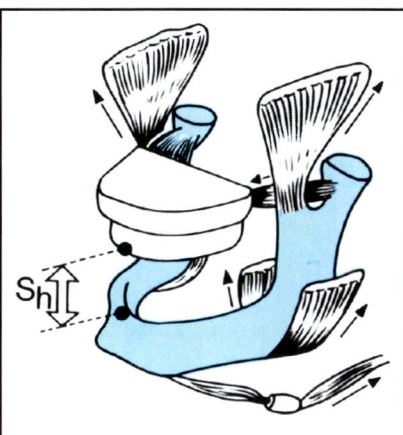

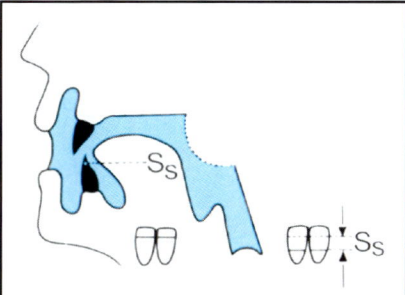

Abb 34 Phonetisches Verfahren nach Silvermann: Konstante Lage des Unterkiefers beim Aussprechen bestimmter Laute z. B. „Es"; diese Kieferlage kann als Sprechabstand S_S an den Zähnen markiert werden

Abb. 33 Neuromuskuläres Verfahren. Einpendeln des physiologischen Vertikalbestandes S_h in der Ruheschwebe des muskelgeführten Unterkiefers

- neuromuskuläre Verfahren über die Bestimmung der „Ruheschwebe",
- das phonetische Verfahren über die Bestimmung des geringsten Sprechabstandes,
- das craniometrische Verfahren über die Bestimmung der Gesichtsproportionen.

4.2.1 Das neuromuskuläre Verfahren

Die älteste Methode, die Lagebeziehung des Unterkiefers zum Oberkiefer zu ermitteln, besteht in der Bestimmung und Festlegung der Ruheschwebe. In der Ruheschwebe wird der Unterkiefer allein durch den Grundtonus der an ihm ansetzenden Muskulatur ohne okklusalen Kontakt in einer als schwebend zu bezeichnenden Position gehalten. Hierdurch ergibt sich in der Bestimmung der vertikalen Lagebeziehung eine gewisse Toleranzbreite.

Die Ruheschwebe ist eine neuromuskulär bedingte Unterkieferposition, die im Rahmen der Totalprothetik mit ausreichender Sicherheit reproduzierbar ist. Die Abstandshaltung des Unterkiefers zum Oberkiefer beträgt in der Ruheschwebe ca. 2 - 5 mm. Die Ruheschwebe lässt sich als Unterkieferposition so-

wohl beim Bezahnten als auch beim Unbezahnten reproduzierbar – soweit dies bei neuromuskulär gesteuerten Funktionen überhaupt möglich ist – darstellen (Abb. 33).

Für eine einfache Registrierung haben sich beim Einsatz von Wachsbissschablonen die Markierungen unterhalb der Nase bzw. auf der Nasenspitze und auf der Kinnspitze als zweckmäßig erwiesen. Mit einer Schieblehre oder einem Messstab kann der Abstand zwischen den markierten Punkten bestimmt werden. Zur Festlegung der endgültigen vertikalen Kieferrelation müssen von dem gemessenen Abstand 2 - 5 mm (s. oben) abgezogen werden. Die so festgelegte Bisshöhe wird anhand des Lippenschlusses bzw. der „Lippenfülle" kontrolliert.

4.2.2 Das phonetische Verfahren

Es beruht auf Beobachtungen von Silverman, dass während des Sprechens bestimmter Konsonanten und Vokale eine typische Abstandshaltung – der sog. Sprechabstand – zwischen den Zahnreihen reproduzierbar eingenommen wird. Verfahrensbedingt unterscheidet man den engsten und den weitesten Sprechabstand. Es gilt, dass der engste Sprechabstand eine reproduzierbare Relation der Kieferabstände beinhaltet. Auf dieser Grundlage lässt sich das phonetische Verfahren für die Festlegung einer geeigneten vertikalen Kieferrelation einsetzen (Abb. 34).

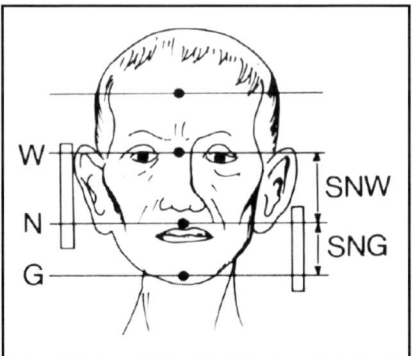

Abb. 35 Craniometrische Methode. Die Abstände zwischen Ober-, Mittel- und Untergesicht werden auf gleiche Größe gebracht

4.2.3 Das craniometrische Verfahren

Unter Craniometrie versteht man die Schädelvermessung nach anthropologischen Messpunkten. Man geht davon aus, dass gewisse Proportionen des Mittel- und Untergesichts existieren, die man beim zahnlosen Menschen für die Gebissrekonstruktion einsetzen kann (Abb. 35).

4.2.4 Der goldene Schnitt

Die geometrischen Gesetzmäßigkeiten des goldenen Schnitts beziehen sich auf eine genau festgelegte Streckenteilung. Hierbei soll sich die kleine Strecke zur großen Strecke so verhalten wie die große Strecke zur Gesamtstrecke.

Als Hilfsmittel zur Bestimmung des goldenen Schnitts hat Groeningen 1893 das „goldene Parallelometer" angegeben. Für den Einsatz am Patienten benutzt man folgende leicht auffindbaren Hautpunkte: Nasenspitze, ovale Begrenzung der Oberlippe und Kinnspitze. Nach Jupitz und Paradies soll der Abstand zwischen Nasenspitze und Oberlippe sowie der Abstand der Kinnspitze zur Nasenspitze regelmäßig den Bedingungen des goldenen Schnitts genügen (Abb. 36).

4.2.5 Intraorales Bissregistrat

Die Empfehlungen für die Kieferrelationsbestimmung sind so alt wie die Bemühungen um einen funktionsfähigen Zahnersatz. Die Probleme der Bissregistrierung bzw. Kieferrelationsbestimmung beim Zahnlosen sind leicht aufzuzeigen. Es ist regelmäßig sehr schwierig, eine funktionsorientierte Relation zwischen zahnlosen Kiefern ohne Information über die vormals existierenden antagonistischen Zahnbeziehungen zu rekonstruie-

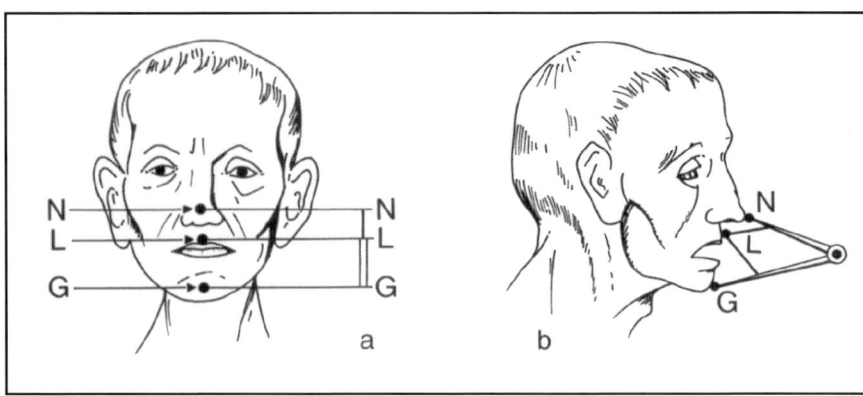

Abb. 36 Verfahren der Kieferrelationsbestimmung nach dem Goldenen Schnitt: Der Abstand zwischen den Punkten N und L verhält sich zur Strecke LG wie diese Strecke zum Abstand GN. (a) Frontansicht (b) Seitenansicht

ren. Um die Misserfolge im Bereich der Totalprothese zu reduzieren, empfahl Gysi, Bissschablonen mit harten Bisswällen herzustellen, die anschließend unter Berücksichtigung des individuell vorliegenden Mundschlusses zurechtgeschnitzt werden mussten. Später versuchte er, die Bestimmung der Kieferrelation über extraorale Registrierbehelfe zu optimieren. Mit der Aufzeichnung des gotischen Bogens, den er extraoral mit Schreibstift und Platte kontrollieren konnte, sollten die Grenzbewegungen des Unterkiefers für eine Zentrik-Findung genutzt werden. Für dieses Vorgehen musste er wiederum Bissplatten mit harten Bisswällen einsetzen, um die extraoralen Registrierbehelfe mit den zahnlosen Kiefern verbinden zu können. Durch die schlechte Fixierung der Montagebehelfe auf den relativ nachgiebigen Kieferkämmen waren seine Ergebnisse den Umständen entsprechend ungenau.

4.2.6. Pfeilwinkelregistrierung nach McGrane und Gerber

Es ist davon auszugehen, dass die Empfehlungen Gysis die Denkanstöße für das von McGrane und Gerber empfohlene Vorgehen beinhalteten. Beide Wissenschaftler erarbeiteten die nennenswerte Verbesserung der intraoralen Aufzeichnung zur Ermittlung und Festlegung der physiologischen Kieferrelation. McGrane empfiehlt, den Stützstift auf die UK-Platte, Gerber den Stützstift auf die OK-Platte der intraoral gelagerten Bissschablone zu befestigen. Die gegenüber gelagerte Platte wird während der Aufzeichnung des Pfeilwinkels zur Schreibplatte. Auf dem um ca. 5 mm gekürzten Wachswall der oberen Schablone wird eine Platte mit einem Schreibstift befestigt. Nach Aufzeichnung des gotischen Bogens, bestehend aus dem Symbol der rechten und linken Lateralbewegungen, wird der Unterkiefer-Registrierplatte eine zentral perforierte Kunststoffscheibe aufgelegt, deren Perforation auf die Pfeilwinkelspitze ausgerichtet wird. Die so positionierte Kunststoffscheibe wird anschließend mit Klebewachs fixiert. Wird der Patient nun aufgefordert, seinen Mund zu schließen, sollte der auf der OK-Schablone befestigte Schreibstift treffsi-

cher in die Perforation gleiten und damit die korrekte Bissregistrierung anzeigen. Nach Durchführung der Pfeilwinkelregistrierung werden die Registrierschablonen mit Gips verschlüsselt. Zum sicheren Fixieren des Gipsschlüssels sollten beide Wälle seitliche Kerben erhalten.

Nach der Theorie von Gerber sollen sich die Kondylen des Kiefergelenkes nach dem Einsetzen der Registrierschablonen über den sich auf der UK-Registrierplatte zentral abstützenden Schreibstift „zentrieren", d. h., sich in dem Zenit der Fossa articularis positionieren. Bei den lateralen und protrusiven Grenzbewegungen zeichnet der die gewünschte Bisshöhe haltende Stützstift auf der zuvor mit einem Fettstift eingefärbten Platte den Pfeilwinkel bzw. den gotischen Bogen. Die Schenkel des Pfeilwinkels markieren die lateralen Grenzbewegungen des Unterkiefers. Auch die Unterkiefer-Vorschubbewegung kann mittels der Pfeilwinkel-Registriertechnik aufgezeichnet werden (Abb. 37).

Das Ergebnis der von McGrane und Gerber empfohlenen Pfeilwinkelregistrierung ist eine bewährte Festlegung der horizontalen Kieferrelation. Für die erfolgssichere Herstellung von Totalprothesen wurde hierdurch ein entscheidender Fortschritt erzielt.

4.2.7 Gnathometer nach H. Böttger

Der Nachteil der intraoralen Vermessung nach McGrane bzw. Gerber besteht in der Schwierigkeit, die Schablonen auf dem zahnlosen Kiefer lagestabil zu sichern. Durch eine Kombination von Funktionsabformung und direkt daran anschließender intraoraler Registrierung lassen sich die Ergebnisse der Pfeilwinkelregistrierung verbessern. Beste Voraussetzung hierfür ist die sog. geschlossene Mundabformung. Die geschlossene Mundabformung zählt zu den anatomischen Abformungen und wird mit einem speziellen Abformgerät durchgeführt.

Sie beinhaltet eine vorläufige Kieferrelationsbestimmung. Hierdurch wird es möglich, schon in der zweiten Behandlungssitzung die endgültige Kieferrelationsbestimmung mit

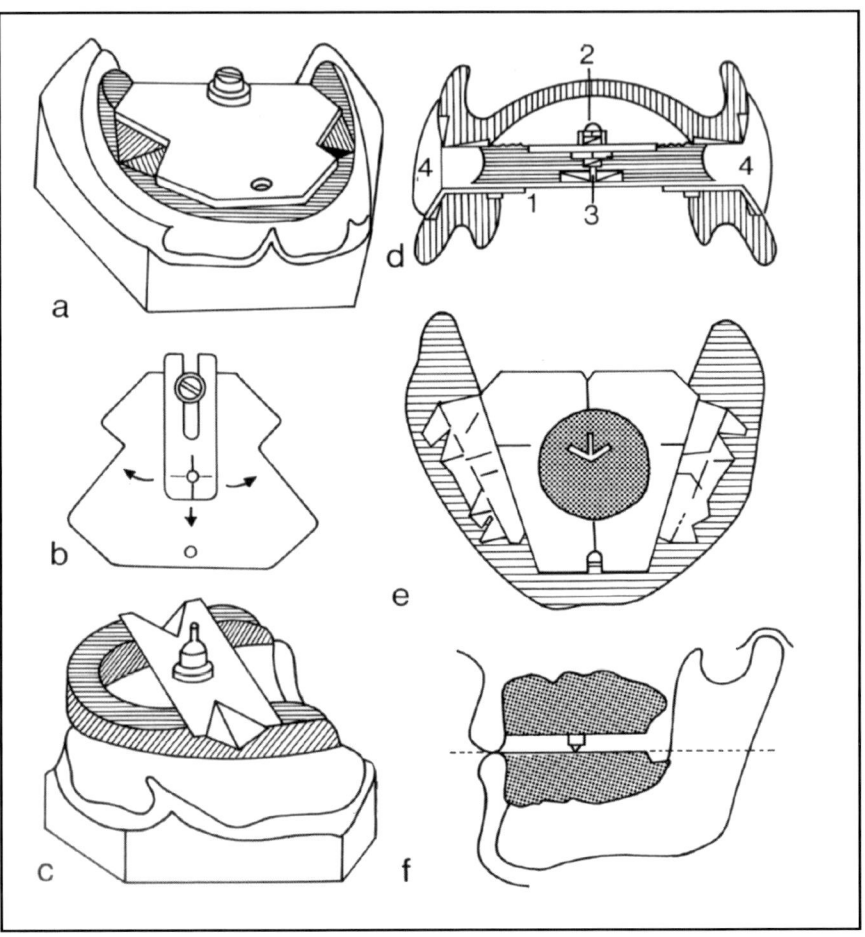

Abb. 37 Schematische Darstellung eines Pfeilwinkelregistrates

a) UK-Modell mit mittig befestigter Registrierplatte

b) mobiler Feststeller für die Sicherung der Endposition des Registrierstiftes

c) OK-Modell mit montierter Registrierplatte auf dem um ca. 5 mm gekürzten Bisswall

d) Frontalansicht eines Pfeilwinkelregistrates
   1 die untere Platte steht in Übereinstimmung mit der Okklusionsebene
   2 die vertikale Relation ist über das Gewinde des Stiftes eingestellt

3 der Feststeller sichert die zentrische Position

4 über die Kerben sind die oberen und unteren Bissplatten mit Abdruckgips verschlüsselt

e) die Vor- und Seitwärtsbewegungen zeigen auf der Registrierplatte die Form des gotischen Bogens

f) die Fixierung der Bisslage. Wichtig ist die Übereinstimmung der unteren Registrierplatte mit der Kauebene und der Lippenschlusslinie

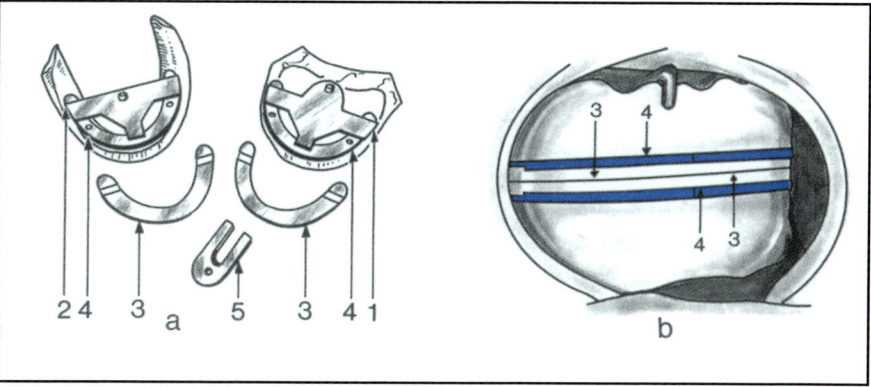

Abb. 38 Der Gnathometer „M" nach Böttger

Bestandteile (a):
1 obere Registrierplatte mit Fixierplättchen
2 untere Registrierplatte mit Schreibstift
3 Bisswallauflagen
4 Grundbogen
5 Fixierplättchen

Anwendungen (b):
Die individuellen Löffel mit den Grundplatten und Bisswallauflagen können schon die endgültige Kieferrelation zeigen
Nach dem Entfernen der Bisswallauflagen lassen sich die oberen und unteren Registrierplatten auf die Grundbögen aufschieben

Hilfe eines Pfeilwinkelregistrier-Sets durchzuführen.

Nach dem Ausgießen der geschlossenen Mundabformung mit Gips werden im gleichen Arbeitsgang die anatomischen Modelle in einem Bewegungssimulator in ihrer zentrischen bzw. habituellen Kieferrelation fixiert. Es folgen die Anfertigungen der oberen und unteren Funktionslöffel. Anstelle der Wachswälle wird im Bereich der Kieferkämme das Pfeilwinkelregistrier-Set montiert.

Das Gnathometer-Registrierbesteck nach Böttger wurde speziell für die Kombination mit der geschlossenen Mundabformung entwickelt. Es besteht aus folgenden Teilen (Abb. 38):

a) der Montageplatte,
b) einer oberen und unteren Registrierplatte,
c) den oberen und unteren Bisswallauflagen,
d) dem Fixierplättchen.

Mit Hilfe der Montageplatte lässt sich das Aufstellgerät problemlos schädelkoordinatenbezogen zwischen den zahnlosen Kieferkämmen ausrichten. Die Referenzpunkte sind identisch mit denen, die bei der Gestaltung des UK-Wachswalls genutzt werden. Die Registrierplatten werden auf der Montageplatte so lange verschoben, bis sich der Stützstift im Zentrum des Unterkiefers befindet. Danach befestigt man sie mit selbsthärtendem Kunststoff an den Funktionslöffeln.

Für die Funktionsabformung werden die Registrierplatten entfernt. An ihrer Stelle lassen sich im Sinne eines Platzhalters hufeisenförmige Bisswallauflagen aufstecken. Die Bisswallauflagen sichern anstelle des Registrierstiftes die Bisshöhe und schließen an ihren Berührungsflächen bündig ab. Der durch den Doppelabdruck festgelegte Vertikalabstand bleibt somit unverändert. Im Mund des Patienten wird zuerst die Passung und die Randgenauigkeit der Funktionslöffel überprüft. Die Bisswallauflagen sollen sich jetzt bei gleichmäßiger Belastung berühren. Es folgen die Funktionsabformungen unter Kaudruck bzw. einer leichten Kompression der kieferkammbedeckenden Schleimhaut über die Bisswallauflagen. Nach der Abformung wechselt man die weißen Bisswallauflagen gegen die Registrierplatten aus. Die vertikale Relation wird überprüft und kann gegebenenfalls durch das Drehen der Registrierstiftschraube verändert werden. Es erfolgt die Pfeilwinkelaufzeichnung auf der oberen Registrierplatte. Hierzu färbt man die Oberfläche der OK-Registrierplatte z. B. mit einer schwarzen Wachsfarbe an, so dass sie markierfähig wird. Bei Verlagerung des stützstiftgeführten Unterkiefers zeichnet der Stift die Vor- und Seitwärtsbewegungen auf. Ein perforiertes Fixierplättchen wird der Pfeilwinkelspitze aufgelegt und sichert über den Stützstift (s. oben) die registrierte Kieferrelation. Die Verschlüsselung des Registrates erfolgt mit einem schnellhärtenden Abdruckgips, wobei es von Vorteil ist, den Lippenspalt mit abzuformen (weiterer Anhaltspunkt für die Lage der Kauebene bzw. Okklusionsebene). Im Regelfall lassen sich die verschlüsselten Funktionsabdrücke gemeinsam entfernen. Für die Artikulatormontage wird das Registrier-Set bzw. werden die verschlüsselten Schablonen vorsichtig getrennt. Zur Montage des jeweiligen Gegenkiefermodells werden die getrennten Teile wieder exakt zusammengesetzt.

4.2.8 Wachsbissschablone

Bekannt ist, dass die Genauigkeit der Wachsbissschablone immer wieder in Frage gestellt wird. Für eine ausführliche Beschreibung sprechen mehrere Gründe.

Die Kieferrelationsbestimmung mit einer OK- und UK-Wachsbissschablone zählt weltweit zu den am häufigsten angewandten Vorgehensweisen, um die Lagebestimmung der zahnlosen Kiefer zueinander festzulegen und zu fixieren. Wissenschaftliche Untersuchungen haben allerdings gezeigt, dass diese Methode („Wachs-Quetschbiss"-Methode), was ihre Genauigkeit betrifft, nicht zu befriedigenden Ergebnissen führt. Eine Bisslagebestimmung mit Schablonen, auf denen erweichte Wachswälle befestigt sind, können mit oder ohne Handführung nur unter Schwierigkeiten zu einer funktionsorientierten Lagebeziehung der Kiefer zueinander führen. Beim Zusammenbeißen sichern die weichen Wachswälle die Bisshöhe nur unzureichend. In vielen Fällen kommt es zu einer

leichten seitlichen oder nach vorne gerichteten Verschiebung des Unterkiefers. Trotz dieser Mängel seien – für die allgemeine Information und den Forderungen des zahntechnischen Ausbildungsplanes gemäß – die wichtigsten Merkmale einer Wachsbissschablone genannt.

Für ihre Anfertigung benötigt man anatomische Modelle. Richtiger verhält man sich, wenn Funktionsmodelle vorliegen. Für die zweckentsprechende Platzierung der Wachswälle und ihre lagerichtige Montage im Mund des Patienten benötigt man sogenannte Schablonen.

Die Bissschablonen können aus unterschiedlichen Materialien angefertigt werden. Bekannt sind Plattenformen aus Schellack oder Polystyrol. Ihre Verarbeitung beginnt mit dem Plastifizieren über einem Bunsenbrenner. Nach dem Adaptieren auf dem Kieferkamm drückt man die erweichten Plattenanteile in die Umschlagfalte. Die Plattengrenzen werden mit einem heißen Instrument angeritzt und durch Beschneiden in eine exakte Übereinstimmung zu den zuvor auf dem Modell angezeichneten Verlaufslinien der Prothesenränder gebracht. Abschließend rundet man mit einem Ausarbeitungsstein oder einer Fräse die Ränder sorgfältig ab, damit es zu keiner Irritation beim Einsetzen in den Patientenmund kommt. Mit der Spitzflamme des Bunsenbrenners lässt sich durch vorsichtiges Erwärmen die Passgenauigkeit verbessern. Der Nachteil der Schellack- und Polystyrolplatte besteht in ihrer Instabilität. Die Empfehlung, Verstärkungsdrähte einzuschmelzen, ist eine bekannte Methode. Es sei darauf hingewiesen, dass die Bissschablonen oft eine längere Zeit im Mund des Patienten verbleiben müssen. Thermoplastische Materialien neigen bedauerlicherweise dazu, sich bei Mundtemperatur zu verformen. Selbst geringfügige Verformungen können schon zu Lageverschiebungen auf den Modellen führen. Hierin liegt häufig der Grund für etwaige Ungenauigkeiten des Bissregistrates. Die Verwendung von Autopolymerisaten aus der Plattenprothetik oder allgemein bekannte Löffelmaterialien zeigen Vorteile. Diese Materialien sind einfach zu verarbeiten und zeigen auch unter Einwirkung der

Mundwärme hohe Formstabilität. Das herstellungstechnische Vorgehen entspricht der Anfertigung eines Funktionslöffels oder einer Prothesenbasis. Beim Einsatz eines Löffelmaterials wird man nach dem Auswalzen des knetbaren Kunststoffteiges eine den oben erwähnten Schellackplatten vergleichbare Plattenform zuschneiden bzw. sich spezieller Formschablonen bedienen. Wichtig ist der Hinweis, dass sich heute lichthärtende Kunststoffe für die Anfertigung von Formschablonen bewährt haben.

Für die Festlegung der Relation vom Oberkiefer zum Unterkiefer müssen an den Bissschablonen Bisswälle aufgebracht werden. Als Material für die Bisswälle wird üblicherweise Wachs verwendet. Wachswälle werden aus Wachsplatten individuell geformt. Einige Firmen bieten auch vorgeformte „Wachsbarren" an, die sich schnell zu Wachswällen individualisieren lassen. Die Breite der Wachswälle sollte zwischen 7 - 10 mm liegen.

Die Wachswälle in der Ober- und Unterkieferfront stehen mit ihren labialen Flächen meist über dem Vestibulum entsprechend der Atrophie. Es empfiehlt sich, labial eine schneidezahnähnliche Ausformung und eine palatinal-linguale Konkavität so zu gestalten, dass Lippe und Zunge ihren natürlichen Platz haben.

Für die Ausformung der Wachswall-Höhe eignen sich in erster Annäherung statistische Mittelwerte. Misst man unmittelbar neben den medianen Lippenbändchen den Abstand der tiefsten Punkte von Oberkiefer- und Unterkiefer-Umschlagfalte, so ergibt sich ein Wert zwischen 38 - 42 mm. Durch Halbierung dieses Abstandes kommt man in etwa auf die Höhe der Kauebene. Soll zusätzlich der Oberkiefer-Frontzahn-Überbiss berücksichtigt werden, muss der Oberkiefer-Wachswall frontal um etwa 2 mm verlängert und der Unterkiefer-Wachswall entsprechend gekürzt werden (Abb. 39).

Die endgültige Ausformung der Wachswälle geschieht im Regelfall am Patienten. Für das zahntechnische Vorgehen gilt allgemein, dass die Wachswälle im UK-Frontbereich ca. 2 mm kürzer einzustellen sind als im OK. Weiterhin ist zu beachten, dass die

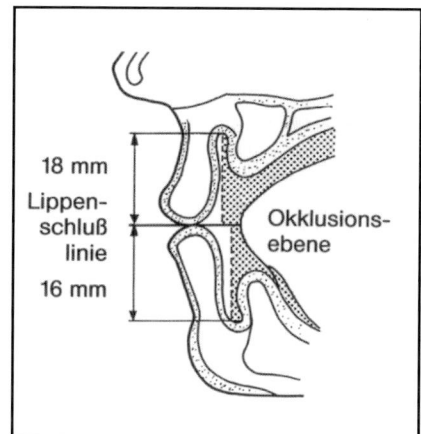

Abb. 39 Die Lage der Lippenspalte wird vom Vertikalabstand der Umschlagfalten beeinflusst

anteriore Ausformung der UK- und OK-Wachswälle im Frontbereich eine vertikale Wölbung von der UK- zur OK-Umschlagfalte zeigen soll. Diese Wölbung ermöglicht eine Kontrolle bzw. Korrektur der sog. Lippenstütze. Letztlich sollte die frontale vestibuläre Wachswallausformung die Stellung der späteren Frontzähne simulieren (Abb. 40).

Die ästhetische und funktionelle Anordnung der Front- und Seitenzähne wird erleichtert, wenn auf den Wachswällen die bekannten gesichtsorientierten Einzeichnungen (von Seiten des Zahnarztes) vorliegen. Sie setzen sich zusammen aus (Abb. 41):

- Mittellinie als Anhalt für die gesichtsmittenbezogene Ausrichtung der oberen und unteren Schneidezähne (1).
- Lippenschlusslinie als Anhalt für den inzisalen Verlauf der Oberkiefer-Schneidekanten (2).
- Mundwinkellinie als Anhalt für die Breitenbestimmung der Frontzähne (3).
- Lachlinie als Anhalt für die Längenbemessung der Frontzähne (4).

Im UK-Seitenzahnbereich sollten die Wachswälle über der Mitte der Kieferkämme

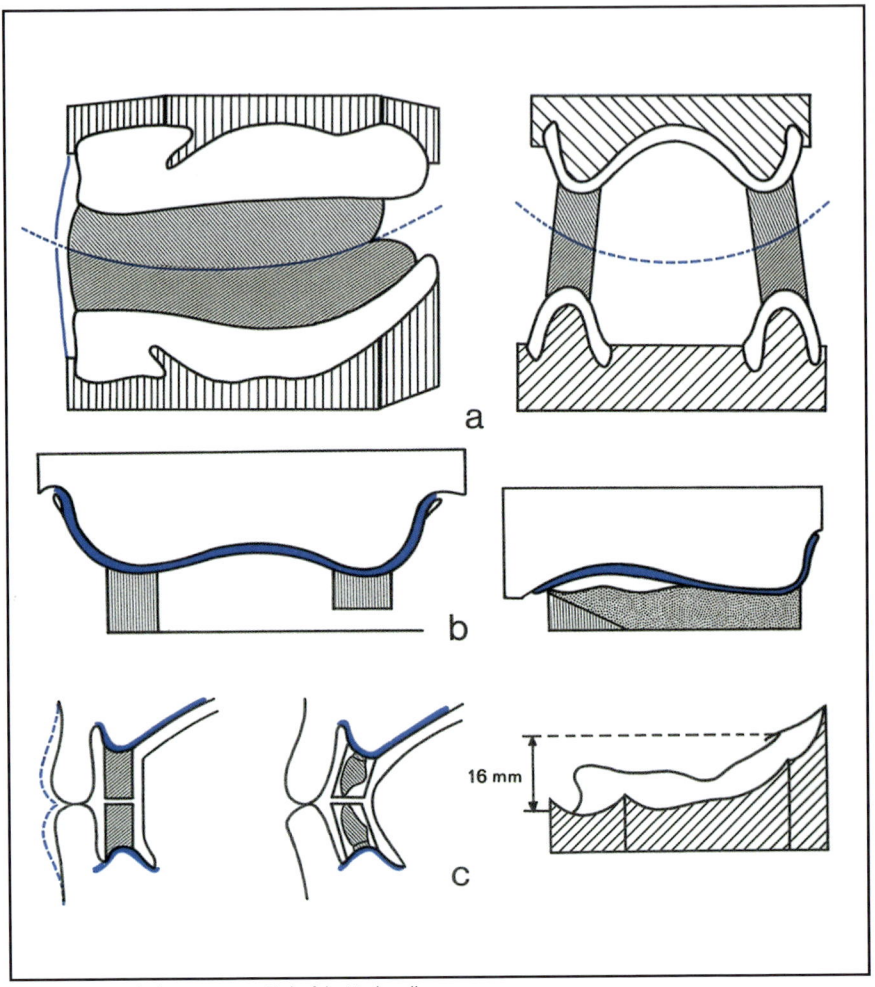

Abb. 40 Der funktionsorientierte Verlauf der Wachswälle:
(a) im labialen Anteil in Bogenform von Umschlagfalte zu Umschlagfalte, in sagittaler und transversaler Richtung kalottenförmig (dem Verlauf der Kauebene angepasst)
(b) fehlerhafte Gestaltung der Wachswälle:
  1. Wachswall zu breit
  2. Wachswall von der Kammmitte zu weit bukkal
  3. Wachswälle haben ungleiche Höhe
  4. Wachswall endet zu weit posterior
  5. Wachswälle stehen zu vertikal auf den
    Kieferkämmen

(c) Für die Kontrolle der Lippenregion müssen die
Wachswälle bei korrekter vertikaler Kieferrelation vestibulär
individuell ausgeformt werden. Wachswalloberfläche und
Okklusionsebene sind identisch, wenn die posterioren
Anteile an den höchsten Punkten der retromolaren Felder
enden

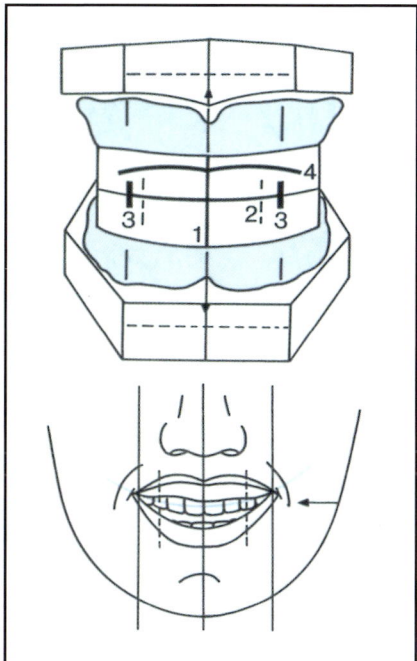

Abb. 41 Gesichtsbezogene Hilfslinien auf den Wachswallschablonen

stehen. Es ist wichtig, die Wälle auf Höhe der retromolaren Polster und vor den ansteigenden posterioren Anteilen der Kieferkämme enden zu lassen.

Im Oberkiefer sollte der Wachswall in einem harmonischen Bogen dem Kieferkamm folgen. Die posterioren Begrenzungen liegen im Bereich der ersten Molaren.

Es empfiehlt sich, die vertikale Dimension der Wachswälle in Übereinstimmung mit den Höhen der Oberkieferhöcker (Tubera alveolaria maxillae) bzw. Unterkieferhöcker (Tubercula alveolaria mandibulae) enden zu lassen.

4.2.9 Okklusal-Rim-Inclinator

Auf einer Empfehlung von Schreinemakers basierend ist ein Hilfsgerät entstanden, das von der Wortbedeutung (englisch Rim = Wall und Inclination = Neigung) eine zweckentsprechende Wachswall-Ausformung er-

möglicht (Abb. 42). An den Frontwällen werden die durchschnittlichen Höhen z. B. im UK mit 18 mm und im OK mit 20 mm festgelegt. Im posterioren Bereich schleift man in den Kunststoff der Basisplatten kerbschnittartige Markierungen ein, die zur Abstützung des Okklusal-Rim-Inclinators dienen. Die anzubringenden Kerbschnitte liegen jeweils an den tiefsten bzw. höchsten Stellen der Tubera bzw. der retromolaren Felder. Über einer Flamme wird das löffelartige Instrument erwärmt. Durch das Abstützen auf den posterioren Anteilen schmilzt man den Wachswall solange ab, bis die frontale Markierung erreicht ist. Untersuchungen haben ergeben, dass auf diese Weise Bisswälle mit brauchbaren Höhen und waagerechten Ausrichtungen entstehen.

> Empfehlung: Über den Einsatz von Aufstellkalotten aus Metall lassen sich zusätzlich die hier enthaltenen Wölbungen der sagittalen und transversalen Kompensationskurven in den Wachswällen vorformen (s. Abb. 42).

4.2.10 Verbesserung der Handbissnahme

Die bekannten Unsicherheiten bei der handgeführten Kieferrelationsbestimmung haben zu Empfehlungen geführt, die man als Vorläufer der intraoralen Pfeilwinkel-Registrierung werten kann. Diese Unsicherhei-

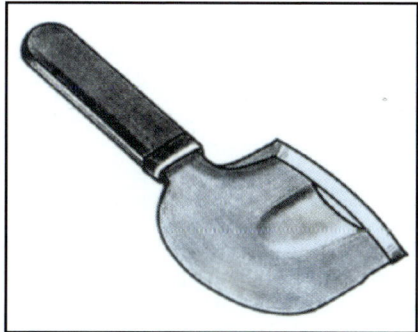

Abb. 42 Okklusal-Rim-Inclinator

ten lassen sich durch folgendes Vorgehen verringern:

- die Schablonen zeigen nach den schon genannten Empfehlungen ausgeformte Wachswälle,
- die Wachswälle werden im Mund in der vertikalen und horizontalen Beziehung justiert,
- im Bereich der Unterkiefer-Sechsjahrmolaren (Kauzentren) heftet man zwei ca. 5 mm große Wachskugeln an,
- der Patient wird aufgefordert, den Unterkiefer nach hinten zu verlagern und ihn dann gegen den erweichten oberen Wachswall zu schließen, wobei sich die Wachskugeln in den erweichten OK-Wachswall drücken,
- zwei weitere Wachskugeln werden im Prämolarenbereich angeheftet, und der Patient kontaktiert noch einmal gegen den oberen Wachswall. Die Molarenerhebungen sichern dabei das Andrücken der Schablonen,
- der untere Wachswall wird bis auf die erkennbaren vier Erhöhungen der Kugeln ca. 3 mm gekürzt,
- durch Vor- und Rückwärtsverlagerungen des Unterkiefers lässt sich die zentrische Position ermitteln,
- die gefundene Position wird durch vertikale Gravuren auf den Wachswällen markiert,
- die Position sollte man mit einem Gipsschlüssel fixieren,
- das Ergebnis ähnelt dem an anderer Stelle beschriebenen intraoralen Registrat.

4.2.11 Ästhetische Kontrollschablone

Stuck macht darauf aufmerksam, dass der Zahntechniker eine individuelle Frontzahnaufstellung nur dann gestalten kann, wenn er ausreichende Informationen über den Patienten, den er ja nur in den wenigsten Fällen persönlich kennenlernt, erhält.

Unter ausreichenden Informationen versteht man nicht nur Angaben über Alter, Geschlecht und Zahnfarbe, sondern darüber hinaus die Bestimmung wichtiger geometrischer Beziehungen mit zum Teil speziellen Hilfsgeräten. Als besonders effektiv wird die sog. Ästhetikkontrollschablone für die patientengerechte obere Frontzahnaufstellung genannt. Hilfsteile für das herstellungstechnische Vorgehen sind das Alameter und Papillameter (Abb. 43 und 44) sowie der Rimformer.

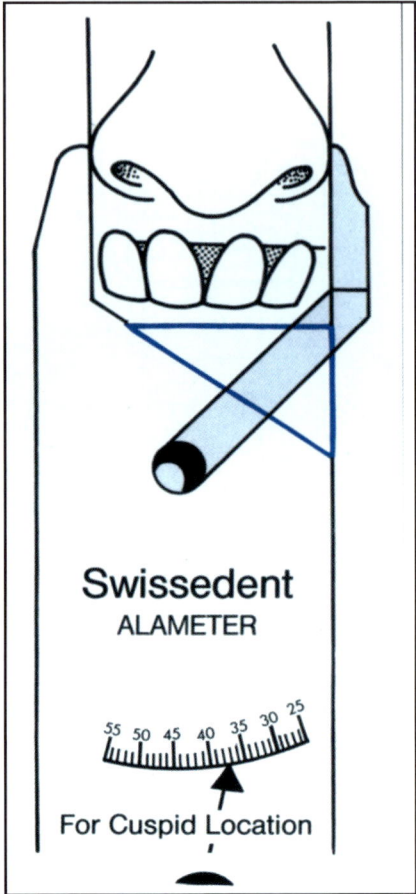

Abb. 43 Mit dem Alameter werden in Bezug zur Nasenbreite die Breite und die Position der oberen Eckzähne ermittelt

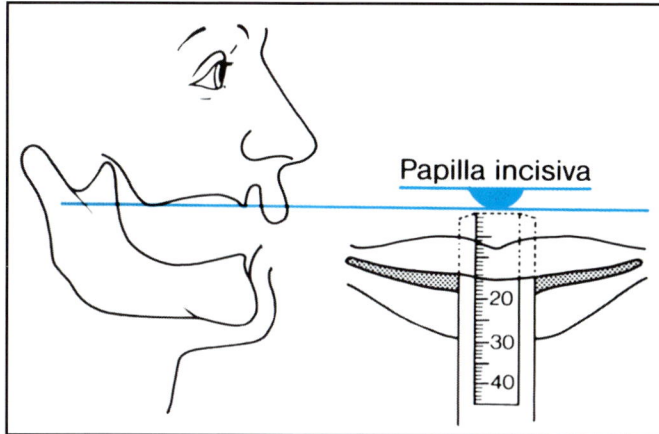

Papilla incisiva

Abb. 44
Papillameter.
Für die
Zahnlängenbestimmung
wird mit dem
Papillameter die
Entfernung „Papilla inci-
siva – entspannte
Oberlippe" gemessen

Alameter:

Unter dem Alameter (Fa. Swissedent) versteht man ein Instrument, mit dem man die
breiteste Stelle der Nasenbasis messen kann.

Beim Einsatz des Alameters geht man davon aus, dass die breiteste Stelle der Nasenbasis mit den Positionen der oberen Eckzähne übereinstimmt. Die Messschablone ist so
konstruiert, dass man beim Anlegen an den
äußeren Nasenflügel über die Auswinkelung
ihres beweglichen Anteils die genaue Breite
der jeweiligen Nasenbasis anhand einer
Skala ablesen kann.

Auf dem unteren Teil des Instrumentes befinden sich Empfehlungen bezüglich der zu
wählenden Zahnform (mittel, breit, schmal).
Eine spezielle Formenkarte erlaubt die Auswahl oberer Frontzahngarnituren passend zu
den Messwerten des Alameters.

Papillameter:

Mit dem Papillameter misst man die Länge der Oberlippe. Man geht so vor: Das Geräte wird auf die Papilla inzisiva des Oberkiefers gesetzt. Bei locker geschlossenem
Mund lässt sich die Länge der Oberlippe auf
der Skala ablesen und notieren.

Mit dem zuvor beschriebenen „Rimformer"
schwämmt man den oberen Wachswall auf
die über das Papillameter gemessene Län-

ge der Oberlippe = Zahnlänge der mittleren Schneidezähne ab.

Passend zum unteren Wachswall zeigt sich
der Verlauf der Okklusionsebene.

Der ermittelte Wert der Nasenbreite wird
mit dem Alameter auf dem anterioren Anteil des Wachswalles markiert. Hierdurch ist
die Breite der Frontzähne festgelegt. Für die
Darstellung des Bukkalkorridors schmelzt
man den Wachswall rechts und links hinter
den Markierungen in einem Winkel von ca.
10 bis 20° mit dem Rimformer ab.

Es sei darauf hingewiesen, dass bei vielen
Patienten der Abstand von der Papilla incisiva bis zum vorderen Rand des Wachswalles
ca. 7 bis 9 mm beträgt.

Bei männlichen Patienten wird der Wachswall nur so weit vorgedrückt, dass der Abstand von der Papilla inzisiva zum vorderen
Rand ca. 6 bis 8 mm beträgt.

Über die Werte des Alameters sucht man
entsprechend breite Frontzähne aus.

Man beginnt mit dem Aufstellen der Eckzähne an den hierfür angelegten Markierungen. Zunächst werden die Schneidezähne
nur auf einer Kieferhälfte angeordnet, wobei
man sich in ihrer Stellung nach dem Wachswall der gegenüberliegenden Seite richtet.

Die Aufstellung der anderen Kieferhälfte
erfolgt, indem man sich nach den Zähnen

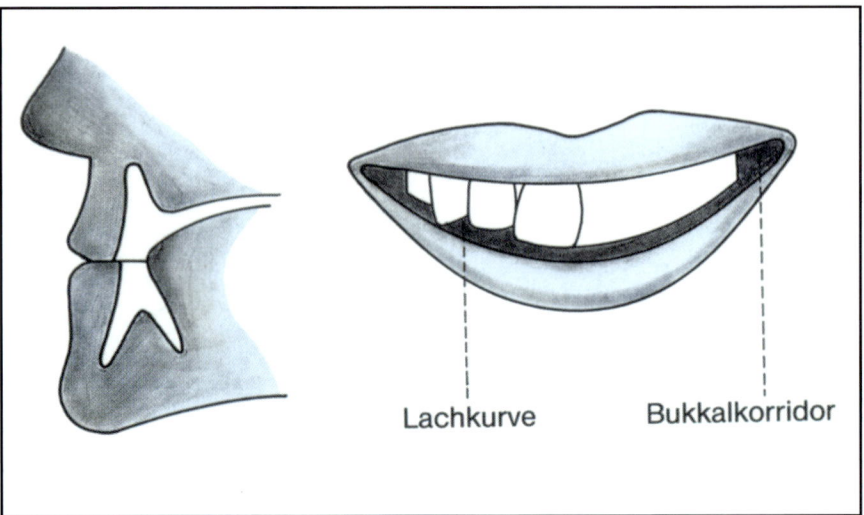

Lachkurve   Bukkalkorridor

Abb. 45 Die ästhetische Kontrollschablone: Man beginnt mit der labialen Ausformung der Wachswälle und endet mit den aufgestellten Frontzähnen im Oberkiefer

der zuerst aufgestellten Seite richtet. Sind alle Frontzähne angeordnet, kann man von inzisal die vertikale Stellung kontrollieren. Mit der so fertiggestellten Ästhetikschablone ist der Zahnarzt in der Lage, eine sichere Relationsbestimmung des UK zum OK am Patienten vorzunehmen (Abb. 45).

Kapitel 5
Aufstellgeräte

Der Inhalt auf einen Blick

7. Arbeitsschritt
Einsetzen der Modelle in den Bewegungssimulator
Zahntechniker oder Zahnarzt

Zum besseren Verständnis der Gerätefunktionen der Modellmontage und dem Aufstellen der Front- und Seitenzähne soll im folgenden das Wesentliche über die bekannten Bewegungssimulatoren aufgelistet werden.

Unter Bewegungssimulatoren versteht man Geräte, welche die Unterkieferbewegungen eines Patienten auf dem Arbeitstisch eines Zahntechnikers oder Zahnarztes anhand von Gebissmodellen mechanisch nachvollziehen. Die Steuerung der Geräte erfolgt im Regelfall über künstliche Kiefergelenke. Die Entwicklung der sogenannten Artikulatoren begann 1840 durch Evans. Er konstruierte einen Scharnierartikulator, der über ein Scharnierachsengelenk einfache Öffnungs- und Schließbewegungen ermöglichte. Aus der Entwicklungsgeschichte der Artikulatoren sei auf folgende Namen aufmerksam gemacht:

Pfaff – 1756
führte den Wachsabdruck ein. Er forderte den Patienten auf, in einen Wachskloß hineinzubeißen. Hierdurch konnte gleichzeitig eine gewisse Kieferrelation festgehalten werden. Dieses Vorgehen führte zum ersten Gipsokkludator.

Guriot – 1805
verbesserte den Gipsokkludator. Er empfahl, Zahnersatz nur unter Zuhilfenahme eines Gegenbisses anzufertigen.

Evans – 1840
konstruierte ein Gerät, mit dem sich scharnierachsenförmige Öffnungs- und Schließbewegungen simulieren ließen.

Bonwill – 1863
versuchte als erster, mit einem Gerät eigentliche Kieferbewegungen nachzuahmen. Durch seine Bemühungen bekanntgeworden, gilt Bonwill als der Begründer der Artikulationslehre. Seine Schädelvermessungen

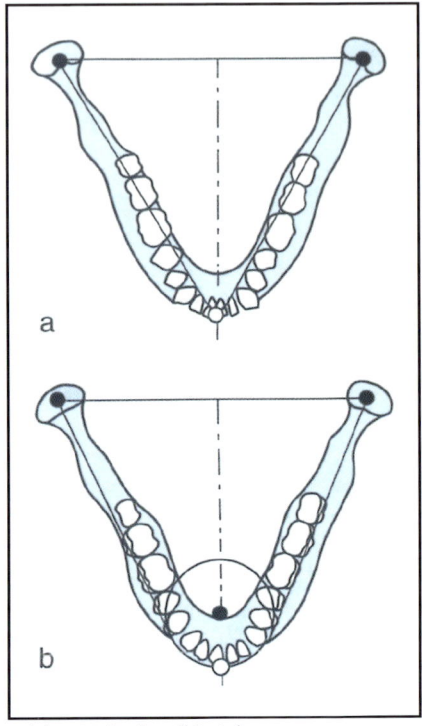

Abb. 46 Das Bonwill-Dreieck:
(a) die Seitenlänge vom unteren Inzisalpunkt zu den Kondylenpunkten beträgt ca. 10,5 cm
(b) die Schneidekanten der Frontzähne liegen auf einer Kreisbahn und ihre Tangenten scheren die Höckergrade der Seitenzähne

zeigten Gesetzmäßigkeiten bezüglich der Abstände beider Kondylen von den Kontaktpunkten der mittleren unteren Inzisiven. Das nach ihm benannte Bonwillsche Dreieck zeigte eine Seitenlänge von 10 cm. Durch das vergrößerte Längenwachstum der heute in Europa lebenden Menschen hat sich die Seitenlänge des Bonwill'schen Dreiecks auf 10,5 bis 10,8 cm erhöht. Auch heute werden bei der Konstruktion von Artikulatoren die auf Bonwill zurückgehenden Messwerte berücksichtigt (Abb. 46).

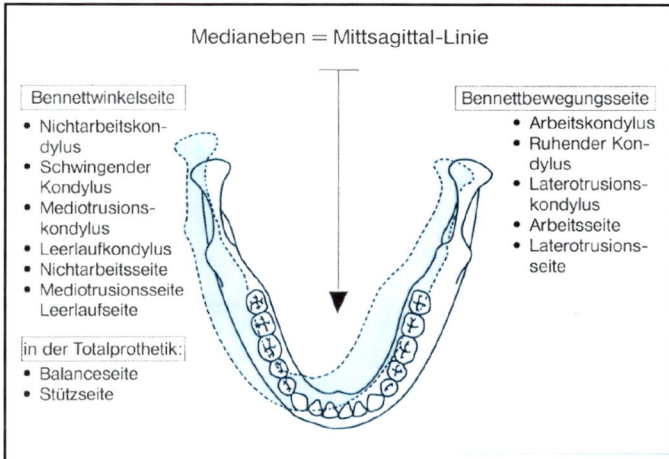

Abb. 47
Bezeichnungen für den
Bennettwinkel und die
Bennettsche
Lateralbewegung

Die Abbildung zeigt folgende Bezeichnungen:

Medianeben = Mittsagittal-Linie

Bennettwinkelseite
• Nichtarbeitskondylus
• Schwingender Kondylus
• Mediotrusionskondylus
• Leerlaufkondylus
• Nichtarbeitsseite
• Mediotrusionsseite
  Leerlaufseite

in der Totalprothetik:
• Balanceseite
• Stützseite

Bennettbewegungsseite
• Arbeitskondylus
• Ruhender Kondylus
• Laterotrusionskondylus
• Arbeitsseite
• Laterotrusionsseite

Walker – 1886
Seinen Artikulator verbesserte er so, dass man sagittale wie laterale Bewegungen individuell einstellen konnte. Zum ersten Mal wird passend zum Gerät ein Gesichtsbogen angeboten. Es stellte eine bahnbrechende Neuerung dar, die Gelenkbahn eines Patienten individuell zu vermessen und die gefundenen Werte auf einen Artikulator zu übertragen.

5.1 Konstruktionsbeeinflussende Lehrmeinungen

5.1.1 BENNETT 1870

Bennett beschäftigte sich intensiv mit den Gesetzmäßigkeiten der Vor- und Seitwärtsbewegung des Unterkiefers. Die Seitwärtsbewegung des ruhenden oder rotierenden Kondylus auf der Arbeitsseite wird heute auch als „Bennettsche Lateralbewegung" bezeichnet. Den Winkel zwischen der reinen Vorschubbahn des Kondylus und der Mediotrusionsbahn des schwingenden Kondylus auf der Leerlaufseite (Bewegung nach vorne - unten - innen) bezeichnet man als Bennettwinkel. Sowohl die individuell ermittelten Werte für die „Bennettsche Lateralbewe-

gung" als auch die individuell gemessenen Bennettwinkel lassen sich bei einstellbaren Artikulatoren für eine möglichst patientengetreue Bewegungssimulation der Kiefer gegeneinander individuell justieren.

Detaillierte Angaben zur Bennettbewegung und dem Bennettwinkel (Abb. 47):

1. Die Bennettbewegung
Das räumliche Versetzen des rotierenden Kondylus auf der Arbeitsseite wird herkömmlich als Laterotrusionsbewegung bezeichnet. Der Laterotrusions-Kondylus kann jedoch hierbei folgende Bewegungen im speziellen ausführen:

• Fahrt zur Seite und nach vorn
  = Lateroprotrusion
• Fahrt zur Seite und nach oben
  = Laterosurtrusion
• Fahrt zur Seite und nach unten
  = Laterodetrusion
• Fahrt zur Seite und nach hinten
  = Lateroretrusion.

> Erfolgt die Bennettbewegung unmittelbar zu Beginn der Unterkiefer-Seitwärtsbewegung, spricht man von der initialen Seitenverschiebung = immediate side shift.

Eine Bennettbewegung während der ganzen Unterkiefer-Seitwärtsbewegung bezeichnet man als integrierte Bennettbewegung = progressive oder distribute side shift.

Findet die Lateralverschiebung des Unterkiefers vor der eigentlichen Seitwärtsbewegung statt, nennt man sie vorzeitige Bennettbewegung = early side shift, findet sie später statt, spricht man von einem „late side shift".

2. Der Bennettwinkel

Der Bennettwinkel bildet sich durch eine Kondylenbahn, die sich bei der UK-Lateralbewegung auf der Mediotrusionsseite zeigt. Bennett verweist hier auf einen Winkel, der sich durch die Projektion zweier Geraden auf eine Horizontalebene, die Frankfurter Horizontalebene, bildet (Abb. 48).

Der Bennettwinkel hat im Mittel einen Wert von 10 bis 20°. Zur Festlegung der Winkelschenkel werden der Anfangs- und Endpunkt der Mediotrusionsbahn miteinander verbunden (unabhängig etwaiger Sideshift-Phänomene) und eine Parallele zur Medianebene durch den Anfangspunkt der Bewegung gelegt. Am Schnittpunkt beider Geraden – also am Anfangspunkt der Mediotrusionsbahn – lässt sich der Bennettwinkel ablesen.

5.1.2 von SPEE 1890

Für die funktionelle Anordnung der künstlichen Seitenzähne haben die Untersuchungen des Grafen von Spee eine große Bedeutung. Nach seinen Beobachtungen bildet die Okklusionslinie einen nach oben offenen Bogen, der später auch als Okklusions- oder Kompensationskurve bekannt wurde (Abb. 49). Von Spee folgerte, dass bei der Protrusionsbewegung der Kondylus und die Zähne sich auf dem gleichen Kreisbogen bewegen und die Seitenzähne somit in einem ständigen Kontakt bleiben. Auf diesen Untersuchungen fußend ist heutzutage allgemein anerkannt, dass die Kiefergelenkbahn und

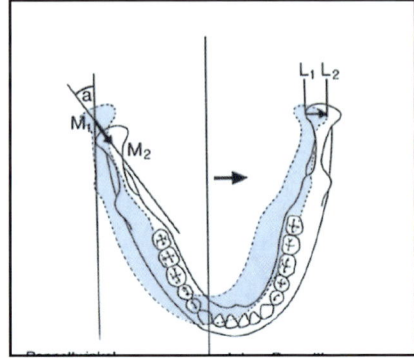

Abb. 48 Der Bennettwinkel und die Bennettbewegung
Bennettwinkel:
Er wird von der Verbindungsgeraden durch den Anfangs- und Endpunkt der Mediotrusionsbahn (M1 nach M2) und einer Parallelen zur Mediaebene (= Paramedianebene) durch den Startpunkt der Bewegung gebildet.
L1 —— L2 = Bennettbewegung:
Sie ist das seitliche und gleichzeitig räumliche Versetzen des Laterotrusionskondylus während der Unterkiefer-Seitwärtsbewegung

die Kompensationskurve der Zähne für eine balancierte Okklusion aufeinander abgestimmt sein müssen.

5.1.3 CHRISTENSEN 1901

Neben der Gestaltung eines Artikulators machte Christensen darauf aufmerksam, dass falsch ausgeformte Bisswälle bei der Vorschubbewegung im Mund des Patienten im posterioren Bereich um so mehr klaffen, je steiler die Gelenkbahn ist. Das sogenannte „Christensensche Phänomen" stellt die Bedeutung der sagittalen Gelenkbahnneigung für die Unterkieferbewegung dar. Er empfiehlt, vor der Anfertigung einer totalen Prothese durch bogenförmig gestaltete Wachswälle und später durch eine bogenförmige Anordnung der Seitenzähne eine Kompensationskurve entstehen zu lassen, die die dentale Abstützung und somit das okklusale Gleichgewicht bei den Vorschub- und Seitwärtsbewegungen sichert (Abb. 50 und 51).

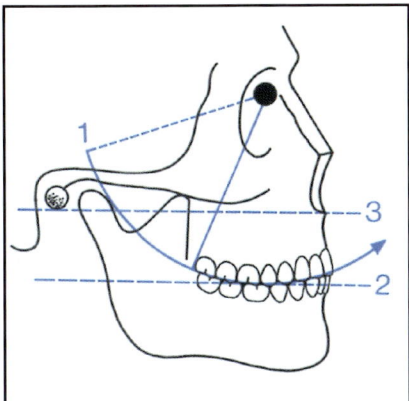

Abb. 49 Die Spee-Kurve
Sie ermöglicht mit ihrem kurvenförmigen Verlauf eine harmonische Anordnung des Okklusionsfeldes (1).
Die Okklusionsebene (2) verläuft demgegenüber „plan"-parallel, d. h. ohne jegliche Krümmung, zur Camperschen-Ebene (3)

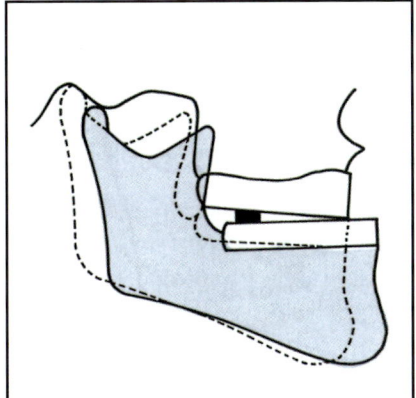

Abb. 50 Die Christensensche Phänomen. Plane Bisswälle verlieren bei der Protrusionsbewegung im Molarenbereich ihren Kontakt

5.1.4 GYSI 1910

Die wohl bekannteste Persönlichkeit der neuzeitlichen Zahnheilkunde ist Gysi und gilt als Begründer der klassischen Artikulationslehre. Er konstruierte mehrere Artikulatoren mit einer mittelwertigen Gelenkbahnneigung von 34° und einem anterioren Führungsstift zur Fixierung der Bisshöhe. Für seine Geräte entwickelte er verschiedene Gesichtsbögen und konstruierte passend zu seinen Aufstellregeln die Anatoform-Zähne.

Für die Konstruktion von Artikulatoren und die damit verbundenen Aufstell-Lehren sind die nachfolgend genannten Wissenschaftler von Bedeutung.

5.1.5 WILSON 1912

Aus der Frontalebene gesehen zeigen die Seitenzahnkauflächen eine charakteristische Neigung. Die unteren Seitenzähne sind mit ihren Kauflächen nach lingual gekippt. Diese von den Zahnachsenrichtungen abweichende Neigung wird auch als Kronenflucht bezeichnet. Die oberen Zähne müssen aus funktionellen Gründen diesem Verlauf folgen. Ihre Zahnachsen kippen entsprechend

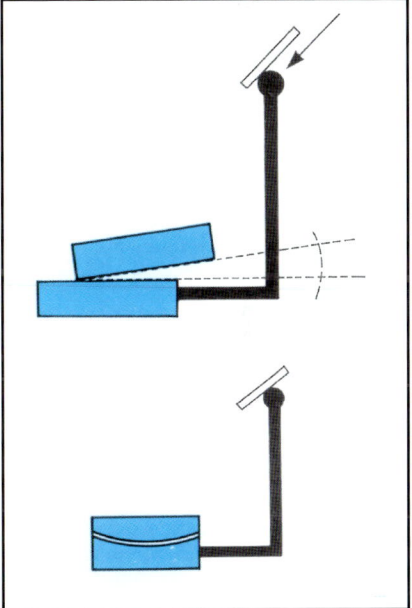

Abb. 51 Schematische Darstellung der Kompensation des Christensenschen Phänomen. In Abhängigkeit zur Gelenkbahn klaffen die Wachswälle und somit auch die Seitenzähne bei einer Vor- und Seitwärtsbewegung (a). Die bogenförmige Ausformung der seitlichen Wachswälle oder der Seitenzahnreihen verhindert das Klaffen und kompensiert das sagittale Christensensche Phänomen

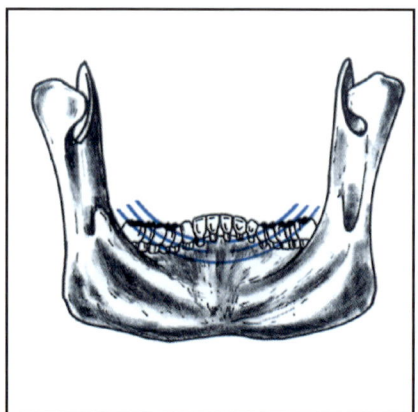

Abb. 52 Wilson-Kurve

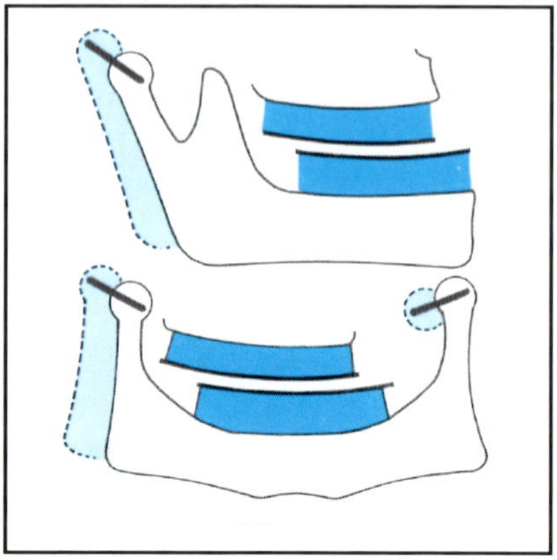

Abb. 53 Monson-Kurve
oben: aus der sagittalen Ansicht
unten: aus der frontalen Ansicht

nach vestibulär. Bezogen auf die Okklusionsebene entsteht eine Verwindungskurve die man nach Ackermann als Schraubenlinienprinzip (helikoidales Prinzip) bezeichnet.

> Werden die Höcker gleichnamiger Zähne verbunden, entsteht in transversaler Richtung eine konkave Kurve, die als Ausschnitt eines Kreisbogens angesehen werden kann.

Man nennt sie Wilson-Kurve. Diese sog. Wilson-Kurve ist heute mehr unter der Bezeichnung transversale Okklusions- bzw. Kompensationskurve bekannt. Wilson forderte seinerzeit, die Seitenzahnkauflächen bei der Totalprothesenaufstellung an die nach ihm benannte transversale Kompensationskurve anzulegen. Die Wilson-Kurve unterstützt das Aufstellungskonzept der bilateral abgestützten Okklusion (Abb. 52).

5.1.6 MONSON 1920

Bei der Gestaltung seines Artikulators ging Monson davon aus, dass die Zähne im Kiefer so angeordnet sind, dass sich die verlängerten Zahnachsen in einem Punkt treffen. Für seine Abrasionskauflächen entwi-

ckelte er einen kalottenartig funktionierenden Artikulator, dessen Oberteil sich entsprechend der sphärischen Krümmung einer Kugeloberfläche bewegen ließ. Hierdurch konnten Prothesenzähne mit Abrasions-Kauflächen bei Vorschub- und Seitwärtsbewegungen ohne Verlust ihres okklusalen Kontaktes gegeneinander verschoben werden. Bekannt geblieben ist der Begriff „Monsonkurve" als Zusammenfassung der sagittalen wie transversalen Verwindungskurven (Abb. 53).

5.1.7 FISCHER 1926

Nach einem Schweizer Zahnarzt ist der Fischerwinkel benannt. Der Fischerwinkel ergibt sich aus der Projektion des Bennettwinkels auf die Medianebene (Abb. 54).

Fischer fordert, die Winkeländerung zwischen protrusiver und mediotrusiver Kondylenbahn bei der okklusalen Seitenzahngestaltung zu beachten. Er empfiehlt: Je steiler der Fischer-Winkel, desto steiler dürfen die Höcker der Seitenzähne ausgeformt sein, ohne dass es bei der Mediotrusionsbewegung zu okklusalen Störkontakten kommt.

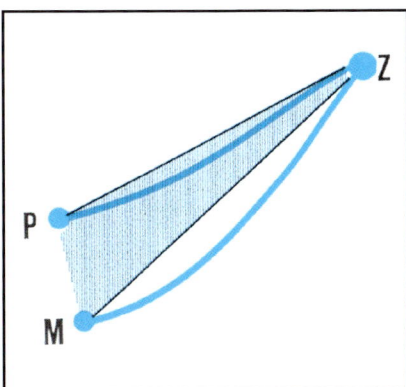

Abb. 54 Fischer Winkel
Z — Zentrik, P = Protrusion, M =Mediotrusion

5.1.8 HANAU 1926

Die Grundlagen seiner Artikulatorkonstruktion basiert auf der sogenannten Hanauschen Quint. Hierunter versteht man, dass die Kondylenbahnneigung mit der Frontzahnführung korrespondiert und ihr Produkt reziprok zur Kompensationskurve, der Höckerhöhe und der Orientierungsebene in Beziehung stehen.

> Die Größe eines Wertes bestimmt die Größe des anderen Wertes.

Diese von Hanau aufgestellte These beinhaltet folgende Zusammenhänge:

- Bei einer steilen Kondylenbahn sollte auch eine ausgeprägte Kompensationskurve angelegt werden.
- Bei Zunahme der Kompensationskurve sollte die Steilheit der Höckerabhänge abflachen.
- Bei Zunahme der Höckerhöhe muss die Frontzahnführung steiler werden.

Bei Beachtung dieser Gesetzmäßigkeiten sieht Hanau die Forderung nach einer balancierten Okklusion (früher: Artikulation) automatisch als gesichert an. Der Hanau-Artikulator ist in Amerika sehr verbreitet und zählt zu den teiljustierbaren Non-Arcon-Geräten.

5.1.9 SCHRÖDER und TREBISCH 1932

Ihr teiljustierbarer, mit einer „freischwingenden Achse" versehener Non-Arcon-Artikulator ermöglichte höckerlosen Seitenzähnen eine bilateral balancierte „Schlittenartikulation".

5.2 Unterteilung der Bewegungssimulatoren

Die exakte Anfertigung zahnprothetischer Arbeiten sowie die diagnostische Untersuchung des Kausystems (stomatognathen Systems) fordern, dass die Lagebeziehung von Oberkiefer zu Unterkiefer dreidimensional bestimmt werden. Für die Rekonstruktion von Kauflächen in statischer Okklusion sind häufig Geräte ausreichend, die ein scharnierartiges Zusammenführen der Zahnreihen oder Kieferkämme ermöglichen. Für die Berücksichtigung der dynamischen Okklusion, d. h. der vorgegebenen Unterkieferbewegungen, werden aufwendigere Geräte erforderlich, die man früher als Artikulatoren, heute als Bewegungssimulatoren bezeichnet. Sie müssen neben den scharnierartigen Öffnungs- und Schließbewegungen patientenanaloge Lateral- und Vorschubbewegungen ermöglichen. Es spielt dabei keine Rolle, dass sich im Gegensatz zum menschlichen Unterkiefer der obere Anteil des Artikulators bewegen lässt, da es sich hierbei um sogenannte reziproke Bewegungen, d. h. mit gegenseitig aufeinander bezüglichen Werten versehen, handelt. Wichtig für die zentrische sowie für die exzentrische Beziehung der unteren zu den oberen Zähnen ist die schädelkoordinatenbezügliche Artikulatormontage der Modelle.

Das Oberkiefermodell beschreibt im Bewegungssimulator – bezogen auf den normalerweise sich bewegenden Unterkiefer – reziproke Bewegungsabläufe. Dem Artikulator kommt die Aufgabe zu, patientenanaloge Unterkieferbewegungen durch Führung des Oberkiefermodells zu simulieren und durch eine spezielle mechanische Bewegungssteuerung reproduzierbar zu machen. Die verschiedenen Gerätetypen lassen sich unter Berücksichtigung ihrer Bewegungsmechanik wie folgt einteilen:

5.2.1 Okkludator

Hierunter versteht man ein Gerät, das nur scharnierartige Öffnungs- und Schließbewegungen zulässt. Über eine feststehende drehbare Achse lässt sich das im oberen Anteil des Okkludators montierte Oberkiefermodell in einer reproduzierbaren Schließbewegung gegen das im unteren Anteil befestigte Unterkiefermodell führen.

Über ein derartiges Gerät lässt sich nur die statische Okklusion auf dem Labortisch des Zahntechnikers reproduzieren. Entsprechend eingeschränkt sind seine Anwendungsmöglichkeiten.

5.2.2 Mittelwertgerät

Hierunter versteht man einen Bewegungssimulator, dessen Konstruktion bzw. einstellbare Mechanik auf Untersuchungen von Bonwill, Gysi und Bennett basieren. Da das Mittelwertgeräte – wie sein Name schon sagt – nur die mittelwertigen Unterkieferfunktionen zu simulieren vermag, kann es infolge davon abweichender indivueller Patientenwerte zu fehlerhaft dargestellten okklusalen Beziehungen – insbesondere bei der Funktionsanalyse des Kausystems (stomatognathen Systems) kommen.

Die meisten Mittelwertgeräte zeichnen sich durch eine stabile mechanische Ausführung und durch eine sicher reproduzierbare Schließbewegung des Geräte-Oberteils aus. Die Vorschub- und Seitwärtsbewegungen laufen in festgelegten Bahnen mit Mittelwerteinstellungen. Als aus historischer Sicht bedeutsames Gerät sollte der Heilborn-Artikulator, der seinerzeit nach den Messwerten von Bonwill konstruiert wurde, genannt sein.

Für die Totalprothesenherstellung haben sich sogenannte Aufstellgeräte mit einer fixen Gelenkvorgleitbahn, einem fest eingestellten Bennettwinkel sowie einem Inzisalstift mit unterschiedlich ausgeformten Inzisaltellern als durchaus brauchbar erwiesen. Zu diesem Gerätetyp zählen unter anderen der Rational 2000, der Artex-Artikulator mit festgelegter Gelenkvorgleitbahn und der Artikulator Stratos 200.

5.2.3 Vollwertartikulatoren

Diese Geräte erlauben eine individuelle Einstellung bestimmter, am Patienten ermittelter, geometrischer Werte. Hierzu zählen:

• Individuelle Einstellung der sagittalen Gelenkbahnneigung (über eine markierte Gradeinteilung ablesbar).
• Individuelle Einstellung des Bennettwinkels für die Berücksichtigung der individuellen Seitwärtsbewegung des Unterkiefers.
• Beweglicher Stützstift mit Millimeter-Einteilung in Kombination mit auswechselbaren Stützstift-Tellern (Inzisaltellern).
• Die mechanische Berücksichtigung einer ggf. vorliegenden Bennettschen Lateralbewegung.
• Die Veränderbarkeit des Interkondylarabstandes unter Berücksichtigung der am Patienten vorgegebenen Werte (individueller Interkondylarabstand = Gesichtsbreite - Abstand der Hautoberfläche vor den Kiefergelenkköpfchen). Dieser Wert kann bei einigen Artikulatortypen auch approximativ nach der Gesichtsbreite justiert werden (Gesichtsform: breit, mittel oder schmal).

Neben der oben genannten Geräteeinteilung lassen sich die Bewegungssimulatoren auch hinsichtlich ihrer Bauweise unterscheiden.

5.2.4 Arcongeräte

Hierunter versteht man die dem natürlichen Vorbild des Kiefergelenks nachempfundene Bauweise. Bei den Arcongeräten ist dementsprechend das mechanische Kiefergelenkköpfchen mit dem Artikulator-Unterteil (Unterkiefer) und die mechanische Gelenkgrube mit dem Artikulator-Oberteil (Oberkiefer) verbunden.

Bauartbedingt lassen sich die Arcongeräte sehr leicht in ihr Oberteil und Unterteil zerlegen. Die temporäre Trennung von Artikulator-Ober- und -Unterteil hat durch die das Handgelenk entlastende Handhabung (Artikulator muss nicht immer offengehalten werden) beim Modellieren mit Wachs und dem Schichten von Keramikmasse gewisse Vorteile.

5.2.5 Non-Arcon-Geräte

Hierunter versteht man Gerätetypen, deren mechanische Gelenk-Vorgleitbahn mit dem Artikulator-Unterteil verbunden ist. Die mechanische Gelenk-Vorgleitbahn zeigt im Regelfall eine spaltförmige Ausformung, die in Abhängigkeit der individuell vorgegebenen Gelenkbahnneigung in unterschiedlichen Winkelgraden (Neigung zur Kauebene oder zur Frankfurter Horizontalebene) justiert werden kann. Die Kondylen sind über eine transversale Achse als Kugeln ausgeformt und mit dem oberen Geräteanteil verbunden. Ein gewisser Vorteil der Non-Arcon-Geräte besteht in der sicheren Fixierung der Gelenkkugeln bei den Seitwärtsbewegungen (Abb. 55).

5.2.6 Der virtuelle Artikulator

Die Funktionselemente des Kausystems sind mit ihren Bewegungsformen wie Schließen und Öffnen, Seitwärts-, Vorschub- und Rückwärtsbewegungen von der zahnärztlichen Wissenschaft genau definiert. Bei der Gestaltung der Morphologie der künstlichen Front- und Seitenzähne sind in der Wirksamkeit ihrer Position und Anordnung die statischen, funktionellen und dynamischen Forderungen sorgfältig zu berücksichtigen.

Mit den zunehmenden Erkenntnissen über die Wichtigkeit des okklusalen Zusammenspiels von Kiefergelenkbewegungen und der Zahnform, haben sich eine Reihe von Okklusionskonzepten herausgebildet.

Wesentlicher Inhalt neuzeitlicher Untersuchungen ist die Beurteilung der Wertigkeit der für die Umsetzung der Okklusionskonzepte notwendigen Bewegungssimulatoren.

Auch aus der Sicht der Totalprothetik sollen die Mechanik der Bewegungssimulatoren den natürlichen Bewegungsabläufen so nahe wie möglich kommen. Ungenauigkeiten der Übereinstimmung können sich durch folgende Unabwägbarkeiten ergeben.

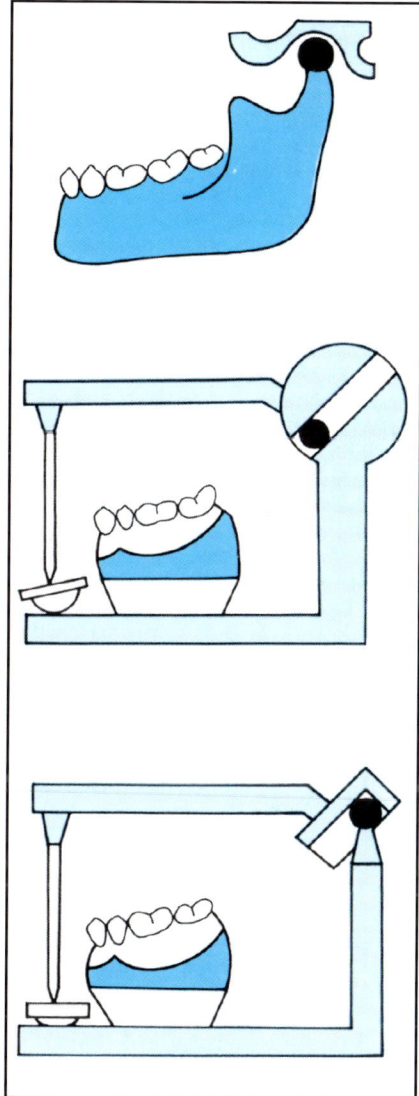

Abb. 55 Unterteilung der Artikulatoren.
Ausgehend von der Anatomie des Kiefergelenkes (oben) unteteilt man in:
Non-Arcon-Artikulatoren (mitte)
Arcon-Artikulatoren (unten)

- Räumlich korrekte schädelorientierte Montage der Modelle im Artikulator.
- Exakte Registrierung der Kieferbewegung und lagerichtiges Fügen der Modelle mit dem Registrat.
- Variabilitäten der Kaufunktion.
- Resilienz der Weichteilstrukturen des Kiefergelenks.

Hugger weist darauf hin, dass die Rekonstruktion der morphologischen Charakteristika des menschlichen Gebisses bei den künstlichen Ersatzzähnen Theorie bleibt, wenn sich die Beurteilungen nicht auf funktionelle Untersuchungen stützen.

Diese Forderung entspricht den Ergebnissen der einschlägigen Untersuchungen von B. Kordaß, A. Hugger und Ch. Gärtner et al, den mechanischen Artikulator mit einem virtuellen Artikulator zu ergänzen.

Es ist ein Verdienst der Universität Greifswald, mit den Möglichkeiten von 3D Laserscannern Aufgaben in der Zahnheilkunde zu lösen.

Drei spezielle Module wurden für die Okklusionsanalyse bislang verwirklicht und als miteinander synchronisierte Fenster im Programm DentCam dargestellt:

- Ein 3D-Rendermodul, in dem die okkludierenden Zahnreihen als 3D-Objekte sichtbar werden. Sie können für beliebige Ansichten gedreht, gewendet und vergrößert und in Bewegung gesetzt werden.
- Ein Okklusionsmodul, in dem Kontaktbeziehungen der Oberkiefer- und Unterkieferzahnreihen in statischer und dynamischer Okklusion sichtbar werden. Sie können in zeitlich-räumlicher Zuordnung über die Kauflächen „wandern".
- Ein Kondylenbahnmodul, in dem man Gelenkbewegungen des rechten und linken Kiefergelenkes in Sagittal- und Horizontalansicht darstellen kann.
- Ein Schichtmodul, in dem beliebige Schichtebenen durch die okkludierenden Zahnreihen des Ober- und Unterkiefers dargestellt werden. Sie erlauben, die Steilheit von Höckern zu analysieren und durch die Verzahnungsbeziehung hindurch zu navigieren.

Darüber hinaus wird eine Schnittstelle für eine 3D-Fräsmaschine freigegeben, in der Kauflächen restaurativer Arbeiten mittels CAD/CAM-Techniken nach funktionellen Gesichtspunkten optimiert werden können. Mit der Anbindung von CAD/CAM lassen sich die virtuellen, nur im Computer vorhandenen Welten wieder praktisch verfügbar und therapeutisch einsetzbar machen.

Okklusales Design der künstlichen Zähne im „Virtuellen Artikulator"

Mit dem 3D-Laserscannverfahren lassen sich die Kauflächen der aufgestellten Ersatzzähne in verschiedenen Bissbeziehungen digitalisieren und in Bewegungsfunktion virtuell auf dem Computerbildschirm darstellen (Virtueller Artikulator). Dabei kann dreidimensional zwischen den Zahnreihen navigiert werden und beliebige Schnittbilder der Zahnreihen können erzeugt werden. Okklusale Kontakte erscheinen erstmalig in Abhängigkeit von der Zeit dynamisch wandernd über die Zahnflächen. Dabei werden Details der funktionellen Okklusion sichtbar, die bei der Zahnaufstellung im herkömmlichen, mechanischen Artikulator nicht erfasst werden können.

> CAD: Akronym für Computer Aided Design = Computer unterstützte Konstruktion
> CAM: Akronym für Computer Aided Manufaktering = Computer unterstützte Fertigung

Wir verzeichnen eine zunehmende Bedeutung für die zahnärztlichen und zahntechnischen Anwednungsbereiche.

5.3 Anmerkungen zur Artikulator-Konstruktion

Der Begriff „Artikulation" stammt aus der Sprachlehre. Auf die Lautbildung bezogen umreißt der Begriff „Artikulation" die für die Sprachlautbildung zu koordinierenden Bewegungen von Lippen, Zunge und Zähnen. Die Gleitbewegungen der Zähne gegeneinander als Resultat der Unterkieferbewegungen wird im zahnärztlichen Bereich seit Ende des letzten Jahrhunderts als Artikulation bezeichnet.

In den neueren Nomenklaturvorschlägen existiert dieser Begriff nicht mehr (siehe Anhang).

Für den Zahnreihenkontakt in der Schlussbissposition wählte man seinerzeit den Begriff „Okklusion". Da sich die „Okklusion" – als Kontakt zwischen den OK- und UK-Zähnen im größtmöglichen Vielpunktkontakt – auch nach einer scharnierartigen Öffnungs- und Schließbewegung des Oberkiefermodells darstellen lässt, wurden Bewegungssimulatoren mit einer einfachen Schließ- und Öffnungsmöglichkeit als „Okkludatoren" bezeichnet.

Bekannt geworden sind die Okkludatoren nach Körner und Balters. Die Montage der Modelle erfolgte in diesen Geräten nach Augenmaß. Zusammenfassend bleibt festzuhalten, dass Okkludatoren bei der funktionsorientierten Herstellung von Zahnersatz heutzutage nicht mehr verwendet werden sollten.

> Der Begriff „Okklusion" hat die Bezeichnung „Artikulation" verdrängt und ist im Sinne der statischen und dynamischen Okklusion erweitert worden. Für die Benennung der Bewegungssimulatoren ist die Bezeichnung „Artikulator" als allgemein gebräuchlicher Begriff vertretbar.

Die Grundkonstruktion aller Artikulatoren egal ob vom Arcon- oder Non-Arcon-Typ ist durch ein Artikulator-Oberteil und ein Artikulator-Unterteil gekennzeichnet. Über die Montageplatte kann man im Regelfall das Unterkiefermodell im Zentrum der unteren Geräte-Basisfläche befestigen. Dies führt zu einem sicheren Artikulator-Stand.

Unter Berücksichtigung der Gesetzmäßigkeiten des Bonwillschen Dreiecks (Seitenlänge heutzutage ca. 10,5 cm) erheben sich von der unteren Basalfläche posterior zwei senkrechte Säulen. Sie dienen als Verbindung zum mobilen bzw. beweglichen Artiku-

lator-Oberteil. Im Gegensatz zum menschlichen Kausystem wird – wie oben schon ausgeführt – im Artikulator der Oberkiefer bewegt. Die wesentlichen Unterschiede der bekannten Artikulatoren zeigen sich in der Art ihrer Mechanik (siehe oben). Unter Berücksichtigung ihrer mechanischen Einstellungsmöglichkeiten unterscheidet man mittelwertige teil-, halb- und volljustierbare „individuell einstellbare" Artikulatoren.

Über die Artikulatormechanik lassen sich folgende Funktionen einstellen (Abb. 56):

• Die Gelenkvorgleitbahn (sagittale Gelenkbahnneigung)
  In Abstimmung mit der Kiefergelenkbahnneigung des Patienten kann ein mittelwertiger sagittaler Neigungswinkel von 35° oder eine individuelle Feineinstellung mit unterschiedlichen Gradzahlen mechanisch justiert werden. Für die individuelle Gelenkbahn-Einstellung bedarf es spezieller Wachsregistrate oder individuell vermessener Gelenkbahnneigungen (mechanisch mit Hilfe von Gesichtsbogensystemen oder elektronisch mit Hilfe spezieller bewegungsaufzeichnender Sensoren).

• Der Bennettwinkel
  In Abhängigkeit der lateralen und protrusiven Verlagerungsfähigkeit der Kondylen kann man eine mittelwertige Einstellung von ca. 10° vornehmen. Die individuellen Werte können über ein Registrat (siehe oben) ermittelt werden. Sie liegen im Regelfall zwischen 10° bis 20°. Hochwertige Geräte ermöglichen die Berücksichtigung des unmittelbaren Seitenversatzes der Kondylen zu Beginn der Seitwärtsbewegung des Unterkiefers (Immediat side shift), den man im natürlichen Gebiss sehr häufig vorfindet.

• Stützstift und Stützstift-Führungsteller (Inzisalteller)
  Im anterioren Anteil des Artikulators befindet sich der Stützstift. Er hat die Aufgabe, die vertikale Dimension (Bisshöhe) zu sichern. Bei den meisten Geräten lässt sich der vertikale Abstand zwischen Artikulator-Ober- und -Unterteil individuell über die Verschiebung des Stützstiftes verändern. Zum Ablesen der durchgeführten

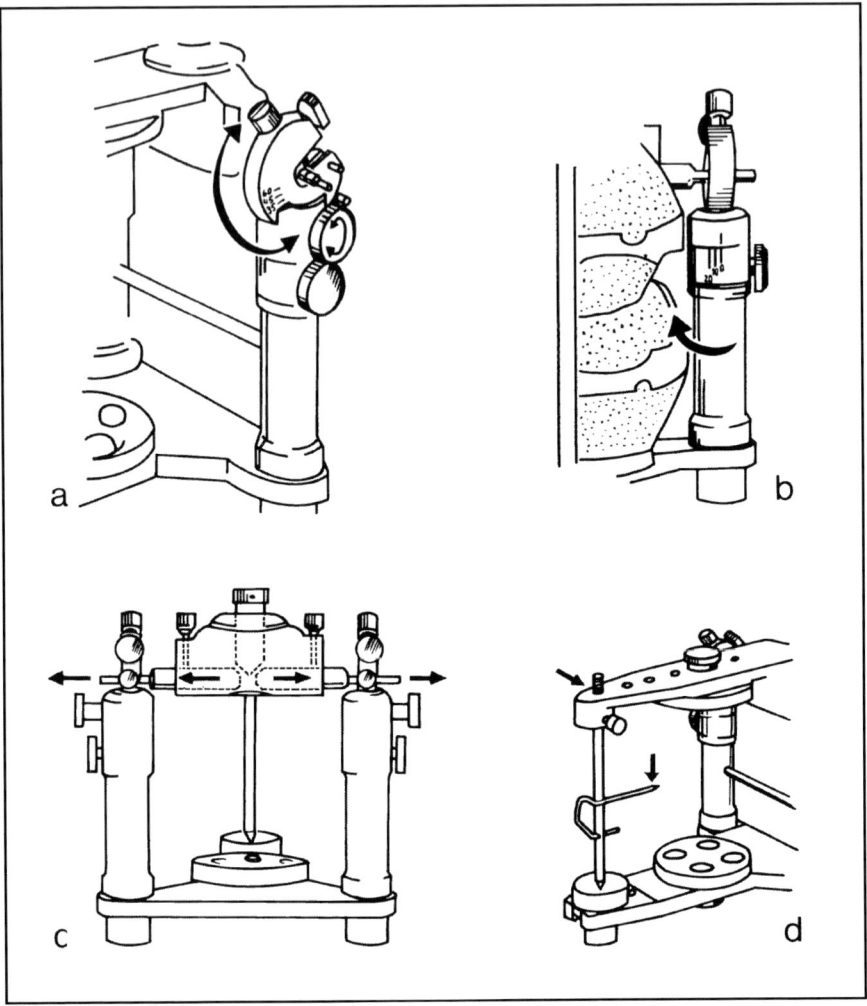

Abb. 56 Einstellung von Artikulatoren

(a) Kondylenbahn:
Mittelwertig: Grundsätzlich 30° zur Kauebene
Voraussetzung: Okklusionsebene verläuft parallel zur
Tischebene; bei Gesichtsbogenübertragung mit Bezug
zur Camperschen Ebene (= etwa parallel zur
Kauebene) ebenfalls 30°

(b) Bennettwinkel:
Mittelwertig: 15°
Steuerung 10 - 25°

(c) Seitenverlagerung der Achse:
„Bennettsche Lateralbewegung" oder „immediate
side shift"

(d) Inzisalstift mit Millimeter-Skala:
Nullpunkt: Artikulator-Oberteil parallel zur Tischebene
... die Inzisalnadel zeigt auf den Inzisalpunkt als
Spitze des Bonwillschen Dreiecks

Höhenverstellung befindet sich auf den meisten Stützstiften eine Kalibrierung.

Der Stützstift-Führungsteller übernimmt bei fehlenden Oberkieferfrontzähnen die anteriore Bewegungsführung. Für die horizontale Führung des Geräteoberteils kann er mittelwertig ausgerichtet sein. Wird die Sicherung einer vorgegebenen Fronteckzahnführung gewünscht, kann man über eine individuelle Ausformung des Inzisaltellers mit z. B. kalthärtendem Kunststoff das dynamische, über die Frontzähne gesteuerte, okklusale Bewegungsmuster in Form eines gotischen Bogens „konservieren" (Abb. 57).

5.4 Aufstellgeräte für Totalprothesen

> Der Grund für die Konstruktion von immer neuen „Gelenkmaschinen" liegt in den sich ständig wandelnden „Artikulatioinslehren" begründet.

Eine „Artikulationslehre", die auch heute noch von Bedeutung ist, geht auf den berühmten schweizer Prothetiker Alfred Gysi zurück. Gysi selbst zeigte seine sich ständig weiterentwickelnden Auffassungen zum Artikulationsproblem in der Entwicklung einer Vielzahl von Artikulatoren. Hierzu gehört u. a. der Artikulator „Symplex-Dreipunkt-Adaptable" und später der bekannt gewordene „Trubyte-Artikulator" („Trubyte" = True Bite (engl.) = wahrer Biss). Parallel zu seinen Artikulatorentwicklungen beschäftigte sich Gysi intensiv mit der Gestaltung künstlicher Zähne, deren Kauflächenformen er vielfältig änderte, um sie seinen neuesten Erkenntnissen anzupassen.

Wenngleich die Lehre und das wissenschaftliche Werk von Gysi nicht hoch genug eingeschätzt werden können, unterliegen selbstverständlich auch die von Gysi aufgestellten Postulate ständigen Ergänzungen oder Korrekturen. Die Wissenschaft ist diesbezüglich unbestechlich und alles wissenschaftliche Streben dient der Weiterentwick-

lung des vorhandenen Wissens. So ist es nicht verwunderlich, dass bis heute neue Aspekte zum „alten Artikulationsproblem" zu neuen Artikulatoren und neuen künstlichen Zahnformen führen. Im Rahmen dieses Buches sollen nur die speziellen Belange der Totalprothetik Berücksichtigung finden und auf entsprechende Artikulatorentwicklungen und Zahnform-Entwicklungen näher eingegangen werden.

Bevor jedoch einige Artikulatoren im Detail besprochen werden, sei noch auf eine artikulator-geschichtliche Besonderheit hingewiesen.

Neben der Lehrmeinung von Gysi, der die Artikulatorbewegung über eine mechanische Simulation des menschlichen Kiefergelenkes steuern wollte, gab es in Deutschland einen grundsätzlich davon abweichenden Vorschlag zur Lösung des „Artikulationsproblems". Anders als Gysi gingen Prothetiker wie Wustrow, Eichentopf und Fehr von einem zahngesteuerten Artikulatortyp aus, der folgerichtig „Kaubahnträger" genannt wurde. Allen Kaubahnträgern ist es eigen, dass die montierten Gebissmodelle prinzipiell keinen bestimmten Bezug zu der eigentlichen Artikulatormechanik besitzen müssen. Die Artikulatormechanik muss so konstruiert sein, dass das Artikulatoroberteil über eine sog. freischwingende Achse allen Bewegungen im Raum zu folgen vermag. Die Einsteuerung eines Kaubahnträgers geschieht über zahngeführte Gebiss-Modellbewegungen, die ihrerseits stützstiftartige Markierungsspitzen bewegen, welche die durchgeführten Bewegungsbahnen in spezielle Registrier-Näpfchen eingravieren. Es wird bei den Kaubahnträgern also immer der vorgegebene Unterkiefer-Bewegungsablauf erfasst und reproduzierbar gemacht.

Für die Totalprothetik bedeutete dies, dass für das Modell des zahnlosen Oberkiefers zuerst eine Oberkiefer-Totalprothese und auf dem Modell des zahnlosen Unterkiefers eine Bissschablone mit Wachswall hergestellt wurde. Am Patienten wurde dann eine Kieferrelationsbestimmung durchgeführt und man forderte anschließend den Patienten auf, Kaubewegungen zu simulieren, um damit über die künstliche Oberkieferzahnreihe

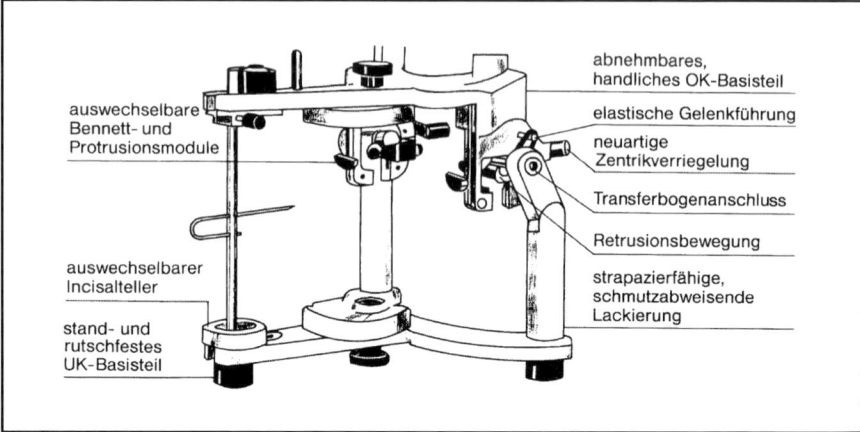

Abb. 57 Der Stratos 200

"Kaubahnen" in die Unterkiefer-Wachswall-oberfläche eingravieren zu lassen. Dieser funktionsbezogene "Artikulationseinbiss" wurde schließlich für die Einsteuerung des Kaubahnträgers benutzt. Die Herstellung der Unterkiefer-Totalprothese konnte auf diese Weise den individuell vorgegebenen Kaubahnen angepasst werden. Da das Durchführen der "Artikulationseinbisse" große verfahrenstechnische Probleme beinhaltete, konnte sich die "Kaubahntechnik" im Unterschied zu der von Gysi vertretenen Lehrmeinung nur eines sehr begrenzten Zuspruches erfreuen.

5.4.1 Aufstellgeräte und Gleitbahnartikulatoren

Für den forschenden Menschen ist es wichtig, sich über die wissenschaftlichen Ursprünge zu informieren, um den Stand der neuzeitlichen Innovationen leichter verstehen und akzeptieren zu können.

Es sei daran erinnert, dass mit dem Beginn der Artikulationslehre eine wechselseitige Beziehung von Zahnformen, Artikulatoren und Aufstellempfehlungen erkennbar ist.

Die wissenschaftlichen Erkenntnisse über das Gleitbahn (Kaubahn) bezogene Vorgehen lassen sich über viele Jahre zurück verfolgen.

Unter dem Begriff "Gleitbahnbezogenes

Vorgehen" versteht man Methoden mit der Zielsetzung:

• Gestaltung und Erhaltung einer funktionellen Okklusion.
• Unverfälschte Übertragung der Funktionsabläufe des Unterkiefers in einen geeigneten Artikulator bzw. Kaubahnträger.
• Präzise UK-Bewegungssimulation anhand montierter Gebissmodelle.
• Erkennen und Beheben vorhandener Gleitbahnstörungen (okklusale Interferenzen).

5.4.2 Biokop-Orthomat und Gnathomat

Die Kaubahn-Registrierung nach Wustrow u. a. zeigte, dass mit Hilfe seines sogenannten Kaubahnträgers die Gleitbewegungen der Zahnreihen gegeneinander zur individuellen Artikulatorjustierung genutzt werden können. Versuche, das gleitbahnbezogene Vorgehen insbesondere für die Totalprothetik zu nutzen, führten zur Konstruktion des Biokop-Orthomat und später den Gnathomat als funktionsfähige Gleitbahnartikulatoren.

Biokop-Orthomat und Gnathomat ermöglichen Zahnaufstellungen nach biogenem Vorbild. Übersetzt heißt dies, dass diese Aufstellgeräte in Kombination mit verschiedenen Zahntypen (Normalbiss, Kreuz-

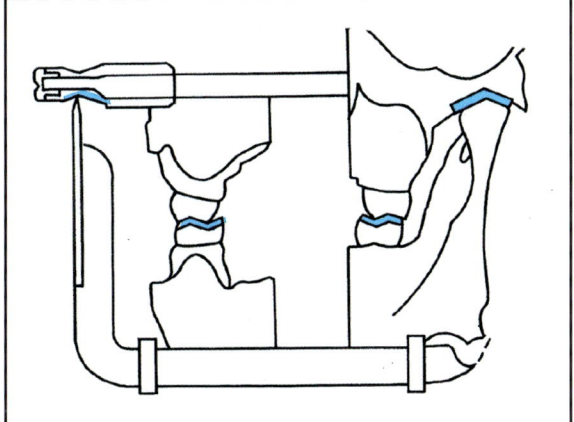

Abb. 58
Die Ausformung der Gelenkmechanik steht in Übereinstimmung mit der Anatomie des Kiefergelenks

biss und Tiefbiss) eine Totalprothesenherstellung in Anlehnung an den vormals bestehenden „Bisstyp" ermöglichen.

5.4.3 Stratos 200

Der Artikulator Stratos ist ein teiljustierbares Arcon-Gerät mit den Merkmalen eines Mittelwertartikulators, der nach der Camperschen Ebene (CE) konstruiert wurde. Die Herstellerfirma IVOCLAR sieht ihn als Nachfolgegerät des zuvor genannten Gnathomaten.
Das Gerät zeigt einige vorteilhafte Neuerungen. Hierzu zählen:

• Auswechselbare Gelenkeinsätze für die Bennett- und Protrusionsbewegungen.
• Automatische Zentrikrückführung.
• Wahlweise einsetzbare starr geführte oder frei schwingende Achsen.
• Möglichkeiten für die Retrusionsbewegung und einen Immediate side shift.
• Individuell veränderbarer Inzisalteller.
• Montage eines Transferbogens.

Der Artikulator Stratos 200 darf zu den geeigneten systembezogenen Aufstellgeräten für die Totalprothetik gezählt werden. Die für die Aufstellung der künstlichen Zähne geeigneten Hilfsteile wie Fundamentwaage für die Orientierung der zahnlosen Modelle und eine Aufstellmatrize zur Ausrichtung der

künstlichen Zähne lassen sich problemlos im Geräteoberteil montieren (Abb. 57).

5.4.4 Condylator

Der Artikulator Condylator basiert auf einer Idee von Gerber und ist Bestandteil seiner Artikulationslehre. Er zählt zu den teiljustierbaren Non-Arcon-Geräten. Das besondere Merkmal der leicht unterschiedlichen Modelle „Symplex Individual" und „Symplex Vario" besteht in der Steuerungsfähigkeit der als Doppelkonus gestalteten Enden der Artikulatorachse. Der Condylator hat somit keine Kugel-Bahn-Führung, sondern er besitzt ein dem natürlichen Aussehen des Kondylus nachempfundenes Führungselement. In dieser Ausformung und ihrer funktionellen Mechanik sieht Gerber eine optimale Identität zum Kiefergelenk (Abb. 58).
Die individuell einstellbare Gelenkbahnneigung von 0 bis 60° soll über die sogenannte Condylatorblende im Zusammenspiel mit den Diaboluswinkeln, innen mit 17° und nach außen mit 19°, eine kiefergelenkähnliche Funktion simulieren. Bei Arretierung des Condylarkörpers sind nur noch reine Scharnierbewegungen möglich. Nach Öffnen der Feststellerschrauben lassen sich aus der zentrischen Position heraus laterale und protrusive, aber auch leicht retrusiv ausgerichtete Bewegungen ausführen. Die spezi-

Abb. 59a Der Condylator.
Bestandteile und ihre Funktion:

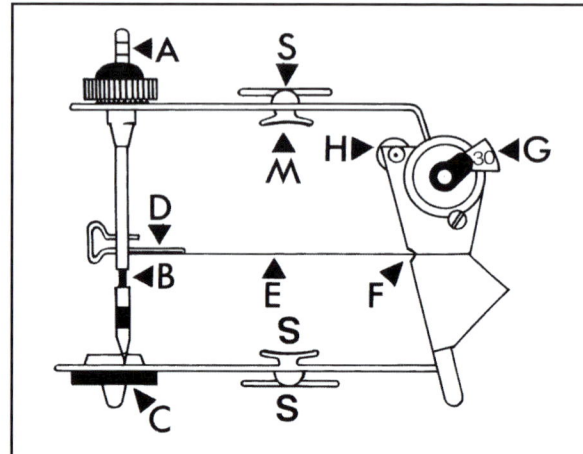

SM = Die Modellanker werden mit Schrauben an den Geräte-ober- und unterteilen bündig festgeschraubt

A = Der Vertikalstift wird festgeschraubt. Die mittlere Gravur soll mit dem oberen Rand der Schraube abschließen

B = Die Gleitspitze wird festgeschraubt. Das Gewinde am Vertikalstift ermöglicht eine Korrektur des Vertikalabstandes

D = Montage des Horizontal-zeigers. Der Abstand der künstlichen Gelenke zur Horizontalanzeigerspitze beträgt in Abstimmung mit der Seitenlänge des Bonwillschen Dreiecks 10,4 cm

E-F = Anlegen eines Gummibandes in Höhe des Horizontalanzeigers unter Nutzung der Geräte-einkerbungen auf den Seitenplatten. Das Band markiert die Okklusionsebene

G = Über die Condylatorblenden und die hier gelagerten Condylarachsen wird eine mittelwertige Gelenk-bahnneigung eingestellt

H = Beide Feststeller werden nach unten gedrückt und in dieser Stellung arretiert. Das Aufstellen der Zähne erfolgt in dieser Position. Bei den Bewegungskontrollen werden die Feststeller gelöst

elle Gelenkmechanik erlaubt somit eine drei-dimensionale Bennett-Bewegung. Für die To-talprothetik wird ein Schneidezahn-Führungs-steller von 18° empfohlen. Der Schneide-zahn-Führungsstift lässt sich zur Verände-rung der vertikalen Dimension über ein Schraubgewinde justieren. Die Montage der Modelle erfolgt nach einer von Gerber emp-fohlenen Gesichtsbogenregistrierung. Die Modellorientierung im Condylator geschieht kauebenenbezüglich. Artikulatortechnisch wird die Kauebene durch einen am fronta-len Stützstift befestigten Inzisalzeiger und

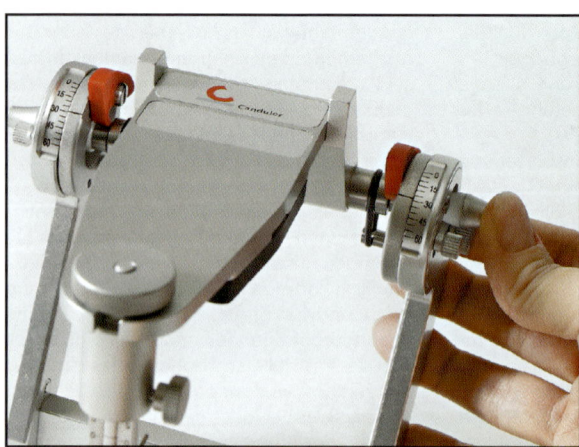

Abb. 59b
Neue Gerätekonstruktion

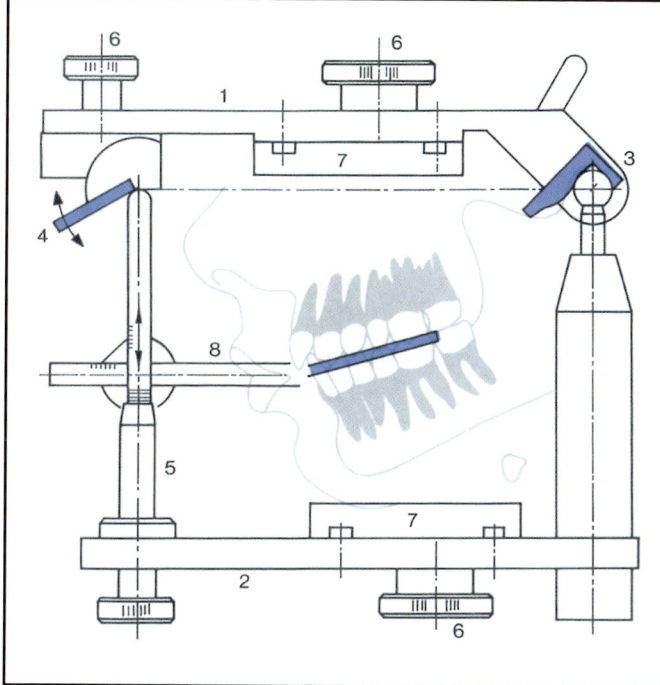

Abb. 60
Der SAM-Artikulator =
Studien-Artikulator
München
1 Artikulator-Oberteil
2 Artikulator-Unterteil
3 Kondylargehäuse mit
 Gradzahlen für die
 Bennettführung
4 Inzisaltisch einstell-
 bar
5 Inzisalstift mit
 Millimeterskalierung
6 Feststellerschrauben
7 Montageplatten
8 Okklusions-Ebenen-
 Messtisch

durch zirkuläre Gravuren an den posterioren Condylator-Säulen markiert. Unter Nutzung des Condylator-Gesichtsbogens wird im Gegensatz zu den meisten anderen Artikulatorsystemen zuerst das Unterkiefermodell im Artikulator befestigt. Mit den gegebenen Orientierungshilfen kann man die Modelle schädelorientiert in das Gerät eingipsen. Der Condylator zählt zu den systembezogenen Aufstellgeräten (Abb. 59a).

5.4.5 Rational-Artikulator

Der Rational-Artikulator ist ein teiljustierbares Non-Arcon-Gerät mit einer Standard-Kondylenbahnneigung von 25°, die man wahlweise mit einer Vorrichtung für die Einstellung von 20°, 30° und 40° erweitern kann. Der Bennettwinkel ist von 0° bis 15° einstellbar. Die Inzisalteller stehen auswechselbar mit 0°, 5°, 10° und 15° Neigung zur Verfügung.

Für das Aufstellen von Totalprothesen nach der APF-Methode zählt der Rational-Artikulator zum festen Bestandteil eines bewährten Schulungssystems. Aus dieser Sicht hat seine Erwähnung eine zeitgeschichtliche Bedeutung.

5.4.6 SAM-Artikulator

Der SAM-Artikulator (Schulungs-Artikulator-München) ist ein Gerät vom Arcon-Typ. Er ist im eigentlichen Sinn nicht als systembezogenes Gerät für die Totalprothesenherstellung zu bezeichnen. Es handelt sich vom Grundtyp ausgehend um einen volljustierbaren Artikulator mit einem reichhaltigen funktionsabgestimmten Zubehör. Auf diese Weise eignet er sich für die Anfertigung festsitzender und herausnehmbarer prothetischer Arbeiten und ist ebenfalls als funktionsdiagnostisches Gerät einsetzbar.

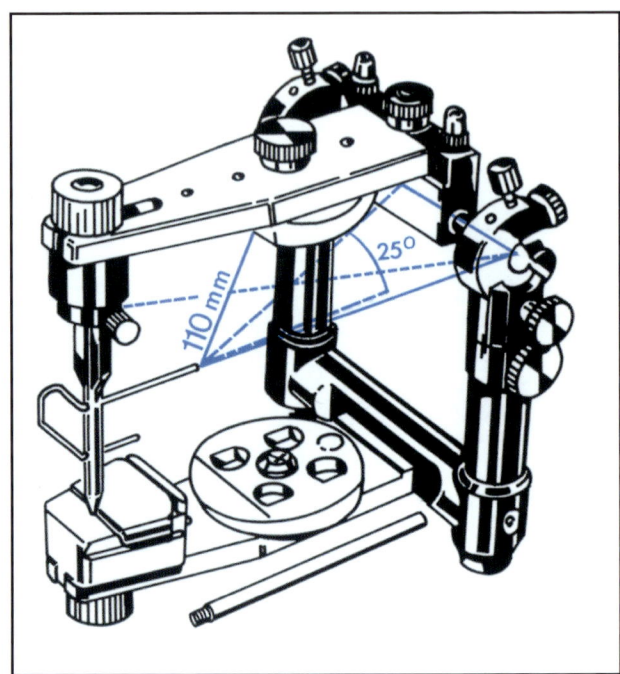

Abb. 61
Der Artex-Artikulator
Mittelwert-Parameter:
Die selbstzentrierende
Inzisalnadel markiert die Spitze
des Bonwillschen Dreiecks.
Inzisalpunkt und
Okklusionsebene dienen als
mittelwertig räumliche
Orientierung.
Schenkellänge des Bonwillschen
Dreiecks 110 mm,
Balkwillwinkel 25°

Der SAM-Artikulator ist ein Universal-Artikulator, der auch das funktionsgerechte Aufstellen von Prothesenzahnreihen ermöglicht (Abb. 60).

5.4.7 Artex-Artikulator

Der Artex-Artikulator ist Teil des Artex-Registrier- und Artikulatorsystems. Der Artex-Artikulator ist als Arcon- und als Non-ArconTyp erhältlich und besitzt ein reichhaltiges Zubehör.

Die Artex-Artikulatoren lassen sich sowohl in der Totalprothetik als auch in der Kronen- und Brückentechnik einsetzen. Speziell für die Totalprothetik wurden zahlreiche Hilfsteile entwickelt. Diese reichen von verschiedenen Zahnaufstellkalotten (Radius 100 bis 160 mm) über unterschiedliche Pfeilwinkel-Registrier-Sets bis hin zu einem Spezialgips zur Verschlüsselung der Pfeilwinkel-Registrierplatten.

Zusammenfassend lässt sich feststellen, dass der Artex-Artikulator als Universal-Artikulator bezeichnet werden darf, der speziell für die totalprothetischen Belange einige bemerkenswerte Hilfsteile besitzt (Abb. 57).

5.4.8 Protar-Artikulator

Die ständig verbesserten Verfahrenstechnicken im Rahmen der Totalprothesenherstellung sind erkennbare Zeichen, den von K. Häupl und H. Böttger schon immer als schwierig eingestuften prothetischen Versorgungen ihre notwendige Aufmerksamkeit zu widmen.

Anatomisch richtig ausgeformte Ersatzzähne auch für Totalprothesen werden heute zunehmend, wie bei der funktionellen Gestaltung von Kronen und Brücken, in hochwertigen Artikulatoren systembezogen aufgestellt. Spricht man von der neuen Generation der Bewegungssimulatoren, sollten ihre wesentlichen mechanischen Eigenschaften bekannt sein. Nur wenn es gelingt, die Präzision ihrer Mechanik richtig zu nutzen, kann sich die Präzi-

Abb. 62a Mittelwertartikulator PROTARevo 3 ohne Split Cast

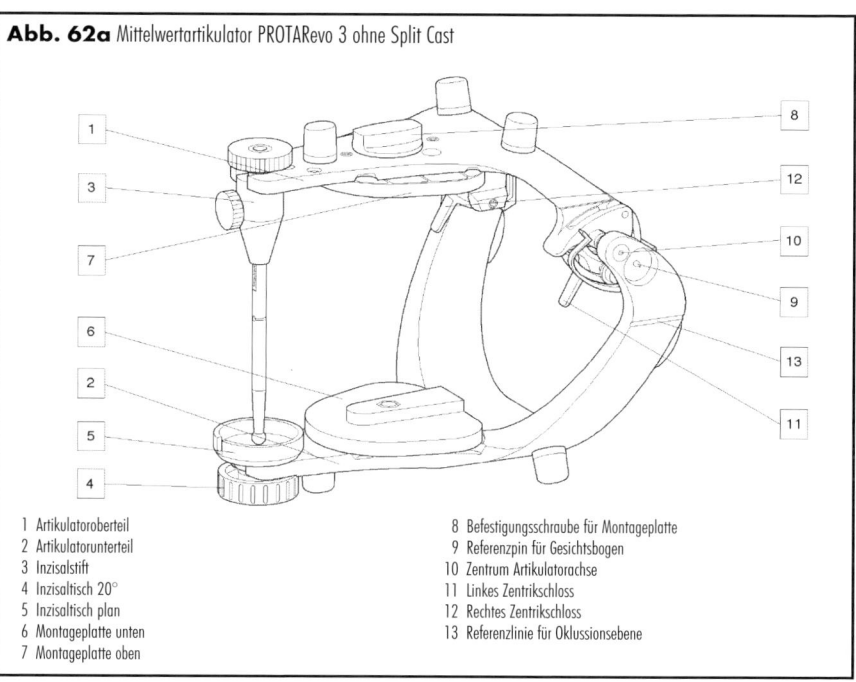

1 Artikulatoroberteil	8 Befestigungsschraube für Montageplatte
2 Artikulatorunterteil	9 Referenzpin für Gesichtsbogen
3 Inzisalstift	10 Zentrum Artikulatorachse
4 Inzisaltisch 20°	11 Linkes Zentrikschloss
5 Inzisaltisch plan	12 Rechtes Zentrikschloss
6 Montageplatte unten	13 Referenzlinie für Oklussionsebene
7 Montageplatte oben	

Abb. 62b Mittelwertartikulator PROTARevo 3 mit Split Cast

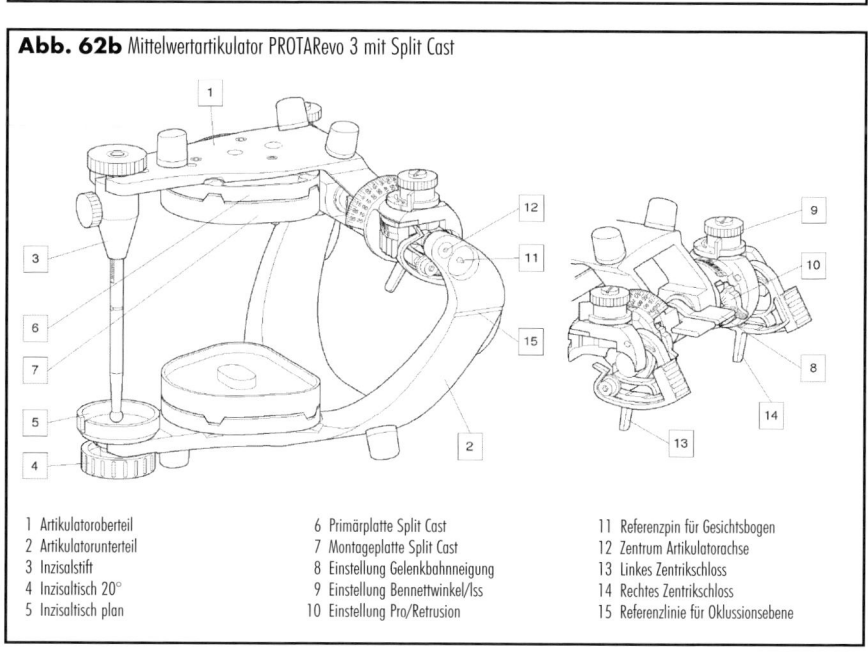

1 Artikulatoroberteil	6 Primärplatte Split Cast	11 Referenzpin für Gesichtsbogen
2 Artikulatorunterteil	7 Montageplatte Split Cast	12 Zentrum Artikulatorachse
3 Inzisalstift	8 Einstellung Gelenkbahnneigung	13 Linkes Zentrikschloss
4 Inzisaltisch 20°	9 Einstellung Bennettwinkel/Iss	14 Rechtes Zentrikschloss
5 Inzisaltisch plan	10 Einstellung Pro/Retrusion	15 Referenzlinie für Oklussionsebene

sion der zahntechnischen Anfertigung verbessern. Die Wahl eines Artikulators nach dem Arcon oder Non-Arcon System zu treffen ist für die Präzision der zahntechnischen Herstellung nicht von Bedeutung. Ihre Vor- und Nachteile liegen im wesentlichen in der individuellen Handhabung und der wissenschaftlichen philosophischen Einstellung. Von Bedeutung ist dagegen die richtige Einschätzung der Präzisionserwartung. Sie zeigt sich schon in den Begriffen „mittelwertig", „teiljustierbar" und „volljustierbar". Qualität hat ihren Preis auch beim Erwerb eines Artikulators. Eine fachmännische Meinung lautet: „Jedes Präzisionsgerät ist so gut wie man fähig ist, es richtig einzusetzen".

Volljustierbare Artikulatoren können mit ihren mechanischen Möglichkeiten heute den Bewegungsfähigkeiten des menschlichen Kiefergelenkes recht nahe kommen. Voraussetzung ist, dass die Bewegungsabläufe des Kiefergelenkes exakt bestimmt werden.

Nach einer dem Artikulator zugeordneten Empfehlung muss der Zahntechniker die vom Zahnarzt erstellten Registrate mit ihren dynamischen Parametern in die beiden Gelenkboxen richtig programmieren können. Hierzu zählen:

• Einstellung der Kondylenbahnneigung. Steuerung der Vorschubbewegung/Protrusion wahlweise nach der Camperschen Ebene (CE) oder nach der Frankfurter Horizontalen (FH).
• Einstellen des Bennett-Winkels. Steuerung der Seitwärtsbewegung/Laterotrusion und Mediotrusion.
• Einstellen der Seitenbeweglichkeit/Immediate side shift (ISS).
• Einstellung der Retrusion/Steuerung der Rückwärtsbewegung.
• Einstellen des Shift-Winkels (Zubehör benutzen).
• Einstellen der Protrusion mit Zubehörteilen.
• Anfertigung eines individuellen Inzisalführungsstellers/Steuerung des Vertikalabstandes.

Für das Verständnis insbesondere jüngerer Zahntechniker sollen anhand des allgemein bekannt gewordenen Artikulators Protar (Fa. KaVo) die wesentlichen Merkmale einfacher

und hochwertiger Bewegungssimulatoren aufgezeigt werden.

In einer möglichen Annäherung zur Bewegung des menschlichen Unterkiefers in der Horizontalebene kann der Zahntechniker die mobilen Gerätekondylen in folgende Richtungen bewegen:

• Bewegungsrichtung Protrusion
Die beiden Gerätekondylen bewegen sich ähnlich des Unterkiefers nach vorne.
• Bewegungsrichtung Mediotrusion und Laterotrusion
Der Gerätekondylus für die mediotrusive Richtung bewegt sich nach vorne und nach innen. Auf der laterotrusiven Seite steuert der Gerätekondylus den mediotrusiven Kondylus und kann dem Mechanismus des Artikulators angepasst einem Shift-Winkel folgen.
• Die vereinfachte Darstellung soll darauf aufmerksam machen, dass für die dreidimensionalen räumlichen Bewegungen des menschlichen Unterkiefers differenzierte Anforderungen an die fabrikatorisch gefertigte Mechanik der Bewegungssimulatoren gestellt werden. Aus dieser Sicht ist es zu begrüßen, dass heute einfache – aber auf die jeweilige Aufgabe bezogen – gebrauchsfähige Geräte zur Verfügung stehen. Geräte mit einer hochwertigen Mechanik entsprechen den Forderungen zahnärztlicher Therapien und zahntechnischer Präzisionsherstellungen. Die Abb. 62 a und 62 b zeigen die unterschiedliche Mechanik eines mittelwertigen und volleinstellbaren Artikulators.

Kapitel 6
Einorientieren der Modelle

Der Inhalt auf einen Blick

6.1 „Freie" Montage der Modelle

8. Arbeitsschritt
Montage der Arbeitsmodelle in den Artikulator
Zahntechniker/Zahnarzt

Die lagerichtige Montage der Funktionsrandmodelle in den Bewegungssimulator bildet die Grundlage für eine kiefergelenkbezogene Anordnung der Front- und Seitenzähne. Man spricht auch von einer „Schädelachsen" ausgerichteten Montage.

Die Modelle im Bewegungssimulator sollen sich in der gleichen koordinatenbezogenen Position wie die Kiefer im Schädel des Patienten befinden.

Es sind verschiedene Methoden für das Einrichten der Modelle im Bewegungssimulator bekannt.

Freie Montage: Für dieses Vorgehen benutzt man ein Wachsbissregistrat. Wichtig ist, dass der obere Wachswall parallel zur Camperschen Ebene ausgerichtet ist. Wie bekannt, sind die Artikulatoren nach der Gesetzmäßigkeit des Bonwill-Dreiecks konstruiert. Mit einem Gummiband markiert man von der mittigen Markierung am Vertikalstift zu den posterioren Säulen die vertikale Gerätemitte. Die durch das dreieckig aufgespannte Gummiband gekennzeichnete Ebene entspricht der Okklusionsebene, deren Verlauf parallel zur Camperschen Ebene angesehen wird.

Das Oberkiefermodell und hier insbesondere die Oberkante des Wachswalles wird gerätemittig im hier enthaltenen Bonwill-Dreieck und parallel zum Gummiband = Okklusionsebene an dem Montageteller am Geräteoberteil festgegipst. Als vorderer Orientierungspunkt dient die am Stützstift angebrachte Halbierung = Inzisivenpunkt-Anzeige.

Nach dem Aushärten kann man den unteren gegen den oberen Wachswall platzieren und anheften. Bei geschlossenem Artiku-

lator und parallel zueinander ausgerichtetem Artikulator-Ober- und Unterteil erfolgt das Festgipsen des UK-Modells. Liegen entsprechende Erfahrungswerte vor, kann mit gleichem Erfolg in Anlehnung der vorliegenden Angaben mit dem Festsetzen des unteren Modells begonnen werden.

6.2 Einrichtschlüssel

Die Konstruktion der Einrichthilfe basiert auf wissenschaftliche Bemühungen, das Justieren der zahnlosen Modelle im Mittelwertartikulator zu präzisieren.

Man ging davon aus, den Verlauf der Kauebene als Vorlage zu nutzen und über Bezugspunkte auf dem zahnlosen Unterkiefermodell eine geometrische Modellposition im Zentrum des Artikulators = Bonwill-Dreieck als schädelidentisch zu rekonstruieren.

Aus dieser Sicht darf die geometrische Konstruktion in Anlehnung zum statistischen Mittelwert der Abmessungen der Artikulatoren als zweckentsprechende Montagehilfe für das UK-Modell gewertet werden. Bewährt hat sich die Wahl der Referenzpunkte auf dem UK-Modell

- im anterioren Bereich der Symphysen bzw. Inzisalpunkt,
- im posterioren Bereich die halbe Höhe der retromolaren Polster = Trigonum retromolare oder die tiefste Stelle = Position des ersten Molaren des Kieferkammes.

Heute ist der Einrichtschlüssel – auch Fundamentwaage genannt – als Montagehilfe Bestandteil vieler Artikulatoren. Er setzt sich aus folgenden Anteilen zusammen:

- Einem verschiebbaren Aufleger für die posteriore Fixierung der Okklusionsebene.
- Einem + 5 mm höhenverstellbaren sogenannten Symphysendorn mit einfacher oder geteilter Spitze.
- Einem Adapter zur Befestigung des Einrichtschlüssels am Artikulatoroberteil.

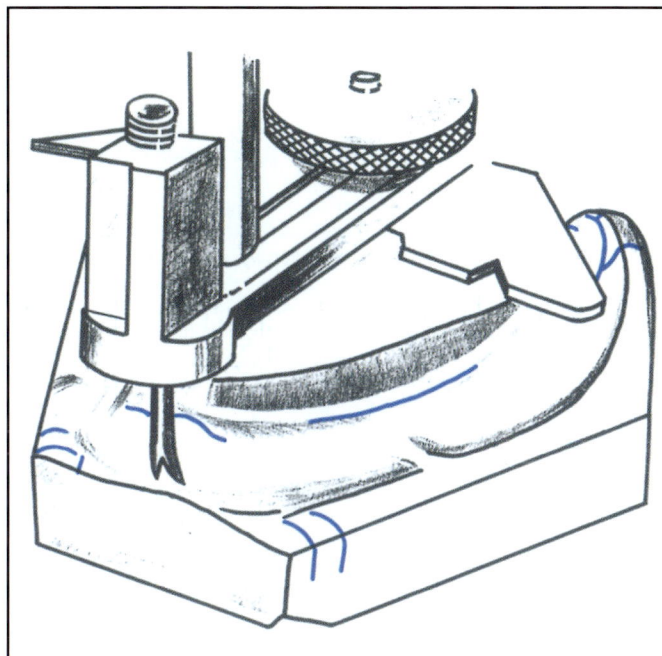

Abb. 63
Der Einrichtungs-
schlüssel.
Er justiert das UK-
Modell lagerichtig
im Artikulator

Nach der lagerichtigen Platzierung des UK-Modells fixiert man den Einrichtschlüssel am Geräteoberteil. Das UK-Modell lässt sich problemlos im Geräteunterteil auf der Montageplatte festgipsen.

Kritische Beobachter des Einrichtschlüssels weisen darauf hin, dass es zu Justierfehlern bei der Positionierung des Einrichtschlüssels und somit zu einer fehlerhaften Lagebeziehung der Modelle im Bewegungssimulator kommen kann (Abb. 63).

6.2.1 Oberkiefermodell-
Positionierer

Einer logischen Zuordnung folgend und nicht als Modifikation des Einrichtschlüssels sieht J. Stuck den OK-Modellpositionierer. Folgt man seiner Empfehlung, so bleibt die Forderung, die Modellmontage für die Totalprothese schädelachsenorientiert normwertig für eine relativ große Zahl von Patienten mit einem geeigneten Hilfsgerät in den Bewegungssimulator zu montieren.

Um auf die anatomisch korrekt ausgerichtete Okklusionsebene richtig ausgerichtete Kaukräfte über die künstlichen Zähne zweckentsprechend auf das Prothesenlager zu übertragen, werden nicht auf dem Unterkiefer, sondern auf dem Oberkiefer die benötigten Orientierungspunkte gewählt. Es hört sich folgerichtig an, dass der Oberkiefer in seiner fixen Position im Schädel sicherere Montagepunkte als der mobile Unterkiefer für eine physiologische Modellpositionierung im Artikulator anbieten kann.

Anlagepunkte sind:

• Im anterioren Bereich die tiefsten Stellen der Umschlagfalte.
• Im posterioren Bereich die höchsten Stellen der beiden Tuber.

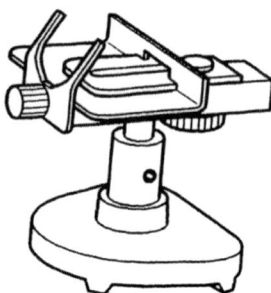

Abb. 64 Modell und Modellpositionierer aus lateraler Sicht. Wir erhalten eine Übersicht über die Auflagepunkte vom OK-Modell zum OK-Modellpositionierer

Der Modellpositionierer wird im Geräteunterteil des Artikulators befestigt. Das Platzieren des Oberkiefermodells ist übersichtlich und das Eingipsen bereitet keine Probleme.

6.3 Montage des OK-Modells

Nachdem das Unterkiefermodell mit dem Einrichtschlüssel im Artikulator festgegipst ist, erfolgt die Montage des Oberkiefermodells im Bewegungssimulator. Die Unterkiefer-Wachsbissschablone ist auf dem zahnlosen Unterkiefer platziert. Das Oberkiefermodell wird mit dem Wachswall auf dem Unterkiefer-Wachswall fixiert.

Folgendes ist beim Eingipsen zu beachten: Die Modelle mit ihren Modellsockeln dürfen in ihrer Höhe nur so prominent sein, dass ein problemloses Eingipsen im Artikulator möglich ist. Die sog. Nullposition des Vertikalabstandes darf nicht verändert werden. Zum Eingipsen der Modelle sollte ein geeigneter Gips zur Anwendung kommen. Im weiteren muss darauf geachtet werden, dass die Modell-Montageplatten eine einwandfreie Beziehung zu den Artikulatorteilen aufweisen. Montageplatten mit fehlerhaften Gewinden dürfen nicht mehr benutzt werden.

Kontrolle:
- Passgenaue Lage und Befestigung der unteren Wachsbissschablone auf dem Unterkiefermodell.
- Passgenaue Lage und Befestigung der oberen Wachsbissschablone auf dem Oberkiefermodell.
- Lagerichtige Fügung des oberen Wachswalles auf dem unteren Wachswall.
- Sichere Fixierung der beiden Wachswälle.
- Fixieren der Situation mit der Hand. Festgipsen mit einem kontraktionsfreien Gips.
- Abstreichen überschüssiger Gipsanteile und Aushärtung abwarten.

6.4 Aufzeichnungen der Unterkieferbewegungen

Der Oberkiefer ist der feststehende und der Unterkiefer der mobile Anteil des stomatognathen Systems (Kausystems).

Das vollbezahnte Gebiss gibt über die Beziehung der Oberkiefer- zur Unterkieferzahnreihe eine reproduzierbare vertikale und horizontale Kieferrelation vor. Beim zahnlosen Menschen fällt es schwer, die ursprüngliche Position des Unterkiefers zu bestimmen bzw. festzulegen. Noch schwieriger ist es, den Ersatz der verlorengegangenen Zahnreihen mit Hilfe von künstlichen Zähnen funktionsgerecht vorzunehmen.

In den Anfängen der Zahnheilkunde erkannte man, dass nur über Simulationsgeräte, die einen Teil der Unterkieferbewegungsabläufe ermöglichen, die Anfertigung eines funktionsfähigen Zahnersatzes möglich wird. Den wesentlichen Erfolg sah man in der schädelidentischen Position der Modelle im Simulator.

Schon 1860 versuchte man, passend zu den Simulationsgeräten = Artikulatoren, die Unterkieferbewegungen aufzuzeichnen. Hier sind die an anderer Stelle ausführlich genannten Wissenschaftler Bonwill, Walker, Gysi, Schröder, Hanau und Fischer zu nennen. Sie haben mit entsprechenden Konstruktionen und Vorschlägen die Basis zum Verständnis der Unterkieferbewegungen gelegt.

Unterkieferbewegungen und ihre Bedeutungen für die Totalprothetik.
Übereinstimmung der Kiefergelenk- und Gerätebewegungen.
Öffnungsbewegung = Abduktion und Schließbewegung = Aduktion. Sicherung der zentrischen Beziehung und des Vertikalabstandes.
Vorwärtsbewegung = Protrusion und Rückwärtsbewegung = Retrusion.
Seitwärtsbewegungen. Sicherung der laterotrusiven und mediotrusiven Beziehungen.

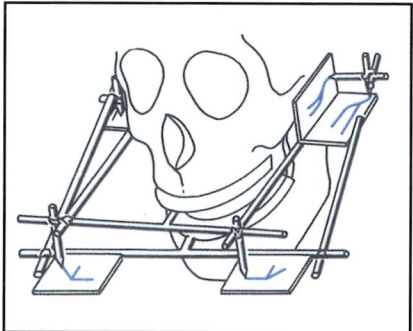

Abb. 65 Prinzip der pantographischen Aufzeichnung von Unterkiefer-Grenzbewegungen

6.5 Intra- und extraorale Vermessung

Es ist Stand des Wissens, dass man für die Herstellung eines totalprothetischen Ersatzes den genauen Vertikalabstand der zahnlosen Kieferkämme und die horizontale Beziehung des UK zum OK benötigt. Die Funktion der Front- und Seitenzähne werden durch die mittelwertigen oder veränderbaren Artikulatoreinstellungen geregelt.

Die intraorale Vermessung = Pfeilwinkelregistrierung = Aufzeichnung des gotischen Bogens = Stützstiftregistrierung hat sich zur Festlegung der horizontalen Lagebeziehung der zahnlosen Kiefer zueinander besonders bewährt.

Zielsetzung der Stützstiftregistrierung besteht in der räumlichen Darstellung der Unterkieferbewegungen. Ablesbar über die bekannte Aufzeichnung des Pfeilwinkels = Gotischer Bogen und der Festlegung der zentralen Position des Unter- zum Oberkiefer.

Für das nachträgliche Feinjustieren oder das Korrigieren fehlerhafter Bisslagen hat sich bei fertiggestellten Totalprothesen das Stützstiftregistrat als eine geeignete Methode bewährt.

Die Stützstiftregistrierung allein ist selbstverständlich nicht ausreichend, um unbezahnte Gipsmodelle koordinatengerecht in einen Artikulator zu montieren. Des weiteren beinhaltet das Stützstiftregistrat keine Informationen über den dreidimensionalen Bewegungsablauf der UK-Funktionsbewegungen.

Zur dreidimensionalen Registrierung der Unterkieferfunktion muss man sog. extraorale Aufzeichnungsverfahren einsetzen. Hierunter versteht man die Anwendung von Aufzeichnungsgeräten, die man als Pantographen bezeichnet. Mit ihrer Hilfe werden über extraoral angebrachte Schreibplatten die Grenzbewegungen des Unterkiefers aufgezeichnet (Abb. 65).

Die Bewegung der Kondylen

Wie schon erwähnt, werden für die Totalprothesen in aller Regel mittlere Werte der Unterkieferfunktion eingesetzt. Diese sog. Mittelwerte beziehen sich auf folgende Ebenen (Abb. 66):

• Frontalebene,
• Sagittalebene = Medianebene,
• Horizontalebene.

Für die Totalprothese ist es wichtig, dass die sagittalen und transversalen Höckerfurchenwinkel der Seitenzähne mit diesen Bewegungsbahnen übereinstimmen bzw. das Kiefergelenk diese okklusalen „Winkel-Vorgaben" toleriert.

Für die sagittalen Höckerfurchenwinkel ist die Abstimmung mit der sagittalen Kondy-

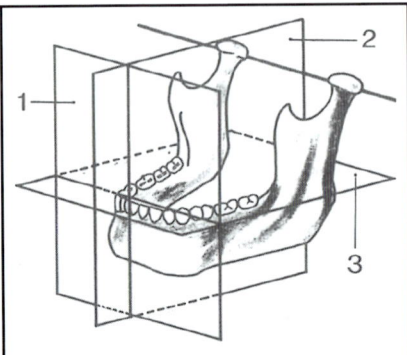

Abb. 66 Für OK und UK gelten die eingezeichneten
Ebenen
1 Frontalebene
2 Mediaebene (Sagittalebene)
3 Horizontalebene

Die Bennett-Bewegung ist das zeitliche und räumliche Verlagern des Lateralkondylus bei der UK-Seitwärtsbewegung.
Der Bennet-Winkel ist der vom Mediotrusionskondylus zwischen der Protrusions- und Mediotrusionsbahn gebildete und auf die Horizontalebene projizierte Winkel.

lenbahn = sagittale Gelenkbahnneigung
wichtig.
Der Wert für die sagittale Kondylenbahnneigung hängt selbstverständlich u. a. von der gewählten Bezugsebene ab. Hier unterscheidet man folgende Bezugsebenen:

• Campersche-Ebene
• Frankfurter Horizontaleebene
• Scharnierachsen-Orbitalebene.

Die fabrikatorisch hergestellten Seitenzähne sind nach den mittleren Werten der Gelenkvorgleitbahn und des Bennettwinkels konstruiert. Bei einer individuellen Programmierung des Artikulators muss über das selektive Einschleifen die vorliegenden Konturenwinkel den Werten der Gelenkvermessung angepasst werden.

Die Bennett-Bewegung

Die variantenreiche Bennett-Bewegung bereitet für die Gelenkbahnbestimmung gewisse Schwierigkeiten. Für die Handhabung des Artikulators ist es wichtig, über die Einstellbarkeit des sogenannten Bennett-Winkels und die Gerätefunktion genaue Kenntnisse zu besitzen.

Hilfreich für das zehntechnische Vorgehen am Artikulator ist daran zu denken, dass sich auf der Bennettbewegungsseite das Rotationszentrum der Gerätemechanik befindet. Von dieser Position können für den Seitenversatz der unterschiedlichen Laterotrusionsbewegungen des immediate side shift und des progressive side shift je nach Qualität der Mechanik des Artikulators Bewegungsfreiheiten genutzt werden.

Wichtig ist daran zu denken, dass der Gerätekondylus der Bennettbewegungsseite die gegenüberliegende Fahrt des schwingenden Kondylus zur entsprechenden Mediotrusions- und Protrusionsbewegung steuert. Setzt man die Bewegungsbahnen des schwingenden Kondylus mit der Bewegungsbahn der Vorschubbewegung in Verbindung, ergibt sich der Bennettwinkel zwischen 10° und 20°.

In diesem Zusammenhang muss der sog. Fischer-Winkel erwähnt werden.

Zeichnet man neben der Protrusionsbewegung die Mediotrusionsbewegung auf, so stellt man fest, dass nach einer gewissen Übereinstimmung der Bewegungsbahnen sich am Ende die Mediotrusionsbewegung von der Protrusionsbahn nach kaudal trennt. Die hier entstehende Differenz von ca. 10° wird als Fischer-Winkel bezeichnet.

Einige Lehrmeinungen weisen darauf hin, dass der Fischer-Winkel eine geringere Bedeutung hat als man früher annahm.

Der Gesichtsbogen für die Totalprothetik

Die Schwierigkeit der extraoralen Aufzeichnung von Unterkieferbewegungen besteht bei totalprothetischen Maßnahmen in der sicheren Montage des Aufzeichnungsgerätes in der zahnlosen Mundhöhle.

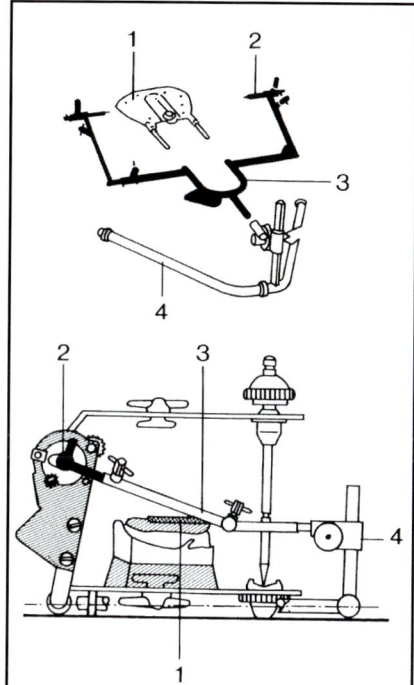

Abb. 67 Gesichtsbogen nach Gerber für den Condylator.
Bezeichnung der Einzelteile:
1 Registrierplatte mit Funktionsabformung
2 Registrierspitzen
3 Gesichtsbogen
4 Stativ

- U-förmiges Gestänge des Gesichtsbogens aufsteckbare Registrierplatte
- Schreibspitzen zum Aufzeichnen der Gelenkbewegungen auf spezielle Registrierkarten, die man im Bereich des Kiefergelenkes platziert.
- Montagestativ für das Einsetzen des Modells nach dem Registrieren in den Condylator.

> Das System Artikulator und Gesichtsbogen sichert die schädelachsenorientierte Modellmontage. Die im Bereich des Kiefergelenks aufgezeichnete UK-Öffnungsbewegung beinhaltet Informationen für das Justieren der Gelenkvorgleitbahn.

Einige Empfehlungen zielen darauf hin, die Prothesen zuerst einmal mittelwertig fertig zu stellen und anschließend mittels individueller Bewegungsaufzeichnungen zu optimieren. Tatsächlich zeigt die klinische Erfahrung, dass es wesentlich einfacher ist, die Registrierbögen an den vom Prothesensitz her gesehen schon fertiggestellten Prothesen zu befestigen.

Eines der ersten Verfahren, das die intraorale Pfeilwinkelregistrierung mit einer Gesichtsbogenanlage kombinierte, geht auf Gerber zurück. Das von ihm angegebene Artikulatorsystem besteht aus dem Condylator (Artikulator), einem dazu passenden Gesichtsbogen und verschiedenartigen intraoralen Registrierbehelfen zur Aufzeichnung des gotischen Bogens.

Der Gesichtsbogen zum Condylator

Nach Empfehlungen von Gerber setzt sich der Gesichtsbogen aus folgenden Anteilen zusammen:

Mit dem Gesichtsbogen für den Condylator lassen sich in der kombinierten Registriertechnik (Gesichtsbogen plus Stütz-, Shift- und Registrierplatten) die Neigungen der Gelenkbahnen zur Kauebene aufzeichnen und messen. Der Gesichtsbogen mit den verstellbaren Registrierspitzen wird auf die Registrierplatte gesteckt, die man auf den unteren Wachswall der Bissschablone befestigt. Dann werden die Registrierspitzen auf die Kondylenmittelpunkte etwa 10 bis 13 mm vor dem äußeren Gehörgang eingerichtet. Wenn der Patient bei geschlossenem Mund Vorschub- und Rückwärtsbewegungen durchführt, müssen die Bissschablonen über die Registrierplatten und den Stützstift Kontakt behalten. Der Stützstift sichert dabei die vorher festgelegte vertikale Dimension (Bisshöhe). Die Bewegungen werden erst auf der einen, dann auf der anderen Seite als Gelenkbahnverläufe auf eine Registrierkarte gezeichnet.

Abb. 68
Die Lagebeziehung der
Prothesen im Artikulator soll
mit der Lagebeziehung in der
Mundhöhle übereinstimmen.
Die Kontrolle erfolgt über:
1 Rotationszentrum
2 + 3 Okklusionsfeld der
Front- und Seitenzähne
4 Camper Ebene
5 Kauebene

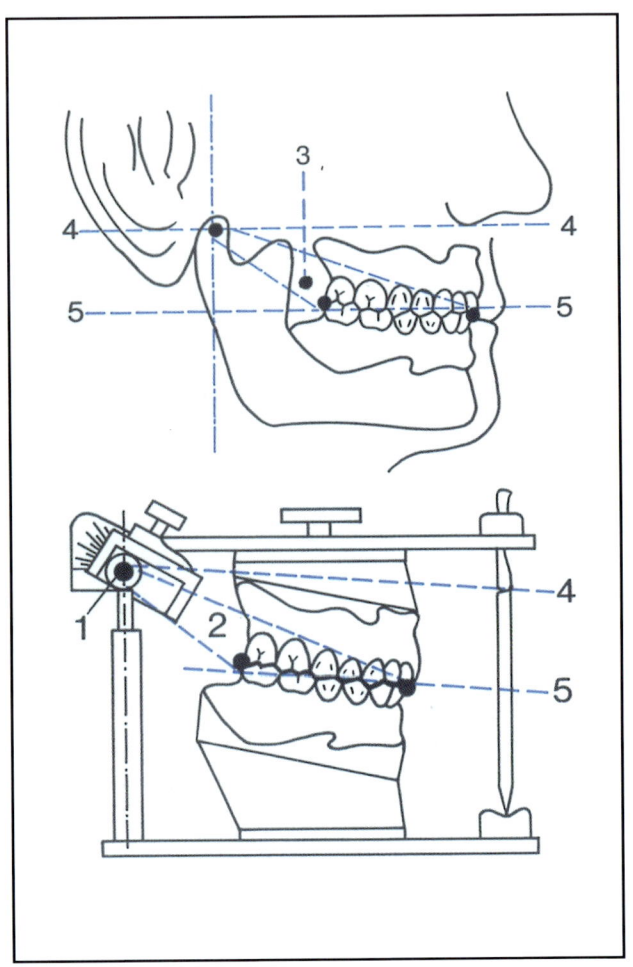

Nach dem Registrieren wird der Gesichtsbogen im Stativ festgeschraubt.

Das Stativ führt man so gegen den Condylator, bis die Registrierspitzen auf die Kondylenmittelpunkte des Gerätes zeigen. Durch
die Registrierplatte fixiert befindet sich nun
das Unterkiefermodell lagerichtig im Condylator und kann in dieser Position festgegipst
werden (Abb. 67).

6.6 Montage der Modelle unter gnathologischen Gesichtspunkten

Der hierzu erforderliche Arbeitsablauf gliedert sich in folgende Einzelschritte:

- Festlegen der Rotationszentren rechts und
  links mit Hilfe des Gelenkachsenlokalisa-
  tors.

- Extraorale Bestimmung der Gelenkbahnneigung.
- Festlegen des Vertikalabstandes.
- Gelenkbezügliches Übertragen des Oberkiefermodells mit Hilfe eines Übertragungsbogens in einen individuell einstellbaren Artikulator (Protar, Artex oder SAM).
- Montage des Unterkiefers in der festgelegten Relation zum Oberkiefer.
- Einstellen der individuellen Gelenkbahnneigung.
- Aufstellung der Ersatzzähne unter ständigen Bewegungen des Oberkiefermodells im Artikulator.
- Intraorale Funktionsprüfung der Ersatzzähne.
- Zahntechnische Fertigstellung der Prothesen.
- Intraorale Funktionsprüfung der Prothesen.
- Gelenkbezügliche Remontage der Oberkieferprothese mit Hilfe des Übertragungsbogens in den individuell eingestellten Artikulator. Montage der Unterkieferprothese nach Checkbiss in zentrischer Okklusion.

- Einschleifen des Okklusionsfeldes im Artikulator, z. B. auf Vielpunktkontakt in allen Bewegungsphasen.

Über das gnathologische Vorgehen soll ein künstliches Okklusionsfeld geschaffen werden, das über eine räumlich-sphärische Anordnung ein funktionsorientiertes okklusales UK-Bewegungsmuster ermöglicht. Diese Aufgabe kann man nur lösen, wenn alle erfassbaren, individuell-geometrischen Werte in einen Artikulator übertragen werden. Darunter versteht man die individuellen Gelenkachsenabstände des Okklusionsfeldes, die Gelenkbahnneigung auf beiden Seiten und die nach neuromuskulären Gesichtspunkten bestimmte Vertikaldimension. Erst danach ist es möglich, mit einem Unterkiefermodell oder Oberkiefermodell (Artikulator) die UK-Bewegungsbahnen des jeweiligen Patienten zu simulieren (Abb. 68).

Kapitel 7
Künstliche Zähne:
Form und Farbe

Der Inhalt auf einen Blick

7.1 Einleitung

9. Arbeitsschritt
Auswählen der Front- und Seitenzähne
in Farbe und Form
Zahnarzt/Zahntechniker

Frontzähne

Die Form der Frontzähne wird unter spezieller Berücksichtigung der Gesichtsphysiognomie des einzelnen Patienten bestimmt. Die Zahnfarbe sollte u. a. mit der Augenfarbe und dem „Pigment-Typ" des Patienten abgestimmt werden. Auf einem Auftragsformular erhält der Zahntechniker die für ihn wichtigen Informationen.

Die künstlichen Frontzähne sind die Summe der Bemühungen, dem Aussehen der natürlichen Zähne in Form und Farbe so nahe wie möglich zu kommen.

Der Hinweis auf ihre „neue Generation" soll die herstellungstechnischen Fortschritte der fabrikatorisch angefertigten Front- und Seitenzähne mit den Merkmalen hochwertiger Qualität werbewirksam machen. Auffällig sind die anatomisch richtig konstruierten körperhaften Zahnformen. Hierzu zählen:

- Markante mesiale und distale Randleisten.
- Ausgeprägte vertikale und horizontale vestibuläre Flächen.
- Funktional ausgeformte palatinale und linguale Zahnflächen.
- Ästhetische Wirkung der Zahnfarbe. Sie entsteht durch die variierende Schichtung von Schmelz und Dentin mit einer optischen Wirkung, die aus der Tiefe der Zahnform kommt und in der Mundhöhle ihre hervorragende Wirkung zeigt.

Seitenzähne

Die neuzeitlichen Empfehlungen beziehen sich auf die sogenannten multifunktionellen Seitenzähne.

Ihre Okklusalflächen ermöglichen die Punktkontakte einer physiologischen Okklusionsform. Sie gewährleisten ein geringes horizontales Kraftmoment und damit verbunden eine statisch richtige zentrische Abstützung bei einer eugnathen und dysgnathen Kieferrelation.

Mit den auf die Kauleistung der natürlichen Zähne abgestimmten Anforderungen haben sich die Eigenschaften des bewährten Werkstoffes PMMA = Polymethylmethacrylat als ausreichend widerstandsfähig erwiesen und den Einsatz von Porzellanzähnen verdrängt.

Aus der Sicht der Zahnheilkunde und Zahntechnik sollen die künstlichen Front- und Seitenzähne die Funktionsfähigkeit der Totalprothese sichern.

Die Farbe, Form und Größe der Seitenzähne sollten in Harmonie zu den Frontzähnen stehen. Die Kauflächenausformungen sollten mit den ihnen zugeordneten systembezogenen Aufstellregeln übereinstimmen. Liegen dem Zahntechniker keine Informationen vor, muss er in der Lage sein, die Form und Größe der Front- und Seitenzähne nach der Kiefergröße und Form sowie der Stellung der Modelle im Artikulator zweckentsprechend auszuwählen.

7.2 Geschichtlicher Überblick: Frontzähne

Die Entwicklung der Frontzähne steht in enger Beziehung zu der ästhetischen Rehabilitation des menschlichen Antlitzes. Es waren Wissenschaftler aus der Zahnmedizin, Kieferorthopädie und der psychiatrischen Medizin, die noch heute gültige Empfehlungen gegeben haben.

Im folgenden sollen die wichtigsten Persönlichkeiten mit ihren Vorschlägen genannt werden:

Gysi

folgte bei der Ausformung der Frontzähne den Gesetzen der Gesichtsharmonie (Abb. 69).

Williams

stützte die Meinung von Gysi durch umfangreiche Untersuchungen. Seine Auffassung,

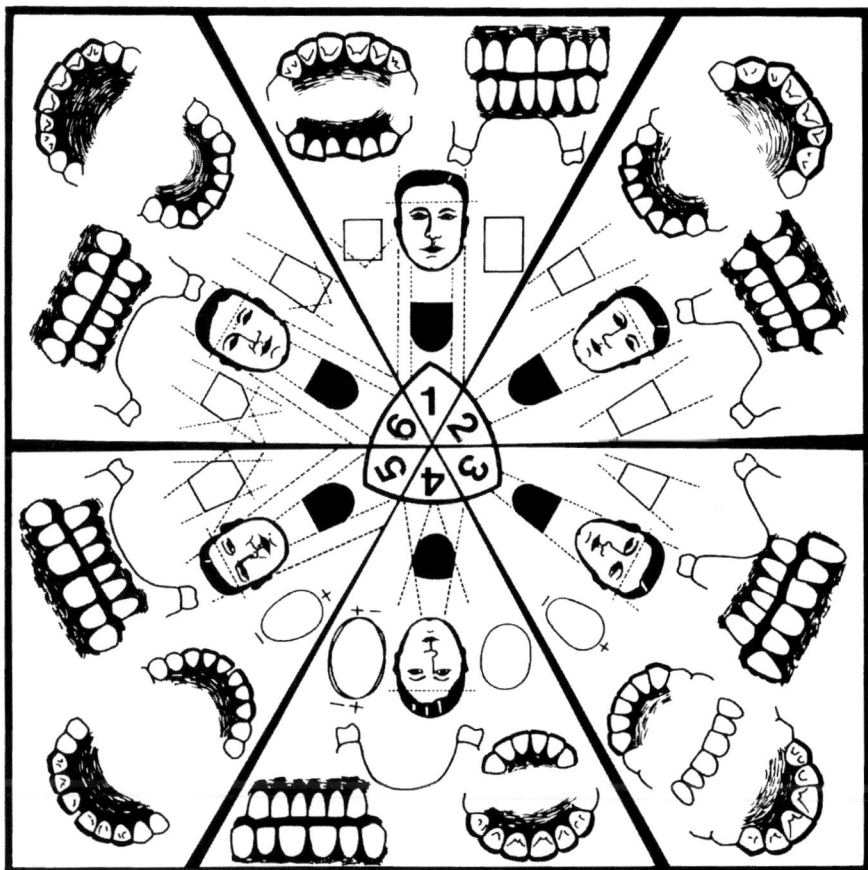

Abb.69 Zahnformenkarte nach Gysi für die typenbezogene Auswahl der Frontzähne

dass man im wesentlichen die Gesichtsform in drei Grundtypen unterteilen kann, wird auch heute noch vertreten.

Williams unterscheidet den Menschen mit einer quadratischen, dreieckigen und ovalen Gesichtsform. Für die spezielle Bestimmung von Unterformen konstruierte Williams ein spezielles Vermessungsgerat. Die Formen der Schneidezähne werden hiermit in umgekehrtem Umriss zur Gesichtsform ausgewählt.

Balters
forderte eine engere Anlehnung der Zahnform an die Gesichtsform und sah den Verlauf der Approximalflächen im Zusammenspiel von Unter- und Obergesicht. So soll die distale Approximalfläche der mittleren oberen Inzisiven parallel zur Schläfenkante verlaufen. Die mesialen Approximalflächen der seitlichen oberen Inzisiven sollen parallel zur Wangenfläche verlaufen. Für den Verlauf der labialen Krümmung der oberen Eckzähne empfiehlt Balters eine parallele Ausrichtung zum Schläfenwangenbogen.

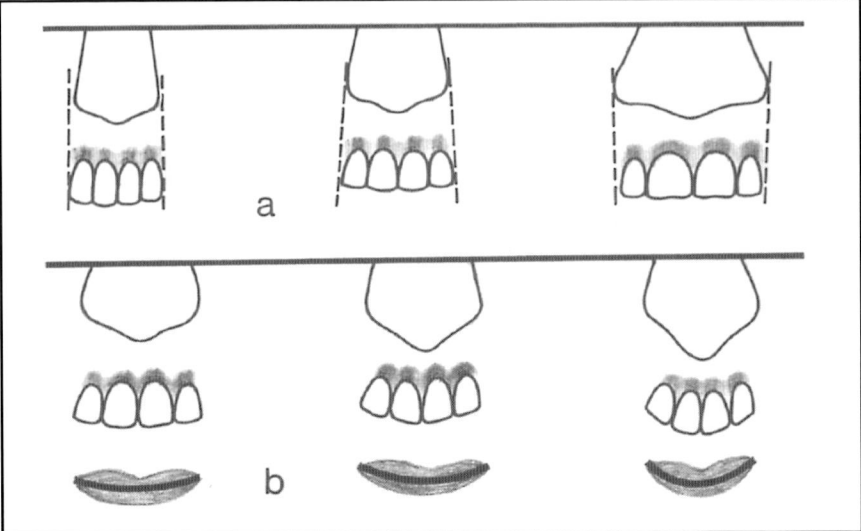

Abb. 70 Empfehlungen nach Gerber für die Auswahl und Stellung der Frontzähne
(a) Zahnbreite = Nasen-Basis-Linie
(b) Stufenstellung = Verlauf der Nasen-Basis-Linie

Wild

forderte, bei der Ausformung der vestibulären Flächen und der Schneidekanten auf eine weibliche und eine männliche Form zu achten.

Tanzer

legte Wert auf eine realistische Zahnform. So sollen die „labialen Flächen" stärkere Randwülste und markantere Wurzelansätze zeigen. Insbesondere beim Eckzahn empfiehlt er die Nachahmung von Abrasionsfacetten. Der Eindruck des Natürlichen soll zusätzlich durch Verfärbungen, Schmelzrisse und weißliche Mineralisierungsstörungen verstärkt werden.

Gerber

empfahl, die Auswahl der Zahnbreite und Zahnform aus embryogenetischer Sicht von der Nasen-Basis-Linie abzuleiten. Die Stufenstellung der Schneidezähne soll mit dem Verlauf der Nasenbasislinie übereinstimmen (Abb. 70).

Kretschmer

machte schon 1921 im Rahmen seiner Untersuchungen über die Konstitutionstypologie auf ein Zusammenspiel von Körperbau und Charakter aufmerksam. Seine allgemein bekannt gewordene Unterteilung stützt sich im wesentlichen auf die fünf speziellen Teilformen des menschlichen Körpers. Hierzu zählen:

a) der Rumpf,
b) der Kopf,
c) der Hals,
d) die Extremitäten,
e) das Oberflächenrelief.

Von diesen Merkmalen leitete Kretschmer die folgenden drei wesentlichen Konstitutionstypen ab:

• Der leptosome Typ: Hierunter versteht man im wesentlichen eine schmalwüchsige Körperform mit einer verhältnismäßig großen Schädelform.

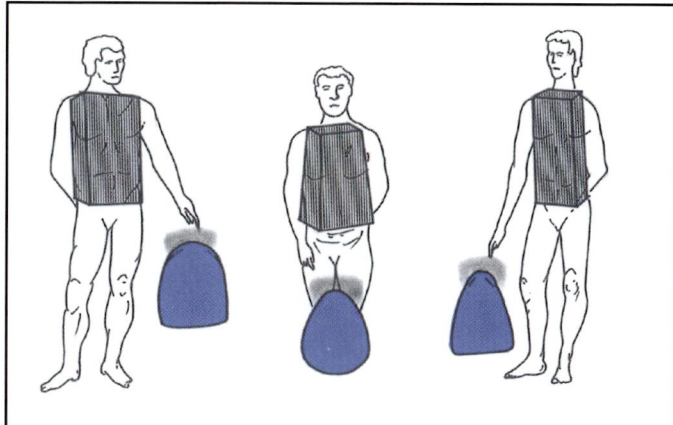

Abb. 71
Typenharmonisches System nach Hörauf. Die Form der mittleren oberen Schneidezähne steht in Relation zu den Kretschmerschen Konstitutionstypen

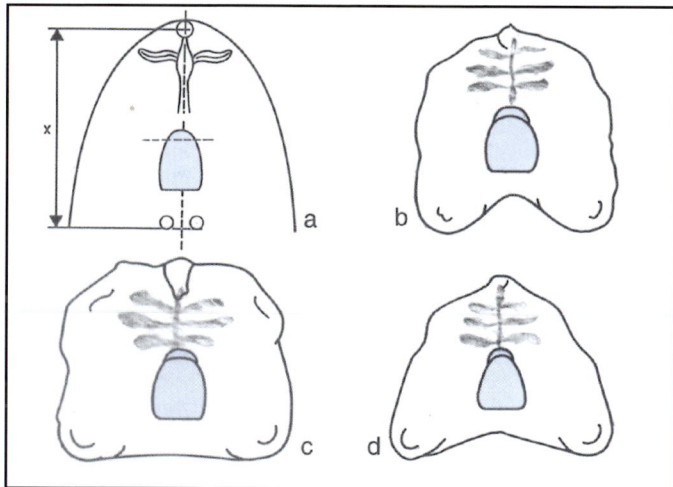

Abb. 72
Auswahl der Zahnform nach der Form der OK-Modelle
(a) Kronenlänge der mittleren Schneidezähne: die mittsagittale Distanz von der Schneidezahnpapille bis zu den Gaumengrübchen wird gemessen. Den gewonnenen Wert teilt man durch vier. Das Maß bezieht sich auf die Kronenlänge ohne Hals

(b) Oberkieferform = Oval
Ovale Zahnformen zeigen einen approximal abgerundeten, breit wirkenden Kronenverlauf mit vertikaler Labialkrümmung. Der ovale Kieferkammverlauf weist auf einen möglichen Tiefbiss hin.

(c) Oberkieferform = Quadratisch
Quadratische Zahnformen zeigen parallel verlaufende, eckig wirkende Randleisten und eine schwache Labialkrümmung. Der Kieferkammverlauf weist auf einen möglichen Normalbiss hin.

(d) Oberkieferform = Dreieckig
Dreieckige Zahnformen zeigen einen schlanken, nach zervikal sich verjüngenden Kronenverlauf und eine leichte vertikale Labialkrümmung. Der dreieckige Kieferkammverlauf weist auf einen möglichen Kreuzbiss hin.

• Der athletische Typ: Hierunter versteht man eine muskulöse, starkknochige Körperform mit einer rechteckigen bis quadratischen Schädelform.

• Der pyknische Typ: Hierunter versteht man einen gedrungenen, rundlichen Körperbau mit auch meist rundlicher Schädelform und/oder einer kurzen, gedrungenen Halsausformung.

Hörauf

machte auf die Zusammenhänge zwischen den von Kretschmer genannten Konstitutionstypen und den zu diesen Typen passenden Zahnformen aufmerksam (Abb. 71). Er empfiehlt, für den Leptosomen die Grundformen dreieckig bis schlank bzw. gezogene rechteckige Formen einzusetzen. Des weiteren sollen die Schneidezähne nach Schädelform kleine Zwischenräume oder bei den speziell genannten leptosom-asthenischen Typen Verschachtelungen zeigen.

Für den Athleten sind die Grundformen quadratisch oder leicht rechteckig benannt. Hier können kleine Lücken, insbesondere zwischen den mittleren Schneidezähnen, eine ästhetische Verbesserung bewirken.

Zum Pykniker passen nach Hörauf bei einer rundlichen Gesichtsform ovale Schneidezähne. Bei einem eckigen Gesicht sollte man die rechteckige Form im Zahnhalsbereich abrunden. Die meist breite Kopfform fordert eine leichte Lückenstellung mit axialer Drehung.

Frush und Fischer

empfahlen das sogenannte Dentogenie Concept. Ein persönlichkeitsbezogenes Zahnbild und ein von den Autoren erstelltes Persönlichkeitsspektrum soll Merkmale der Physiognomie und über psychische Eigenschaften des Patienten wie Temperament und Wesensart zur richtigen Zahnformenauswahl führen.

Fehlen dem Zahntechniker für die Zahnformauswahl die Angaben von Kopfform und Körperbau, können die Empfehlungen (wie auf Abb. 72 erkennbar) weiterhelfen.

Die zahnlosen Oberkiefermodelle unterteilen sich im wesentlichen in drei Formen: Man unterscheidet quadratische, dreieckige und ovale zahnlose Modelle. Nach dieser Formvorgabe besteht eine gewisse Chance, eine patientengerechte Zahnform zu treffen.

Es sei abschließend darauf aufmerksam gemacht, dass ein konsequenter Rückschluss auf nur einen Körperbautyp nicht immer eindeutig möglich ist. Häufig liegen Mischformen vor, die bei der Bestimmung von Zahnformen berücksichtigt werden sollten.

7.3 Künstliche Frontzähne

Die oberen und unteren Frontzähne setzen sich aus folgenden Gruppen zusammen:

• die mittleren Schneidezähne = dentes incisivi mediales
• die seitlichen Schneidezähne = dentes incisivi laterales
• die Eckzähne = dentes canini

Vor der Auswahl der künstlichen Front- und Seitenzähne sollte man sich darüber im klaren sein, dass analog zum vollbezahnten Gebiss die ästhetische Wirkung im wesentlichen von der oberen und danach von der unteren Frontzahnreihe ausgeht. Bei der Form der Seitenzähne bereitet es im allgemeinen keine nennenswerten Schwierigkeiten, dem einzelnen Patienten verständlich zu machen, dass die funktionellen Forderungen vor dem ästhetischen Aussehen stehen (Abb. 73).

Im Frontzahnbereich sollte man mit dem Patienten gemeinsam nach einer geeigneten Lösung suchen. Der häufig genannte Wunsch nach schönen großen und möglichst weißen Zähnen steht einer vernünftigen altersbezogenen Rehabilitation oft im Wege. Unter dem Begriff Ästhetik versteht man im allgemeinen das Künstliche von dem Natürlichen so gut wie möglich abzuleiten. Hierzu gilt es, die Gesichtslinien mit den Zahnformen und die Zahnfarben mit dem Alter und der Hautfarbe in eine altersadäquate harmonische Beziehung zu bringen. Das ästhetische Aussehen heutiger Frontzahngarnituren und die Vielzahl der Formen machen die geeignete Auswahl für eine prothetische

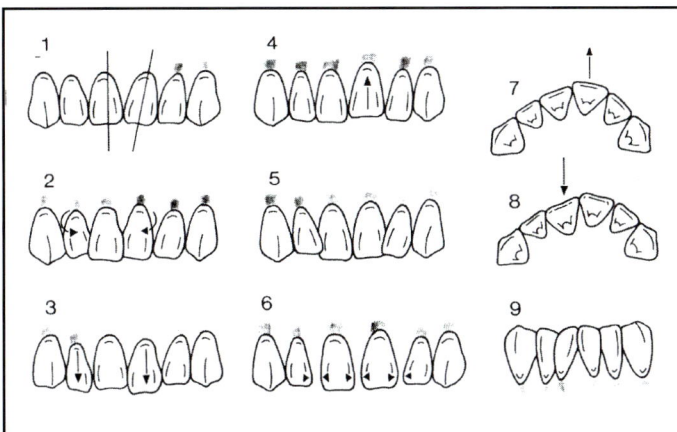

 Abb. 73
Die ästhetische Anpassung von Frontzahnaufstellungen an das jeweilige Patientengesicht:
1 gekippt
2 gedreht
3 verlängert
4 verkürzt
5 verschachtelt (obere Frontzähne lückig)
6 lückig
7 vorgestellt
8 zurückgestellt
9 verschachtelt (untere Frontzähne lückig)

Rehabilitation relativ einfach. Die Auswahl der Zahnform und Zahnfarbe sollte mit dem Patienten abgestimmt werden. Der Patient sollte jedoch gleichzeitig darauf hingewiesen werden, dass erst die Anprobe mit den individuell angeordneten Schneide- und Eckzähnen im Zusammenspiel mit den Bewegungen der Lippen und der Ausstrahlung des Gesichts ein endgültiges Urteil über die vorgeschlagene Zahngarnitur ermöglicht.

7.3.1 Kriterien für die Zahnauswahl

Frontzähne mit dreieckigen Grundformen
sind durch einen schlanken, nach zervikal sich verjüngenden Kronenverlauf gekennzeichnet. Durch die von der Hälfte des Zahnes aus beginnende Einschnürung wird die grazile Zahnform bestimmt. Ihre vertikalen Labialkrümmungen sind mittelstark ausgeprägt.

Die quadratischen Grundformen
wirken eckig und zeigen nach zervikal nur schwache Einschnürungen der Randleisten. Ihre vertikalen labialen Krümmungen sind nur schwach ausgeprägt. Insbesondere die mittleren Schneidezähne dominieren durch ihre kräftigen Ausformungen.

Die ovalen Grundformen
wirken im inzisalen Bereich besonders rundlich. Mit den unterschiedlich starken Verjüngungen nach zervikal kompensiert sich diese Formdominanz. Die vertikale labiale Krümmung ist stark ausgeprägt.

Schwieriger als die Auswahl der Grundformen ist die ästhetische Abstimmung der Zahnproportion von Länge und Breite. Für das Gesicht eines Patienten ist die Zahnbreite von größerer Bedeutung als die Zahnlänge. Es sollte auch auf die Abstimmung der oberen und unteren Zahnbreiten geachtet werden.

> Die Summe der Breite der oberen Frontzähne beträgt im Verhältnis zur Summe der unteren Frontzähne etwa 5 : 4.

Empfehlungen, anthropologische Gesichtspunkte für die Zahnbreite zugrunde zu legen, sollte man als zu aufwendig ablehnen. Geeigneter erscheint die Empfehlung, die Form des unbezahnten Oberkiefers für die Zahnbreitenbestimmung heranzuziehen. Richtig für die Breitenbestimmung der oberen Frontzähne ist die Forderung, Frontzähne wieder dort hinzustellen, wo sich die natürlichen Zähne vormals befunden haben. Aus dieser Forderung ergibt sich die zu verwendende Zahnbreite in aller Regel von al-

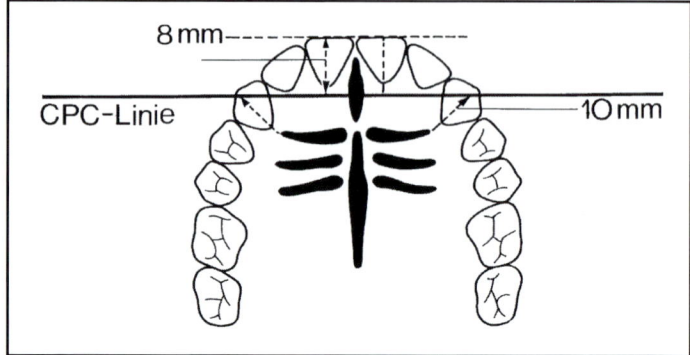

Abb. 74
CPC-Linie
Aufstellhilfe für die
Anordnung der oberen
Frontzähne

leine. Aufschluss über die vorläufige Platzierung von Frontzähnen kann eine Modellanalyse geben.

7.3.2 Modellanalyse nach biogenem Vorbild

Man geht davon aus, dass die Anordnung der Frontzähne auch bei einer Atrophie der Kieferkämme über die Lage der Schneidezahnpapille und der Gaumenfalten rekonstruiert werden kann. Die Gaumenfalten befinden sich im anterioren Bereich des Quetsch- und Reibefelds der Zunge. Man unterscheidet bei der Oberkiefer-Modellanalyse folgende anatomischen Gegebenheiten (Abb. 74):

• die Schneidezahnpapille
  = papilla incisiva,
• die großen und kleinen Gaumenfalten =
  plicae (oder rugae) palatinae majores
  oder minores,
• die Gaumennaht = raphe palatina mediana.

Die ersten großen Gaumenfalten zeigen mit gewisser Regelmäßigkeit auf die Palatinalflächen der Eckzähne. Man geht davon aus, dass von den Endpunkten der ersten großen Gaumenfalten bis zu den vestibulären Flächen der Eckzähne ein Abstand von etwa 10,5 ± 1 mm besteht.

Die Verbindungslinie zu den Spitzen der beiden oberen Eckzähne durchkreuzt mittig die Papilla incisiva. Von ihrem Verlauf abgeleitet wird sie als C-P-C-Linie bezeichnet. Hierunter versteht man die Caninus-Papilla-Caninus-Linie. Man geht davon aus, dass der Abstand von der Mitte der Papilla incisiva zu den Labialflächen der mittleren oberen Schneidezähne etwa 8 ± 1 mm beträgt.

Für den Zahntechniker beinhalten die aufgeführten Werte wichtige Hinweise zum Aufstellen der mittleren Schneidezähne und der Eckzähne. Erst bei der Totalprothesenanprobe wird sich jedoch die Richtigkeit – besser Natürlichkeit – der vorliegenden Zahnaufstellung zeigen.

7.3.3 Längenbestimmung der Frontzähne

Die vertikale Zahnlänge ist, wie erwähnt, nicht so dominierend wie die Zahnbreite. Sie kann folgende ästhetische und funktionelle Faktoren beeinflussen:

• die Sichtbarkeit von Schneidezahnkanten
  und Eckzahnspitzen,
• den Verlauf der Inzisalkantenlinie in Bezug
  zu dem Ober- und Unterkiefer-Lippenverlauf,

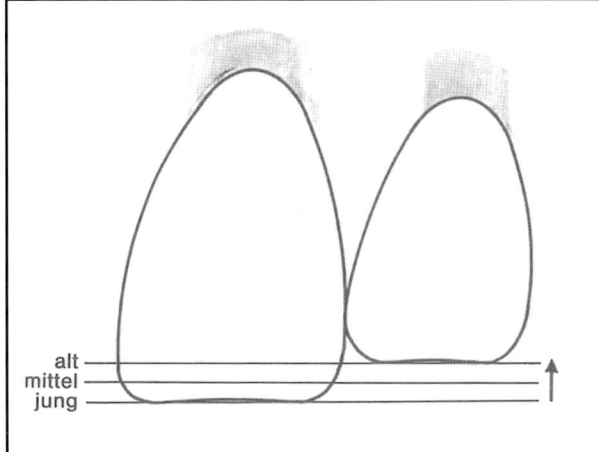

Abb. 75
Die Schneidekantendistanz (SKD) hilft, das Alter des Patienten zu berücksichtigen. Je geringer die Distanz, desto abrasiver und somit älter erscheint ein Gebiss

- die altersadäquate Ansicht der Frontzahnpartie – von der Ausformung der Schneidekanten mit einer jugendlich konvexen bis zu einer altersbedingten abrasiven leicht konkaven Form (Abb. 75),
- die Abstützung der oberen und unteren Lippen,
- die Wirkung der Frontzahnpartie hinsichtlich des Verhältnisses von Zahnbreite zur Zahnlänge.

Insbesondere die gelungene Rekonstruktion der vertikalen Kieferrelation trägt zur erfolgreichen Rehabilitation bei. Die charakteristische faziale Erscheinungsform in Relation zum Ausmaß der Kieferöffnung steht in enger Beziehung zur Länge der Frontzähne. In vielen Fällen dominieren die unteren Frontzähne und täuschen eine obere Zahnlosigkeit vor. Fehlerhafte vertikale Achsenausrichtungen können ein Einfallen und eine Verschmälerung der Oberlippe bewirken.

7.3.4 Veränderung der Regelmäßigkeit

Im wesentlichen soll der zahnlose Mensch mit seiner Totalprothese in die Lage versetzt werden, über eine zufriedenstellende Kaufunktion wieder eine gesunde Ernährung betreiben zu können. Aus der Sicht der Patienten steht jedoch der Wunsch, wieder jung auszusehen, an erster Stelle. Nur alte Menschen haben keine Zähne. Der Traum von Jugend und Dynamik bestimmt sehr häufig das Aussehen der dritten Zähne. Funktionelle Konsequenzen der Zahnlosigkeit, wie Schwierigkeiten bei der Sprachfunktion mit zum Teil erheblichen psychischen Problemen, spielen im Moment der Zahnauswahl nur eine untergeordnete Rolle. Ästhetische Gesichtspunkte sind im Regelfall absolut dominierend. Zufriedenheit mit der Ästhetik des Totalersatzes ist primär der entscheidende Faktor für die „Prothesenakzeptanz". Beim Aufstellen der künstlichen Frontzähne sollte daher alles getan werden, um einen zahnlosen Mitmenschen über seine Totalprothese im eigentlichen Sinne des Wortes zu rehabilitieren, d. h., dem Totalprothesenträger wieder ein zufriedenstellendes Lebenswertgefühl zu ermöglichen.

Neben der zahntechnischen Aufstellung ist die zahnärztliche Anprobe der aufgestellten Zähne eine wichtige prothetische Maßnahme. Man sollte den Patienten darauf aufmerksam machen, dass zu diesem Zeitpunkt noch jegliche Art von Veränderung möglich ist. Nach dem ersten Blick auf die „frisch" eingesetzten Zähne sollten die Eigentümlichkeiten der zu seinem Typ ausgewählten Formen besprochen werden. Man sollte daran erinnern, dass aus einem reichhaltigen Angebot eben jene jetzt eingesetzten Zähne für seinen/ihren Typ als passend angesehen wurden

Es fällt immer wieder auf, dass die labialen Umrisse der Zähne mit der Grundform des Gesichtes harmonieren. Trotzdem kann eine Frontzahn-Anordnung mit einer korrekt bestimmten Zahnform den ästhetischen Gesamteindruck stören. Häufig liegen diese Fehler in einem zu regelmäßigen Verlauf der Schneidekantenlinie. Manchmal ist die Gingivallinie zu symmetrisch ausgerichtet. Es gilt die Regel, dass ein natürliches Aussehen fast immer mit einer gewissen Gesichts-Asymmetrie verbunden ist.

> Gewisse Unregelmäßigkeiten im Zahnbereich, die den äußeren Eindruck von einer Persönlichkeit unterstützen sollen, können durch Übertreibungen leicht ins Gegenteil umschlagen.

7.3.5 Einfluss der Asymmetrie

Unter Asymmetrie versteht man eine bewusste Unregelmäßigkeit, zum Beispiel durch Veränderung der vertikalen Zahnachsen, durch Torsion (Drehstellung) von einzelnen oberen und unteren Schneidezähnen und nicht zuletzt durch die Verlängerung oder Verkürzung von oberen, aber insbesondere von unteren Zähnen (Abb. 76). Beobachtungen haben gezeigt, dass man die Dominanz der mittleren Schneidezähne durch eine übermäßige Verschachtelung nicht gefährden soll. Die seitlichen Schneidezähne und Eckzähne können dagegen mit einer Konvergenz oder Divergenz aufgestellt werden und dadurch mitunter besonders schön wirken. Man sollte zusätzlich daran denken, dass sich durch das Drehen eines Zahnes um seine Längsachse eine Veränderung des Gingivallinien-Verlaufes bewirken lässt. Muss man die Breite des Zahnbogens vergrößern, sollte man lieber eine neue Frontzahngarnitur wählen, als die dann zu schmalen Zähne lückig aufzustellen. Labial- und Palatinalstellungen der oberen bzw. unteren Frontzähne müssen immer in einer funktionellen Abstimmung mit

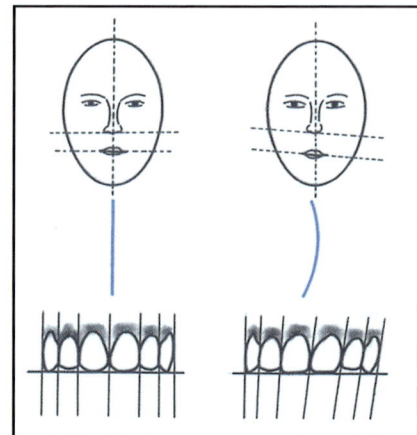

Abb. 76 Die Symmetrie oder Asymmetrie eines Gesichts sollte sich in der oberen Front fortsetzen

dem Okklusionsgleichgewicht erfolgen. Wünscht man, einzelne Zähne in ihrer Stellung zu den benachbarten Zähnen zu verändern, gelten folgende Regeln:

- Die Frontzähne dürfen nicht auf einer niveaugleichen Schneide- und Zervikallinie angeordnet sein.
- Die mittleren oberen Schneidezähne müssen in Form und Stellung dominieren.
- Die seitlichen oberen Schneidezähne können in Form, Stellung und Farbe patientenbezogen das gewünschte Aussehen unterstützen.
- Die unteren Schneidezähne sind in Form und Stellung funktionell den oberen Palatinal- und Inzisalflächen anzupassen.
- Der horizontale Vorbiss der oberen Zähne muss mit der oberen Lippenform harmonieren.
- Der vertikale Überbiss sollte mit den funktionellen Forderungen übereinstimmen.
- Schleifkorrekturen an fabrikatorischen Zähnen dürfen nur dann erfolgen, wenn Zahnfarbe und -form nicht verloren gehen.
- Positive Veränderungen lassen sich durch das Mischen verschiedener Zahnformen erreichen.

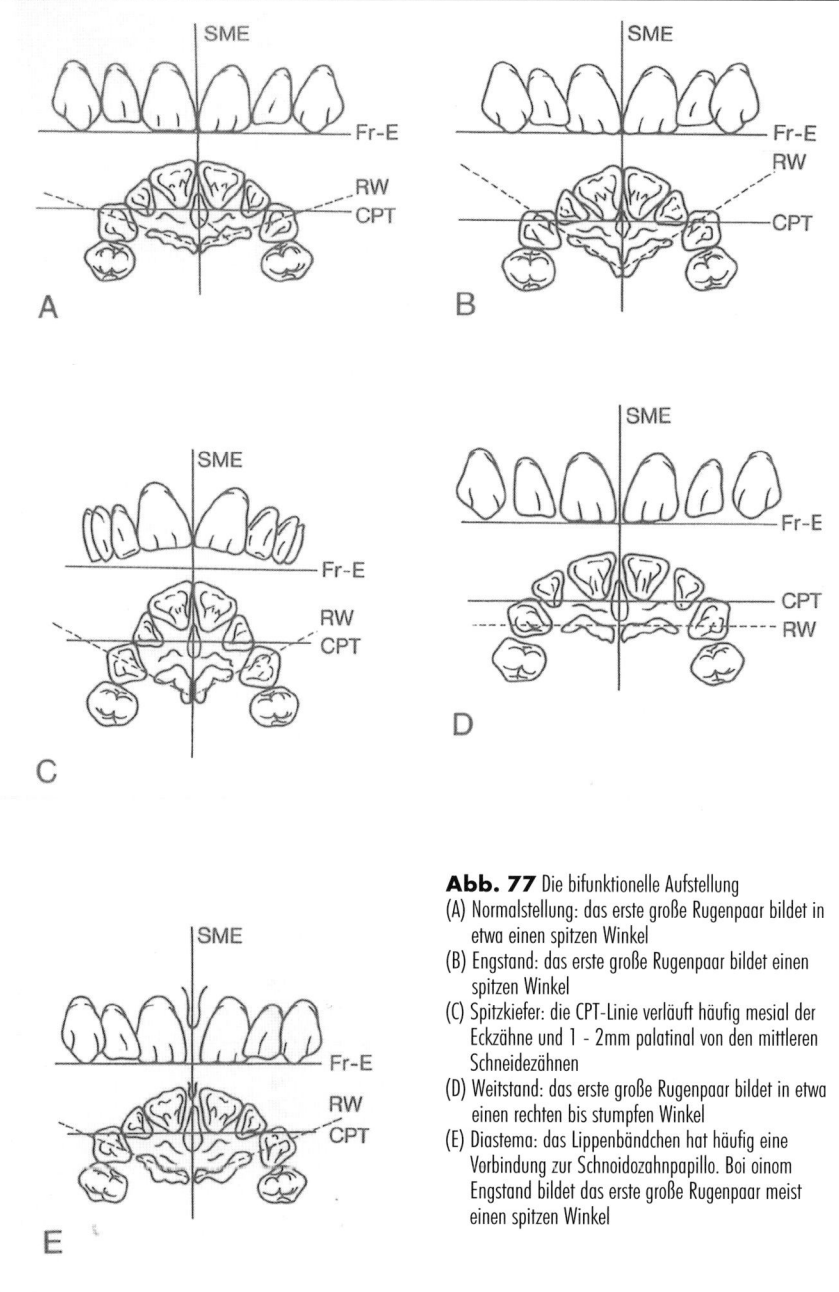

Abb. 77 Die bifunktionelle Aufstellung
(A) Normalstellung: das erste große Rugenpaar bildet in etwa einen spitzen Winkel
(B) Engstand: das erste große Rugenpaar bildet einen spitzen Winkel
(C) Spitzkiefer: die CPT-Linie verläuft häufig mesial der Eckzähne und 1 - 2mm palatinal von den mittleren Schneidezähnen
(D) Weitstand: das erste große Rugenpaar bildet in etwa einen rechten bis stumpfen Winkel
(E) Diastema: das Lippenbändchen hat häufig eine Vorbindung zur Schnoidozahnpapillo. Boi oinom Engstand bildet das erste große Rugenpaar meist einen spitzen Winkel

• Unterschiedliche, doch aufeinander abgestimmte Zahnfarben, können die ästhetische Wirkung erhöhen.
• Der Patient muss mit dem Ergebnis seiner Zahnform, -farbe und -stellung einverstanden sein.

Für eine Frontzahnaufstellung nach biogenem Vorbild – auch biogene oder biofunktionelle Aufstellung genannt – gehören Kenntnisse über die Atrophie der Kieferkämme nach Zahnverlust und die Deutung der Gaumenfaltenmuster.

Neuere Untersuchungen gehen davon aus, dass sich bei zunehmender Atrophie der Alveolarkämme die allgemein genannten Messdaten der Papilla incisiva und der großen Gaumenfalten zum Abstand der mittleren Schneidezähne und der Eckzähne verringern.

Hieraus ist zu schließen, dass man bei gut erhaltenen Kieferkämmen die Frontzähne kaum und bei starker Atrophie weit vor der Kamm-Mitte platzieren muss.

Interessant für eine „ästhetische Unregelmäßigkeit" der Frontzahnaufstellung ist der Hinweis, dass sich von der Lage der veränderten Papilla incisiva und der großen Gaumenfalten entsprechende Rückschlüsse ziehen lassen (Abb. 77).

Es empfiehlt sich, zuerst über die sagittale Halbierung der Schneidezahnpapille und der Kontaktstelle der großen Gaumenfalten auf dem Modell die Sagittal-Median-Ebene = SME einzuzeichnen.

Danach wird von der Mitte der Papilla incisiva in transversaler Richtung zu den Spitzen der großen Gaumenfalten die sog. Eckzahn-Papilla-Transversale = CPT eingezeichnet.

Geht man davon aus, dass die Schneidezähne einen Durchmesser von ca. 7 mm haben, rechnet man bis zur Labialfläche diese 7 mm bis zur Halbierung der Papilla incisiva hinzu.

Bei den Eckzähnen werden von der Gaumenfaltenspitze 9 mm hinzugerechnet. Jetzt kann man erkennen, dass das Gaumenfaltenpaar zur Sagittal-Median-Ebene = SME einen Winkel bildet. Dieser wird als Rugenwinkel = RW bezeichnet.

Ebenmäßige Zahnstellungen zeigen spitze bis rechte Winkel. Beim Zahnengstand verändern sich die Rugenwinkel zu mehr spitzen Winkeln.

7.3.6 Einfluss der Gesichtsphysiognomie

Die Physiognomie des Gesichts sollte bei der Frontzahnaufstellung beachtet werden. Im speziellen heißt dies:

• Berücksichtigung oder Ausgleich von Gesichtsasymmetrien.
• Berücksichtigung oder Ausgleich von Anomalien oder pathologischen Erscheinungen.
• Berücksichtigung oder Ausgleich von Prognathie, Progenie, offener Biss.

Das gleiche gilt für die ästhetische Wirkung der Lippenregion (Abb. 78). Folgendes ist besonders zu beachten:

• Übereinstimmung von Lippendynamik und Zahnbild
• Übereinstimmung von Lippenbewegung und Stellung der UK- und OK-Frontzähne - Lachlinie in Relation zum inzisal-fazialen und zervikalen Schneidezahneffekt

> Es sollte daran gedacht werden, dass die künstlichen Frontzähne ihre visuelle Wirkung in Abhängigkeit der Lippenform und des Lippenverlaufes (gerade, geschwungen, nach oben oder unten geschwungen, schmales Lippenrot, wülstig aufgeworfene Lippen, ungleichmäßig verteilte Lippenfülle im OK und UK, Lippenfülle in Abhängigkeit zur UK-Ruhelage oder zur Unterkieferdynamik) zur Geltung bringen können. Häufig spielt sogar die Lippenfarbe (rot, blass, normalfarbig) bei der Frontzahnaufstellung eine Rolle, da die Lippenfarbe selbstverständlich ein Teil des äußeren Erscheinungsbildes ist und im Einzelfall dadurch auf die Frontzahnaufstellung Einfluss zu nehmen vermag.

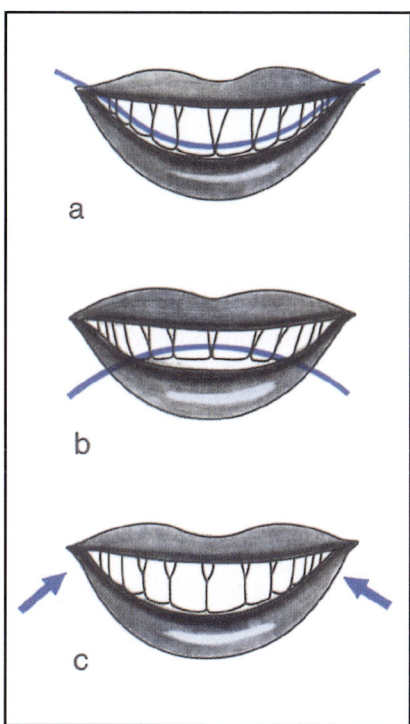

Abb. 78 Die ästhetische Wirkung der Lippenregion
(a) positive Lachkurve
(b) negative Lachkurve
(c) Bukkalkorridor

7.3.7 Einfluss des Lippenspalts

Der Lippenspalt kann wichtige Hinweise zur Formauswahl der Frontzähne geben:

kleiner Lippenspalt = schmale obere mittlere Schneidezähne.
breiter Lippenspalt = breite mittlere obere Schneidezähne.
wulstige Oberlippe = Schneidezähne nicht vor den Kieferkamm aufstellen. Lippe ist Blickfang.
ansteigender Mundwinkel = Höherstellen der Eckzähne.

hängender Mundwinkel = Eckzähne mit Spitzen und weiter nach unten.
bei Deckbiss = obere Frontzähne auf gleiche Höhe wie entspannte Oberlippe. Phonetik beachten.
sichtbarer Alveolar-Kamm = obere Zähne auf den Kieferkammfortsatz aufschleifen (wenn der Prothesenhalt sichergestellt ist).

Lippenspalt in Beziehung zum Konstitutionstyp und zur Zahnform:

leptosomer Typ = gerader Lippenspalt mit schmalem Lippenrot: dreieckige oder schmale rechteckige Zähne

athletischer Typ = hängender Lippenspalt mit wulstigem Lippenrot: breite rechteckige Zähne

pyknischer Typ = gerader Lippenspalt mit oft wulstigem Lippenrot: ovale Zähne

7.3.8 Morphologische Grundsätze

Das Verhältnis der Länge zur Breite eines Frontzahns richtet sich nach:

• der Kopfform,
• dem interalveolären Raum,
• der Nasenform (Gerber)
  - schmale Nasenflügel und konvexer Nasenrücken
    = schmale gerade obere Schneidezähne;
  - breite flache Nase
    = quadratische Zähne, aber nicht auffällig nach vorne gestellt,
• der Kieferform
  - schmaler Kieferbogen mit hohem Gaumendach
    = schmale lange mittlere Schneidezähne;
  - eckig breiter Kieferbogen
    = quadratisch kurze mittlere Schneidezähne;
  - runder breiter Kieferbogen
    = breite Schneidezähne mit abgerundeten Schneidekanten und gewölbten Facialflächen.

7.3.9 Einfluss der Konstitutionstypen

Bei Pyknikern = normaler Überbiss
- Schneidekanten leicht nach labial geneigt. Imitierter Lückenstand und ggf. ein Diastema mediale

Bei Athletikern = geringer Überbiss
- senkrechte Achsenstellung, gerade Schneidezahnlinie, ggf. mit abradierten Schneidekanten.

Bei Leptosomen = größerer Schneidezahnüberbiss
- senkrechte Achsenstellung, leicht bogenförmige Schneidezahnlinie. Unregelmäßigkeit kann Engstand imitieren.

Stellung der Zähne bei Mischtypen
- In Anlehnung an den am nächsten passenden Grundtypen. Zahnform nach dem umgekehrten Umriss des Gesichtes wählen. Täuschungsmittel einsetzen: Engstand, Weitstand, Torsion oder Versetzen einzelner Zähne, unregelmäßige Schneidezahnlinie.

7.3.10 Allgemeine Regeln zur Statik

Für die statisch richtige Aufstellung der Frontzähne lassen sich einige allgemeingültige Regeln aufstellen:

- Die Anordnung der unteren und oberen Frontzähne muss im funktionellen Zusammenspiel erfolgen.
- Die Anordnung sollte sich nach der Sichtbarkeit beim Sprechen und Lachen richten.
- Die vertikale und horizontale Ausrichtung sollte eine ausreichende Lippenstütze bewirken.
- Unregelmäßigkeiten bzw. Verschachtelungen sollten wie im natürlichen Gebiss im Zusammenspiel mit den oberen und unteren Frontzähnen ein harmonisches Bild erzeugen.
- Bei anomalen Kieferkammsituationen und Okklusionsanomalien sollte die Anordnung der Frontzähne das ästhetische Aussehen verbessern.

> Im Frontzahnbereich gilt prinzipiell die Regel: Ästhetik vor Funktion. Jedoch Achtung: vertikaler Überbiss muss immer gleich horizontalem Überbiss sein.

7.3.11 Bezugspunkte und Aufstell-Linien auf dem UK-Modell

Die im Vergleich zum OK geringe Auflage beziehungsweise Stabilisierungsfläche des UK fordert eine maximale Beachtung des statischen Gleichgewichts der künstlichen Front- und Seitenzähne. Man spricht hier von einer modellbezogenen Statik für den UK. Bei den Frontzähnen sollte man den häufig reduzierten sagittalen Breiten der künstlichen im Vergleich zu den natürlichen Zähnen Rechnung tragen. Die Okklusalflächen der Seitenzähne sollten in Relation zur Kieferkammbreite ausgewählt sein. Den Kieferkamm seitlich überragende bukkale und linguale Höckergrate können Kippmomente bilden, die die Lagestabilität der UK-Prothese beeinträchtigen bzw. aufheben. Die empfohlenen Linien erleichtern somit eine statisch richtige Platzierung der Front- und Seitenzähne.

Die auf dem Modell markierten Punkte und Linien haben folgende Bedeutung (Abb. 79):

- Die transversal verlaufende Kieferkamm-Mittellinie ist die Bezugslinie für die zervikale Ausrichtung der UK-Frontzähne (1).
- Parallel zur Kieferkamm-Mittellinie verläuft im Bereich der Umschlagfalte die Bezugslinie für die vertikale Ausrichtung der Inzisalkante der unteren Schneidezähne (2).
- Die retromolaren Polster (3).
- Die Innenbegrenzung der retromolaren Polster (4).
- Die Außenbegrenzung der retromolaren Polster (5).
- In sagittaler Richtung die Mitten der retromolaren Polster. Diese Linien dürfen in Übereinstimmung mit der Kieferkamm-Mittellinie gesehen werden (6).
- Auf den der retromolaren Polstern mittig und im posterioren Drittel die Fixpunkte für den Einrichtschlüssel (7).

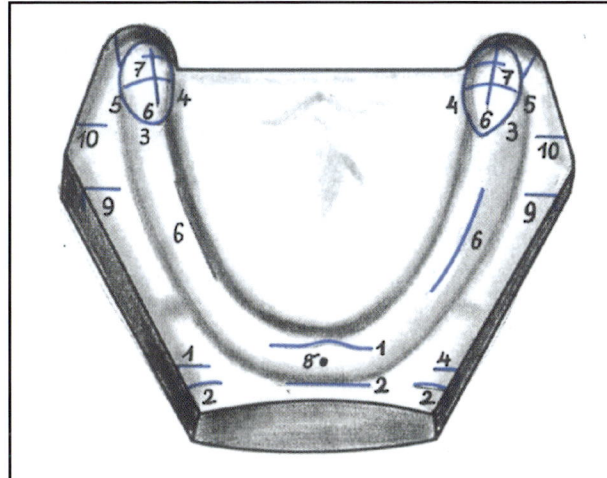

Abb. 79
Bezugspunkte und Aufstell-
Linien auf dem UK-Modell

• Im Bereich des Lippenbändchens liegt der Fixpunkt für den Symphysendorn (8).
• Auf dem Sockelrand im posterioren Anteil die tiefsten Stellen der UK-Atrophie für die Position der ersten Molaren (9).
• Auf dem Sockelrand die Positionen der aufsteigenden Anteile der retromolaren Felder als Grenzlinien für die distalen Anteile der letzten Seitenzähne (10).

7.3.12 Bezugspunkte und Aufstell-Linien auf dem OK-Modell

Die statische Gesetzmäßigkeit, die zur Lagestabilität von Totalprothesen führt, wird im wesentlichen von der Stellung der Front- und Seitenzähne der UK-Prothese beeinflusst, die weitest gehend dem Verlauf des Kieferkammes folgen soll. Somit haben die Einzeichnungen auf dem UK-Modell eine größere Bedeutung als die Markierungen auf dem OK-Modell. Da durch die Atrophie bedingt die transversalen Beziehungen der Alveolarkamme vom OK zum UK gesehen sehr unterschiedlich ausfallen können, gilt im wesentlichen folgende Regel: Die OK-Seitenzähne müssen in einer eugnathen interkuspidalen Zuordnung zu den UK-Seitenzähnen aufgestellt sein. Die Forderung nach ihrer mittigen Kieferkammausrichtung hebt sich hiermit als unbedingt einzuhaltende Richtlinie in Abhängigkeit des jeweiligen Falles auf. Wichtig erscheint der Hinweis, dass die transversalen und sagittalen Dimensionen der künstlichen Seitenzähne aus dem großen Angebot sehr sorgfältig ausgewählt werden sollten. Die erkennbare Breite des UK-Kammes und seine sagittale Länge beinhalten eine sichere Aussage für die zweckentsprechenden Zahngrößen im Seitenzahnbereich. Die Einzeichnung der Oberkieferkamm-Mitte über die Schneidezahnpapille ist nur als allgemeine Orientierungshilfe zu werten. Beobachtungen haben gezeigt, dass die prothetische Mitte, auf dem Wachswall markiert, bis zu 80 % von der anatomischen Mitte abweicht. Man denke hier vor allem an die Auswirkungen der interalveolären Linie (siehe unten).

Bei den Frontzähnen sollten die vertikalen Zahnachsen den ästhetischen Erwartungen angepasst sein. Allgemein anerkannt ist die Empfehlung, dass sich die Stellung der Schneide- und Eckzähne von den angegebenen anterioren Markierungen ableiten lässt. Nach mittelwertigen Angaben platziert man die Labialfläche der mittleren Schneidezähne ca. 8 mm von der Mitte der Papilla incisiva und die der Eckzähne ca. 10,5 mm vom

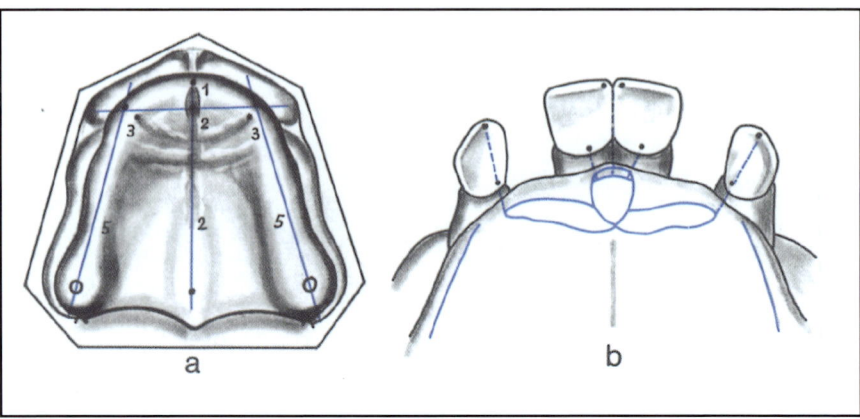

Abb. 80 Bezugspunkte und Aufstelllinien auf dem OK-Modell
(a) Sie können eine Hilfe für die Anordnung der mittleren Schneidezähne und der Eckzähne sein (b).

lateralen Ende der ersten Gaumenfalte. Die Verbindungslinie der Eckzahnspitzen (CPC-Linie) soll durch die Mitte der Papille verlaufen.

Die Bezugslinien beinhalten folgende Aufstellmarkierungen (Abb. 80):

- Die Papilla inzisiva - Schneidezahnpapille (1).
- Die Mittellinie, durch sagittale Halbierung der Schneidezahnpapille markiert, ist eine Orientierungshilfe für die Festlegung der Modellmitte (2).
- Die Spitzen des ersten großen Gaumenfaltenpaares können Anhaltspunkte für die Position der Eckzähne sein (3).
- Die transversale Mitte der Papilla inzisiva kann als Anhaltslinie für die Position der mesialen Hälfte der Eckzähne gesehen werden (4).
- Die Mittellinie auf den höchsten Erhebungen der Tubera. Sie bilden einen Anhalt für die Bestimmung der Kieferkamm-Mitte (5).

7.3.13 Empfehlungen zur Modellanalyse

Geschult von A. Gerber und stark beeinflusst von seiner didaktisch präzise gestalteten Condylartheorie haben überzeugte Anhänger es als ihre Verpflichtung gesehen, dort weiter zu denken und zu gestalten, wo Gerber aufhören musste.

Aus der Sicht der Zahntechnik überrascht es nicht, dass sich aus den Beobachtungen der täglichen Praxis aus den Aufstellempfehlungen von Gerber eigenständige Totalprothetikkonzepte entwickelt haben. (Genaue Angaben folgen in Kapitel 9.)

Um der zunehmenden Bedeutung der Okklusion in der Totalprothetik gerecht zu werden, hat man eine Präzisierung der Modellanalyse als eine zwingend notwendige Planungsmaßnahme genauer definiert.

Interessierte Zahntechniker, die sich mit der statisch richtigen Anordnung der Front- und Seitenzähne beschäftigen möchten, sollten sich zuerst mit den logischen Zusammenhängen des Hilfsmittels Modellanalyse vertraut machen. Über eine systematisch geordnete Vorgehensweise bei der Anlage der Markierungen OK- und zahnlosen UK-Funktionsmodellen werden die statischen und funktionellen Zwänge der zweckentsprechenden Anordnung der Front- und Seitenzähne verständlich.

Die bekannte Forderung:
„Seitenzähne auf die Kieferkamm-Mitte"
ist durch die logische Erkenntnis korrigiert:
„Seitenzähne in die richtige naturidentische physiologische Kraftrichtung".

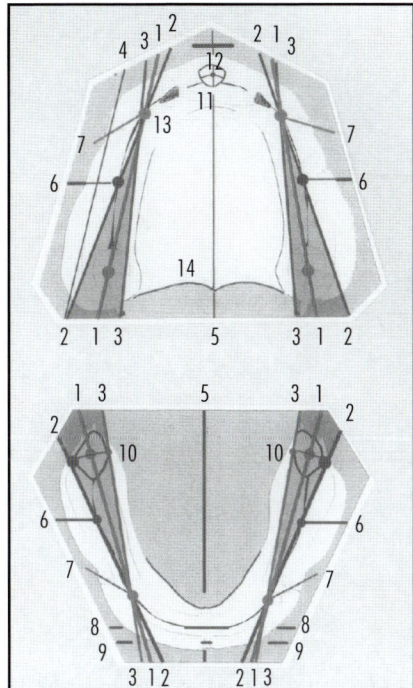

Abb.81
Linien der Modellanalyse für die statisch richtige Anordnung der Front- und Seitenzähne. Anzeichnungen auf den zahnlosen Ober- und Unterkiefer-Funktionsmodellen.

(1) Linien der Grundstatik = OK-Ideallinien entsprechen dem Verlauf der Palatinalhöcker
UK-Ideallinien entsprechen dem Verlauf der Zentralfissuren

(2) Linien der Außenkontur = Entsprechen dem vestibulären Begrenzungsverlauf der Bukkalhöcker des OK und UK

(3) Linien der Innenkontur = OK – Entsprechen der Begrenzung der Positionen der Palatinalhöcker
UK – Markieren den maximalen Verlauf der Zentralfissuren

(4) Modifizierte Außenkontur = Linie zur Kennzeichnung der Errichtung der Balancierung

(5) Mittsagittal-Linie = OK- und UK-Modell und Kiefermitte

(6) Kauzentrum = Position der oberen und unteren ersten Molaren

(7) Position der ersten Prämolaren = Höcker-Fossa-Beziehung gegebenenfalls mit Prämolarenführung

(8) Orientierungslinie Kieferkamm-Mitte

(9) Orientierungslinie Umschlagfalte = Anhalt für die vertikale Labialflächenbegrenzung

(10) Retromolare Polster = Mittelpunkt wird als Anhalt für die Anlage eines Einrichtschlüssel gesehen

(11) Schneidezahnpapille = Anhalt für die anatomische Modell- und (papilla incisiva) Zahnreihen-Mitte

(12) Orientierungslinie für die Begrenzung der Labialflächen der zentralen Incisiven. Abstand von der papilla incisiva ca. 8 mm

(13) Enden der ersten großen Gaumenfalten = Plicae palatinae transversae
Richtungsweiser für die Eckzahnpositionen ca. 10 mm

(14) Grenzline = AH-Linie , harter Gaumen = palatum durum zum weichen Gaumen = palatum molle

(15) Grenzline Mundboden = Diaphragmaloris

Nicht unwichtig wird gefordert:
Stabilisierende Wirkung von Wangenabstützung und Zungenfreiheit nutzen.

Zur didaktischen Unterstützung hat man die kieferabgestimmten Linienführungen nominell unterteilt:

• Grundstatik = Ideallinien für die Anordnung der oberen und unteren Seitenzähne.
• Innenkorrektur = Begrenzungslinien für Positionen der Seitenzähne.
• Außenkorrektur = Begrenzungslinien für die Stellung im vestibulären Bereich.
• Modifizierte Außenkorrektur =
Linien zur Errechnung der Balancierung.

Über die mit diesen Forderungen gekoppelten Aufstellempfehlungen steht dem Zahntechniker ein Gesamtkonzept zur Verfügung, das zu statisch und funktionell erfolgreichen Totalprothesen führt.

Abb. 82 a

Linien zur Festlegung der Position der maximalen Kaueinheit = Erste Molarenposition
Anzeichnung auf den bukkalen Sockelränder

(1) Sagittaler Verlauf des Kieferkammprofils
(Werkzeug: Profilzirkel)

(2) Markieren des tiefsten Punktes des
Profilverlaufes

(3) Linie parallel zur Okklusionsebene

(4) Markierung für die größte Kaueinheit und
ihre Toleranzbereiche. Position des ersten
unteren Molaren.

(5) Stopp-Linie. Grenzposition vor dem visuell
erkennbaren ansteigenden Kieferkamm.
Empfehlung: Wird mit einer Winkelschablone
von 22,5 − 25 Grad ermittelt.

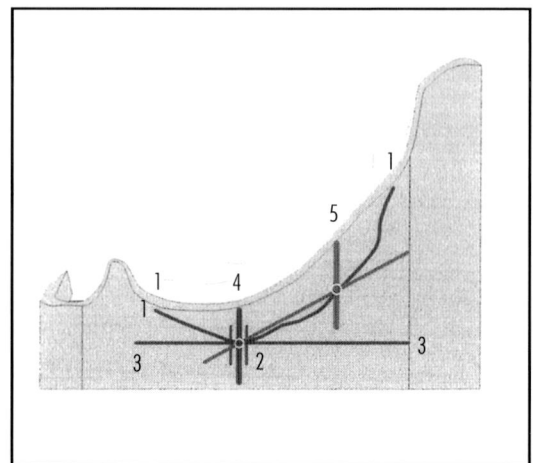

Abb. 82 b

Linien für die Festlegung der Grundstatik

Anzeichnungen auf dem posterioren
Modellsockel des Ober- und Unterkiefers

(1) Linien der Grundstatik = OK-Ideallinien
für den Verlauf der Palatinalhöcker
UK-Ideallinien für den Verlauf der
Zentralfissuren

(2) Linien der Außenkorrektur = Vestibulärer
Begrenzungsverlauf der OK- und
UK-Buckkalhöcker

(3) Linien der Innenkorrektur = OK −
Begrenzt die Position der Palatinalhöcker
UK − Markiert den maximalen Verlauf der
Zentralfissur

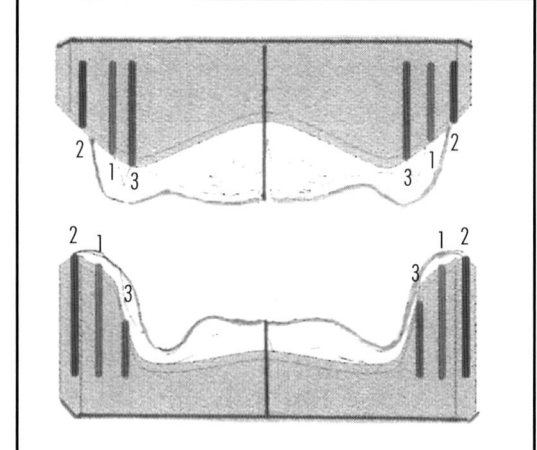

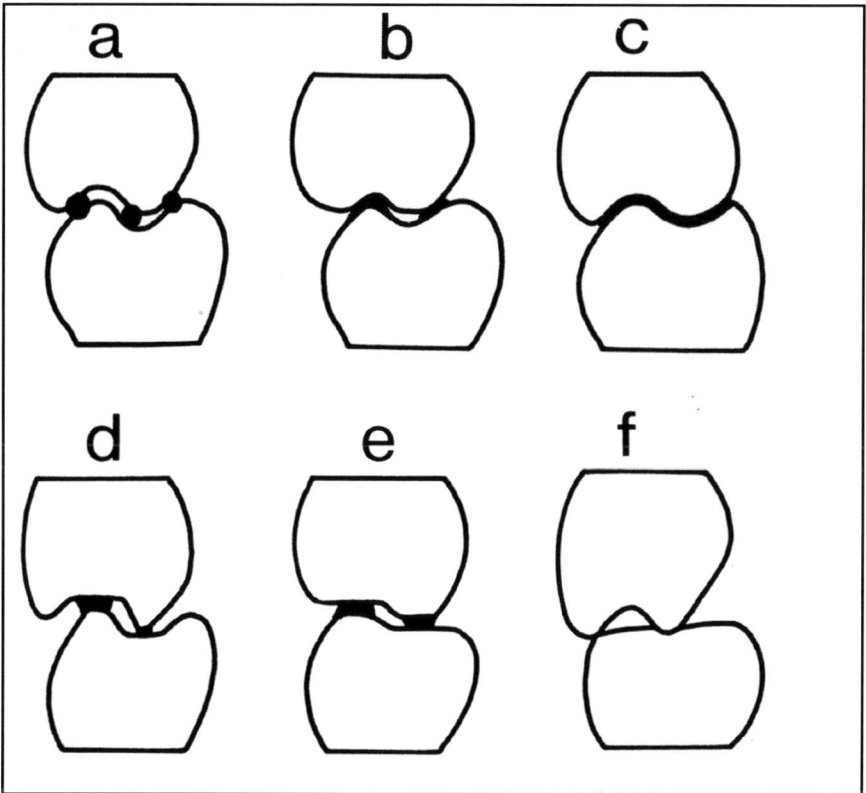

Abb. 83 Kauflächenformen = Okklusionsformen:
(a) punktförmiger Kontakt, (b) Teilflächenkontakt, (c) Flächenkontakt, (d) vertikale Stopps für Horizontalführung,
(e) horizontal freibewegliche Stopps, (f) umgekehrter Teilflächenkontakt

7.4 Geschichtlicher Überblick: Seitenzähne

Die Entwicklung der künstlichen Frontzähne wurde im wesentlichen durch ästhetische Gesichtspunkte beeinflusst. Bei den Seitenzähnen waren es vor allem funktionelle Aspekte, die zu der Entwicklung unterschiedlicher Kauflächen bzw. Zahnformen geführt haben. Allen Bemühungen war das Bestreben nach der Realisation eines ausreichenden Nahrungszerkleinerungseffektes bei gesicherter Prothesenlagestabilität gemeinsam.

Eine Reihe von Untersuchungen haben sich mit den unterschiedlichen, fabrikatorisch hergestellten posterioren Okklusionstypen beschäftigt (Ortmann, 1977, Berg, 1988, Yoshida, 1988). Die Untersuchungen beziehen sich im wesentlichen auf folgende Punkte:

Zerkleinerungseffektivität
• Kraftübertragung in Kieferkammrichtung
• Schleimhaut-Reaktion der zahnlosen Kiefer
• Patienten-Resonanz über die Kaueffektivität

Die Okklusionstypen im Seitenzahnbereich lassen sich prinzipiell in mehr oder weniger anatomisch ausgeformte Höckertypen aufteilen. Die wesentlichen Vor- und Nachteile der einzelnen Höckerformen sollen in der folgenden Gegenüberstellung genannt werden (Abb. 83). Im wesentlichen unterscheidet man drei verschiedene Zahnformen.

Der anatomische Zahn.
Mit dieser Zahnform versucht man, die natürliche Zahnform nachzuahmen. Der fabrikatorisch hergestellte anatomische Standardzahn hat einen sagittalen Höckerfurchenwinkel von 33° oder mehr und einen transversalen Höckerfurchenwinkel von ca. 20°.

Der modifizierte oder semi-anatomische Zahn.
Diese Okklusalfläche besitzt einen sagittalen Höckerfurchenwinkel, der weniger als 33° beträgt. Der transversale Höckerfurchenwinkel ist dazu angepasst schwächer ausgeformt. Da dieser ausgeformte Zahn noch in drei Dimensionen artikuliert, zählt man ihn zu den anatomisch ausgeformten Zähnen.

Der monoplane oder nicht-anatomische Zahn.
Die Okklusionsfläche ist im wesentlichen ohne jegliche Höckerausformung. Diese Zähne okkludieren also nur in zwei Dimensionen (Breite und Länge).

Bis heute fällt es schwer, für die Kauflächengestaltung der künstlichen Seitenzähne eine allgemeingültige Zweckform zu nennen. Nicht-anatomische Kauflächenformen empfiehlt man im Einzelfall bei älteren Patienten mit stark atrophierten Kieferkämmen anzuwenden. Sie bilden jedoch eine Sonderform der handelsüblichen Prothesen-Seitenzähne. Infolge der fehlenden Höcker wird diesem Seitenzahntyp vorgeworfen, dass die notwendige Orientierung des Unterkiefers zum Oberkiefer durch diesen höckerlosen Zahntyp nicht in ausreichendem Maße gewährleistet werden kann.
Die verschiedenen Seitenzahnformen lassen sich im Regelfall unterschiedlichen Lehrmeinungen zuordnen. Im folgenden sollen jene Prothetiker genannt werden, die sich bei der Gestaltung der Totalprothesen-Seitenzähne einen besonderen Namen gemacht haben.

Seitenzähne ohne verschlüsselnde Höcker = nicht-anatomische Seitenzähne
1858 wurden von der Firma AHS Zähne mit „invertierten Höckern" herausgebracht.
1929 entwickelte Hall seine „Näpfchen-Zähne" mit stark verschmälerter Kaufläche.
1937 wurden von Blanchard nicht-anatomische Porzelanzähne mit Metalleinlagen empfohlen. Die Metalleinlagen dieser Oberkiefer- und Unterkiefer-Seitenzähne unterschieden sich durch sagittale oder transversale Windungen.

Seitenzähne mit verschlüsselnden Höckern in allen Richtungen = vollanatomische Seitenzähne
1913 entwickelte Gysi seine 33°-Seitenzähne.
1928 verwendete Gysi Kreuzbisszähne mit verkürzten bukkalen Höckern. Hierzu ist anzumerken, dass nach der Lehrmeinung Gysis in ca. 60 % aller Fälle Kreuzbiss-Zahnaufstellungen notwendig sind.
1936 wurden von Gysi die sog. 20°-Diatorics unter dem Namen „Solarex-Zähne" herausgebracht. Diese Zähne zeichneten sich durch eine anatomische Grundform aus.

Seitenzähne ohne verschlüsselnde Höcker in sagittaler Richtung
Zahnformen dieser Art ermöglichen eine ungehinderte Vorschubbewegung des Unterkiefers
1860 wurde von Bonwill empfohlen, in die Seitenzähne sagittal verlaufende Rinnen einzuschleifen. Diese Zähne waren so gut wie höckerlos.
1922 brachte Sears „Chewing Members" (engl.: Kauglieder) auf den Markt, die in sagittaler Richtung frei beweglich waren.
1936 führte Hiltebrandt seine Abrasionszähne und Physioformzähne ein. Die Physioformzähne arbeiteten nach dem „Mörser-Pistill-Prinzip". Sie besaßen im

Oberkiefer eine ausgeprägte Rinne und im Unterkiefer eine Kauleiste. 1955 wurden von Appenroth & Winters die sog. Kaufunktionsschienen herausgebracht. Hierbei handelte es sich um Metallschienen, die in sagittaler Richtung zusammenhängende Rinnen bildeten.

Seitenzähne ohne verschlüsselnde Höcker in transversaler Richtung

Zahnformen dieser Art beruhten auf der Feststellung von Fehr, dass Seitenzähne allein in sagittaler Richtung über Höcker verschlüsselt sein müssten, um ein Klaffen der Seitenzahnreihen bei der Vorschubbewegung zu verhindern. Seiner Meinung nach konnte dies Klaffen der Seitenzahnreihen nicht allein über die Ausformung einer Spee'schen Kompensationskurve ausgeglichen werden.

1922 entwickelte Fehr seine Rational-Zähne, die nur in sagittaler, aber nicht in transversaler Richtung verschlüsselt waren.

1931 wurden von Schröder und Trebitsch die Dynamik-Zähne herausgebracht. Obgleich sie nach dem „Mörser-Pistill-Prinzip" gestaltet waren, boten sie über transversal verlaufende Leisten allein eine Verschlüsselung in sagittaler Richtung.

7.4.1 Hinweise zu den Höckerneigungen

Die folgenden Angaben beziehen sich auf die sagittalen Höckerfurchenwinkel, die man in Relation zur Gelenkvorgleitbahn setzt.

Höckerneigungen
Ivoclar: Tiefbisszahn: ca. 29°
Kreuzbisszahn: ca. 25°
Normalzahn: ca. 26° (gilt für Kunststoff- und Keramikzähne)

Candulor: 24° (für Kunststoff und Keramikzähne)

Dentsply: Bio Stabil K. Seitenzähne (Kunststoff): ca. 20°

Artiglus Seitenzähne (Kunststoff: 25 - 28°

Bioform P.T. Seitenzähne (Keramik): 30°

Vita: Syno-Form: 5°

Cuspi-Form: 28° (gilt für Kunststoff und Keramikzähne)

7.4.2 Anatomische Höckerformen

Vorteile:
• Für die Nahrungszerkleinerung ist ein relativ geringer Kaudruck notwendig.
• Bessere Ästhetik.
• Es entsteht eine Führungshilfe für die maximale interkuspidale Beziehung.
• Bei okklusaler Stabilität sind insbesondere im Unterkiefer weniger Druckstellen zu verzeichnen.

> Funktionelle Formanpassung:
> Transversale Höckerfurchenwinkel der latero- und mediotrusiven Bewegungen angepasst.
> Sagittale Höckerfurchenwinkel den protrusiven Bewegungen angepasst.

Nachteile:
• Eine okklusale Disharmonie führt zur Protheseninstabilität.
• Bei einer Höckerverzahnung muss eine präzise Kieferrelation und Basisstabilität vorliegen.
• Größere horizontale Schubkräfte.
• Bei schwierigen Kieferrelationen können Adaptionsprobleme entstehen. Der Einsatz von adjustierbaren Artikulatoren ist obligatorisch.
• Wenn sich die Prothesenbasen einlagern, geht das Okklusionsgleichgewicht der balancierten Okklusion verloren.
• Kontrollen der Okklusion sind bei Kunststoffzähnen nach einer gewissen Tragezeit obligatorisch.

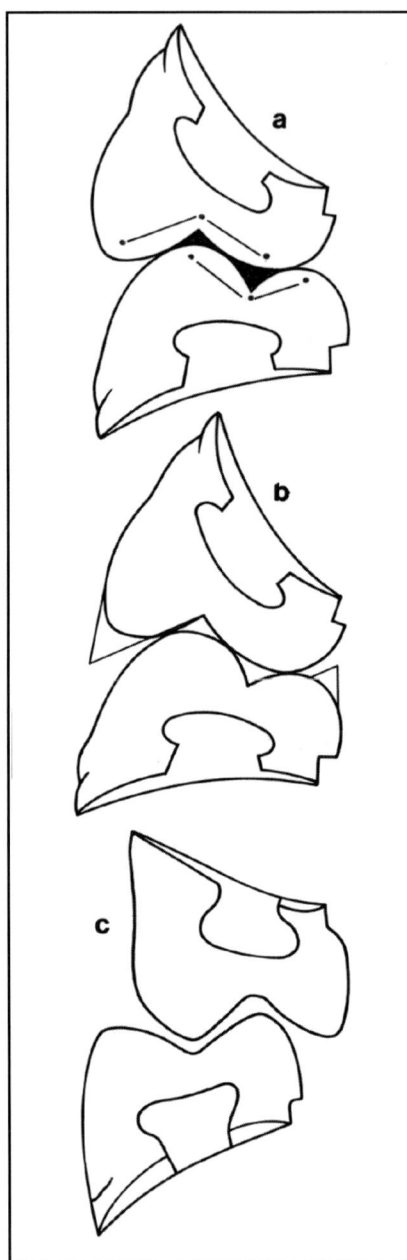

Abb. 84 Der Höckerfurchenwinkel sollte dem (a) Normalbiss, (b) Tiefbiss, (c) Kreuzbiss angepasst sein

7.4.3 Nicht-anatomische Höckerformen

Vorteile:
- Sie verschlüsseln den Unterkiefer nicht in der festgelegten Relation: Die Zentrik-Position ist mehr flächenhaft und weniger punktförmig.
- Sie zeigen geringere horizontale Schubkräfte durch das Fehlen von geneigten Flächen.
- Sie lassen sich leichter bei vertikalen und horizontalen Veränderungen anpassen.
- Sie lassen sich einfacher für eine Aufstellung im Kreuzbiss verwenden.
- Sie beinhalten eine weniger zeitaufwendige Aufstelltechnik.

Nachteile:
- Sie okkludieren im wesentlichen in zwei Dimensionen (die Bewegung des UK erfolgt aber in drei Dimensionen).
- Es ist schwierig, eine bilaterale und protrusiv balancierte Okklusion zu erreichen. Durch das Fehlen der Höcker und dem damit verbundenen Anheben der vertikalen Dimension ist bei Lateralbewegungen nur eine flache Inzisalführung möglich.
- Sie zeigen eine geringere Kaueffizienz.

7.4.4 Innovative Zahnlinien

Unter dem Begriff „Zahnlinie" versteht man das Angebot der in Form, Größe und Farbe lagerfreundlich geordneten fabrikatorisch hergestellten Front- und Seitenzähne. Aufmerksam gemacht durch die funktionellen Verbesserungen der manuell hergestellten Restaurationen war die Entwicklung neuer Zahnlinien nur eine Frage der Zeit. Hochwertige Ersatzzähne für die partielle und totale Prothetik zeigen die Merkmale naturidentischer Front- und Seitenzähne.

Insbesondere die Kauflächen der Seitenzähne sind nach dem funktionellen Vorbild der anatomischen Höckerkonfigurationen gestaltet.

Es gehört zur allgemeinen Information, dass sich erfahrene Zahntechnikermeister wie V. Brosch, M. Polz, J. Stuck u. a. sowie Prof. R. Marxkors um die Neugestaltung der konfektionierten Front- und Seitenzähne erfolgreich bemüht haben.

Zeitgemäß richtig sind die informativen Veröffentlichungen der einschlägigen Dentalindustrie, ihre neuen Zahnlinien und Aufstellempfehlungen in Wort und Bild über die Fachliteratur vorzustellen.

Das Wesentliche der okklusalen Merkmale der neuartigen Seitenzähne lässt sich mit der Bezeichnung „Multifunktionale Kaufläche" (Heraeus) am leichtesten verständlich machen.

Merkmale der Seitenzahnformen
- Anatomische Kauflächenausformung für eine Höcker-Fossa = Zahn-zu-Zahn und Höcker-Fossa-Randleisten = Zahn-zu-zwei Zahnbeziehung.
- Einschleifreserven für die Anordnung bei dysgnathen Bisslagen.
- UK-Prämolaren mit erhöhten distalen Randleisten zur Verbesserung der zentralen Gruben.
- OK-Prämolaren mit mesialisierten palatinalen Höckern zur stabilisierenden Kontaktierung in den zentrischen Gruben der UK-Prämolaren.
- Freiraum für die laterotrusiven Bewegungen durch die distale Verlagerung der bukkalen Höcker der OK-Prämolaren.
- Freiraum für die mediotrusive Bewegung durch die mesiale Verlagerung der palatinalen Höcker.
- Abnehmender Höckerneigungswinkel von den Prämolaren zu den Molaren zur leichteren Anpassung der Bennettbewegungswerte.
- Gleichmäßige vertikale Kraftübertragung durch die zentrischen Kontakte auf den Randleisten und den Gruben auf gleichem Niveau.
- Anatomische Übereinstimmung der transversalen und sagittalen Okklusionsfelder zur Sicherung der dynamischen Gesetzmäßigkeit.

Merkmale der Frontzahnformen
Bei der Neugestaltung der oberen und unteren Frontzähne zählen die Verbesserungen des ästhetischen Aussehens zu den erkennbaren Qualitätsmerkmalen.

Form und Farbe der Ersatzzähne so naturidentisch wie die eigenen Zähne; dieser Zielsetzung ist man auch bei kritischer Bewertung sehr nahe gekommen. Die Funktionsflächen auf den oberen Frontzähnen und den unteren Schneidekanten sind den Bewegungsabläufen des Unterkiefers angepasst. Mit ihren anatomisch richtigen palatinal-lingualen Ausformungen kann man den phonetischen Ansprüchen gerecht werden.

- Morphologisch richtige Rekonstruktion der natürlichen oberen und unteren Schneide- und Eckzähne.
- Strukturierte Zahnoberflächen mit den naturidentischen Merkmalen.
- Ausgeprägte labiale und palatinale Randleisten der oberen Schneidezähne.
- Vestibuläre Flächen der Schneidezähne mit vertikalen und horizontalen Wölbungen. Die richtig verwundenen Labialflächen bezeichnet man als TWIST.
- Konkav ausgeformte Palatinalflächen mit funktionell ausgeformten Randleisten und Tubercula.
- Eckzahnform mit mesialer und distaler Schneidekante, labialer Anteile der Randleisten. Palatinale Mittelleiste. Eckzahnführungsleisten, palatinale Gruben und Tubercula.
- Interproximalflächen distal größer als mesial.
- Papillenstützen zur Erleichterung der Gestaltung der Interproximalpaillen.
- Labial leicht abgesetzte Zahnhälse für den Ansatz des zahnfleischfarbigen Kunststoffes.
- Untere Schneidezähne mit den typischen meißelartigen Kronenformen und den schwach gewölbten strukturarmen Oberflächen.

7.5 Auswahl der Zahnfarbe

Die Auswahl der Zahnfarbe erfolgt im wesentlichen nach folgenden Kriterien:
Alter, Hautfarbe und Geschlecht

Nach dem Alter:
Bis 45 Jahre sind helle Farben noch vertretbar.

Von 45 bis 60 Jahre – dunklere Farben wählen. Zahngarnituren können gemischt werden. Individuelle Einfärbungen erhöhen das ästhetische Aussehen. Hierzu zählen: Farbungleichheit, Schmelzrisse, Füllungen, Verfärbungen, angedeutete Zahnwurzeln, Verfärbungen der interproximalen Anteile und der Schneidekanten.

Ab 65 Jahre – Zahnfarben in den bekannten Grautönen wirken natürlich. Individuelle Einfärbungen der Schneidekanten täuschen eine Abrasion vor.

Nach der Hautfarbe
Dunkler Teint – helle Zahnfarbe
Heller Teint – gelblich weiße Zahnfarbe
Grauer Teint – weißlich graue Zahnfarbe
Rosa Teint – helle Zahnfarbe mit bläulichen Schneiden

Nach dem Geschlecht
Feminine Ausformung
Zur Schneide seitlich abgerundete Schneidekanten der ovalen oder dreieckigen Zahnformen mit gewölbten Facialflächen prägen das Zahnbild. Eine deutliche Frontzahntreppe anlegen. Geringe Torsion der seitlichen Schneidezähne zu den vertikal ausgerichteten mittleren Schneidezähnen.

Maskuline Ausformung
Geradlinigkeit und Eckigkeit prägen das Zahnbild. Abrasionen der Schneidekanten an den oberen und unteren Frontzähnen stützen das maskuline Aussehen. Auf eine vertikale Zahnachsenstellung und einen geraden Verlauf der Schneidekantenlinie ist zu achten. Dunklere Zähne können aus unterschiedlichen Garnituren kombiniert werden.

7.6 Werkstoffe künstlicher Zähne

Vor- und Nachteile der Front- und Seitenzähne aus Kunststoff oder Porzellan:

Für Totalprothesen werden heute überwiegend Front- und Seitenzähne aus Kunststoff eingesetzt. Beliebt sind Front- und Seitenkombinationen von Porzellan und Kunststoff-Zähnen. Als Vorteil der Kunststoffzähne nennt man die für den Patienten angenehmeren, weicheren „Anschlaggeräusche".

Als Nachteil wird der mögliche Verlust der Vertikaldimension durch eine Abrasion der Kauflächen genannt.

Als ein Vorteil der Porzellanzähne ist die okklusale Stabilität bei unveränderbarer vertikaler Dimension zu nennen. Als Nachteil wird die Absplitterungsgefahr der Porzellanzähne erwähnt.

> Bei einer Kombination von Seitenzähnen aus Kunststoff und Frontzähnen aus Porzellan können bei einer Abrasion der Seitenzähne traumatisierende Interferenzen im Frontzahnbereich entstehen.

Ist eine Kombination von kompletten Zahnreihen aus Kunststoff und aus Porzellan vorgesehen, sollte man die Porzellanzähne in die OK-Prothese und die Kunststoffzähne in die UK-Prothese einarbeiten. Der Grund dieser Empfehlung wird in der Anpassungsabrasion der bewegten unteren Prothese gesehen.

Porzellan-Zähne
Vorteile:
- Keine Veränderung der vertikalen Dimension
- Dauerhafte Kaueffizienz
- Farbstabilität und gute Reinigungsfähigkeit
- Interkuspidale Zahnbeziehungen bleiben erhalten

Nachteile:
- Okklusion ist schwierig einzuschleifen
- Frakturgefährdet
- Können einen klirrenden Aufschlag haben
- Um die Friktion während der funktionellen Gleitbewegungen der Zähne gegeneinander zu reduzieren, ist ein Polieren der bearbeiteten und damit aufgerauhten Porzellankauflächen erforderlich.
- Schlechter Halt (mechanischer Halt über sogenannte Krampons und Lochretentionen) am Kunststoff-Basismaterial.

Kunststoff-Zähne

Die hohe Werkstoffqualität und die ausgereifte fabrikatorische Anfertigung der naturidentisch geschichteten Kunststoffzähne haben sich für den praktischen Einsatz klinisch bewährt. Mit ihrer Abrasionsfestigkeit liegen die physikalischen Werte in der Nähe der Mineralzähne. Der mechanische Verbund mit dem Prothesenwerkstoff ist dauerhaft.

Vorteile:
- Einfach einzuschleifen
- Einfache Formkorrektur
- Schlag unempfindlich
- Haben einen weichen Aufschlag
- Problemlose Politur der korrigierten Okklusionsflächen
- Zeigen eine gute Haftung (chemische Verbindung) am Kunststoff-Basismaterial

Nachteile:
- Vertikale Veränderung durch Abnutzung
- Durch Abnutzung Verschlechterung der Kaueffizienz
- Farbverlust nach längerer Tragezeit
- Speisen können erfahrungsgemäß leichter haften bleiben.

7.6.1 Industrielle Herstellungstechnik der Konfektionszähne

Künstliche Prothesenzähne werden seit 200 Jahren von der Dentalindustrie hergestellt.

Antoine Plantou zeigt 1817 in den USA die Herstellung von Porzellanzähnen.

1825 wurden von S.W. Stockton ca. eine Mio. Ersatzzähne fabrikatorisch gefertigt.

Erst 1838 entstand durch C. Ash die erste europäische Zahnfabrik in London. Um 1845 wurden die gebrannten Zähne in Garnituren zusammengestellt den Zahnärzten angeboten. Dem Wandel der Patientenwünsche bis hin zur Berücksichtigung unterschiedlicher Temperamente wie Phlegmatiker, Sauguiniker, Melanchoniker und Choleriker angepasst, entstanden Frontzahnformen in unterschiedlichen Größen und Farben.

Bis 1915 hatten die Seitenzähne überwiegend keine anatomische Kauflächen. Erst mit der Lehrmeinung von Gysi begann die Zunahme anatomischer Kauflächen.

Das besondere Merkmal der neuzeitlichen Konfektionszähne ist der Wechsel des Werkstoffs Dentalkeramik zum mikrogefüllten PMMA-Kunststoff mit hohem Vernetzungsanteil.

Unter der international gültigen Norm EN ISO 3336 sind die Parameter Abriebfestigkeit, Elastizität, Farbbeständigkeit, Temperaturfestigkeit und die Bindungsfähigkeit an Basiswerkstoffen genau definiert.

Herstellungsverfahren

Im wesentlichen werden drei Herstellungsmethoden genannt:

- Pulverstreuverfahren
- Teigpressverfahren (Kompressionsverfahren)
- Injektions-Kompressionsverfahren

Beim *Pulverstreuverfahren* wird das eingestreute Pulver in die Formhälften eingestreut und von Hand geblendet. Mit Monomer nach einem bestimmten Sinterprozess vernetzt und unter Druck und Wärme gepresst.

Beim *Teigverfahren* wird das angeteigte Rohmaterial in einer mechanischen Blendung mit einer guten Vernetzung in die Form gebracht.

Das *Injektions-Konpressionsverfahren* erfolgt mit hohem technischen Aufwand mit ausgeglichener Materialschrumpfung.

Formenbau

Zu den herstellungstechnischen Schwierigkeiten der Zahnherstellung zählt der Formenbau.

Begonnen hat man mit Formen, die kunstgerecht von Graveuren aus Metall herausgeschnitten wurden. Heute zählt der galvanische Formenbau zu den gängigen Verfahren. In zirka zehn Wochen wird galvanisch eine Kobalt-Nickel-Schicht mit Kupferkern aufgebaut. Nachteilig sind gewisse Abweichungen zur Urform bei Vervielfältigungen der Formen.

Weitere Möglichkeiten bestehen über die Funkenerosion.

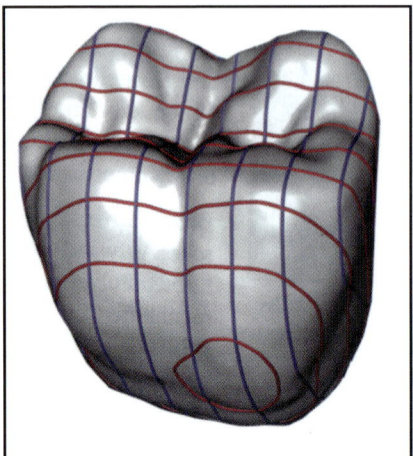

Abb. 85 Dreidimensionale Vermessung der Urform sichert die Qualität der Konfektionszähne.

Der Vorteil: Sehr genaue Formung der Zahnaußenflächen.
Der Nachteil: Weniger genaue Formung der Zahnkauflächen.

Stand des neuzeitlichen Formenbaues ist der Einsatz der CAD/CAM Technologie.

Durch das bilaterale Digitalisieren ist es erstmals möglich, industriell hundertprozentig pärchengleiche Konfektionszähne zu fertigen. Ihre Qualitätsmerkmale sind garantiert, weil Formabweichungen von der Urform nicht mehr entstehen und die Produktionsformen nicht mehr per Hand hergestellt werden. Außerdem lassen sich die morphologischen Zahnformen am Computer exakt gestalten (Abb. 85).

7.7 Individualisieren von Konfektionszähnen

Mit den heute zur Verfügung stehenden keramischen Schmelzmassen lassen sich Kronen und Brücken herstellen, die man kaum von den natürlichen Zähnen unterscheiden kann. Auch die zahnfarbigen Composites bereiten keine Probleme, zufriedenstellende ästhetische Ergebnisse zu erzielen.

Für die Totalprothese werden heute überwiegend konfektionierte Zähne eingesetzt. Hier stehen Kunststoff- und Porzellanzähne für den Front- und Seitenzahnbereich zur Verfügung.

Es ist ein zunehmender Wunsch der Totalprothesenträger, anstelle der fabrikatorisch hergestellten Zahngarnituren individuell ausgeformte Zähne zu bekommen. Herstellungstechnisch steht diesem Wunsch nichts entgegen. Der Zahntechniker ist durchaus in der Lage, die im Sortiment vorliegenden Kunststoff- oder Porzellanzähne nach den Vorstellungen des Patienten zu verändern. Herstellungstechnisch muss das Vorgehen materialabhängig unterschiedlich ablaufen. Im allgemeinen geht man so vor, dass die Prothesenzähne nach einem individuellen oder systembezogenen Vorgehen aufgestellt werden. Der Patient soll bei der Anprobe mit der Zahnform und -stellung in einer groben Übereinstimmung sein.

Die erste Phase der Veränderung beginnt mit dem Umschleifen der Inzisalkanten der oberen und unteren Frontzähne unter Berücksichtigung der funktionellen Forderungen.

In der zweiten Phase werden die zervikalen und interproximalen Zahnformen verändert.

Die dritte Phase beschäftigt sich mit der Korrektur der Zahnstellung.

Stimmen die Zahnformen und die Unregelmäßigkeiten der Zahnstellung mit den Wünschen des Patienten überein, beginnt die vierte Phase, das Individualisieren der Zahnoberflächen. Veränderungen an Kunststoffzähnen werden mit zu dem Zahn-Fabrikat passenden Composite-Massen, meist sind es Intensivfarben, vorgenommen. Vor dem Auftragen dieser Kunststoffmassen empfiehlt es sich, den Kunststoffzahn mit Aluminiumoxyd gründlich abzustrahlen und damit eine retentiv wirkende Rauigkeit zu erzielen. Die Intensivfarbe lässt sich in der Regel mit einem Pinsel auftragen. Ist die gewünschte Veränderung erreicht, fixiert man über ein Lichtpolymerisationsgerät den aufgetragenen Anteil. Sollen größere Veränderungen vorgenommen werden, muss mit Schneide-, Transpa- und Dentinmassen die Zahnform nachmodelliert werden. Es empfiehlt sich, vor dem Polymerisieren den korrigierten Zahn mit einem oxidationshemmenden Mittel zu beschichten. Auf diese Weise kann keine oberflächliche Schmierschicht auf dem Zahn entstehen. Ist die eigentliche Polymerisation beendet, wird der Zahn auf seine zentrische und funktionelle Beziehung überprüft. Es können leichte Feinkorrekturen vorgenommen werden. Liegt ein gutes Ergebnis vor, wird der Zahn in das vorhandene Zahnfach der Aufstellung platziert. In dieser Reihenfolge kann man Zahn für Zahn oder aber auch ganze Zahngruppen verändern. Die Prothesenbasis wird anatomisch ausmodelliert und, wie bekannt und an anderer Stelle beschrieben, fertiggestellt.

Die Umarbeitung eines Konfektionszahnes aus Porzellan entspricht im wesentlichen dem Vorgehen bei den Kunststoffzähnen. Wenn man einen größeren Zahn wählt, gelingt die Korrektur zu einer verbesserten Zahnform häufig durch das Umschleifen. Abschließend wird der Zahn mit einer Diamantpaste poliert. Wird eine bestimmte Zahnfarbe gewünscht, sollte sie beim Umbrennen eher heller als zu dunkel ausfallen, da farbcharakteristische Merkmale den Helligkeitswert der Zahnfarbe etwas herabsetzen. Sollte der Zahn eine individuelle Form- und Farbveränderung benötigen, ist es besser, eine größere Form zu wählen, um sie vor dem Umfärben individuell einschleifen zu können. Ein Antragen von Keramikmassen sollte man wenn eben möglich vermeiden.

In diesem Zusammenhang ist es wichtig zu wissen, dass die WAK-Werte (WAK = Wärmeausdehnungskoeffizient) der dentalkeramischen Massen mit den WAK-Werten der fabrikatorischen Porzellanzähne nicht übereinstimmen. Aus dieser Sicht ist ein dauerhafter Verbund mit dem Basiszahn nicht gewährleistet. Vor dem Auftragen der Malfarbe sollte man den Zahn mit 50 μ Aluminiumoxyd abstrahlen. Nach der Reinigung werden die Farben sparsam aufgetragen und getrocknet. Zum Fixierbrand legt man die Zähne auf Brennwatte oder Platinfolie. Die Trockenzeit im Ofen beträgt 2 Minuten. Weitere 2 Minuten wird bei 650 °C vorgewärmt und bei 800 °C bei einer Haltezeit von 1 Minute und ohne Vakuum gebrannt. Für den Schlussbrand empfiehlt sich, eine bewährte Glasur einzusetzen und bei 940 °C und einer Haltezeit von 3 Minuten zu brennen. Möchte man verhindern, dass die Retentionsstifte an den Porzellanzähnen oxydieren, kann man diese mit Blendgold beschichten oder mit etwas Glasurmasse überbrennen.

> Die umgebrannten oder beschliffenen Porzellanzähne müssen die funktionellen Gesetzmäßigkeiten der Totalprothesen-Zahnaufstellung beinhalten

7.8 Farbe der Kunststoffbasis

Die „Weiße und Rote Ästhetik" in der Totalprothetik.

Wie die Unterschiedlichkeit der Zahnfarben ist das natürliche Zahnfleisch von keiner Einheitsfarbe geprägt. In Abhängigkeit vom Typ, dem Alter und Gesundheitszustand der Gingiva sowie der extrem oder schwach ausgeprägten Morphologie der Oberfläche zeigen sich mehr oder weniger ausgeprägte Erscheinungsformen.

Die Bemühungen, die fabrikatorisch eingefärbten Basiskunststoffe so nahe wie möglich an die Zahnfleischfarben zu führen, dürfen als zufriedenstellende Mittelwertlösungen gewertet werden. Um einem individuellen Aussehen besser zu entsprechen, weisen Empfehlungen darauf hin, mit einem Farbschlüssel die patientenabgestimmten Werte zu ermitteln. Mit unterschiedlich intensiv eingefärbtem Kunststoff, manchmal auch durch Zugabe von rosa Fasern — man spricht hier von „geadert", lassen sich gewünschte Veränderungen erzielen.

Die guten Erfolge in der Kronen- und Brückentechnik bei der Umsetzung einer harmonischen „Weiß-Rot-Ästhetik" hat auch für die Qualitätsverbesserung der Totalprothesen ihre Nachahmung gefunden.

Als Grundlage, Farbe ins künstliche Zahnfleisch zu bringen, zählt:

- Individualität der künstlichen Zähne in Form und Farbe,
- Individualität der Zahnstellung in Abstimmung zum Antlitz des Patienten,
- Morphologische Rekonstruktion der Oberfläche des Zahnfleisches nach den noch später folgenden Angaben.

Es darf nicht außer Acht gelassen werden:

> Die farbliche Gestaltung des künstlichen Zahnfleisches in Verbindung mit einer naturidentischen Modellation lässt die gewünschte Wirkung der „Weiß-Roten-Ästhetik" entstehen.

Die Frage ist berechtigt:
Müssen die hohen technischen Anfertigungsbemühungen sein, wenn die Zahnfleischzone nicht erkennbar ist? Berechtigt ist dieser Anfertigungsaufwand, wenn man die Totalprothese in ihrer Gesamtheit als hochwertige Langzeitversorgung und als Teil des Lebenswertgefühles sieht.

> Für die Imitation des fazialen frontalen Kieferkammbereiches durch den vestibulären Prothesenkunststoff werden, dem Alter, der Hautfarbe und dem Konstitutionstyp angepasst, folgende Empfehlungen genannt:
> Leptosomer Typ: deutlich ausgeprägte Juga alveolaria
> Athletiker: straffes Zahnfleisch ohne Narbung
> Älterer Patient: Imitation von leichter Parodontitis

Empfehlungen zum herstellungstechnischen Vorgehen.
Die farbliche Abtönung des Basiskunststoffes mit zugehörigen Intensivfarben erfolgt im allgemein bekannten Ablauf der konventionellen Stopf- und Presstechnik. Für die Einfärbung benötigt man weißen, rosa mit und ohne Fasern und opaken Kunststoff.
Nach einem bestimmten Schema werden folgende Zonen geschichtet:

- Interdentalpapillen mit opak-rosa Gemisch
- Knochenvorwölbungen = juga alveolaria mit weiß-rosa Gemisch.
- Ausfüllen der Zwischenräume mit rosa-opak Gemisch.
- Übergangszone der unbeweglichen Schleimhaut = Gingiva propria zur beweglichen Schleimhaut = Gingiva mucosa mit rosa-Opak Gemisch.
- Abdeckung der labial-bukkal Schichtung mit rosa Basismaterial.

Der gleiche Vorgang kann auch in einer sogenannten Streutechnik erfolgen. Hierunter versteht man das gezielte Einstreuen des fertig gemischten Pulvers und anschließender Befeuchtung mit Monomer.
Nach dem manuellen Vorpressen wird die Form mit Basismaterial gefüllt, gepresst und heiß polymerisiert.

7.8.1 Individuelle farbliche Gestaltung der Konfektionszähne und der Prothesenbasis

Die individuelle farbliche Gestaltung der künstlichen Zähne und der vestibulären Prothesenflächen dienen im wesentlichen der Zielsetzung, die positive Einstellung des Patienten zu seinem Fremdkörper Prothese zu fördern.
Es zählt zu den künstlerischen Fähigkeiten des Zahntechnikers, die Zweckformen der Konfektionszähne und des Prothesenzahnfleisches über Farbe und Form der ästhetischen Wirkung des natürlichen Aussehens so nah wie möglich zu bringen.
Die standardisierten Farben der Prothesenwerkstoffe zeigen nur begrenzte Möglichkeiten der individuellen Farbanpassung. Bei den farblichen Veränderungen der Konfektionszähne waren die Ergebnisse oft nicht zufriedenstellend.
Erst mit der Verbesserung der lichthärtenden Werkstoffe lassen sich dauerhafte spaltfreie Anbindungen an PMMA Basiswerkstoffe und hochvernetzte Konfektionszähne zufriedenstellend erzielen.

Bewährt haben sich in der Laborpraxis:

- Für die Form- und Farbgestaltung der Konfektionszähne.
  Artglass-dentine-enamel und effekt Massen.
- Für die farbliche Modifikation der Prothesenbasis.
  Artglass cre-aktiv color und transpaluids der Fa. Heraeus-Kulzer.

Herstellungstechnische Empfehlungen:

Individuelle Form- und Farbgestaltung der Konfektionszähne
- Abtragen der Oberfläche mit rotierendem Diamant-Instrument ca. 1,5 mm.
- Anrauen der Oberfläche über Sandstrahlen 2 bar Druck ca. 50 μ.
- Konditionieren mit Artglass-connector.
- Lichtpolymerisation nach 2 bis 3 Minuten Einziehdauer.
- Auftragen der anatomischen Form mit den Artglass-Komponenten.
- Polymerisation, ggf. Nacharbeit und Politur.

Individuelle Farb- und Formverbesserung der vestibulären Prothesenfläche

- Anrauen der vorgesehenen Veränderungsfläche.
- Auftragen des Artglass-connectors.
- Mischen der gewünschten Einfärbung mit Artglass color und transpafluid.
- Auftragen der Oberflächenform. Zum Schutz vor Abrasion mit einer dünnen Schicht Pala Xpress abdecken.
- Polymerisation ggf. Nacharbeit und Politur.

Kapitel 8
Aufstellen der oberen und unteren Front- und Seitenzähne

Der Inhalt auf einen Blick

> 10. Arbeitsschritt
> Aufstellen der oberen und unteren
> Front- und Seitenzähne
> Zahntechniker

Vor dem praktischen Anordnen und Ausrichten der Front- und Seitenzähne sollte sich der Zahntechniker über die vielzähligen Zusammenhänge der Lehrmeinungen sowie die Arbeitsanleitungen für die Totalprothesen-Zahnaufstellung ausreichend informieren. Nachfolgend ist über das Aufstellen der Zähne in vertretbarer Kürze das Wesentliche ausgeführt.

8.1 Natürliche und künstliche Okklusion

Die Okklusion beeinflusst die Kaufunktion und unterstützt die Substanzerhaltung der maxillären und mandibulären Gewebe. Entscheidend für die Funktion des künstlichen Gebisses ist neben der Okklusion der Prothesenhalt (möglichst Saugeffekt).

Hinweise zur natürlichen Okklusion:

- Natürliche Zähne sind durch den Zahnhalteapparat in den Alveolen verankert.
- Die sensorische Empfindlichkeit des Zahnhalteapparates vermittelt die Belastungsgrenze.
- Natürliche Zähne sind antagonistisch zugeordneten okklusalen Kräften ausgesetzt.
- Okklusionsstörungen können über die Anpassungsfähigkeit der Gewebe verborgen bleiben.
- Fehlerhafte vertikale Kräfte können nur einen Zahn oder eine Zahngruppe betreffen.
- Abbeiß-Funktionen zeigen keine funktionellen Beanspruchungen der posterioren Zähne.
- Kauzentrum für das Zerkleinern harter Nahrung ist der erste und zweite Molar.
- Eine balancierte Okklusion wird selten vorgefunden.

- Die durchschnittliche Kaukraft variiert zwischen 20 bis 60 N (Newton).

Hinweise zur künstlichen Okklusion:

- Künstliche Zähne befinden sich auf einer Prothesenbasis, die ihrerseits der „rutschigen" und nachgiebigen Schleimhaut aufruht.
- Die Signale der Belastungsgrenze sind bei künstlichen Zähnen für den Patienten verlorengegangen.
- Künstliche Zähne funktionieren okklusal als Einheit. Der einzelne Zahn steht über die Prothesenbasis immer mit den anderen Zähnen in Verbindung.
- Okklusionsstörungen verursachen eine Instabilität der Prothesenlagerung oder bilden Druckstellen im Bereich der Prothesenbasen.
- Fehlerhafte vertikale Kräfte treffen über eine Zahngruppe den prothesetragenden Alveolarkamm bzw. das Gaumendach.
- Abbeißfunktionen bewirken eine funktionelle Beanspruchung der gesamten Prothesenbasis.
- Kauzentrum ist der erste Molar zusammen mit den ersten und zweiten Prämolar. In dieser Zone befindet sich das anterior-posteriore Zentrum des Okklusaltisches, das die beste Hebelbalance und Stabilität für die Prothese bildet.
- Eine balancierte Okklusion wird von vielen Aufstellsystemen als Voraussetzung für eine ausreichende Prothesenstabilität angesehen.
- Die durchschnittliche Kaukraft beträgt 10 bis 11 N (Newton) und fällt inzisal auf 4 N ab.

8.2 Okklusionskonzepte

8.2.1 Point-Zentrik oder Long-Zentrik

Die Literatur unterscheidet im wesentlichen zwei Konzepte:

1. Die punktförmige Zentrik = Point-Zentrik. In dieser Position sind die Kiefer durch die

okklusalen Vielpunktkontakte miteinander verriegelt. Gleichzeitig sollte eine stabile Kondylenlage vorliegen (Problem: Schleim hautresilienz des Prothesenlagers).

2. Das Okklusionsfeld = Long-Zentrik = wide-centric = freedom in centric.

Einige Prothetiker sind gegen das „Verriegeln" von Zahnreihen.

Sie fordern für die Interkuspidationsbeziehung einen mehr oder weniger großen Spielraum. Hier sollen die Zähne unter Kontakt gegeneinander gleiten können (Problem: Abrasion von Kunststoffzahnkauflächen).

8.2.2 Bilateral balancierte Okklusion

In der Schlussbissstellung (statische Okklusion) sollen sich bei der bilateral geführten Okklusion gleich wie bei der eckzahngeführten Okklusion die Seitenzahnkauflächen gleichmäßig berühren. Die Frontzähne haben bei statischer Okklusion keinen Kontakt. Aus der Position der statischen Okklusion heraus soll eine gleichmäßige bilaterale Gleitbewegung zu allen exzentrischen Positionen innerhalb der normalen Unterkieferfunktion möglich sein. Dies bedeutet nicht, dass sich die Seitenzähne in einem „allseitigen" Schleifkontakt befinden müssen. Wichtig ist die Erfüllung der Forderung nach einer bilateralen Balancierung (Abb. 86).

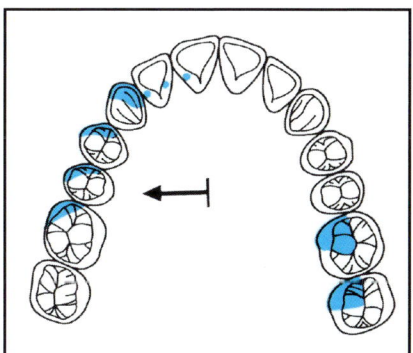

Abb. 86 Bilateral balancierte Okklusion aus der Sicht einer asymmetrischen Bewegung

8.2.3 Einflussfaktoren auf die okklusale Balance

• Kondylarbahnneigung
Die Kondylarbahnneigung des Artikulators sollte mit der Neigung der Gelenkvorgleitbahn des Patienten übereinstimmen.

• Frontzahnführung
Wird eine steile Inzisalführung angestrebt, sollten steile Höcker, eine dem angepasste Okklusalebene und eine ausgeprägte Kompensationskurve angestrebt werden, um eine ausreichende Balancierung der Okklusion zu erreichen.

• Die Okklusalebene
Sie sollte anterior durch die Höhe der unteren Eckzähne und posterior durch die Höhe der retromolaren Polster festgelegt sein. Zusätzlich sollte sie parallel zur Camperschen Ebene (Subnasale-Tragus-Linie) verlaufen. Die Höhe des Zungenrückens sollte in Ruheposition nicht überschritten werden.

• Die sagittale Kompensationskurve (Speesche Kurve)
Sie sollte durch die Neigung der posterioren Zähne und ihre vertikalen Beziehungen zur Okklusionsebene festgelegt werden. Eine steile Kondylenbahnneigung sollte mit einer steilen Kompensationskurve kombiniert werden.

• Die transversale Kompensationskurve (Wilson-Kurve)
Durch horizontale Kippung der Unterkiefer-Seitenzähne nach lingual kann das sog. transversale Christensensche Phänomen (Klaffen der Seitenzahnreihen bei den UK-Seitwärtsbewegungen) zusätzlich kompensiert werden.

• Höckerneigung und Zahnneigung
Sie können die Okklusalebene und die Kompensationskurve modifizieren helfen. Im Rahmen der prothetischen Behandlung kann man einige der oben ge-

nannten Faktoren beeinflussen. Die In- zisalführung und die Okklusalebene können häufig nur geringfügig verän- dert werden. In vielen Fällen sprechen ästhetische und physiologische Gründe dagegen. Wesentlich leichter beeinfluss- bar sind der Krümmungsradius der Kompensationskurven und die Höcker- neigungen.

8.2.4 Eckzahnführung

Die Protagonisten der eckzahngeführten Vollprothese führen folgende Argumente ins Feld:

- Der Patient empfindet primär keinen Un- terschied im Kauvermögen zwischen ba- lancierten und nicht balancierten Prothe- sen.
- Exkursiv nicht balancierte Prothesen sind technisch wesentlich einfacher herzu- stellen.
- Langzeitbeobachtungen zeigen, dass die Okklusion und insbesondere die Schluss- bissstellung bei exkursiv nicht balancierten Prothesen stabiler sind.
- Frakturen an Porzellanzähnen, die bei ex- kursiv balancierten Prothesen wegen der ausgedehnten Gleitreibungskontakte im Seitenzahnbereich zu beobachten sind, entfallen.
- Die Ästhetik exkursiv nicht balancierter Prothesen ist im Frontzahngebiet über- zeugender.

Okklusionskonzept für eckzahngeführte Totalprothesen (Abb. 87):

- Die Seitenzahnaufstellung in Schlussbissstel- lung (statische Okklusion) erfolgt bei korrek- ter Vertikaldimension in einer terminalen Scharnierachsenposition. Hier sollen sich die Seitenzähne bilateral gleichmäßig und gleichzeitig berühren. Die Frontzähne be- rühren sich in der Schlussbissstellung nicht.
- Es soll eine ausreichende Interkuspidation im Seitenzahnbereich vorliegen.
- Bis die Frontzähne und/oder die Eckzähne bei zahngeführten Exkursionsbewegungen in Kontakt treten, erfolgt die Führung bei

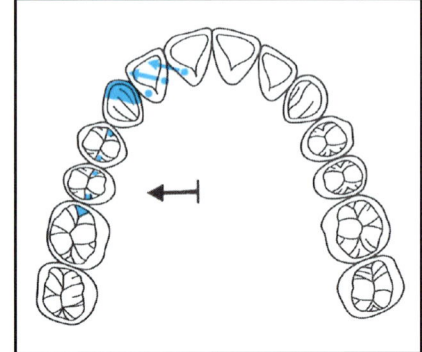

Abb. 87 Zentrisches und exzentrisches Konzept einer Eckzahnführung mit eventueller Beteiligung der Schneidezähne

einer geraden Protrusionsbewegung bila- teral über die Prämolaren, bei Lateral- bewegungen über die Prämolaren der Arbeitsseite. Kontakte auf der Leerlaufseite (= Balancekontakte) werden vermieden.
- Sind die Eckzähne und gegebenenfalls die Schneidezähne und Prämolaren im Füh- rungskontakt, diskludieren die Molaren.
- Die Führung bei der Protrusionsbewegung erfolgt über die mittleren Schneidezähne. Falls dies aus anatomischen Gründen nicht möglich ist, beidseitig über die Eckzähne. Bei den Lateralbewegungen über die Eckzähne der Arbeitsseite.

8.2.4.1 Eckzahnführung oder bilaterale Balance?

Anmerkungen zu den Aufstellkonzepten mit Eckzahnführung und mit einer bilateral balancierten Okklusion

Eckzahnführung:
- möglich, wenn man den Eckzahn ohne ästhetische Beeinträchtigung statisch kor- rekt aufstellen kann,
- nur möglich bei gut erhaltenen Kiefer- kämmen,
- nur sinnvoll bei Patienten mit Tiefbiss und großer sagittaler Frontzahnstufe,
- nur sinnvoll bei relativ jungen Patienten mit noch gut erhaltener Muskelfunktion.

Bilateral balancierte Okklusion:
- empfehlenswert bei großer horizontaler Frontzahnstufe,
- empfehlenswert bei stark resorbierten und somit wenig retentiven Kieferkämmen,
- empfehlenswert bei sehr beweglicher Schleimhautgrundlage,
- empfehlenswert bei nicht eindeutiger oder nur schwierig auffindbarer habitueller Okklusionsposition,
- empfehlenswert bei Patienten mit Kiefergelenkproblemen oder gestörter Muskelfunktion.

8.2.4.2 Nachuntersuchungen

Die Untersuchungen von eckzahngeführten Totalprothesen (Hofmann und Knaur 1990) zeigen, dass bei einer Leermastikation die vollbalancierte Okklusion gegenüber der Eckzahnführung nicht nur generell die kleineren Prothesenbewegungen auslöst, sondern sogar eher stabilisierend wirkt. Alle eckzahngeführten Prothesen, unabhängig von der Größe des Führungswinkels, führten zu Kippbewegungen mit Dislokationen im diagonalen Molarenbereich von bis zu 1,17 mm.

Der Grundgedanke von Gausch und Slavicek, die Eckzahnführung als rezeptives Steuerungselement für die Unterkiefer-Funktionsbewegungen – wie beim Vollbezahnten – heranzuziehen und damit die Traumatisierung des Prothesenlagers durch z. B. fortgesetztes Bruxieren zu verhindern, ist schon aus Gründen der Prothesenmechanik kaum zu realisieren. Es ist bis heute noch nicht nachgewiesen, dass eine vollbalancierte Okklusion die Tendenz zu Parafunktionen verstärkt und damit den Knochenabbau begünstigt.

8.2.5 Exzentrische UK-Stellungen

1. Das Prinzip der Fronteckzahnführung

Bei den exzentrischen Bewegungen in lateterusiver Richtung soll die Führung durch den Eckzahn der Laterotrusionsseite erfolgen.

Die Eckzähne sollen die Seitenzähne vor extra-axialen Belastungen schützen.

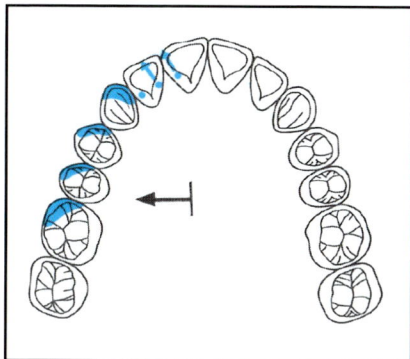

Abb. 88 Unilateral balancierte Okklusion mit Führung der Frontzähne, der bukkalen Höcker der Prämolaren und dem bukkalen Höcker des ersten Molaren

Bei der protrusiven Bewegung sollen die Frontzähne, aber auch der bukkale äußere Abhang des unteren ersten Prämolaren führen. In dieser Phase besteht kein Gleitkontakt im Seitenzahnbereich. Die Regel lautet: Frontzähne entlasten die Seitenzähne.

2. Die anteriore Gruppenführung bei der Laterotrusionsbewegung

Bei der Laterotrusion führt nicht nur der Eckzahn. Auch die auf der Laterotrusionsseite stehenden Schneidezähne sollen mit einbezogen werden. Die Seitenzähne diskludieren auf der Laterotrusionsseite und auf der Mediotrusionsseite.

3. Das Prinzip der unilateral balancierten Okklusion

Bei den Laterotrusionsbewegungen erfolgt eine Führung über den Eckzahn und gegebenenfalls über die Schneidezähne sowie gleichzeitig über die bukkalen Höcker der Prämolaren und über den mesio-bukkalen Höcker des ersten Molaren der Arbeitsseite.

Auf der Mediotrusionsseite erfolgt eine spontane Disklusion. Die Protrusion wird über die Prämolaren und die Schneide-Eckzahn-Gruppe geführt (Abb. 88).

4. Das Prinzip der bilateral balancierten Okklusion

Bei der Laterotrusionsbewegung wird die Arbeitsseite mit einer von vorne nach

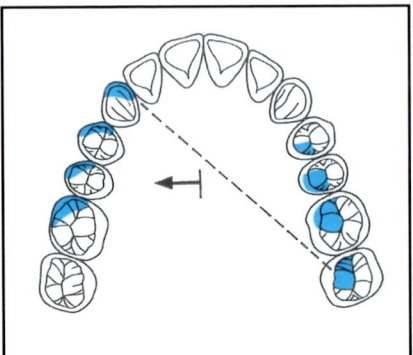

Abb. 89 Bilateral balancierte Okklusion. Wird der Eckzahn miteinbezogen, sollte er vom zweiten Molaren diagonal abgestützt werden

hinten abnehmenden Intensität geführt. Die Gleitkontakte auf der Balanceseite (= Mediotrusionsseite) stützen sich von hinten nach vorne – von den zweiten zu den ersten Molaren abnehmend – ab. Wird der Eckzahn miteinbezogen, sollte er vom zweiten Molaren der Gegenkieferseite diagonal abgestützt werden. Für die protrusive Bewegung sollte eine möglichst weit posterior gelegene Abstützung zur Frontzahnführung gefunden werden (Abb. 89).

Kapitel 9
Aufstellempfehlungen der Ersatzzähne: Lehrmeinungen

Der Inhalt auf einen Blick

9.1 Lebensbild von Gysi

Ein allgemein gebräuchlicher Ausspruch beim Aufstellen der Front- und Seitenzähne einer Totalprothese lautet: „Nach den mittleren Werten von Gysi." Es stellt sich daher zwangsläufig die Frage, wer war Gysi, und was hat ihn für die Zahnheilkunde, aber auch für die Zahntechnik, so bekannt werden lassen?

Betrachtet man den zahnärztlich-wissenschaftlichen Weg von Gysi so ist zu vermerken, dass er sein Studium in den USA absolvierte. Seine Dissertation beschäftigte sich mit der Wirkung von Zahnkaries auf die Hartgewebe der Zähne. Für die Untersuchungen benutzte er den mikroskopischen Dünnschliff: Nach seiner Rückkehr in die Schweiz legte er dort 1887 die kantonale aargauische Zahnärzteprüfung ab. Seine besondere Aufmerksamkeit galt in den folgenden Jahren weiteren Untersuchungen über die Zahnkaries. Er entwickelte erfolgreich einen Mikro-Photographie-Apparat. Gysis erste Veröffentlichung über das Artikulationsproblem erschien in Berlin im Jahre 1908. Hier stellte er den Simplex-Artikulator vor. Es war ein individuell einstellbares Gerät, zu dem schon ein Gesichtsbogen und eine Beschreibung der Zentrikregistrierung gehörte. Als Leiter der Prothetischen Abteilung an der Universität Zürich konnte er an einem umfangreichen Patientengut die individuellen Bewegungsbahnen der Kiefergelenke untersuchen und mit selbstkonstruierten Messgeräten analysieren. Im weiteren Verlauf seiner wissenschaftlichen Tätigkeit konstruierte bzw. verbesserte er zwölf verschiedene Artikulatormodelle. 1912 folgte er einem Ruf in die USA. Hier gestaltete er einen erneut verbesserten Artikulator und die Anatoformzähne. Mit diesen Höckerzähnen sollte eine Koordination zwischen Kiefergelenkfunktion und Zahnfunktion realisiert werden. Die auf den Anatoformzahn aufbauenden wissenschaftlichen Untersuchungen haben ihn weltweit bekannt gemacht und dürfen auch heute noch als die Grundlage der „Artikulationslehre" angesehen werden. Es ist wenig bekannt, dass sich Gysi in den Jahren 1921 bis 1923 mit der Schrumpfung des Kautschuks

während der Vulkanisation beschäftigte. Man sollte daran denken, dass dieser Basiswerkstoff das damalige Material der Wahl war. Sicherlich sah er seine Bemühungen um eine präzise Zahnaufstellung durch die materialbedingten Unzulänglichkeiten des Kautschuks gefährdet. Unter diesem Gesichtspunkt erscheint es nur zu verständlich, dass sich Gysi auch mit werkstoffkundlichen Untersuchungen bezüglich der Kautschuk-Vulkanisation beschäftigte. 1928 erschien wiederum in den USA seine Empfehlung, bei einer interalveolären Verbindungslinie unter 80°, spezielle Kreuzbissmolaren einzusetzen. 1929 entstand sein bekannt gewordener Trubyte-Artikulator. Im gleichen Jahr ehrte man ihn mit der außerordentlichen Professur an der Universität Zürich. In seinem 1930 erschienenen Handbuch weist er unter anderem auf die geometrischen Zusammenhänge zwischen möglichen Unterkieferbewegungen in Abhängigkeit von der Zahnfunktion hin (Abb. 90).

Selbst im hohen Alter von 85 Jahren hat sich Gysi noch mit aktuellen und schwierigen Fragen der prothetischen Zahnheilkunde auseinandergesetzt. Seine Untersuchungen bezogen sich u. a. auf das Problem, wie die sagittale Neigung des Artikulator-Stützstifttellers eingestellt werden sollte. Gemessen wurde bei verschiedenen Gelenkbahnneigungen von 8 bis 60° in Relation zu den Vorbissfacetten der Prämolaren und Molaren. Seine Empfehlung lautete, die Facetten nicht wesentlich steiler als 20° zu gestalten, um keine Schubwirkungen auf die Unter- und Oberkieferprothesen entstehen zu lassen. Im weiteren widmete er sich der Frage der lateralen Neigung des Stützstifttellers. Seine Untersuchungen hatten ergeben, dass 30 % aller Patienten mehr oder weniger asymmetrische Gelenkbahnneigungen hatten. Er vertrat die Meinung, dass eine Nichtbeachtung von asymmetrischen Gelenkbahnneigungen bei der lateralen Stützstiftführung zwangsläufig zu prothetischen Misserfolgen führen müsste. 1948 wurden seine Gedanken über das Aufstellen der Zähne für Totalprothesen als Arbeitsanleitung für Zahntechniker veröffentlicht.

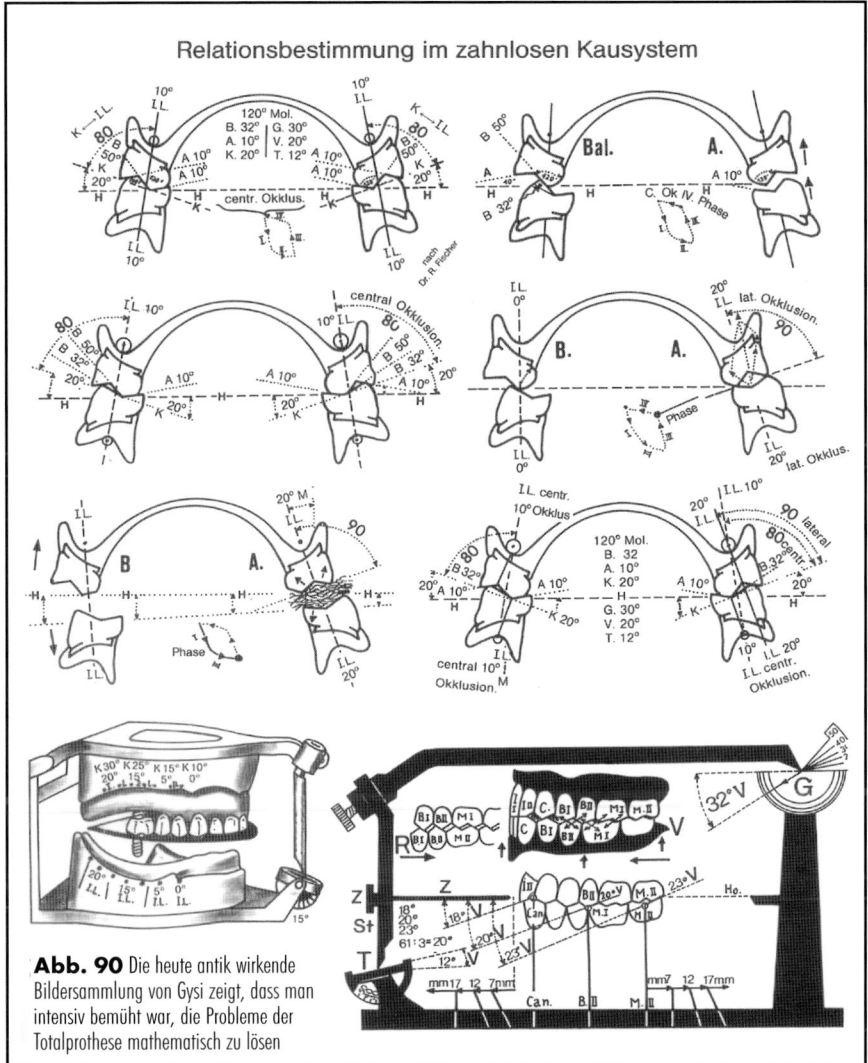

Abb. 90 Die heute antik wirkende Bildersammlung von Gysi zeigt, dass man intensiv bemüht war, die Probleme der Totalprothese mathematisch zu lösen

9.2 Aufstellen nach Gysi

Das wissenschaftliche Wirken von Gysi beinhaltet eine Reihe von praktisch orientierten Empfehlungen, die zu Verbesserungen in der Totalprothetik führten.

Für die Herstellung einer saugfähigen Totalprothese erkannte Gysi die Notwendigkeit,

eine funktionelle Abformung der zahnlosen Kiefer durchzuführen. Bekannt wurde der Funktionsabdruck nach Gysi. Die Funktionsmodelle benutzte er für die Herstellung einer exakten patientenbezogenen Bisslagenfixierung. Gysi empfahl, harte und verwindungsfreie Bissschablonen mit harten Bisswällen aus der bekannten Kompositionsabformmasse Stents einzusetzen. Die Bisswälle sollten im Bereich der ersten Molaren enden und danach distalwärts bis auf den Alveolarkamm abfallen. Auf diese Weise sollte vermieden werden, dass die OK- und UK-Bisswälle vorzeitig kontaktieren. Ein frühes Auftreffen der Bisswälle im Molarenbereich sah Gysi als den Grund für ein protrusives Vorschieben des Unterkiefers an. Die Höhe der Bisswalloberflächen sollte genau mit dem Verlauf der Kauebene übereinstimmen.

Nach der Bisslagenbestimmung – heute Kieferrelationsbestimmung – und ihrer Fixierung galten seine Bemühungen dem gelenkbezüglichen Einsetzen der Modelle in den Artikulator. Hierzu benutzte er die auf den Bisswällen angezeichnete Mittellinie. Der Zeiger am Schneidezahnführungsstift sollte den sogenannten Symphysenpunkt berühren. Der Abstand der Symphysenpunkt-Zeigerspitze zu den Endpunkten der Interkondylarachse betrug 10,5 cm, d. h. dieser Abstand entsprach der Seitenlänge des Bonwillschen Dreiecks.

Großen Wert legte Gysi auf die Ausrichtung der Bisswälle parallel zur Camperschen Ebene. Als Orientierungspunkte dienten eine Markierung am Schneidezahnführungsstift sowie zwei sich an den Artikulatorsäulen befindliche „Nocken".

Eine zusammenfassende Empfehlung für das Aufstellen der Front- und Seitenzähne als „Arbeitsmethode nach Gysi" lässt sich wie folgt gliedern:

1. Simulation der vorgegebenen Unterkiefer und Kiefergelenkfunktion im Artikulator.
2. Die Bedeutung des Vierphasenrundbisses für die Unterkieferfunktion.
3. Das Aufstellen der Front- und Seitenzähne unter Berücksichtigung des Artikulationsgleichgewichtes (heute Okklusionsgleichgewichtes).

9.2.1 Unterkiefer-Bewegungen

Gysi ging davon aus, dass die führenden Elemente der Unterkieferbewegung das Kiefergelenk und die Okklusionsmuster der Zähne sind. In seinen Betrachtungen wird die Funktion der Muskulatur vernachlässigt. Die Form der Okklusionsmuster der Seitenzäh-

ne findet in den Schneidezahnbeziehungen ihre anteriore Führung. Im Artikulator verhält sich das Geräteoberteil ähnlich wie der über das Kiefergelenk geführte Unterkiefer. Es bildet mit dem inzisalen Führungsstift und den rechten und linken Teilen des Artikulatorgelenks eine mobile Dreipunktauflage. Sind diese drei Führungen individuell einstellbar, lässt sich über die sogenannten Grenzbewegungen jedes beliebige Artikulationsfeld (heute: Okklusionsfeld) rekonstruieren. Auf dieser Erkenntnis basierte die Konstruktion seines Trubyte-Artikulators. Die natürlichen Gelenkführungen werden durch die mechanischen Artikulatorgelenke simuliert. Durch ihre individuelle Einstellbarkeit können verschiedene Gelenkbahnneigungen im Artikulator simuliert werden. Mit der sogenannten Schneidezahngleitfläche lässt sich die Symphysenbahn individuell justieren. Über die extraoralen Vermessungen mit einem Gesichtsbogen kann man die Modelle gelenkbezüglich in den Artikulator montieren und die individuellen Kondylenwinkel einstellen. Der Gesichtsbogen wird an den Kondylenachsen des Geräteoberteiles angelegt.

9.2.2 Vier-Phasen-Rundbiss

Gysi erkannte, dass der Kauvorgang durch einen Bewegungsrhythmus bestimmt wird. Die Bewegungsabläufe werden in gewissem Maße von der Art der Speise individuell gesteuert, zeigen jedoch einen festgelegten Ablauf. Das Zerquetschen der Nahrung erfolgt demnach nicht im Hackbiss – hierunter versteht man das einfache, scharnierartige Öffnen und Schließen der Zahnreihen –, sondern es muss als ein Zerreiben gesehen werden, wobei die aufeinanderreibenden Okklusionsflächen die Speise zu einem schluckfähigen Brei zermahlen. Diesen grob geschilderten Ablauf unterteilt Gysi in den sogenannten Vier-Phasen-Rundbiss (Abb. 91).

1. Phase:
Um die Nahrung aufzunehmen, erfolgt das Öffnen des Mundes.

2. Phase:
Durch die seitliche Verlagerung des Unter-

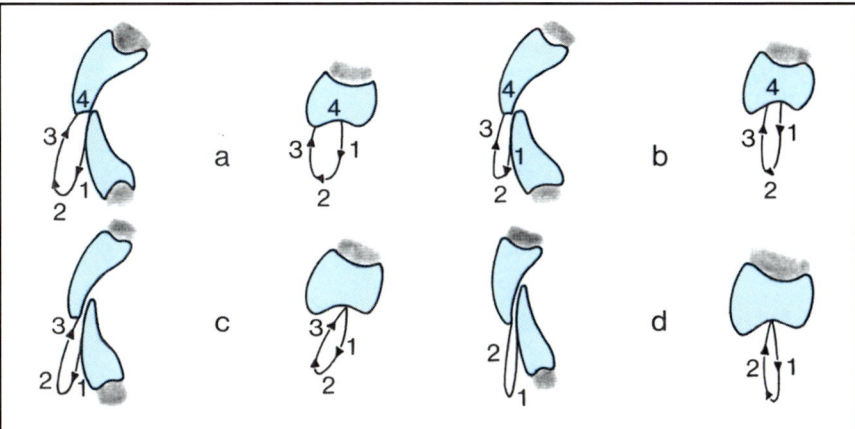

Abb. 91 Die Bedeutung des Vierphasen-Rundbisses nach Gysi für die Totalprothese

(a) Der Vierphasenbiss funktioniert, wenn flachhöckrige Seitenzähne und ein geringer Schneidezahnüberbiss vorliegen

(b) Ist der Schneidezahnüberbiss stärker und die Höcker ausgeprägter, wird die zweite und vierte Phase geringer. Die Lagestabilität der Totalprothese wird stärker beansprucht

(c) Ist der Schneidezahnüberbiss steil, verschwindet die vierte Phase. Man spricht von einer Dreiphasenbewegung nach Zsigmondi. Die Lagestabilität der Totalprothese ist gefährdet

(d) Ist der Schneidezahnüberbiss sehr steil, liegt ein Deckbiss vor. Die dritte Phase hebt sich auf. Bei ausreichender Lagestabilität können nur noch Öffnungs- und Schließbewegungen durchgeführt werden

kiefers wird auf der sogenannten Kauseite die Nahrung gefasst.

3. Phase:

Der Mund wird geschlossen. Hierbei wird die sich zwischen den Höcker-Höcker-Kontakten befindliche Nahrung zerquetscht, aber nicht zerrieben.

4. Phase:

Durch das Eingleiten aus der seitlichen Position in den Schlussbiss wird die Speise in den breiförmigen Zustand gebracht.

Man sollte daran denken, dass die einzelnen Phasen fließend ineinander übergehen. Im wesentlichen ist die 4. Phase interessant. Hier gleiten bei breiförmiger Nahrungskonsistenz die Seitenzähne auf der Arbeitsseite bei vollem Zahnkontakt in die zentrische Okklusion, d. h. der Unterkiefer wird nicht nur allein durch die Kondylen geführt, sondern die Okklusionsmuster der Seitenzähne unter-

stützen den Bewegungsablauf. Hieraus wird abgeleitet, dass das Kiefergelenk und das Okklusionsmuster der Zähne die führenden Elemente der Unterkieferbewegungen sind. Es bleibt festzuhalten, dass sich die Kondylen unter Zahnführung sowohl nach vorne als auch zur Seite bewegen. Man bezeichnet diesen Ablauf als die sagittale und laterale Kondylenbahn.

9.2.3 Artikulations-Gleichgewicht (heute: Okklusions- Gleichgewicht)

Für die Zahnaufstellung wurde von Gysi der Simplex- oder der Trubyte-Artikulator empfohlen. Es sei darauf hingewiesen, dass diese beiden Geräte heute nicht mehr im Handel sind. Im folgenden soll an das Wesentliche der von Gysi beschriebenen Methode erinnert werden:

Für das Aufstellen der Frontzähne stand eine größere Auswahl von Zahnformen zur Verfügung. Um die patientenbezogen richtige Form zu finden, benutzte Gysi Werte, die er mit seinem Anatoform-Messapparat ermittelte. Hierbei handelte es sich um ein von Williams und Gysi gemeinsam konstruiertes Gerät, das den Umriss der Kopfform in Relation zur passenden Form des mittleren Schneidezahnes zeigte (Abb. 92).

9.2.4 Aufstellen in vier Arbeitsschritten

Gysis Empfehlungen für das Aufstellen der Front- und Seitenzähne bilden bis heute die Grundlage aller gebräuchlichen Totalprothesen-Aufstellmethoden. Folgendes Vorgehen wurde von Gysi seinerzeit angegeben (Abb. 93):

1. Arbeitsschritt:
Die Frontzähne werden aufgestellt.
Nur die oberen mittleren Schneidezähne und die Eckzähne sollen die festgelegte Okklusionsebene (s. Okklusionplatte nach Gysi) berühren. Der Zahnhals der mittleren oberen Schneidezähne soll einwärts und nach distal leicht geneigt angeordnet sein. Bei den Eckzähnen ist es wichtig darauf zu achten, dass sie senkrecht zur Kieferkammmitte stehen. Der Zahnhals ist deutlich nach außen gestellt. Die seitlichen Schneidezähne berühren die Okklusionsebene nicht. Ihre Zahnhälse sind einwärts und nach distal geneigt.

2. Arbeitsschritt:
Die mittleren unteren Schneidezähne und die unteren Eckzähne überragen mit ihren Schneidekanten bzw. Spitzen die Okklusionsebene um ca. 1 mm. Es wird empfohlen, die Inzisalkanten der seitlichen Schneidezähne die Okklusionsebene um ca. 2 mm überragen zu lassen. Auf diese Weise wird der geforderte Schneidezahnüberbiss von mindestens 1 mm gesichert. Die Längsachsen der mittleren Schneidezähne sind mit ihren Inzisalkanten nach außen geneigt. Ästhetisch vorteilhaft ist es, wenn die unteren seitlichen Schneidezähne eine zusätzliche Distalneigung des Zahnhalses zeigen.

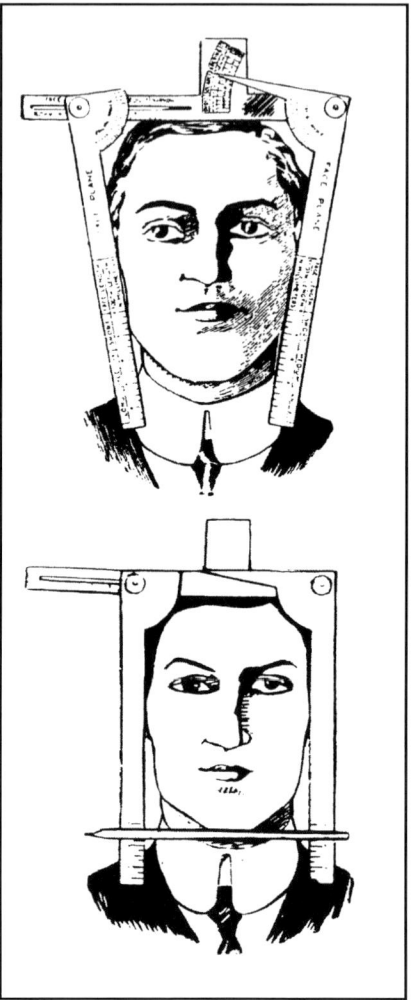

Abb. 92 Der Anatoform-Messapparat nach Gysi und Williams
1. Kopfform = Zahnform
2. Länge und Breite der oberen mittleren Schneidezähne

Die Aufstellung der Seitenzähne erfolgt unter ständiger Kontrolle des Okklusionsgleichgewichtes. Hier ist darauf zu achten, dass die sagittalen und transversalen Kompensationskurven ausgeprägt angelegt werden. Eine besondere Empfehlung bezieht

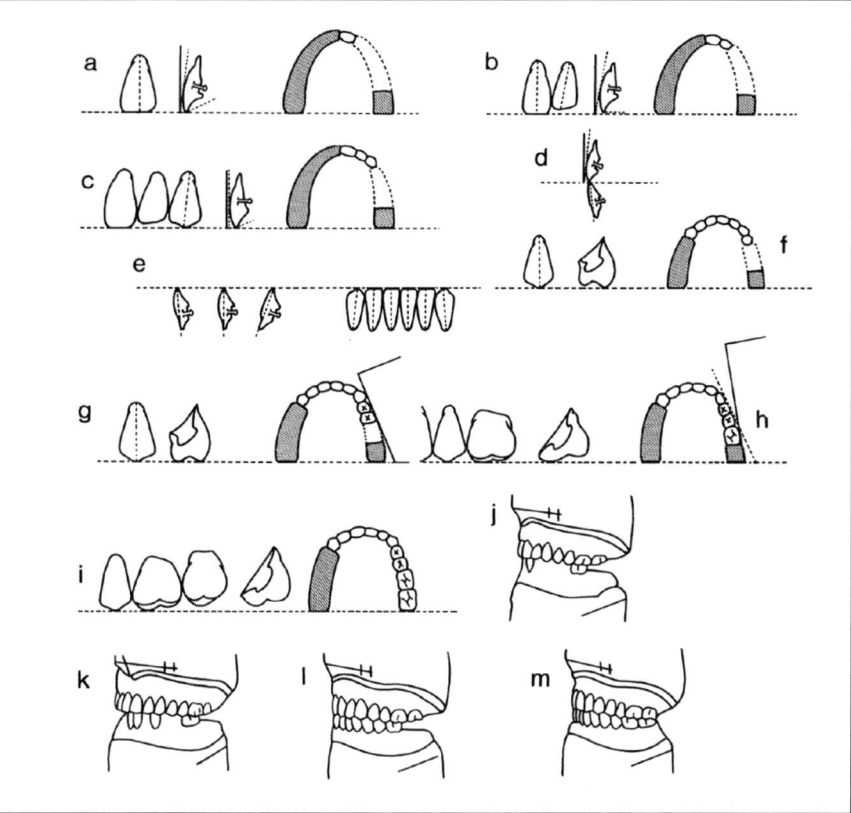

Abb. 93 Aufstellung nach Gysi in vier Arbeitsschritten

1. Arbeitsschritt
 (a) Oberer mittlerer Schneidezahn:
  Zahn steht mit seiner Achse parallel zur Medianebene
 (b) Oberer seitlicher Schneidezahn:
  Schneidezahn steht ca. 1 mm von der Okklusionsplatte ab
 (c) Oberer Eckzahn:
  Längsachse ist etwas nach medial geneigt
2. Arbeitsschritt
 (d) Mittlerer unterer Schneidezahn:
  Ein geringer Überbiss der oberen Schneidezähne und die Stellung zum Alveolarkamm ist zu beachten
 (e) Seitlicher unterer Schneidezahn:
  Senkrechte Anordnung auf dem Alveolarkamm
3. Arbeitsschritt
 (f) Oberer erster Prämolar:
  Der Bukkalhöcker berührt die Okklusionsplatte

(g) Oberer zweiter Prämolar:
  Beide Höcker berühren die Okklusionsplatte
(h) Oberer erster Molar:
  Der mesiopalatinale Höcker berührt die Okklusionsplatte
(i) Oberer zweiter Molar:
  Kein Höcker berührt die Okklusionsplatte
4. Arbeitsschritt
 (j) Unterer erster Molar:
  Zahnanordnung wird durch die interskupidale Beziehung zu dem oberen zweiten Prämolar und dem ersten Molaren bestimmt
 (k) Unterer Eckzahn:
  Zahnhals ist nach medial und die Schneidekante nach lingual geneigt
 (l) Untere erste und zweite Prämolaren:
  Sie stehen senkrecht und mittig auf dem Kieferkamm
 (m) Unterer zweiter Molar:
  Wird wie die Prämolaren aufgestellt

sich darauf, zwischen den Eckzähnen und den ersten Prämolaren keinen Kontakt zu schaffen, sondern vielmehr eine geringe Lücke von ca. 1 mm zu belassen (sog. Primatenlücke). Auf die bukkalen Flächen bezogen sollten die Stellungen der Prämolaren und Molaren eine Bogenform zeigen. Durch das Anlegen eines Lineals vom Eckzahn zur Mesialfläche des ersten Molaren soll sich eine gerade Linie bilden lassen (sog. Prämolarentangente).

3. Arbeitsschritt:
Der erste Prämolar des Oberkiefers berührt mit seinem bukkalen Höcker die Okklusionsebene. Auf die Lücke zwischen dem Eckzahn und dem ersten Prämolaren wurde schon hingewiesen. Die zweiten oberen Prämolaren haben mit beiden Höckern Kontakt zur Okklusionsfläche. Es ist wichtig, dass die oberen ersten Molaren die Okklusionsfläche nur mit ihren mesio-palatinalen Höckern berühren. Die bukkalen Zahnanteile sind leicht von dieser Fläche entfernt. Der zweite Molar wird entsprechend der Speeschen Kurve ohne Kontakt zur Okklusionsebene aufgestellt. Durch das Anlegen eines Lineals an die vestibulären Flächen des 1. und 2. Molars soll eine gerade Linie gebildet werden können (sog. Molarentangente).

4. Arbeitsschritt:
Zuerst werden die unteren ersten Molaren in eine okklusale Beziehung zu den oberen zweiten Prämolaren und den oberen ersten Molaren gebracht. Es ist darauf zu achten, dass die mesialen Schenkel der mesio-bukkalen Höcker der ersten unteren Molaren Abstützungen an den distalen Randleisten der oberen zweiten Prämolaren und die distalen Schenkel der mesio-bukkalen Höcker Abstützungen auf den mesialen Randleisten der ersten oberen Molaren finden. Die zentralen Höcker zeigen okklusale Abstützungen in den zentralen Gruben der oberen Molaren. Liegt eine korrekte interkuspidale Beziehung vor, werden nach der Aufstellung des ersten unteren Molaren der erste untere Prämolar, dann der zweite untere Prämolar und schließlich der zweite untere Molar aufgestellt. Neben den zentrischen Beziehungen

sollen über die Bewegung des Artikulatoroberteils die Zahnabstützungen im Sinne des geforderten Artikulationsgleichgewichts – d. h. bilateral balancierte Okklusion – kontrolliert werden.

9.3 Okklusionsplatte nach Gysi

Beim Aufstellen von Totalprothesen empfiehlt Gysi inzisale und okklusale Berührungskontakte der oberen Zähne mit einer Zahnaufstellplatte, deren Fläche er identisch mit der Lage der Okklusionsebene sieht. Hiervon abgeleitet hat sich der Begriff von der Aufstellung nach der „Glasplattenebene" gebildet. Für den Artikulator Protar ist die von Gysi empfohlene Okklusionsplatte einsetzbar.

Das Aufstellen beginnt mit der Anordnung der oberen Frontzähne. Danach werden die oberen Seitenzähne aufgestellt. Wichtig ist, hierbei nicht nur auf die angegebenen Kontaktierungen der Höcker zu achten, sondern auch die Abwinkelung zur Okklusionsplatte richtig zu treffen.

Auf der Okklusionsplatte kontaktieren folgende Zahnanteile:

• Die Inzisalkanten der mittleren oberen Schneidezähne und die oberen Eckzahnspitzen.

• Die bukkalen Höcker der oberen ersten Prämolaren.

• Die bukkalen und palatinalen Höcker der oberen zweiten Prämolaren.

• Die mesio-palatinalen Höcker der oberen ersten Molaren.

• Die zweiten OK-Molaren stehen mit ihren mesio-palatinalen Höckern nahe der Platte.

• Die transversale Kompensationskurve entsteht durch die schon oben aufgezeigte Kontaktierung der Seitenzähne mit der Okklusionsplatte.

• Nach der Aufstellung der oberen Seitenzähne werden die unteren Seitenzähne statisch und funktionell richtig zugeordnet.

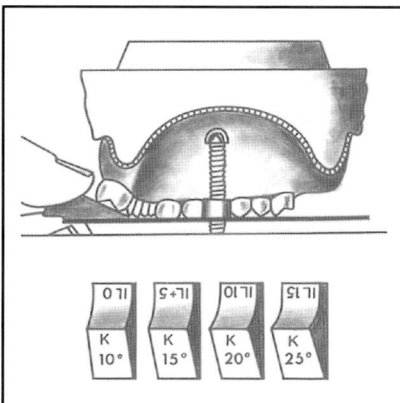

Abb. 94 Keile nach Gysi von 10 bis 25° für die Ausformung der Kompensationskurve

9.4 Aufstellen mit Keilen

Um den Verlauf der transversalen und sagittalen Kompensationskurve zu standardisieren, hat Gysi Keile mit unterschiedlichen Winkeln konstruiert. Nach ihrer Vorstellung ist es rasch still um diese Aufstellhilfe geworden. In neuerer Zeit hat Polz die Idee wieder aufgegriffen und empfiehlt für seine Keile folgendes Vorgehen: (Abb. 94).

Arbeitsfolge:
Für das Aufstellen der oberen Zähne benötigt man eine UK-Schablone mit einer Glasplatte. Bei ihrer Montage ist folgendes zu beachten:
- Abstand des anterioren Symphysenpunktes bis zur Schneidekante 14 mm (Oberkante Glasplatte)
- Hintere Begrenzung der Glasplatte liegt im oberen Drittel des retromolaren Dreiecks
- Mittellinie des Kieferkammes auf der Glasplatte einzeichnen

Zahn 11 und 21 aufstellen, Frontzahnneigung 3°.
Schneidekanten im Kontakt zur Glasplatte. Labialfläche steht 7 mm vor der Papilla incisiva.

Zahn 12 und 22 ca. 1 mm kürzer aufstellen.

Zahn 13 und 23 senkrecht zur Platte aufstellen.

Zahn 14 und 24 aufstellen, Balance-Kontakte auf Zähnen anzeichnen (nur beim 4er).

Zahn 15 und 25 mit distalen B-Kontakten auf den Hälften der inneren Abhänge der palatinalen Höcker aufstellen.

4er steht direkt über der Kieferkammlinie, Keil bis 6 mm-Linie einschieben (bukkaler Höcker steht auf 6 mm-Linie, palatinaler Höcker steht auch auf dem Keil).

Die Unterkiefer-Frontzähne werden aufgestellt.

- den Stützstift um 2 mm heben,
- zuerst 6er mit okklusalem Überbiss des oberen Molaren aufstellen,
- 7er aufstellen,
- 5er und 4er aufstellen,
- Stützstift um 1 mm absenken,
- OK im Wasserbad abkühlen,
- UK erwärmen (Wasserbad),
- Artikulator zusammendrücken und kontrollieren,
- noch einmal um 0,5 bis 1 mm absenken und wieder zusammendrücken (Stützstift-Toleranz = ± 1 mm),
- Okklusion und Bewegungsabläufe kontrollieren.

9.5 Aufstellen nach Gerber

Eine zunehmende Bedeutung bei der Herstellung von Totalprothesen kommt der von Gerber angegebenen Kondylartheorie zu. Hierunter versteht Gerber die physiologische Beziehung von zweckentsprechend ausgeformten Seitenzähnen zu den Funktionsformen der Kondylen in den Gelenkgruben. Im weiteren geht die Kondylartheorie davon aus, dass sich die Form der Kondylen – aus der Frontalansicht gesehen – den Formen der Kauflächen der Unterkieferzähne gleichen. Von dieser Voraussetzung ausgehend

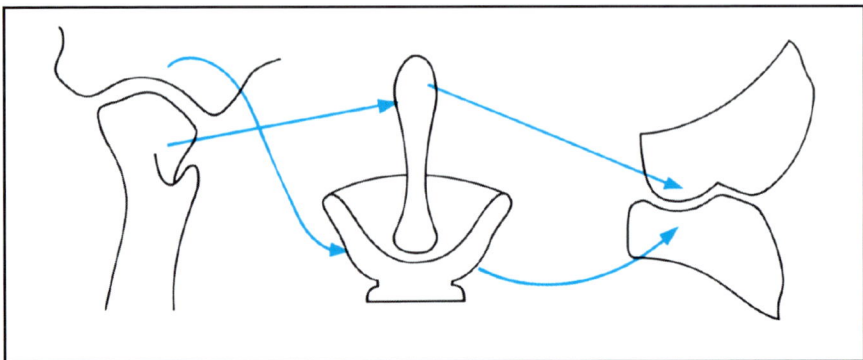

Abb. 95 Das Mörser-Pistill-Prinzip nach Gerber basiert auf der Übereinstimmung von Kiefergelenk- und Seitenzahnfunktion

zeigen seine unteren Kauflächen mörserartige Oberflächen, die Minikalotten ähneln. Der Radius dieser Minikalotten lässt sich über das Einschleifen im Artikulator individuell den Gelenkführungen anpassen. Die oberen palatinalen Höcker sind die Antagonistenhöcker zu den unteren Mörserformen. Sie zeigen eine der funktionellen Anpassung entsprechende pistillartige Ausformung. Das sogenannte Mörser-Pistill-Prinzip der Kiefergelenke soll sich somit auf die Seitenzähne mit den sogenannten Kondylarformen funktionell übertragen (Abb. 95). Die besonderen Formen der Seitenzähne zwingen zu einer speziellen Anordnung beim Zahnaufstellen. Über die kopfähnlichen oberen Seitenzähne und den mikrogelenkpfannenähnlichen unteren Seitenzähne bilden sich Antagonistenpaare, die harmonische Kaueinheiten entstehen lassen. Im Sinne des Mörser-Pistill-Prinzips sollen die oberen sogenannten Stampfhöcker in den unteren Mikropfannen okkludieren (Abb. 96). In den kauaktiven Positionen befinden sich die Antagonistenpaare in dem statisch günstigsten Bereich der zahnlosen Kieferkämme. Die bukkalen Höcker zeigen abradierte Formen. Ihr funktionelles Zusammenspiel sichert die Statik und dient der Kaustabilität. Über die bauchigen Ausformungen der bukkalen Zahnwandungen ergeben sich Wangenkontakte, die die unteren und oberen Prothesen zusätzlich stabilisieren. Sollten die oberen bukkalen

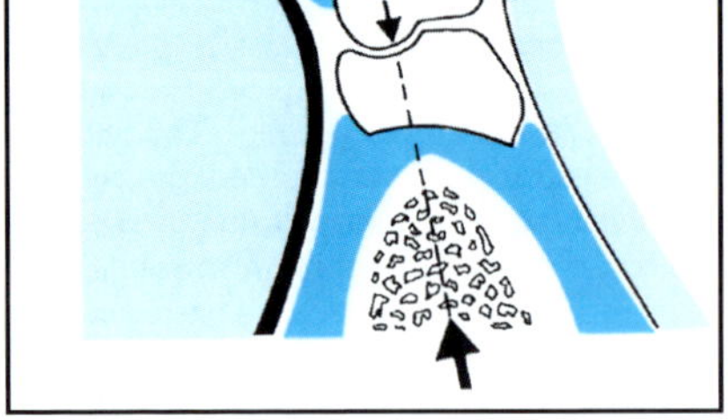

Abb. 96 Die konstruktiven Merkmale der Conyloform-Seitenzähne:
- Die oberen palatinalen Höcker zeigen eine funktionelle Beziehung zu den unteren Kaumulden. Ihre prothetische Anordnung sichert die Kraftrichtung über die Zahnmitte zum Prothesenrand
- Die obere bukkale Abrasion verhindert Vorkontakte, die die Prothese ungünstig belasten können
- Die Wölbungen im unteren Teil der Vestibulärflächen sollen den Wangenkontakt und somit die Muskelgriffigkeit der Prothese unterstützen

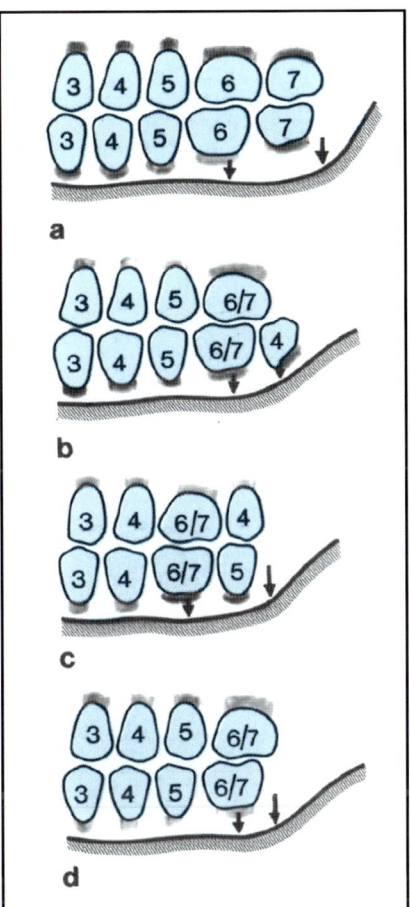

Abb. 97 Die Anzahl und die Größe der Seitenzähne stehen in Abhängigkeit zum Kieferkamm (a bis d)

um. Es ist darauf zu achten, dass die palatinalen Höcker bei den Okklusionsbewegungen keine Störfunktionen zeigen. Für eine kaustabile Zahnaufstellung gibt Gerber folgende Empfehlungen (Abb. 97) und Hinweise:

- Die Seitenzähne sollen auf der Mitte der Kieferkämme stehen. Hierbei ist darauf zu achten, dass insbesondere die kauaktiven OK- und UK-Kauflächenanteile über der Kammlinie stehen. Bei den ersten Prämolaren ist das Mörser-Pistill-Prinzip auf den Kopf gestellt. Diese Position sichert eine zusätzliche Kaustabilität. Auf die Anordnung der oberen zweiten Molaren kann man kieferkammbedingt in den meisten Fällen verzichten. Der untere zweite Molar kann ein Prämolar sein, wenn er dem oberen Molaren als Nebenantagonisten zur Abstützung dient.
- Die ersten unteren Molaren müssen an den tiefsten Stellen der atrophierten Kieferkämme stehen. Mit dieser Position zeigen sie eine Stellung, die zwischen zwei schiefen Ebenen liegt und sich somit durch deren konträre Wirkung neutralisiert. Diese stabile Lage vergleicht Gerber mit einem Sattel, der in der Mulde eines Pferderückens seinen sichersten Platz hat.
- Die Seitenzähne sollen in einer relativ steilen Kompensationskurve aufgestellt werden. Sie folgen in etwa dem Konturverlauf der zahnlosen Kieferkämme. Die Seitenzahnaufstellung unter Berücksichtigung des sagittalen und transversalen Christensenschen Phänomens bedient sich also ähnlich der Empfehlungen von Gysi der sagittalen und transversalen Kompensationskurve.
- Da die Kaustabilität der oberen Prothese durch die Eckzähne gefährdet ist, empfiehlt Gerber, bei den Funktionsbeziehungen die Prothesenstabilität durch einen Schneidezahn zu sichern. Es ist wichtig, die Schneide- und auch die Eckzähne so zu stellen, dass sie bei den Bewegungsabläufen aneinander vorbeigleiten können. Besondere Kiefersituationen können dazu führen, anstelle des oberen Eckzahnes einen weiteren Prämolaren aufzustellen, um

Höcker die Prothesenstabilität behindern, kann man sie außer Kontakt schleifen. Zur Erweiterung des Zungenraumes wird anstelle der Molaren die Aufstellung von Prämolaren empfohlen. Zeigt sich bei fortgeschrittener Kieferkammatrophie die Notwendigkeit, im Kreuzbiss aufzustellen, empfiehlt sich folgendes Vorgehen:

An den oberen Molaren schleift man die bukkalen Höcker zu kaustabilen Höckern

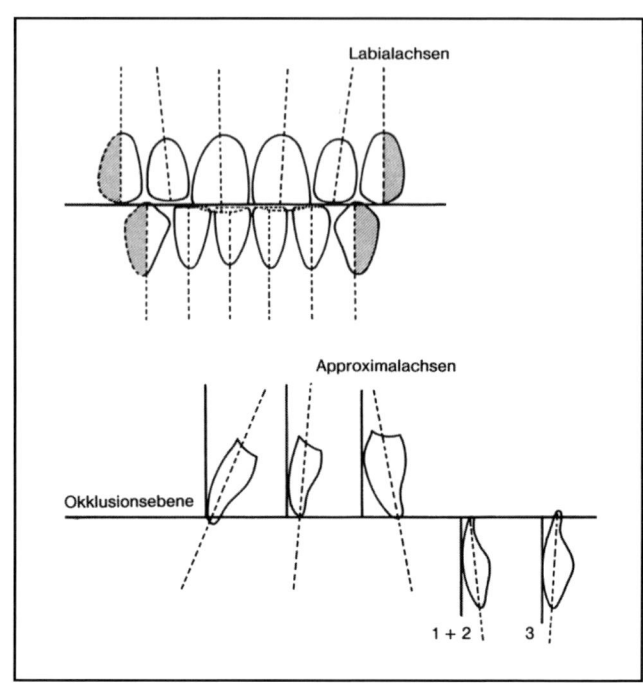

Abb. 98/99
Stellung der oberen und
unteren Front- und
Schneidezähne

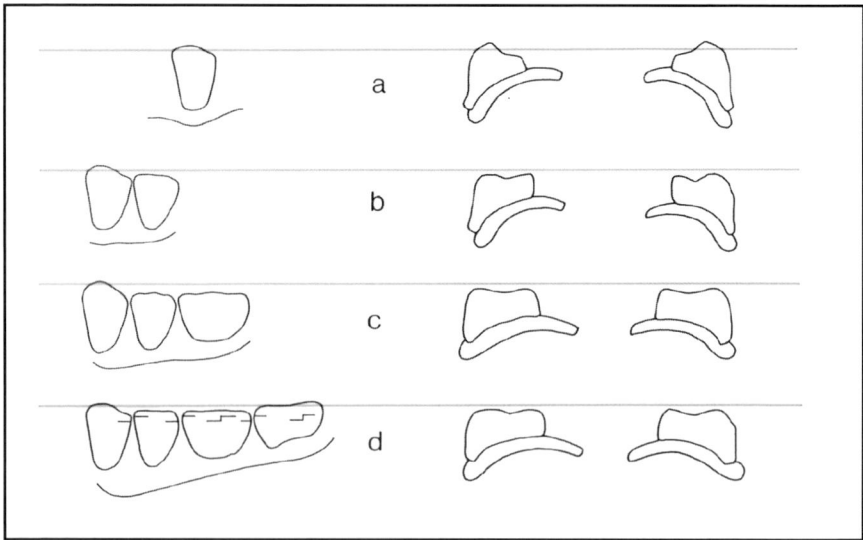

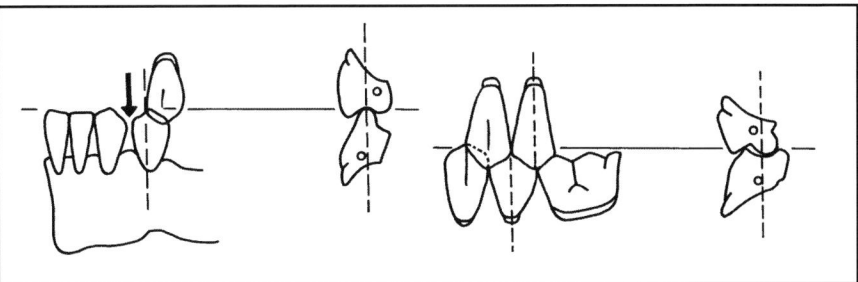

Abb. 100 Stellung des ersten und zweiten oberen Prämolaren

in dessen Kaumulde den unteren Eckzahn zentral gleiten zu lassen. Auf diese Weise kann die entstehende Kraftrichtung für die Stabilisierung der Prothese genutzt werden. Die sogenannten Eckzahn-Prämolaren zeigen für den prothetischen Ersatz eine besondere Stellungsstabilität.

Das rationelle Aufstellen erfolgt in vier Phasen (Abb. 98 bis 101).

9.5.1 Erste Phase

Das Aufstellen der unteren und oberen Frontzähne.

Das Aufstellen der Frontzähne orientiert sich an den Einzeichnungen auf den Wachsbisswällen der Bissschablonen oder an den besonderen Instruktionen des Zahnarztes (Abb. 98).

9.5.2 Zweite Phase

Das Aufstellen der unteren Seitenzähne.

Die unteren Seitenzähne werden über den Mitten der Alveolarkämme aufgestellt. Es empfiehlt sich, zwischen dem Eckzahn und dem ersten Prämolaren eine kleine Lücke zu lassen. Beim Aufstellen der unteren Seitenzähne sollte man auf folgende Punkte achten:

Die Speesche Kurve (= sagittale Kompensationskurve) soll ausgeprägt zur Darstellung gebracht werden. Die Vorbissfacetten der zweiten Molaren weisen annähernd Neigungen von 25° auf. Dies lässt sich kontrollieren, indem man ein Lineal parallel zur Gelenkbahn

des Artikulators hält. Bei Kopfbissstellung der Frontzähne beträgt die Neigung der genannten Vorbissfacette nur 10° bis 20°. Die Zahnachsen der zweiten Prämolaren sind senkrecht zur Okklusionsebene zu stellen.

Die ersten Prämolaren und die ersten und zweiten Molaren sollen mit den bukkalen und lingualen Höckern auf einer geraden Linie liegen. Über ein Gummiband kann man ihre geradlinige Anordnung kontrollieren (Abb. 99).

9.5.3 Dritte Phase

Das Aufstellen der oberen Prämolaren.

Die richtige Aufstellung der oberen Seitenzähne ist im wesentlichen von der Stellung der Prämolaren abhängig. Man beginnt bei den oberen Seitenzähnen mit der Aufstellung des ersten Prämolaren.

Die Kontaktierung des ersten oberen Prämolaren mit dem ersten unteren Prämolaren erfolgt in einer umgekehrten Mörser-Pistill-Position. Der zweite obere Prämolar steht senkrecht zur Okklusionsebene. Sein palatinaler Höcker kontaktiert die distale Kaumulde des unteren zweiten Prämolaren (Abb.100).

9.5.4 Vierte Phase

Das Aufstellen der übrigen Seitenzähne

Beim Aufstellen der übrigen Seitenzähne beginnt man mit dem ersten Molar und endet mit dem zweiten Molar.

In Abhängigkeit der Kieferkammlänge können anstelle der Molaren Prämolaren

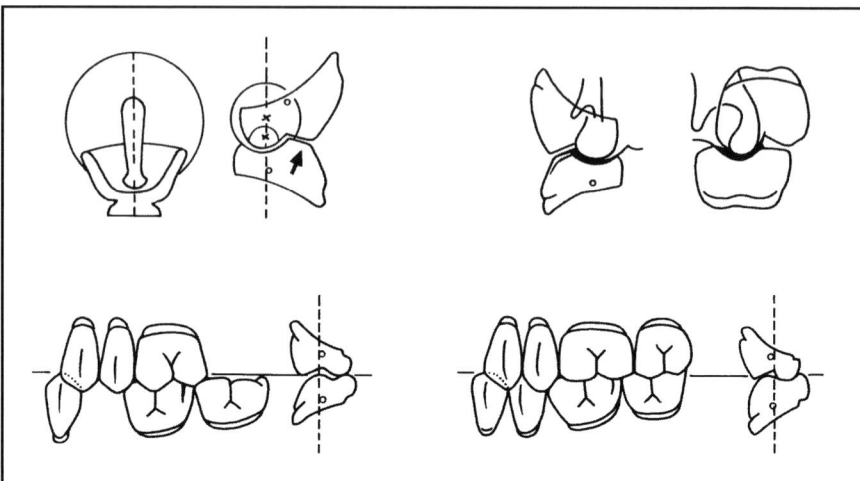

Abb. 101 Stellung des ersten und zweiten oberen Molaren

eingesetzt werden. Wichtig ist, dass das Mörser-Pistill-Prinzip nicht verlassen wird. Nach Gerber entspricht die Funktionsform der Zähne („Mörser-Pistill") auch der Funktionsform des Kiefergelenks („Mörser-Pistill").

Beim Aufstellen der Seitenzähne können folgende Fehler auftreten (Abb. 101):

1. Fehler:
Nur die bukkalen Höcker stehen in Kontakt, die palatinalen Höcker weisen keinen Kontakt mit dem Antagonisten auf.

2. Fehler:
Die palatinalen Höcker der oberen Prämolaren okkludieren zwischen zwei Zähnen und nicht nach Vorschrift in den Kaufurchen der Antagonisten.

3. Fehler:
Die Speesche Kurve ist zu wenig ausgeprägt.

4. Fehler:
Die unteren Prämolaren und Molaren sind nach lingual geneigt und stören mit ihren bukkalen Höckern die Lateralbewegungen. Die lingualen Höcker stehen dabei zwangsläufig außer Kontakt.

9.5.5 Einschleifen der Condyloform-Zähne nach der primären Remontage

Zur Herstellung einer Totalprothese nach Gerber bedarf es der Verwendung der Condyloform-Zähne sowie der Beachtung eines speziellen Einschleifkonzeptes. In Anbetracht der Bedeutung der von Gerber angegebenen Condylartechnik seien die wichtigsten Arbeitsschritte hier in Kurzform aufgelistet.

Das Ziel der Einschleifmaßnahmen besteht in einem zentrischen Dreipunkt-Kontakt auf jedem Seitenzahn. Hierzu wird das nachfolgend beschriebene Vorgehen empfohlen.

Zentrik
Folgende Kauflächenareale sind zum Beschleifen in der Zentrik freigegeben:

• die bukkalen Höcker der 1. UK-Prämolaren,
• die palatinalen Höcker der 1. OK-Prämolaren,
• die palatinalen Höcker der 2. OK-Prämolaren,
• die palatinalen Höcker der 1. OK-Molaren,
• die palatinalen Höcker der 2. OK-Molaren.

Folgende Kauflächenareale dürfen in der Zentrik nicht beschliffen werden:
- die mesiale Kaumulde des 1. OK-Prämolaren,
- die disto-linguale Kaumulde der 1. UK-Prämolaren.
- die zentrische Kaumulde des 2. UK-Prämolaren
- die zentrische Kaumulde des 1. UK-Molaren
- die zentrische Kaumulde des 2. UK-Molaren

UK-Seitwärtsbewegung nach links

Bei der Simulation der Seitwärtsbewegungen muss beachtet werden, dass die Artikulatorachse nur auf den „Doppelkoni" zur Seite gleitet. Letztlich kommt es hierdurch zu einer Simulation der räumlichen Bennettbewegung. Für den Fall einer Unterkiefer-Seitwärtsbewegung nach links ergibt sich folgendes Einschleifschema:

Einschleifmaßnahmen auf der Arbeitsseite:
- mesio-bukkaler Höckeranteil der 1. OK-Prämolaren,
- 2. UK-Prämolaren: aus der Zentrik nach mesio-lingual,
- 1. UK-Molar: aus der Zentrik nach mesio-lingual,
- 2. UK-Molar: aus der Zentrik nach mesio-lingual.

Einschleifmaßnahmen auf der Balanceseite:
- 2. UK-Prämolar: aus der Zentrik nach disto-bukkal,
- 1. OK-Molar: aus der Zentrik nach disto-bukkal,
- 2. OK-Molar: aus der Zentrik nach disto-bukkal.

Folgende Kauflächenareale dürfen bei der linken Seitwärtsbewegung nicht beschliffen werden:
- bukkaler Höcker des 1. UK-Prämolaren,
- palatinaler Höcker des 1. OK-Molaren,
- palatinaler Höcker des 2. OK-Molaren.

Protrusion

Zum Erreichen geeigneter Protrusionsfacetten werden folgende Einschleifmaßnahmen empfohlen:

- UK-Frontzähne auf der Labialseite,
- OK-Frontzähne auf der Palatinalseite,
- 1. OK-Prämolar: disto-bukkaler Höckeranteil,
- 1. UK-Prämolar: disto-lingual nach 5er mesio-lingual,
- 2. UK-Prämolar: aus der Zentrik nach 6er mesio-lingual,
- 1. UK-Molar: aus der Zentrik nach disto-lingual,
- 1. UK-Molar: von distaler Leiste nach 7er mesio-lingual,
- 2. UK-Molar: aus der Zentrik nach disto-lingual.

Folgende Kauflächenareale dürfen nicht beschliffen werden:
- bukkaler Höcker des 1. UK-Prämolaren,
- palatinaler Höcker des 1. OK-Prämolaren,
- palatinaler Höcker des 2. OK-Prämolaren,
- palatinaler Höcker des 1. OK-Molaren,
- palatinaler Höcker des 2. OK-Molaren,

Retrusion

Die Retrusionsbewegung wird im Regelfall erst nach 20tägiger Prothesentragedauer eingeschliffen. Hierzu wird noch einmal nachregistriert. Das eigentliche Einschleifen geschieht mittels einer Einschleifpaste. Durch retrusives Reiben der Zahnreihen gegeneinander entsteht eine sogenannte polyvalent balancierte Okklusion. Diese Okklusionsform ist durch gleichmäßige und gleichzeitige Kontakte auf allen Seitenzähnen charakterisiert.

9.6 Aufstellen nach der APF-Methode

Die neuzeitlichen Lehrmeinungen innovativer systemorientierter Aufstellempfehlungen entziehen dem klassischen APF-System zunehmend die Berechtigung ein patientengerechtes Verfahren zu sein. Rückblickend sei daran erinnert, dass die APF-Totalprothetik

auf eine 30jährige Tradition verweisen darf.
APF als Synonym für:

A = Ästhetik
P = Phonetik
F = Funktion

konnte sich als Schulsystem logisch aufgebaut den Erkenntnissen und Empfehlungen von Gysi angepasst und vor allen Dingen überprüfbar in der Zahntechnik fest etablieren.

Über eine präzise Arbeitsanleitung zum Aufstellen und Einschleifen funktioneller Zahnbeziehungen von H. Gründler und M. Person wurde die APF-Methode zum beliebtesten System mit der Möglichkeit der fließenden Anpassung prüfungsrelevanter Aufstell-Modifikationen in der Lehrlings-, Gesellen- und Meisterausbildung. Nach Rücksprache mit der Fa. Dentsply/De Trey stehen weiterhin Informationen und geeignete Seitenzähne für Interessierte nach wie vor zur Verfügung.

Der dem System zugeordnete Artikulator Rational wird nicht mehr hergestellt.

Für das Aufstellen nach der APF-Methode können alle Aufstellgeräte mit dem Zubehör Einrichtschlüssel und Aufstellkalotte eingesetzt werden.

Bei der Wahl des Aufstellgerätes sollten folgende Zusammenhänge beachtet werden:

Aufstellgeräte sind Bewegungssimulatoren mit häufig fixer standardisierten Gelenkbahnneigungen von ca. 30° und einem Bennettwinkel von 15°. Soll die Qualität der Konstruktion mit Standardwerten nicht ausreichen, können individuell justierbare Artikulatoren eingesetzt werden. Die anteriore Artikulatorsteuerung sollte über einen skalierten, höhenverstellbaren Inzisalstift erfolgen. Wie bekannt, befindet sich in der Nullstellung das Artikulator-Oberteil parallel zum Artikulator-Unterteil. Der Inzisalstift steht im Zentrum eines Inzisaltellers. Da durch das Umsetzen der in Wachs aufgestellten Prothese in Kunststoff Höhenveränderungen entstehen können, lässt sich über die Gravuren im Inzisalstift die entstandene Höhendifferenz genau kontrollieren. Für die Kontrolle der lateralen Bewegungsabläufe über den Inzisalstift kann der Inzisalteller individuell dem Be-

wegungsmuster angepasst werden.

Es sei daran erinnert, dass nach den Empfehlungen von Gysi die sagittalen Höckerfurchenwinkel der Okklusalflächen der Seitenzähne zu der mittelwertig eingestellten Gelenkbahnneigung und die transversalen Höckerfurchenwinkel zu den individuell einstellbaren Bennettwinkeln in einer funktionellen Übereinstimmung stehen sollten. Hierbei fährt der Inzisalstift eine kontrollierbare Laterotrusionsfahrt mit ca. 1 bis 2 mm Kontaktstrecke auf dem Inzisalteller ab. Diese Strecke entspricht der Fahrt aus den zentrischen Höcker-Fossa-Beziehungen bis zu den antagonistischen Höckergratkontakten. Bei weiterer laterotrusiver Fahrt zeigt sich im Artikulator, wie häufig auch bei den Seitenzähnen im Mund, eine Disklusion. Wenn man bedenkt, dass die künstlichen Seitenzähne mittelwertig konstruiert sind, so versteht man, dass für die Optimierung des funktionellen Zusammenspiels der Bewegungen im Regelfall Einschleifmaßnahmen erforderlich sind. Aus dieser Sicht gilt, dass man den Kontakt des Inzisalstiftes auf dem Inzisalteller nicht überbewerten darf. Wesentlicher ist, dass die Zahnreihen die notwendigen Kontakte zur Herstellung des Okklusionsgleichgewichtes zeigen.

Bei der protrusiven Bewegung hebt der Inzisalstift durch das funktionelle Zusammenspiel zwischen Bennettwinkel, Gelenkbahnneigung und den Abstützungskontakten der Front- und Seitenzähne im Regelfall frühzeitig vom Inzisalteller ab.

9.6.1 Aufstellen der unteren Schneidezähne

Die schulungsbewährten Aufstellmethoden nach der systemorientierten APF-Methode sind über die Arbeitsanleitung nach Gründler und Person bekannt geworden. Zur allgemeinen Information sollen die wichtigsten Empfehlungen in der gebotenen Kürze genannt werden:

Eine bestimmte Reihenfolge bei der Zahnaufstellung hat sich praktisch bewährt und kann empfohlen werden. (Abb. 102)

Folgenden Aufstellungsmerkmalen sollte besondere Aufmerksamkeit geschenkt werden:

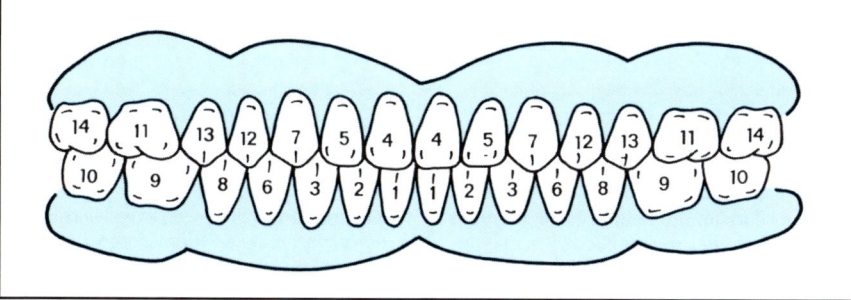

Abb. 102 Reihenfolge für die Zahnaufstellung nach der APF-Methode

- Die unteren mittleren Schneidezähne stehen zervikal mit ihren Basalflächen in Richtung Kieferkamm.
- Ihre Schneidekanten weisen in einer leicht protrusiven Neigung in Richtung OK-Umschlagfalte.
- Die Schneidekanten berühren die Kalotte = Okklusionsebene. Im Mittelwert beträgt die Höhe 16 bis 18 mm vom Symphysenpunkt.
- Die unteren seitlichen Schneidezähne stehen zervikal mit ihren Basalflächen in Richtung Kieferkamm.
- Ihre Schneidekanten sind zu den mittleren Schneidezähnen gesehen mehr senkrecht angeordnet.
- Die Zahnachsen können senkrecht stehen oder leicht nach medial gedreht angeordnet sein. Empfehlungen von Gysi beziehen sich hier auf 6° bis 8°.
- Die Schneidekanten berühren die Kalotte = Okklusionsebene.

9.6.2 Aufstellen der unteren Eckzähne

- Die unteren Eckzähne stehen mit den Zahnhälsen etwas weiter nach vestibulär als die seitlichen Schneidezähne.
- Ihre Schneidekanten neigen sich leicht nach lingual und berühren die Kalotte = Okklusionsebene,
- Die Zahnachsen sind mehr oder weniger nach medial geneigt.

9.6.3 Aufstellen der ersten unteren Prämolaren

- Ihre Basalflächen zeigen zur Kieferkamm-Mitte.
- Mit ihren Okklusalflächen kontaktieren die bukkalen Höcker die Kalotte = Okklusionsebene. Die lingualen Höcker haben keinen Kontakt mit der Kalotte.
- Die bukkalen Zahnflächen sind leicht nach lingual geneigt.
- Die bukkalen Höckergrate sind zu den äußeren Linien der retromolaren Felder ausgerichtet.
- Die Harmonie der Anordnung der ersten Prämolaren kann aus der okklusalen Ansicht mit einem transversal verlaufenden Faden kontrolliert werden.

9.6.4 Aufstellen der oberen mittleren und oberen seitlichen Schneidezähne

- Zuerst werden die mittleren Schneidezähne aufgestellt. Danach folgt die Anordnung der seitlichen Schneidezähne.
- Die Labialflächen der mittleren Schneidezähne zeigen zervikal in Richtung Kieferkamm. Eine statische Forderung wie im UK liegt im OK nicht vor. Man folgt im Zusammenspiel mit den unteren Schneidezähnen einem ästhetischen Erscheinungsbild.
- Die Schneidekanten stehen leicht nach labial geneigt vor und folgen dem Zahnbogenverlauf. Sie bilden zur UK-Umschlagfalte einen Kreisbogen.

- Die mesialen interproximalen Berührungsflächen sind in Übereinstimmung zu den unteren mittleren Schneidezähnen und zur Medianebene parallel angeordnet.
- Die Schneidekanten überragen die unteren Schneidezähne um ca. 1 bis 2 mm. Sie sollen in ihrem Verlauf der Lippenschlusslinie folgen. Die sagittale Stufe = Inzisalspalt ist das Resultat der protrusiven Bewegung des Artikulators. Bei den seitlichen Schneidezähnen verringert sich der Inzisalspalt.
- Die seitlichen Schneidezähne ordnen sich mit ihren labialen Flächen in den horizontalen Zahnbogenverlauf ein. Das ästhetische Aussehen kann durch Kippen und Drehen der seitlichen Schneidezähne individualisiert werden.

9.6.5 Aufstellen der oberen Eckzähne

- Die Zahnachsen stehen senkrecht und parallel zur Medianebene.
- Die Eckzähne werden nicht so lang wie die mittleren Schneidezähne aufgestellt. Diese Anordnung unterstützt die funktionellen Bewegungen der Zahnreihen gegeneinander und die ästhetische Wirkung der Frontzahntreppe.
- Die mesialen Schenkel der oberen Eckzähne stehen in Übereinstimmung zu den distalen Schenkeln der unteren Eckzähne und die distalen Schenkel zu den mesio-bukkalen Höckergraten der ersten unteren Prämolaren.
- In der vertikalen Zuordnung verlaufen die Medialleisten der OK-Eckzähne in die distalen Interproximalflächen der UK-Eckzähne. Die UK-Medialleisten gehen in die mesialen Interproximalflächen der OK-Eckzähne über.

9.6.6 Aufstellen der zweiten unteren Prämolaren sowie der ersten und zweiten unteren Molaren

- Die Basalflächen der zweiten unteren Prämolaren zeigen zur Kieferkammmitte.
- Die bukkalen und lingualen Höckergrate berühren die Kalotte.

- Die bukkalen Zahnflächen sind ein wenig nach lingual geneigt.
- Die Basalflächen der Molaren zeigen zur Kieferkamm-Mitte.
- Die bukkalen und lingualen Höckergrate berühren die Kalotte.
- Die bukkalen Zahnflächen sind ein wenig nach lingual geneigt.
- Kieferkamm-Mitte = Verlauf der Längsfissuren vom zweiten Prämolaren zum zweiten Molaren.
- Poundsche Linie = Verlauf der mesialen Schenkel der Eckzähne entlang der lingualen Höckergrate der Seitenzähne zu den inneren Begrenzungslinien der retromolaren Polster.
- Es empfiehlt sich, zwischen den Zähnen interproximal schmale Zwischenräume zu lassen. Sie erleichtern die Platzierung der oberen Seitenzähne.
- Der erste Molar sollte an der tiefsten Stelle des Kieferkamms – bezogen auf die Okklusionsebene – stehen.

9.6.7 Aufstellen der ersten oberen Molaren

- Die ersten oberen Molaren berühren in einer eugnathen Position die unteren Molaren. Hierbei stützen sich die mesio-palatinalen Höcker in den zentralen Gruben der unteren Molaren ab. Die disto-palatinalen Höcker berühren die distalen Randleisten der ersten unteren Molaren und die mesialen Randleisten der zweiten unteren Molaren.
- Die bukkalen nicht-zentrischen Höckergrate weisen einen okklusalen Vor- und Überbiss auf. Diese okklusalen Zahnbeziehungen bilden wichtige Voraussetzungen für die laterotrusiven Abstützungen.
- Auf den bukkalen Zahnflächen müssen die oberen mesialen Medialleisten in vertikaler Richtung zu den unteren zentralen bukkalen Fissuren verlaufen.

9.6.8 Aufstellen der ersten und zweiten oberen Prämolaren und der oberen zweiten Molaren

- Die mesialen und distalen Randleisten der

ersten Prämolaren stützen sich auf den zugeordneten bukkalen Schenkeln der unteren Prämolaren ab.

• Die palatinalen Höcker brauchen keinen Kontakt mit den distalen zentralen Gruben der unteren ersten Prämolaren zu zeigen.

• Die bukkalen nicht-zentrischen Höckergrate stehen in einem okklusalen Vor- und Überbiss.

• Die zweiten Prämolaren kontaktieren mit ihren palatinalen zentrischen Höckern die distalen Gruben der unteren zweiten Prämolaren. Im Bereich der Randleisten bestehen Kontakte zu den bukkalen zentrischen Höckergraten der zweiten Prämolaren und den mesio-bukkalen Anteilen der ersten unteren Molaren.

• Die bukkalen nicht-zentrischen Höckergrate stehen in einem okklusalen Vor- und Überbiss.

• Die mesio-palatinalen Höcker der zweiten Molaren stützen sich in den Gruben der unteren zweiten Molaren ab.

• Die disto-palatinalen Höcker brauchen die unteren zweiten Molaren nicht zu kontaktieren. Gegebenenfalls kann man die Höckerspitzen kürzen.

9.6.9 Das APF NT Totalprothetik-System

Nach ca. 30 Jahren darf der APF Methode ohne Frage das Prädikat „Erfolgreich" bescheinigt werden.

APF NT als Nachfolgemethode verzichtet nicht auf den Hinweis, dass für eine Langzeitversorgung mit Totalprothesen die Begriffe „Ästhetik", „Phonetik" und „Funktion" als tragende Grundeigenschaften für die Akzeptanz der Patientenerwartungen bleiben.

NT als Kürzel für „Neue Technologie" soll auf die innovativen Verbesserungen aufmerksam machen, die es ermöglicht haben, auch mittelwertig eingestufte Totalprothesen auf hohem Niveau anzufertigen.

Die herstellungstechnischen Arbeitsschritte einer Totalprothese liegen in der Kompetenz des Zahntechnikers. Das Bewusstsein, sein Tun in kooperativer Abstimmung mit den zahnärztlichen Lehrmeinungen zu koor-

dinieren, ist in seinem Verantwortungsbewusstsein tief eingeprägt. Aus dieser Sicht ist es nicht erstaunlich, dass die herstellungstechnischen Anleitungen zum APF NT System von dem in der Zahntechnik anerkannten ZTM J. Stuck, Singen, von der Fa. Dentsply/De Trey marktreif übernommen hat.

Als System für die Praxis vorgestellt, sollten auch hier in der gebotenen Kürze zur allgemeinen Information die wesentlichen Neuerungen und aufstelltechnischen Forderungen genannt und aufgezeigt werden:

Allgemeine Informationen

Für die Aufstellung der Front- und Seitenzähne nach dem APF NT System werden keine speziellen zahnärztlichen Behandlungsmaßnahmen erwartet. Die Funktionsabformung und Festlegung der Bissrelation sollen nach den einschlägigen Empfehlungen erfolgen.

Um die Philosophie des APF NT Systems nicht zu verwässern, sind firmenautorisierte Spezialisten benannt. Sie sollen über eine intensive Schulung das Procedere des Aufstellsystems bekannt machen.

Systemempfohlene Artikulatoren

Als Artikulatoren werden Aufstellgräte akzeptiert, die eine Einstellung der Kondylenbahnneigung und der Bennettwinkelführung beinhalten. Wichtig ist, dass der dem Aufstellsystem zugeordnete OK-Positionierer und der Okklusions-Neigungsanzeiger mit der Zahn-Aufstellhilfe mit Frontzahntisch eingesetzt werden kann.

Wer Artikulator und Aufstellsystem als konsequente Einheit akzeptiert, dem steht der Präzisionsartikulator Protar 2 der Fa. KaVo mit dem klinisch geprüften Aufstellzubehör zur Verfügung.

Hinweise zur Zahnlinie

Für das Aufstellen der Front- und Seitenzähne eignen sich die in Form und Farbe ausgereiften Kunststoffzähne. Die okklusale Morphologie der sogenannten multifunktionalen Seitenzähne kommt den Aufstellforderungen des APF NT Systems mit einer Zahn zu Zahn Beziehung nahe. Mit ihren ausgeprägten zentrischen Höckerausformungen sichern sie die zentrische Stabilität und ermöglichen ihren störungsfreien Bewegungsablauf.

Der Modellpositionierer
Die für die hochwertige Prothetik praktizierten individuellen Gesichtsbogenregistrate zur schädelbezüglichen Übertragung der Modelle in den Artikulator haben sich bewährt.

Bei der APF NT Methode wird auf diese zahnärztliche Vorarbeit verzichtet.

Mit der Konstruktion des OK-Modellpositionierers sieht man eine Gewähr, das Oberkiefermodell dreidimensional richtig so in den Artikulator zu platzieren, dass sich in dieser Position normwertig für eine große Zahl von Patienten funktionswertige Totalprothesen herstellen lassen.

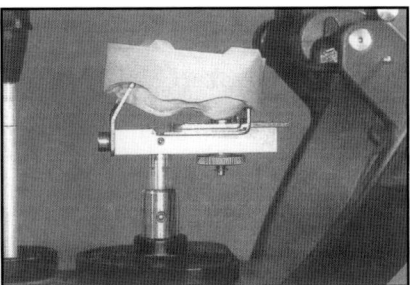

Abb. 103 Modell und Modellpositionierer aus lateraler Sicht. Wir erhalten eine Übersicht über die Auflagepunkte vom OK-Modell zum OK-Modellpositionierer

Die Orientierung des Modellpositionierers am Oberkiefer folgt den Überlegungen, dass sich die Ansatzpunkte für den Positionierer in der Frontposition und den beiden Tubera maxillae auf den von der Atrophie nicht veränderten Bereichen befinden (Abb. 103).

Zuordnung des Unterkiefermodells
Die dreidimensionale Zuordnung des Unterkiefermodells zum befestigten Oberkiefermodell kann über eine korrekte Relationsbestimmung mit einer Wachsbissschablone erfolgen.

Präziser wird die bekannte intraorale Pfeilwinkelaufzeichnung nach McGrane mit seiner relativ genauen zentrischen Okklusionslage gewertet.

Einsatz der Aufstellhilfe
Mit dem Okklusionsebenen-Neigungsanzeiger steht eine Aufstellhilfe für die Positionierung der unteren Seitenzähne im leeren Raum zwischen den oberen und unteren Kieferkämmen zur Verfügung.

Bekannt ist, dass die Neigung der Okklusionsebene zum Verlauf der unteren Kieferkämme für die Verteilung der Kraftvektoren von besonderer Bedeutung ist.

Wir erinnern an die Empfehlung der APF Lehrmeinung, die Verbindung der zentralen unteren Schneidezähne zu den Oberflächen der retromolaren Polster als Okklusionsebene zu akzeptieren und eine nach posterior abfallende Ebene zu tolerieren.

Die APF NT Empfehlung folgt Erfahrungswerten, in der die Okklusionsebene tendenziell ansteigt, sodass die letzten Seitenzähne die retromolaren Polster überragen. Bei Kiefersituationen, die die Platzierung der Aufstellhilfe nicht zulassen, wird eine visuelle parallele Halbierung des Zwischenraumes empfohlen.

Als Prüfungskriterium sollte der absolute Höckerkontakt zur Aufstellhilfe nicht in die Wertung mit einbezogen werden.

Der Stativ-getragene Laserpointer
Für die statisch richtige Platzierung der Prämolaren und Molaren auf den zahnlosen oberen und unteren Kieferkämmen hat sich der Einsatz eines Laserpointers (Kontrollgerät) als zweckmäßig gezeigt.

Um den Bereich der Hauptkraftrichtung der Seitenzähne visuell erkennbar zu machen, wird das Modell mit den in Wachs aufgestellten Zähnen lagerichtig unter den Stativ getragenen Laserpointer platziert. Der Laserstrahl wird auf einen zentrischen Höcker oder in eine zentrale Grube gelenkt. Nach dem Entfernen der Wachsschablone kann man über den Laserpunkt kontrollieren, ob das Kraftzentrum des aufgestellten Zahnes im inneren Bereich der knöchernen Basis liegt und somit autonom Kaustabilität wirkt. In der Reihenfolge des genannten Vorgehens lassen sich die vertikalen Ausrichtungen aller oberen und unteren Seitenzähne bewerten. (Abb.105 u. Abb. 106)

Aufstellempfehlungen für die Front- und Seitenzähne

Die physiognomische Kontrollschablone

Dem bekannten herstellungstechnischen Vorgehen bei der Anfertigung einer Wachsschablone ähnlich wird eine sogenannte physiognomische Kontrollschablone für den Oberkiefer vom Zahntechniker angefertigt.

Für den Zahnarzt vorbereitet entspricht der anteriore Anteil des Wachswalles dem horizontalen Verlauf, vertikaler Länge und Achsenrichtung der Frontzähne. Im posterioren Anteil soll der Wachswall dem Verlauf der Okklusionsebene entsprechen.

Vom Zahnarzt wird erwartet, dass er diese Vorgaben im Munde des Patienten individualisiert oder messtechnische Angaben über Veränderungen benennt.

Die Rekonstruktion der Frontzahnstellung wird erleichtert, wenn man mit einem Silikonschlüssel den Wachswallverlauf fixiert, um ihn als Aufstellhilfe einzusetzen.

Das Aufstellen der Frontzähne

Für die Wachsaufstellung werden passgenaue aus PMMA Kunststoff angefertigte Basen gefordert:

1. Arbeitsschritt

Die mittleren oberen Schneidezähne werden modellmittig passend zum äußersten unteren und vordersten Punkt des Silikonvorwalls ausgerichtet. Wenn möglich sollte die ästhetische Wirkung im Mundes des Patienten kontrolliert werden (Abb. 104a).

J. Stuck macht darauf aufmerksam, dass die Patienten-abgestimmte Stellung der oberen Frontzähne nicht von der kieferkammnahen Position abhängig ist. Wichtig ist, dass ihre Anordnung im Sinne des muskulären Gleichgewichtes erfolgt und die Physiognomie als Zusammenwirken der inneren und äußeren Gesichtsmuskulatur mit den künstlichen Frontzähnen als eine funktionale Einheit verstanden wird (Abb. 104b).

Gewöhnungsbedürftig ist: Der Okklusions-Neigungsanzeiger als Aufstellhilfe für die Seitenzähne wird am unteren Anteil des Ar-

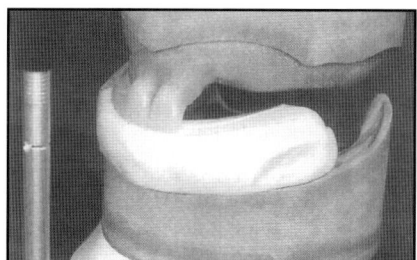

Abb. 104a Arbeitet man nach der Silikonschlüssel-Methode, werden die Schneidekanten der Genios-Prothesenzähne einfach nach dem äußersten, untersten, vordersten Punkt des Silikonvoewalls ausgerichtet

tikulators über ein Kugelgelenk befestigt und auf den Schneidekanten und den beiden Tubera in Arbeitsstellung gebracht.

2. Arbeitsschritt

Die oberen seitlichen Schneidezähne und Eckzähne werden aufgestellt. Neben den bekannten Achsenstellungen der Eckzähne muss auf ihre inzisale Ausrichtung zu den äußeren Enden der Tuber geachtet werden.

3. Arbeitsschritt

Aufstellen der unteren Schneide- und Eckzähne im Verlauf des unteren Alveolarkammes. Das ästhetische Aussehen kann durch

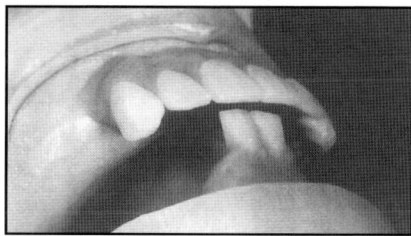

Abb. 104 b Mittelwertige sagittale Stufe von ca. 2 mm und vertikaler Überbiss von ca. 3 mm

leichte Veränderungen der Zahnachsen beeinflusst werden.

Wichtig sind vom Zahnarzt zu ermittelnde Angaben. Über die am Patienten festgestellte skelettale Klasse und seinem Sprechmuster lässt sich der korrekte Überbiss und die sagittale Stufe festlegen.

Das Aufstellen der Seitenzähne
1. Arbeitsschritt
Für die Anordnung der unteren Seitenzähne wird der Okklusionsebenen-Neigungsanzeiger in Arbeitsstellung gebracht. Die ersten unteren Prämolaren werden in einen bukkalen Kontakt mit der Aufstellhilfe positioniert.

Mit dem Laserpointer werden vertikal zu den zentrischen Höckern ihre kaustabilen Stellungen innerhalb der Begrenzungszonen der knöchernen Basis kontrolliert.

2. Arbeitsschritt
Die ersten oberen Prämolaren werden im muskulären Gleichgewicht zu den oberen Frontzähnen aufgestellt.

Wie bei einer normalen Verzahnung kontaktieren die unteren Höckerspitzen die mesio-bukkalen Randleisten.

3. Arbeitsschritt
Wechselseitige Aufstellung. Die unteren zweiten Prämolaren und die Molaren werden gegen die Aufstellhilfe und die oberen Prämolaren und Molaren in einer Zahn-zu-Zahn-Beziehung gegen die unteren Zähne aufgestellt.

Anmerkungen zur Zahn-zu-Zahn-Beziehung beim APF NT System. J. Stuck legt Wert darauf, die Zweckmäßigkeit der Zahn-zu-Zahn-Beziehungen in ihrer Mobilität zu akzeptieren. Er weist darauf hin, dass Zahnpaarkontakte eine eindeutige Stabilität in der Zentrik haben und wenig Probleme in den intermediären Bewegungen einer dynamischen Okklusion zeigen.

Wichtig ist der Hinweis: Die im APF NT System geforderte lingualisierte Okklusion muss von der Wortbedeutung aus dem englischen Sprachgebrauch mit dem deutsprachigen Begriff palatinal gleichgesetzt werden.

Aus dieser Sicht sollen die palatinalen Höcker mit den zentralen Gruben der unteren Zähne kontaktieren. Nur über ein konsequent lingualisiertes Okklusionskonzept können die bukkalen Anteile der oberen Zähne den notwendigen Wangenkontakt erreichen, ohne bukkale Kraftvektoren zu erzeugen, die

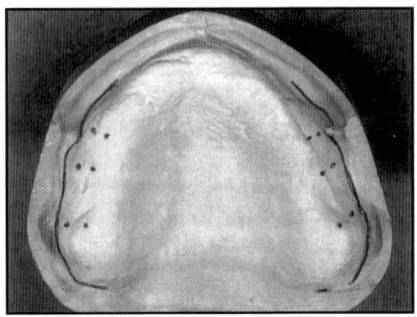

Abb. 105 OK-Modell-Messpunkte
• Tragende palatinale Höcker nahezu zentral über dem Kieferkamm
• Fissurenlinien liegen mehr bukkal, aber noch innerhalb der Begrenzungslinie

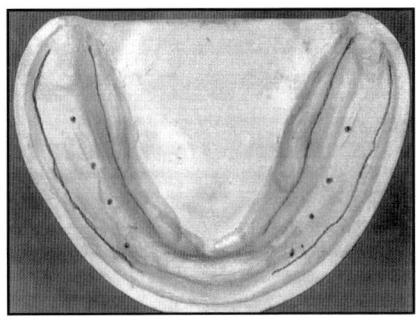

Abb. 106 UK-Modell-Messpunkte
• Tragende Höcker nahezu zentral über dem Kieferkamm

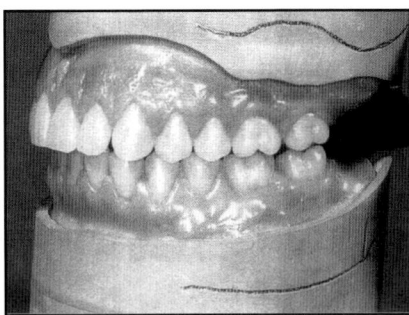

Abb. 107
Funktionelle Zuordnung der Front- und Seitenzähne nach der APF NT Methode

auflerhalb des knöchernen Prothesenlagers liegen.

Prüfungskriterien

Die fertiggestellte Totalprothese nach dem APF NT System sollte folgende Qualitätsmerkmale zeigen:

• Zentrikkontrolle der Seitenzähne über Splitcastmodelle.
• Kein Frontzahnkontakt in der Zentrikposition.
• Kontrolle der zentrischen Zahn-zu-Zahn-Beziehungen.
• Bukkale Entlastung der oberen zweiten Prämolaren und Molaren.
• Kontrolle der zentrischen Kraftübertragung im Bereich der knöchernen Prothesenbasis über Laserpointer.
• Überprüfung der Kontaktbeziehung des Stützstiftes zum anterioren Führungselement in protrusiver Richtung.
• Überprüfung der intermediären Bewegung zur sichtbaren Disklusion der Seitenzähne (Abb. 107).

9.6.10 Die TiF Methode

Aus der Summe der Lehrinhalte von A. Gerber und in der Folge das Totalprothetikkonzept von P. Lerch ist mit der TiF Methode eine weitere Modifikation entstanden. K. H. Körholz versucht, seine Erkenntnisse über die Anfertigungstechnik von Totalprothetik unter dem Begriff TiF = Totalprothetik in Funktion vorzustellen.

Das Bemerkenswerte seiner Bemühungen ist die insbesondere für Auszubildende didaktisch verständliche Darstellung der TiF Methode.

Aus dieser Sicht sollen die Schwerpunkte seiner Empfehlungen aufgezeigt werden:

Die Modellanalyse

Um die Anordndung der Front- und Seitenzähne so genau wie möglich in die Nähe der natürlichen Zahnstellung zu bringen, wird die Aufstellung nach einer exakten Modellanalyse gefordert.

Kernpunkte seiner Modellmarkierungen sind die Festlegung der sogenannten Grund-

statik für den Oberkiefer und Unterkiefer. Bei kieferkammbedingten Veränderungen wird durch die Markierungen der sogenannten äußeren und inneren Korrektur die Seitenzahnaufstellung in die statisch richtige Position geführt (s. Modellanalyse).

Eine weitere Bedeutung hat die Markierung im anterioren Kieferbereich für die Positionierung der ersten Prämolaren und im posterioren Kieferbereich der ersten Molaren. Auf der unteren Modellsockelwand kann nach A. Gerber das statische Zentrum der unteren Totalprothese relativ genau festgelegt werden. Bei Überschreiten dieser Stopplinie sollte auch hier auf die Anordnung des zweiten Molaren verzichtet werden.

Das Aufstellen der Front- und Seitenzähne

• Empfohlen wird, zuerst die unteren und dann die oberen Zähne paarweise aufzustellen.
• Die unteren Frontzähne sollen mit ihren Basalflächen in Richtung Kieferkammmitte, die Schneidekanten in Richtung labiale Umschlagfalte zeigen. Anhalt für den Verlauf der Inzisalkanten ist die Okklusionsebene.
• Die Orientierungsebene für das Aufstellen der unteren Prämolaren und Molaren ist die Okklusionsebene. Ab dem zweiten Prämolaren verläuft die sogenannte Grundstatik in Längsrichtung durch die Zentralfissuren. Die Zahnachsen stehen im rechten Winkel zur Okklusionsebene.
• Die oberen Frontzähne werden nach den bekannten ästhetischen Empfehlungen aufgestellt. Sie folgen somit nicht dem Verlauf des Kieferkammes. Es gilt die Regel: Der Überbiss entspricht dem Vorbiss.
• Das Aufstellen der oberen Seitenzähne beginnt mit der Platzierung der ersten Molaren. Es folgen die zweiten Molaren, danach die ersten Prämolaren und die zweiten Prämolaren.

Bei der Positionierung der oberen Seitenzähne sind folgende Forderungen von Bedeutung:

• Der Verlauf der oberen bukkalen Höckergrate soll der markierten sogenannten Au-

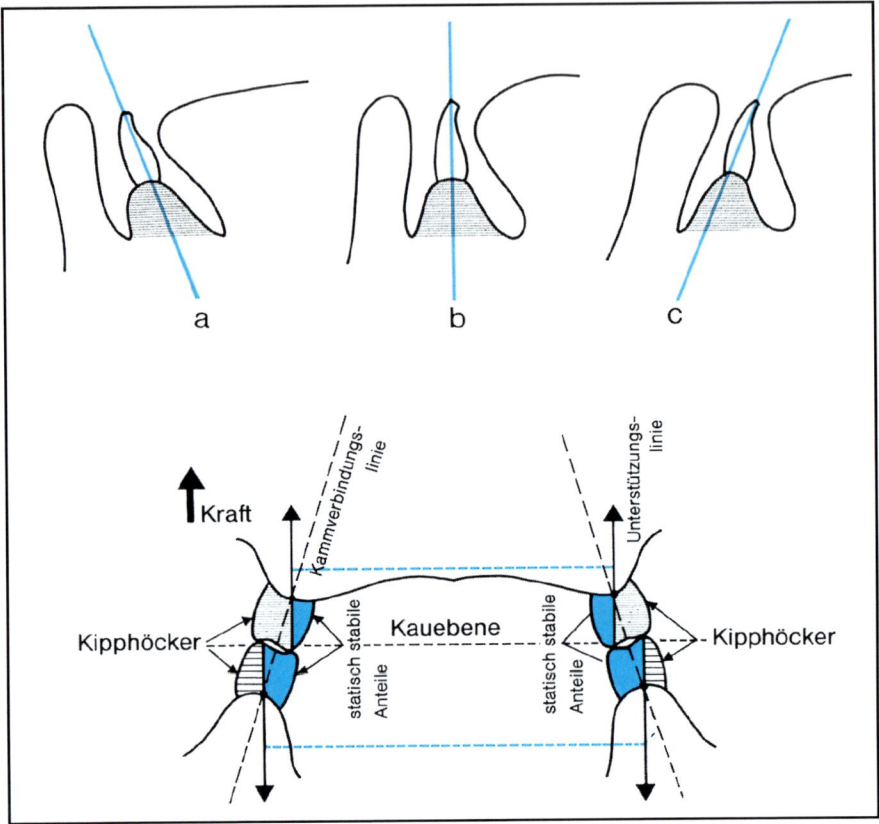

Abb. 108 Sicherung der Kaustabilität im Front- und Seitenzahnbereich

ßenkorrektur entsprechen. In der zentrischen Position bestehen im Bereich der bukkalen Höckergrate keine antagonistischen Kontakte. In der Laterotrusionsfahrt werden antagonistische Abstützungen hergestellt.

- Die palatinalen Höckergrate sollen dem Verlauf der sogenannten Grundstatik folgen.
- Wichtig ist die lagerichtige zentrische Kontaktierung der Höcker-Fossa-Beziehung.

Bewegungskontrolle

Empfohlen wird bezogen auf die Artikulatorbewegung die Reihenfolge Protrusion – Laterotrusion – Mediotrusion. Im folgenden werden die Beziehungen der ersten oberen und unteren Molaren angesprochen.

- Protrusionskontakte
  Der mesio-palatinale Höcker fährt über den disto-lingualen Höcker. Der abgestützte Protrusionsweg ist ca. 2 mm lang.
- Laterotrusionskontakte
  Der mesio-palatinale Höcker fährt über den mesio-lingualen Höcker. Der abgestützte Laterotrusionsweg ist ca. 1 mm lang.
- Mediotrusionskontakte
  Der mesio-palatinale Höcker führt über den inneren lingualen Höckerabhang des unteren zentro-bukkalen Höckers. Der Mediotrusionskontakt ist ca. 1 mm lang.

9.7 Aufstellregeln unter besonderer Berücksichtigung der Kaustabilität

Die Kaustabilität einer Totalprothese steht u. a. in einem engen Zusammenhang mit der Achsenrichtung der unteren Frontzähne. Ihre Aufstellung sollte unter Berücksichtigung der Kammflucht und in Abstimmung mit der Tonuslage von Zunge und Wange erfolgen. Folgende Tonuslagen werden unterschieden:

a) überwiegender Zungentonus
b) neutrale Tonuslage
c) überwiegender Lippentonus.

Des weiteren sollen nach Hofmann die Seitenzahnhöcker immer zu Stützhöckern gemacht werden, die auf der interalveolären Linie (Kamm-Verbindungslinie) oder innerhalb der sogenannten Unterstützungslinie liegen (vgl. Abb. 108).

Die mittleren Schneidezähne

Im natürlichen Gebiss wird die Vorgleitbewegung in den meisten Fällen initial durch die Frontzähne geführt. Bei Totalprothesen dürfen die Frontzähne erst nach einem gewissen Vorschubweg des Unterkiefers Kontakt miteinander aufnehmen. Bei einer Neigung zur Parafunktion sollte auf einen Frontzahnkontakt gänzlich verzichtet werden. Der Kopfbiss darf in der Totalprothetik unter Berücksichtigung der funktionellen Anforderungen an die Kaustabilität von Totalprothesen in Richtung Normalbiss abgewandel werden. Selbstverständlich spielen hierbei Faktoren wie Zungenfreiheit, Lippenstütze und Kieferrelation im Frontzahnbereich die alles entscheidende Rolle. Wenn der Unterkieferkamm vorsteht, kann eine leicht invertierte Neigung von abradierten Schneidekanten für eine bessere Prothesenstabilität angezeigt sein.

Die seitlichen Schneidezähne

Der Deckbiss kann in der Totalprothetik modifiziert nachgeahmt werden. Soll ein Deckbiss wiedergegeben werden, muss man auf einen freien anterioren Bewegungsraum von mindestens 1 bis 2 mm achten.

Die Eckzähne

Die Eckzähne sollten nie mit größeren Überlappungen aufgestellt werden. Beim Einschleife ist auf ein kontaktfreies bzw. „kollisionsfreies" Bewegungsspiel der Eckzähne zu achten. Durch das Einschleifen dürfen die Eckzähne jedoch nicht ihre charakteristische Form verlieren. Die Eckzahnstabilität ist von der Kieferform, vom Haftvermögen der oberen Prothese und von der Muskelgriffigkeit der äußeren Prothesenflächen abhängig. Eine optimale Umfassung des kontralateralen Tuber maxillae durch die Prothesenbasis erhöht die Eckzahnstabilität. Eine wesentliche Aufwertung der Kaustabilität der oberen Prothesen ist durch das Aufstellen der oberen Prämolaren an Stelle der Eckzähne möglich. Die Indikation für diese Aufstellmodifikation ist bei einer schlechten Profilierung des Oberkiefers im Eckzahnbereich angezeigt. Das Aufstellen von Prämolaren mit schmaler Kaufläche anstelle der Eckzähne in unteren Prothesen ist beim Vorliegen einer Progenie angezeigt.

Die ersten Prämolaren

Breite Prämolaren ergeben eine gute Berührungsfläche zwischen Prothesenoberfläche und Wangenmuskulatur. Sie verbessern die Kaustabilität und dadurch auch den Kaueffekt. Bei den unteren ersten Prämolaren ist die Kaukante zwecks Verbesserung der Kaustabilität nach lingual zu verlagern. Die Kante arbeitet gegen den mesialen Anteil der Kaufläche des obere Prämolaren. Hier stehen „Mörser und Pistill" sozusagen auf dem Kopf.

Die zweiten Prämolaren

Der zweite Prämolar ist bei günstiger Kieferkammform nach dem Vorbild der Natur aufzustellen. Zur Verbesserung der Kaustabilität sind an den zweiten Prämolaren und an den ersten und zweiten Molaren die zentralen Kaufurchen und die antagonistischen Palatinalhöcker deutlich zungenwärts anzulegen. Das Außerkontaktschleifen von bukkalen Zahnanteilen, die die Lagestabilität gefährden und nicht als Bisshöhe-stabilisierende, zentrische Höcker fungieren, kann nützlich sein.

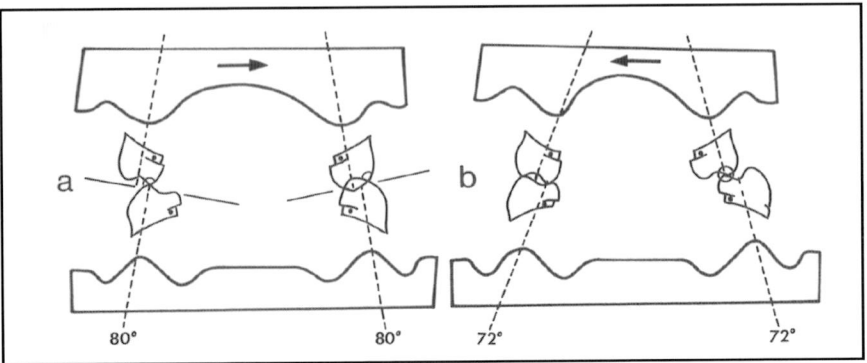

Abb. 109 Normalaufstellung – die Arbeitsseite hat zwei Kontakte, die Balanceseite hat einen Kontakt (a) Kreuzbissaufstellung – die Arbeitsseite hat einen Kontakt, die Balanceseite hat zwei Kontakte (b)

Die ersten Molaren

Die ersten Molaren okkludieren nach dem Vorbild der Natur. Bei einer ausgesprochen günstigen Kammform und Kammlage werden sie in vertikaler Richtung zueinander angeordnet. Wenn man den Zahn in horizontaler Richtung betrachtet, soll die Neigung der Vorgleitbahn am tiefsten Punkt der Kaufläche nach distal zwischen 20 bis 25° liegen. Die Kauflächen der ersten Molaren sollen weder nach lingual noch nach bukkal abfallend aufgestellt sein. Bei einer mittelwertigen Kammform wird man den okklusalen Kontakt auf den Bereich der Palatinalhöcker und die zentrale UK-Kaufurche beschränken. Bei ungünstiger Kammform sollte man die Bukkalhöcker – soweit sie nicht zur Stabilisierung der Bisshöhe dienen – kürzen. Die Berührung der vestibulären Prothesenwände mit der Wangenschleimhaut darf in keinem Falle aufgehoben werden.

Die zweiten Molaren

Die zweiten Molaren dürfen nur bei einer günstigen Kammform aufgestellt werden. Sind die Kieferkammsituationen nicht für die Aufstellung eines Molaren geeignet, sollte man an ihrer Stelle einen Prämolaren anordnen.

9.8 Aufstellen im Kreuzbiss

Eine Kreuzbissaufstellung lässt sich in den meisten Fällen folgendermaßen lösen: Die ersten Prämolaren werden normal angeordnet, die zweiten Prämolaren sind die „Übergangszähne" und stehen im Kopfbiss. Die Okklusion zwischen den unteren und oberen ersten Prämolaren soll eine schneidende Funktion übernehmen. Es empfiehlt sich, die distalen Kanten der unteren ersten Prämolaren wie Schneiden in die mesialen Fissuren der Antagonisten eingreifen zu lassen. Nur die ersten und zweiten Molaren werden im Kreuzbiss aufgestellt. Aber es ist darauf zu achten, dass die palatinalen Höcker nicht die lateralen Bewegungen behindern. Um die Situation im Bereich der Übergangszähne im Unterkiefer zu verbessern, sollte man die approximalen Leisten der zweiten unteren Prämolaren und der ersten Molaren für die oberen Höcker muldenförmig beschleifen. Die oberen bukkalen Höcker werden in bukkopalatinaler Richtung abgerundet. Die Speesche Kurve muss sorgfältig kontrolliert werden. Hier dient als Anhalt die fortlaufende Linie der oberen bukkalen Höcker. Die oberen ersten Molaren kann man auch durch die zweiten Prämolaren ersetzen. Die sogenannten Prämolarenmolaren lassen sich im Kreuzbiss aufstellen, wenn man den rechten links und den linken rechts anordnet (Abb. 109).

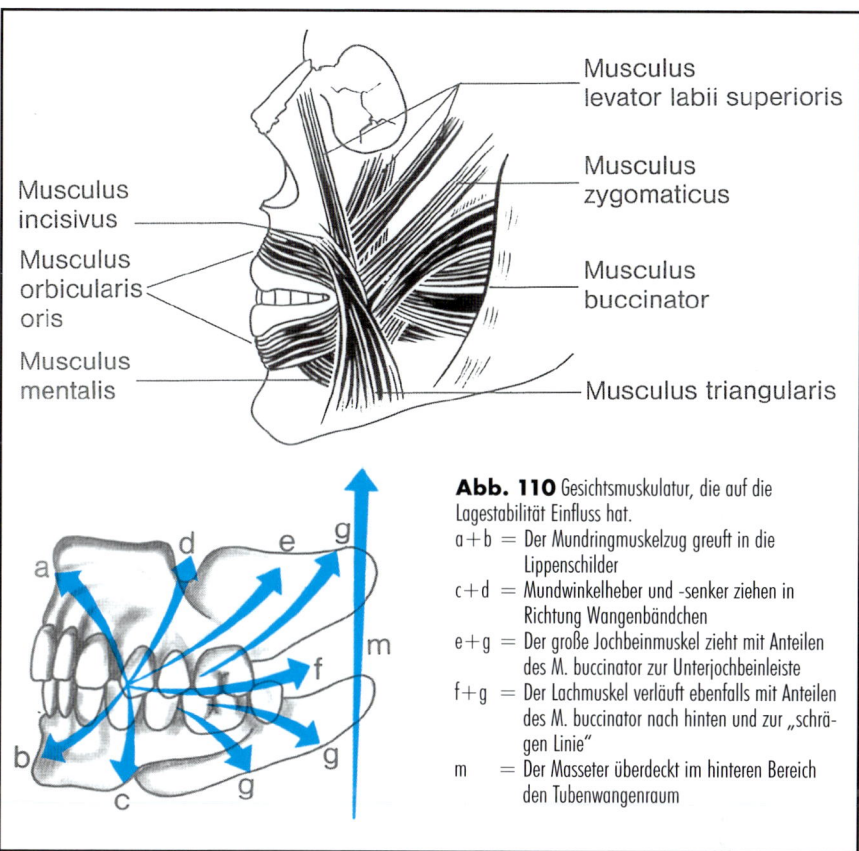

Musculus levator labii superioris

Musculus zygomaticus

Musculus incisivus

Musculus orbicularis oris

Musculus buccinator

Musculus mentalis

Musculus triangularis

Abb. 110 Gesichtsmuskulatur, die auf die Lagestabilität Einfluss hat.

a+b = Der Mundringmuskelzug greuft in die Lippenschilder

c+d = Mundwinkelheber und -senker ziehen in Richtung Wangenbändchen

e+g = Der große Jochbeinmuskel zieht mit Anteilen des M. buccinator zur Unterjochbeinleiste

f+g = Der Lachmuskel verläuft ebenfalls mit Anteilen des M. buccinator nach hinten und zur „schrägen Linie"

m = Der Masseter überdeckt im hinteren Bereich den Tubenwangenraum

Anmerkung: In Progeniefällen stehen in der Regel die Eckzähne im Kreuzbiss. Die Statik der unteren Prothese wird verbessert, wenn man anstelle der unteren Eckzähne erste Prämolaren aufstellt.

9.9 Totalprothese nach dem All-Oral-Verfahren

Hofmann empfiehlt eine vollindividuelle Herstellungsmethode, wobei der Halt der Totalprothese durch:

a) physikalische Effekte = physikalische Grundhaftung

b) indirekte und direkte Beteiligung der perioralen Muskulatur = muskuläre Stabilisierung zustande kommt.

Die Muskulatur stellt einen wesentlichen Faktor für den Halt und die Stabilisierung der Totalprothese dar. Sie übernimmt nicht nur die notwendige Abdichtung zur Aufrechterhaltung des Unterdrucks (Saugeffekt), sondern stabilisiert die Prothese aktiv während der Funktion durch erhebliche Anlagerungskräfte. Die Prothese wird von einem Muskelgürtel umspannt und festgehalten. Ihre Seitenflächen sind Muskelaktionsflächen, die zur Unterstützung der Muskeln dienen und damit zur Aufrechterhaltung ihrer Grundspannung beitragen. Das All-Oral-Verfahren umfasst den gesamten Herstellungsprozess und bevorzugt zum Aufstellen der Zähne einen Condylator nach Gerber. Dem Ausmessen der Gelenkbahnneigung = sagittale Condylenbahn und der intraoralen Pfeilwinkelaufzeichnung = Registrierung der zentralen Okklusion wird eine große Bedeutung beigemessen.

Die Abformung des Unterkiefers erfolgt mit einem speziellen Löffel nach Hofmann, ehe der Oberkiefer mundgeschlossen abgeformt wird. Obwohl eine mundgeschlossene Abformung vorliegt, benutzt man sie nicht zur Anfertigung von Bissschablonen mit Wachs oder Kunststoff-Wällen. Auf den Schablonen erfolgt das Aufstellen der sechs oberen Frontzähne in Wachs. Diese Anordnung wird am Patienten kontrolliert und gegebenenfalls korrigiert (Abb. 110). Der Behandlungsablauf stellt sich wie folgt dar:

1. Sitzung
- Präfanktionelle Abformung von Ober- und Unterkiefer.
- Orientierende Positionsbestimmung (provisorische Bissnahme).
- Schädel- und gelenkbezogenes Ausrichten der Oberkieferabformung.
- Festlegen der Okklusionsebene.
- Bestimmung von Zahnfarbe und Gebisstyp.

2. Sitzung
- Kontrolle der individuellen Basisschablone auf schaukelfreien Sitz und exakte Randbegrenzung.
- Überprüfung der Frontzahnaufstellung mit evtl. Korrektur.
- Definitive Bestimmung der Schlussbisslage (definitive Bissnahme) mit Hilfe der intraoralen Stützstiftregistrierung nach McGrane (Abb. 111).

3. Sitzung
- Einprobe der aufgestellten Prothesen und Kontrolle der Schlussbisslage, der statischen/dynamischen Okklusion und der Phonetik.

- Funktionelle Ausformung der Prothesenkörper.
- Überprüfung der Haftung
4. Sitzung.
- Eingliederung der fertiggestellten Prothesen.

9.9.1 Die innovativen Zahnlinien in der Totalprothetik

Die fachdidaktischen Aspekte über die Aufstellsysteme würden ohne Benennung der Zielsetzung innovativer Zahnlinien unvollständig bleiben. Unter dem Begriff „Zahnlinien" versteht man die künstlichen Front- und Seitenzähne in Anlehnung ihrer Unterschiedlichkeiten des menschlichen Gebisses. Nach Form, Farbe und Größe geordnet werden sie von der einschlägigen Dentalindustrie in den Handel gebracht. Es sei daran erinnert, dass die Totalprothetik von großen Namen geprägt wurde. Jede Lehrmeinung – und darüber wurde an anderer Stelle berichtet – hatte ihre passenden Zahnformen und empfahl neue Artikulatoren. Wesentlicher Bestandteil neuzeitlicher Verbesserungen in der Totalprothetik sind wiederum innovative Zahnlinien, wiederum mit Artikulatorempfehlungen gekoppelt.

In Anlehnung an die wissenschaftlichen werkstoffkundlichen und verfahrenstechnischen Entwicklungen in der Kronen-, Brücken- und Kombinationsprothetik waren die Verbesserungen und Neugestaltungen der künstlichen Front- und Seitenzähne vorprogrammiert. Nach Vorbildern brauchte man nicht zu suchen. Die bekannte Forderung: „Form ist Funktion und Funktion ist Form" ist wesentlicher Bestandteil für die Dauerhaftigkeit eines Zahnersatzes", führte die Dentalindustrie zur bewährten okklusalen und anatomisch richtigen Zahnmorphologie, um sie als Vorlagen für Ihre Anwendung ohne Risiko zu benutzen. Die Zahnheilkunde hat reagiert und die Zahntechnik hat sich mit ihrem Wissen und Können nahtlos an den Verbesserungen der Aufstellsysteme mit neuen Zahnlinien beteiligt. In einer Zusammenfassung sollen die wesentlichen Verbesserungen der Zahnlinien und ihre Bedeutungen für die Totalprothetik im Folgenden aufgezeigt werden.

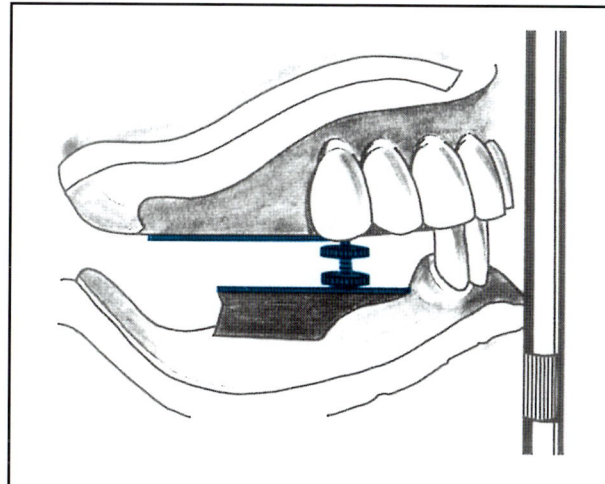

Abb. 111
Festlegung der Kieferrelation nach McCrane wird durch die aufgestellten Frontzähne erleichtert

Seitenzahn Genios P

Das biomechanische Okklusionskonzept ist durch Ztm M. Polz weltweit bekannt und anerkannt worden. Unermüdlich waren seine Bemühungen, die Qualität der Kauflächenformen zunehmend zu verbessern. Unvergessen wird seine didaktische Glanzleistung bleiben, über seinen Okklusal-Kompass eine Orientierungshilfe für das naturgemäße Aufwachsen zu benutzen.

Es war eine späte Zuwendung, sich um die funktionelle Verbesserung der künstlichen Seitenzähne zu bemühen. Entstanden ist mit dem Seitenzahn Genios P der Fa. DentsplyDeTrey ein meisterlich durchdachter Höckerzahn für die Teil- und Totalprothese und hier insbesondere für das APF NT System. Genios P zeigt folgende Vorteile:

- Das äußere Volumen besitzt neben der anatomisch richtigen Form sogenannte innere Verschlussleisten zur Unterstützung der harmonischen Verbindung zu den Nachbarzähnen.
- Das innere Volumen mit einem vollanatomischen Höcker-Fossa-Relief dient der Verbesserung der Kaufähigkeit.
- Ein hohes Korrekturvolumen gewährleistet eine dynamische Okklusion und intermediäre Freiräume. Die problemlose interkuspidale Zuordnung beschleunigt das Aufstellen.

Die Genios P Seitenzähne werden aus dem biokompatiblen und abrasionsfesten INPEN interpenetriertes Netzwerk Werkstoff hergestellt.

Seitenzahn SR Postaris

Der SR Postaris ist der anatomisch ausgeformte Seitenzahn aus einem modifiziert funktionell vernetztem Werkstoff der Fa. IVOCLAR.

Die Gestaltung der künstlichen Seitenzähne SR Postaris basiert auf wissenschaftlichen Zahnvermessungen an der Universität Münster unter Leitung von Prof. R. Marxkors. Bei der Konstruktion der Kauflächenmorphologie wurde insbesondere auf eine 3Punkt-Interkuspidation in Verbindung mit interokklusalen Freiräumen zur Erzielung einer hohen Kaueffizienz Wert gelegt.

Der innovative Seitenzahn Postaris wird für die Teil- und Totalprothetik mit folgenden Aufstellkonzepten empfohlen:

- Balancierte Okklusion z. B. nach Gysi und Hanau.
- Gruppenfunktion der Latero- und Mediotrusionseite z. B. nach Strack.

- Front-Eckzahnführung z. B. nach Empfehlungen der Gnathologie.
- Sequenzielle Führung auf der Laterotrusionsseite z. B. nach Slavicek und Kulmer.
- Linguale Scherenokklusion z.B. nach Gerber.

Eingebunden ist der SR Postaris in die Aufstellanleitung nach dem BPS System. Hierunter versteht man das Biofunktionelle Prothetik System. Das Logo soll auf die funktionelle Abstimmung von Aufstellempfehlung, den Ersatzzähnen und prothetischen Werkstoffen sowie den werkseigenen volljustierbaren Artikulator Stratos aufmerksam machen. Als Aufstellanleitung steht ein didaktisch gut gestaltetes Buch von Ztm. K Fiedler, Fa. IVOCLAR, zur Verfügung.

Seitenzahn Premium

Ihre jahrelangen Erfahrungen in der Laborpraxis und bei unterrichtenden Tätigkeiten im Rahmen der Totalprothetik wurden zum Anlass der Neuentwicklung der multifunktionellen Prothesenzähne von Ztm V. Brosch in kooperativer Zusammenarbeit mit Ztm. W. Arnold und Ztm. K. Osten, Essen. Sie vertrauten die Form, Farbe und werkstoffgerechte Umsetzung ihrer Idee der Fa. Heraeus Kulzer an, die die innovative Zahnlinie unter der Bezeichnung „Premium" in den Handel brachte.

Multifunktionelle Kauflächen nach den natürlichen Vorbildern gestaltet, sollen mit ihren morphologischen Ausformungen folgende funktionelle Verbesserungen in der Totalprothetik bewirken:

- Präzise Aufstellungseigenschaften bei einer Höcker-Fossa- und Höcker-Fossa-Randleistenbeziehung.
- Funktionsformen für dysgnathe Bisslagen insbesondere in der partiellen Prothetik über vorhandene Einschleifreserven.
- Anatomisch richtige Höckerformen passend zu den antagonistischen zentralen Gruben.
- Freiräume für die latero- und mediotrusiven Bewegungen.
- Okklusale transversale und sagittale Höckerfurchenwinkel abgestimmt auf eine mittelwertige Gelenkbahnneigung von +/- 30° und einem Bennettwinkel von +/- 20°.

- Vollkörperzähne mit einer sagittalen und transversalen Breite natürlicher Zähne.

Ein Novum ist der Einsatz einer neuartigen wissenschaftlichen Überprüfung der Premium Seitenzähne durch die Professoren Kordaß und Gärtner an der Universität Greifswald. Mit dem neu entwickelten sogenannten virtuellen Artikulator konnten die zentrischen Beziehungen und funktionellen Bewegungsabläufe über ein computergesteuertes Messsystem ermittelt und auf dem Computerbildschirm virtuell dargestellt und dokumentiert werden. Insgesamt haben die Untersuchungen gezeigt, dass die Premium Zahnlinie sich für den teil- und unbezahnten Patientenfall eignen. Genaue und informative Angaben zum prothetischen Einsatz der „Premium" Zahnlinie sind in der Neuerscheinung des Buches über die Indikationsbreite multifunktional orientierter Prothesenzähne für den partiellen und totalen Zahnersatz von Ztm H. Gründler und N. Savic nachlesbar zusammengestellt.

Seitenzahn Physiodens

Der natürlich wirkende Seitenzahn Physiodens der Fa. Vita ist in Annährung an die Gesetzmäßigkeiten natürlicher Gebisse entstanden.

Die Bezeichnung Physiodens bezieht sich auf das angestrebte Konzept einer Artikulationstheorie im Vergleich zur physiologischen Okklusion unversehrter Zahnreihen. Hier werden die biologischen Forderungen an eine Totalprothese als erfüllt angesehen, wenn das neuromuskuläre Zusammenspiel aus physiognomischen und anatomischen Gründen mit allen beteiligten Strukturen harmoniert. Die Morphologie der Kauflächen folgt der Zielsetzung, die punktgenauen Kontaktierungen bei der Aufstellung sicher zu finden. Hierzu zählen:

- Arbeitskontakte auf den inneren Abhängen der Arbeitshöcker.
- Scherkontakte auf den oberen und unteren inneren Scherhöckern.
- Randwulstkontakte auf den Abhängen zu den zentralen Gruben und den Randleisten. Sie sind die eigentlichen Arbeitshöcker.

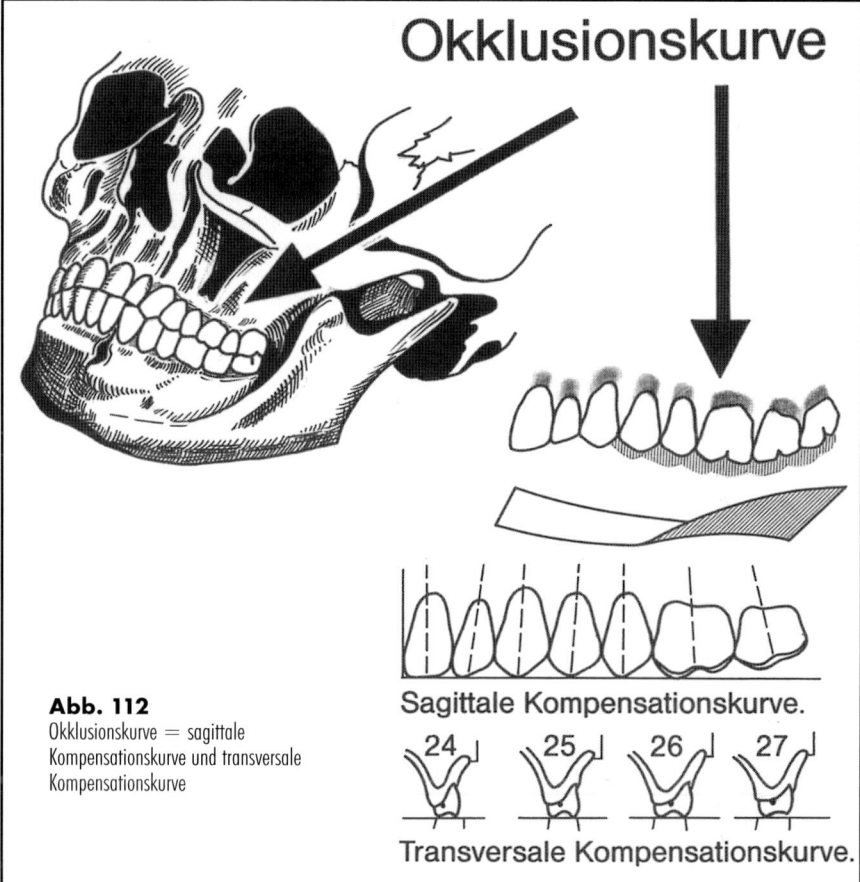

Okklusionskurve

Abb. 112
Okklusionskurve = sagittale
Kompensationskurve und transversale
Kompensationskurve

Sagittale Kompensationskurve.

24 | 25 | 26 | 27 |

Transversale Kompensationskurve.

Für die Stabilisierung außerhalb der Okklusion werden die anatomisch richtigen Ausformungen der vestibulären und oralen Zahnwandungen und die individuellen Zahnbreiten genannt.

Die physiologische Zentrik ist die Kernforderung zu den Aufstellungsempfehlungen der Seitenzähne. Es liegen genaue Angaben für das Einschleifen beim Aufstellen und nach der Fertigstellung vor.

Eine didaktisch gut gestaltete Broschüre unter Federführung von Dr. med. dent. E. End steht für detaillierte Informationen zur Verfügung.

Resümee
Zielsetzung ist die informative Orientierung über die funktionellen Zweckmäßigkeiten der Seitenzähne der neuen Generation.

Ihr Einsatz bleibt in der zahnärztlichen Entscheidung oder wird von der Wahl der Aufstellkonzeption beeinflusst. Die Vorgehensweisen der unterschiedlichen Aufstellsysteme liegen beschrieben vor. Es darf daran erinnert werden, dass erst die Anordnung der Front- und Seitenzähne mit ihrer richtigen antagonistischen Zuordnung die funktionelle und phonetische Einheit einer Totalprothese bilden.

Somit steht die Wertigkeit der Frontzähne außer Frage. Auch hier haben in der jüngsten Vergangenheit im gleichen Maße wie bei den Seitenzähnen umfangreiche Form- und Farbverbesserungen stattgefunden. Sie haben wesentliche Anteile an der positiven Bewertung durch die Patienten. Die ästhetische Wirkung der sichtbaren Anteile seiner neuen Zähne ist berechtigter Qualitätsbestandteil des Wertgefühles der Totalprothesenträger.

9.10 Ausformung der Okklusionskurven

Die Okklusionsebene wird als parallel zur Camperschen Ebene gesehen. Auf das natürliche Gebiss bezogen berührt sie den Kontaktpunkt der unteren mittleren Schneidezähne und die distalen Höcker der zweiten Molaren. Die Okklusionslinie ist eine Kurve. Wenn auch der Vergleich nicht korrekt ist, wird sie allgemein als Spee-Kurve bezeichnet. Die Spee-Kurve wird ihrer funktionellen Bedeutung nach auch als sagittale Kompensationskurve bezeichnet. Sie kompensiert das sagittale Christensensche Phänomen. Der Verlauf der Okklusionskurve beginnt an den ersten Prämolaren und endet an den disto-bukkalen Höckern der zweiten Molaren. Der kurvenartige Weg der Okklusionskurve verläuft im Unterkiefer über die bukkalen zentrischen Höckergrate. Im Kontaktbereich zwischen dem zweiten Prämolaren und dem ersten Molaren befindet sich der tiefste Punkt der Kurve. Von der sagittalen Kompensationskurve gilt es die transversale Kompensationskurve zu unterscheiden, die auch als Wilson-Kurve bekannt ist. Böttger und Häupl empfehlen, bei der freien Aufstellung von Zähnen unbedingt auf die Ausformung der Okklusionskurven zu achten. Sie sehen sie als Kompensationskurven für das Okklusionsgleichgewicht bei den Unterkiefer-Bewegungsabläufen. Beim Aufstellen der Seitenzähne haben sich für eine zweckentsprechende Kurvenausformung in erster Näherung mittelwertige Abstände der Okklusalflächen zur Kauebene in Millimeter gemessen als gebrauchsfähig erwiesen (Abb. 112).

9.11 Zahnbogenbreite unter Anlehnung an statistische Mittelwerte

Wie allgemein bekannt bildet der obere Zahnbogen eine halbe Ellipse, der untere Zahnbogen zeigt die Form einer Parabel. Bonwill hat herausgefunden, dass sich die unteren Frontzähne mit ihren Schneidekanten im Verlauf eines Kreisbogens befinden, der auch die bukkalen Höckergrate der ersten Prämolaren erfasst. Die Tangenten zum Bonwillkreis sind dann identisch mit den bukkalen Höckergraten der weiteren Prämolaren und Molaren. Empfehlungen von Pont zielen darauf hin, über eine Modellvermessung die eugnathe Zahnbogenbreite zu ermitteln. Hierzu wird die Summe der Schneidezahnbreiten des Oberkiefers in Relation zu den transversalen Abständen der Prämolaren und Molaren gesetzt. Ein weiterer Vorschlag von Pont hebt darauf ab, dass bei der Anfertigung einer Totalprothese die Seitenzähne ihre ehemaligen Stellungen einnehmen sollten. Andere Autoren unterstützen diese Forderung speziell für das Aufstellen der Frontzähne. Noch vorhandene Situationsmodelle und Fotos können Anhaltspunkte für die vorzunehmende Prothesenzahnaufstellung geben. Von diesen Lehrmeinungen ausgehend kann man das in der Kieferorthopädie bewährte Messverfahren auf die Totalprothetik übertragen. Markiert man die kieferorthopädischen Messpunkte im Prämolaren- und Molarenbereich auf den künstlichen Seitenzähnen, so stehen die transversalen Abstände in Relation zu den Inzisivenbreiten der oberen Zähne. Ähnlich lässt sich über die Vermessung der transversalen Abstände der Kieferkämme der horizontale Verlauf der Seitenzähne ermitteln. Es empfiehlt sich, über Beobachtungen und Nachmessungen Breitenrelationen zu sammeln, um eine weitere Kontrollmöglichkeit beim Aufstellen zur Verfügung zu haben. Über spezielle Tabellen lassen sich mittelwertbezogene Angaben ablesen (Abb. 113).

Abb. 113
Messpunkte und Tabelle
der mittelwertigen trans-
versalen Seitenabstände

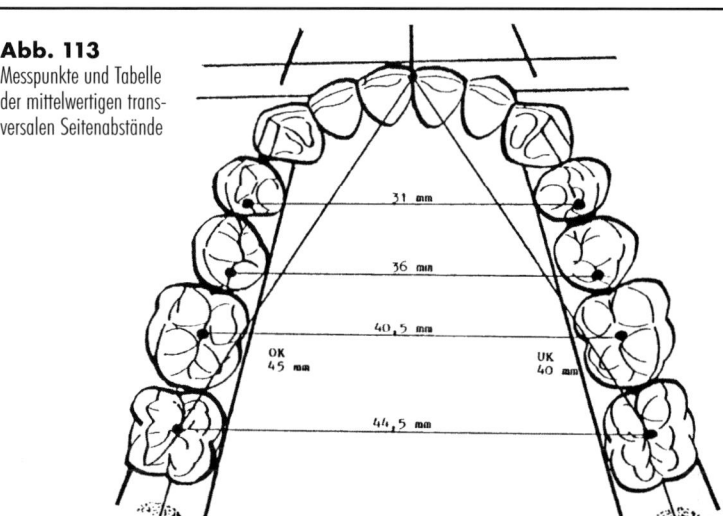

Die Meßpunkte der transversalen Abstände

Tabelle der mittelwertigen transversalen Seitenzahnabstände

Inzisivenbreite der oberen mittleren und seitlichen Schneidezähne
in Relation zum

Im Oberkiefer:

1. Prämolarenabstand
   von 14 bis 24 = gemessen von den Mitten der Längsfissuren
2. Prämolarenabstand
   von 15 bis 25 = gemessen von den Mitten der Längsfissuren
3. Molarenabstand
   von 16 bis 26 = gemessen aus den zentralen Gruben
4. Molarenabstand
   von 17 bis 27 = gemessen aus den zentralen Gruben

Im Unterkiefer:

1. Prämolarenabstand
   von 34 bis 44 = gemessen aus den distalen Gruben
2. Prämolarenabstand
   von 35 bis 45 = gemessen aus den distalen Gruben
3. Molarenabstand
   von 36 bis 46 = gemessen aus den zentralen Gruben
4. Molarenabstand
   von 37 bis 47 = gemessen aus den zentralen Gruben

9.12 Bewertungsbogen

Im Rahmen der Gesellen- und Meisterprüfung hat sich der Einsatz von Bewertungsbögen für Totalprothesen bewährt. Unter einem Bewertungsbogen versteht man die Zusammenfassung von wesentlichen Bestandteilen ihrer prothetischen Herstellung. Es gilt die Regel: Die Prothese ist funktionsfähig oder in bestimmten Anteilen nicht, bzw. sie wird vom Zahnarzt akzeptiert oder muss verbessert werden. Im Rahmen einer Prüfung sollte daran gedacht werden, dass die letzte Kontrolle der Pass- und Funktionsgenauigkeit sowie das Aussehen im Mundes des Patienten zu diesem Zeitpunkt noch nicht getroffen werden kann. Außerdem sollte man nicht davon ausgehen, dass ein Bewertungsbogen nur in die Hände eines Prüfers gehört. Im gleichen Maße ist es wichtig und nützlich, wenn der Zahntechniker den genauen Inhalt, nach dem gewertet wird, kennt. Nur auf diese Weise kann sich eine notwendige Übereinstimmung zwischen einer Prüfungsanforderung, der persönlichen Auffassungen oder den Inhalten der systembezogenen Anforderungen in der Totalprothetik ergeben. Da viele Betriebe artähnliche Kontrollkarten einsetzen, sind im folgenden für die allgemeine Information drei Musterbeispiele genannt (Vorschlag A / B / C).

Bewertungsbogen für die totale Ober- und Unterkieferprothese				
Vorschlag A				
1. Lagerichtiges Einsockeln des UK-Modells unter Beachtung und Ausrichtung auf dem Symphysenpunkt und oberen Dritteln der retromolaren Felder		7. Kontrolle der eugnathen Zuordnung der Seitenzähne von bukkal und der Interkuspidation von palatinal gesehen	
2. Kontrolle mittels Wachsbissnahme, Halbierung des Abstandes OK – UK, ist verbindlich für die Okklusionsebene		8. Lateralbewegung links Kontrolle nach der MODU-Regel Kontakte 11 – 17 inzisal und bukkal auf den OK- und UK-Front- und Seitenzähnen Kontakte 14 – 17 palatinal auf den OK- und UK-Seitenzähnen	
3. Stellung der UK-Schneide- und Eckzähne in den senkrechten und ventralen Zahnstellungen der Schneidezähne und bei den Eckzähnen in den invertierten Zahnstellungen			
		9. Mediotrusionskontakte 24 – 27 auf den OK- und UK-Seitenzähnen	
4. Stellung der OK-Schneide- und Eckzähne im Kreisbogen zur UK-Umschlagfalte und im Zahnbogenverlauf = OK ovale Form UK Parabelform		10. Lateralbewegung rechts Kontrolle nach der MODU-Regel Kontakte 21 – 27 inzisal und bukkal auf den OK- und UK-Front- und Seitenzähnen Kontakte 24 – 27 palatinal auf den OK-und UK-Seitenzähnen	
5. Überprüfung der OK-Frontzähne zu den UK-Frontzähnen auf Überbiss und Inzisalabstand			
		11. Mediotrusionskontakte 14 – 17 auf den OK- und UK-Seitenzähnen	
6. Stellung der UK-Seitenzähne nach Kieferkamm- und Poundscher Linie Überprüfung der sagittalen Kompensationskurve mittels Kalotte oder Okklusionsplatte Überprüfung der transversalen Kompensationskurve mittels Kalotte oder Okklusionsplatte		12. Protrusion, Kontrolle nach der DOMU-Regel inzisal auf den mittleren und seitlichen Schneidezähnen und im Seitenzahnbereich auf den Okklusalflächen	

Bewertungsbogen für die totale Ober- und Unterkieferprothese
Vorschlag B

1. Kontrolle des geräterichtigen Einsetzens des UK-Models unter Anwendung eines Einrichtschlüssels	
2. Kontrolle der lagerichtigen Beziehungen von OK-UK-Modellen anhand der eingesetzten Wachsbissnahme	
3. Stellung der UK-Frontzähne in der funktionellen und ästhetischen Anordnung	
4. Stellung der OK-Frontzähne in der funktionellen und ästhetischen Anordnung	
5. Überprüfung der vertikalen und horizontalen Anordnung der OK- und UK-Frontzähne unter Berücksichtigung von Harmonie und Ästhetik	
6. Stellung der UK-Seitenzähne zum Kieferkamm	
7. Zuordnung der OK- und UK-Seitenzähne in der zentrischen Beziehung	
8. Laterotrusionsbewegung nach rechts. Die Kontrolle des Seitenzahnbereichs erfolgt nach der MODU-Regel	
9. Kontrolle der OK-UK-Schneidezähne. Die Inzisalkanten der Schneidezähne $\frac{12\ \ 11}{42\ \ 41}$ Die Eckzähne können je nach Lehrmeinung außer Kontakt stehen oder sich abstützen	
10. Mediotrusionsbewegung nach rechts. Die inneren zentrischen UK-Höckerabhänge stützen sich auf den inneren zentrischen OK-Höckerabhängen der Zähne $\frac{24\ \ 25\ \ 26\ \ 27}{35\ \ 36\ \ 37}$	

Bewertungsbogen für die totale Ober- und Unterkieferprothese
Vorschlag C

1. OK-UK-Stellung der Schneidezähne	
2. OK-UK-Stellung der Eckzähne	
3. OK-UK vestibuläre Anordnung der Seitenzähne	
4. Die zentrischen Beziehungen der Prämolaren und Molaren im OK-UK	
5. UK Verlauf der Seitenzähne zur Kieferkamm-Mitte	
6. OK horizontaler Bogenverlauf der Seitenzähne	
7. Arbeitsseite rechts okklusale Abstützung der Seitenzähne	
8. Arbeitsseite rechts inzisale Abstützung der Frontzähne	
9. Balanceseite links okklusale Abstützung der Seitenzähne	
10. Arbeitsseite links okklusale Abstützung der Seitenzähne	
11. Arbeitsseite links inzisale Abstützung der Frontzähne	
12. Balanceseite rechts okklusale Abstützung der Seitenzähne	
13. Protrusion okklusale Abstützung der Seitenzähne	
14. Protrusion inzisale Abstützung der Schneidezähne	
15. Gestaltung des Kunststoffes	

·

Kapitel 10
Fertigstellung

Der Inhalt auf einen Blick

10.1 Wachsanprobe

11. Arbeitsschritt
Wachsanprobe mit ästhetischen Korrekturen und Ausmodellieren zur Fertigstellung.
Zahnarzt/Zahntechniker

Nach dem Aufstellen der oberen und unteren Zähne werden die Prothesen mit Wachs so ausmodelliert, wie sie in ihrer endgültigen Form aussehen sollen. Hierbei gilt es, an folgende Forderungen ihres Einsatzes in der Mundhöhle zu denken:

• Die Wachsprothesen müssen eine ausreichende Stabilität besitzen.
• Die Ersatzzähne müssen fest im Wachs verankert sein.
• Die Verankerung, insbesondere der Frontzähne, muss Korrekturen der Zahnstellung zulassen.
• Die Wachsfarbe darf das ästhetische Aussehen nicht stören.

Die Wachsanprobe ist ein Behandlungsschritt, der dem Zahnarzt informative Kontrollen ermöglicht. Mit der Wachsanprobe lässt sich die Funktion und Ästhetik der in Wachs fertiggestellten Prothesen im Mund des Patienten überprüfen. Der Patient sollte zahnärztlicherseits darüber aufgeklärt werden, dass die Haltefunktion der Wachsprothesen noch unbefriedigend ist. Das ästhetische Erscheinungsbild lässt sich in dieser Phase der Fertigstellung durch den Patienten oftmals nur bedingt beurteilen.

Die Wachsprothesen sollten nicht zu lange in der Mundhöhle verbleiben, um Verzerrungen der Wachs-Prothesenkörper infolge der zwangsläufig einwirkenden Mundwärme zu vermeiden. Veränderungen von Zahnstellungen sollten außerhalb der Mundhöhle im Artikulator vorgenommen werden. Die Prothese muss anschließend wieder gekühlt zur Kontrolle eingesetzt werden.

Der phonetische Test ist Teil der Überprüfung der Frontzahnaufstellung. Hierbei ist darauf zu achten, dass die provisorische Basis die Lagestabilität der in Wachs fertiggestellten Prothesen nur unzureichend sichert und somit eine echte Bewertung der Phonetik erschwert.

Folgende Bewertungskriterien sollten bei der Wachsanprobe positiv ausfallen:

• Die vertikale Kieferrelation muss in ihrer ästhetischen Wirkung mit der Physiognomie des Gesichts übereinstimmen.
• In der Interkuspidationsstellung muss sich die richtige horizontale Kieferrelationsbestimmung bestätigen.
• Aus der zentrischen Zahnbeziehung müssen ungestörte Exkursionsbewegungen (UK-Seitwärts- und Vorschubbewegungen) möglich sein.
• Die Vertikalstellung der Frontzähne muss eine ästhetische Lippenstützung und Ausformung bewirken.
• Zahngröße, -form, -farbe und -anordnung sollten dem Patienten zusagen.

Fallen zu viele Korrekturen, wie zum Beispiel eine Veränderung der Kieferrelation, an, sollte man nach entsprechenden Änderungsmaßnahmen eine zweite Wachsanprobe durchführen.

Liegt die Zustimmung des Patienten vor, kann der Zahntechniker die Wachsprothesen in zahnfarbigen Kunststoff umsetzen.

10.1.1 Ausformung der Prothesenbasen

Die exakte Passgenauigkeit einer Totalprothese wird nicht nur von den statisch und funktionell angeordneten Front- und Seitenzähnen, sondern in gleichem Maße von der optimalen Gestaltung der Prothesenbasis beeinflusst.

Um den Halt der Totalprothese zu unterstützen, sollte die Einbeziehung der anatomischen Strukturen im Bereich des Mundvorhofes und die antagonistischen Ausformungen der vestibulären und palatinal-lingualen Prothesenflächen genutzt werden. Hierzu zählen:

• Für die anterioren Lippenschilder:
Mundringmuskel = Musculus orbicularis oris

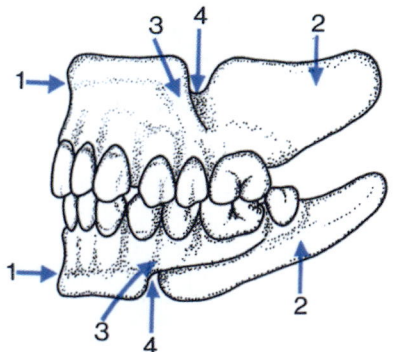

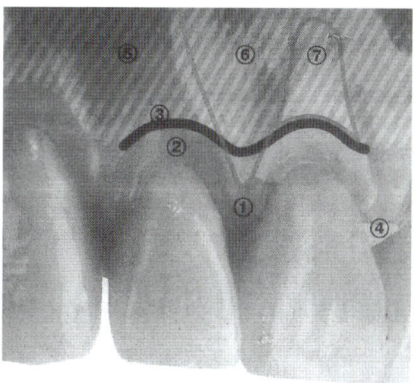

Abb. 114 Die muskelgriffige Gestaltung der Labial- und Bukkalflächen:
1 Lippenschilder im Frontalbereich für den Mundringmuskel
2 Bukkinatorauflagen im Seitenzahnbereich
3 Verstärkung der Muskelzüge an den Wangenbändern
4 ausgeprägte Anlagen der Reduktionsbereiche für Wangenbänder

Abb. 115 Die topografischen Merkmale des Zahnfleisches einer Totalprothese:
Prothesenzahnfleisch = Vestibuläre Gingiva
1 Interproximale Zahnfleischpapille = Vestibuläre Interdentalpapille
2 Wulstförmige Randkontur = Marginale Gingiva
3 Zahnfleischfurche = Gingivale Furche
4 Tiefliegende Interproximalpapille = Interdentaler CoL
5 Zahnfleischfläche = Knochenbefestigte Gingiva
6 Zahnfleischvertiefung = Interzervikale Gingigavertiefung
7 Zahnfleischwölbung = Gingivale Zervikalwölbung

• Für die funktionsgerichteten Passagen der Wangenbänder:
Trompetermuskel = Musculus buccinator
Großer Kaumuskel = Musculus masseter

Die Ausformung der vestibulären Anteile muss funktionsgerecht erfolgen. Man spricht in diesem Zusammenhang von einer „Muskelgriffigkeit" der vestibulären Prothesenanteile. Die fertiggestellte Totalprothese soll folgende Merkmale zeigen:

• Maximale Ausdehnung und funktionelle Ausformung der Ventilränder auf den Funktionsrandmodellen.
• Bei ausreichender Stabilität glatte Ausformung der palatinalen Fläche. Gegebenenfalls können im anterioren Drittel Gaumenfalten markiert sein.
• Bei ausreichender Stabilität leicht konkave Ausformung der lingualen Fläche.
• Funktionsorientierte Freiräume für die Lippen-, Wangen- und Zungenmuskulatur für die antagonistische Stabilisierung.

• Anlage der anterioren „Lippenschilder" bis in den Bereich der ersten oder zweiten Prämolaren des OK und UK.
• Anlage von vestibulären Randwülsten, insbesondere im Unterkiefer.
• Funktionsausgerichtete bukko-posteriore Prothesenrand-Ausformung für die im Ober- und Unterkiefer ansetzende Muskulatur (Abb. 114).

10.1.2 Zahnfleisch-Modellierung

Die fabrikatorisch angefertigten Front- und Seitenzähne für die Totalprothese bilden mit ihren künstlichen Zahnkörpern eine Einheit, die den natürlichen Zähnen gleicht.

Das künstliche Zahnfleisch für die Totalprothese muss den Zähnen angepasst, manuell vom Zahntechniker ausgeformt werden.

Aus dieser Sicht ist es wichtig, sich mit den anatomischen Merkmalen der Oberflächenausformung des Zahnfleisches vertraut zu machen.

Gestaltet man gleichförmige plane vestibuläre Flächen, entsteht keine naturähnliche Lichtbrechung.

Die zervikalen Zahnformen stehen in enger Beziehung zur ästhetischen Wirkung. Hierzu zählen:

- Marginaler Gingivalsaum:
  Wellenförmige Kontur im Verlauf der zervikalen Ränder der Schmelz-Zementgrenze und Anteile freiliegender Zahnhälse.
- Interdentale Gingiva:
  Konvex ausgeformte unstrukturierte Interdentalpapillen (reinigungsfreundlich).
- Zone der befestigten Gingiva:
  Zahnfleischflächen bis zum Ventilrand mit leicht ausgeformten Unebenheiten (Abb. 115).

Empfehlungen über den ästhetischen Wert einer strukturierten Oberfläche werden unterschiedlich genannt:

- Harmonie von strukturierten Labialflächen der Zähne und strukturierten Zahnfleischausformungen.
- Glatte Labialflächen zu glatten Zahnfleischausformungen.
- Mattpolierte Labialflächen zu mattpolierten Zahnfleischflächen

Für eine Verbesserung des ästhetischen Aussehens können folgende individuelle Veränderungen vorgenommen werden:

Jugendliches Erscheinungsbild:
Die Papillen-Modellation überdeckt Zahnhals und zervikales Drittel der Zahnkronen. Auf diese Weise wirkt die Zahnform kurz und flach = neutral.

Mittleres Alter:
Die Papillen-Modellation bedeckt die Zahnhälse bis zum Kronenschmelzrand. Hierdurch wirkt die Zahnform länger und körperhaft = dominierend (Abb. 116).

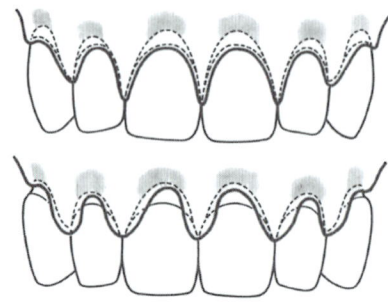

Abb. 116 Gestaltung des Zahnfleischsaumes: Eine altersbezogene marginale Ausformung kann das Erscheinungsbild eines Patienten positiv oder negativ beeinflussen

Hohes Alter:
Die Zahnhälse liegen frei. Das Charakteristische der gewählten Zahnform kommt dadurch voll zur Geltung.

10.2 Fertigstellung der Ober- und Unterkieferprothese

> 12. Arbeitsschritt
> Umsetzung der in Wachs aufgestellten und ausmodellierten oberen und unteren Prothese in zahnfleischfarbigen dentalen Kunststoff.
> Zahntechniker

Nach dem Aufstellen und der vom Behandler und dem Patienten akzeptierten Wachsanprobe müssen die künstlichen Front- und Seitenzähne dauerhaft in den Prothesenbasen befestigt werden. Dies geschieht durch die Überführung der in Wachs gestalteten Prothesenanteile in Kunststoff. Der zahnfleischfarbene Kunststoff hat sich unter ästhetischen Gesichtspunkten als Prothesenbasismaterial bewährt.

Aus klinischer Sicht muss ein Prothesenmaterial folgende Anforderungen erfüllen:

- Ein dem natürlichen Zahnfleisch angepasstes ästhetisches Aussehen.
- Keine Irritation der Schleimhaut, auch nicht bei „Langzeittragen".
- Eine gute Homogenität mit geringer Plaqueanlagerung (Reduktion der Bakterienbesiedlung und der damit verbundenen Geruchsbelästigung).

Aus materialtechnischer Sicht werden folgende Eigenschaften gefordert:

- Hohe mechanische Festigkeit mit dauerhafter Formstabilität; auch bei hoher Funktionsbeanspruchung unter Kautätigkeit.
- Gute Farbbeständigkeit; auch bei extremer Beanspruchung durch das Mundmilieu und der zur Pflege eingesetzten Reinigungsmittel.
- Geringer Restmonomergehalt im auspolymerisierten Prothesenwerkstoff zum Schutz der kontaktierten Schleimhaut.
- Ausreichende Verarbeitungsbreite bei einfacher Handhabung.
- Problemlose Reparatur- und Erweiterungsfähigkeit.

Die Prothesenbasis dient der Befestigung der Front- und Seitenzähne. Sie ersetzt aber auch die durch die Atrophie verlorengegangenen Alveolaranteile. Die plattenartigen Ausdehnungen sichern über komplexe Unterdruckphänomene („Saugen" von Totalprothesen) den Halt der Prothesen.
Mit den Prothesenbasis-Extensionen ergeben sich folgende unterschiedliche Berührungsflächen mit der Mundschleimhaut:

- Die Basisflächen der Prothesen haben im Oberkiefer Berührung mit der Schleimhaut des harten, tragfähigen Gaumens und des Alveolarfortsatzes sowie mit dem Alveolarkamm des Unterkiefers.
- Im Bereich der sogenannten AH-Zone entsteht ein Kontakt mit dem weichen Gaumen.
- Die vestibulären Außenflächen berühren die Schleimhäute von Lippe und Wange sowie die Umschlagfalte.
- Die palatinalen und lingualen Flächen berühren die Zunge und den Mundbogen.

Die genannten Gewebskontakte stellen an den dentalen Kunststoff folgende unterschiedliche Forderungen:

- Das Basismaterial muss gewebeverträglich sein, das heißt es darf den Organismus nicht schädigen.
- Unter Belastung dürfen die elastischen und plastischen Formveränderungen nur minimal sein.
- Der Polymerisationsschwund des Prothesenmaterials während der Verarbeitungsphase sollte berechenbar sein.
- Das Prothesenmaterial muss bei der Polymerisation ausreichend verdichten und möglichst monomerarm sein.
- Die Oberfläche des Prothesenmaterials muss sich durch die Politur ausreichend verdichten lassen.
- Das Anhaften von Belägen oder das Anfärben durch Farbstoffe soll auf ein Minimum reduziert sein.
- Das Prothesenmaterial soll ausreichend schlagzäh sein.
- Die Alterungsvorgänge, d. h. der hydrolytische Abbau, sollte gering sein.
- Auch während einer langjährigen Tragezeit dürfen sich die mechanischen Eigenschaften nicht wesentlich verschlechtern.
- Die Dauerbiegefestigkeit soll so hoch sein, dass die Prothese auch während einer mehrjährigen Tragezeit nicht zerbricht.

Folgende Techniken und Materialien sind zur Anfertigung von Kunststoffprothesen gebräuchlich:

Stopf-Presstechnik mit Warmpolymerisaten in eine Gipsform
- Heißpolymerisation
- Mikrowellen-Polymerisation

Stopf-Presstechnik mit Kaltpolymerisaten in eine Gipsform
- Kaltpolymerisation

Gießtechnik mit Kaltpolymerisaten gegen einen Vorwall
- Kaltpolymerisation unter Vakuum und Druck

Die Gießtechnik mit Kaltpolymerisaten in Dubliermassen
• Kaltpolymerisation unter Druck

Injektionsverfahren mit Kaltplasten in eine Gipsform
• Kaltpolymerisation

Die Nachpressinjektionstechnik mit Warmpolymerisaten in eine Gipsform
• Heißpolymerisation

Die Spritzgusstechnik mit Thermoplasten in eine Gipsform Schmelz-Pressverfahren
• Thermoplastisches Injektionsverfahren

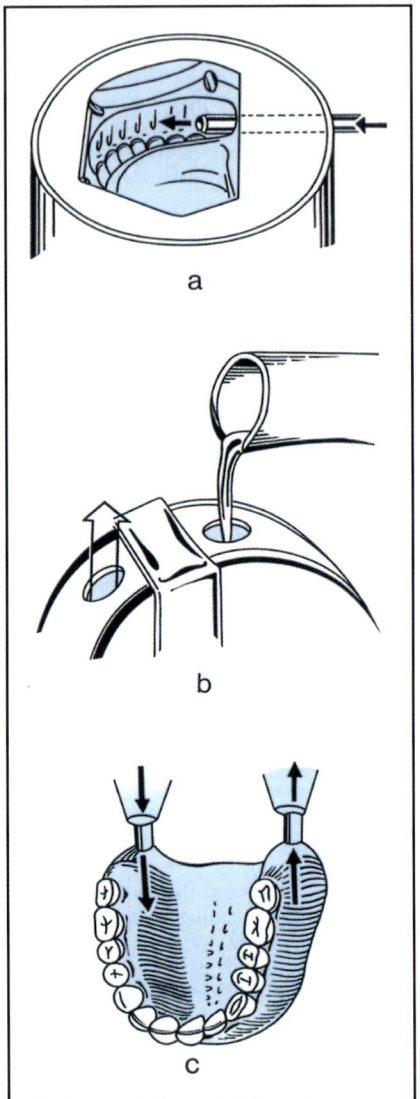

a

b

c

Abb. 117
Herstellungstechnik beim Gießverfahren:
a Spezialküvette mit ausmodellierter Prothese
b dünnflüssiger Kunststoff wird eingefüllt
c auspolymerisierte Prothese mit dem Kunststoff-Zuflusskanälen

Es sei angemerkt, dass sich die Stopf-Presstechnik mit Kaltpolymerisaten und das vergleichbare Vorgehen mit Heißpolymerisaten prinzipiell nicht unterscheiden. Bei Kaltpolymerisaten sollten jene Materialien verwendet werden, die für die Stopf-Presstechnik geeignet sind. Nach Vorschrift angemischt, zeigt sich nach ca. vier Minuten eine stopffähige Konsistenz. Diese Phase ist nach weiteren ca. drei Minuten beendet. In dieser Zeit muss der plastische Teig gestopft und gepresst sein. Nach ca. acht Minuten erfolgt die Polymerisation im Druckgefäß (ca. zehn Minuten bei einer Wassertemperatur von zirka 40° und einem Druck von 2 bis 3 bar).

10.3 Verfahrenstechniken

10.3.1 Gießtechnik mit Kaltpolymerisaten

Das Gießverfahren ist eine Methode, bei der die in Wachs aufgestellte und ausmodellierte Prothese nicht in Gips, sondern in Silikon oder einem speziellen Dubliergel in Spezialküvetten eingebettet wird. Nach dem Entfernen des Wachses wird ein selbsthärtender Kunststoff in dünnflüssigem Zustand in den Küvettenhohlraum eingegossen. Das Aushärten erfolgt in einem Druckpolymerisationsgerät (Abb. 117).

Die Arbeitsschritte für die Herstellung einer Totalprothese gliedern sich bei der Anwendung des Gießverfahrens wie folgt:

• Die ausmodellierte Prothese wird auf den Küvettenboden gestellt und der Küvettendeckel geschlossen. Mit einem speziellen Dubliergel oder Silikon füllt man die Form. Nach dem Erhärten der Masse wird das Modell mit der ausmodellierten Prothese aus der Dublierform entfernt.
• Getrennt von der Dublierform erfolgt das Abbrühen des Wachses und der Zähne. Das Zurücksetzen der Zähne in die Form muss sorgfältig erfolgen.
• Für das Einfüllen des Kunststoffes werden ein oder zwei Gusskanäle mit einer Rundstanze von ca. 6 mm Durchmesser in. die Dubliermasse gestanzt. Gegebenenfalls empfiehlt es sich, Entlüftungskanäle anzulegen.
• Das isolierte Modell wird passgenau in der Form platziert und die Küvette mit einem Spannbügel gesichert.
• Durch einen der eingestochenen Kanäle gießt man den Kunststoff so lange ein, bis er an einem der anderen Kanäle wieder sichtbar aufsteigt.
• Die Polymerisation erfolgt ca. 45 Minuten in einem Drucktopf mit ca. 40° heißem Wasser bei 3 bar Druck. Es ist darauf zu achten, dass ein Gelmaterial gewählt wird, das bei dieser Temperatur standfest bleibt. Das Ausbetten ist problemlos. Nach dem Abtrennen der Gusskanäle sind an den äußerst glatten Oberflächen nur unwesentliche Nacharbeiten erforderlich.

10.3.2 Spritz-Presstechnik mit Kaltpolymerisaten

Die Kaltpolymerisate haben sich nicht nur für Reparaturen und das Komplettieren partieller Prothesen bewährt, sondern auch für die Herstellung von Totalprothesen. Eine materialtechnische Verbesserung verspricht die Verarbeitung über das sogenannte Injektionsverfahren. Untersuchungen haben bestätigt, dass sich die Farbbeständigkeit und Haltbarkeit des Prothesenmaterials durch dieses Verfahren wesentlich verbessern. Die

verbesserte Passgenauigkeit wird mit der reduzierten Polymerisationsschrumpfung, die durch den hohen Injektionsdruck entsteht, begründet. Die verbesserte Farbbeständigkeit und erhöhte Mundbeständigkeit wird auf den schnellen Abbau des Restmonomers zurückgeführt. Das Injektionsverfahren nutzt einen Spezialkunststoff auf der Basis des Methacrylsäuremethylester, der in dosierter Form unter hohem Druck in die Küvetten gedrückt wird. Der Spezialkunststoff zeichnet sich durch ein leichtes Anmischen der Komponenten Pulver/Flüssigkeit aus und ist nach dem Anmischen gut gießfähig. Nach einer Polymerisationszeit von ca. 20 Minuten (in der Küvette) gilt der Kunststoff als ausreichend gehärtet.

Die technischen Arbeitsschritte setzen sich wie folgt zusammen:

Die ausmodellierte Prothese wird in einer Spezialküvette mit Hartgips eingebettet. Vor dem Gegenguss legt man mit Kanalwachs einen Injektions- und einen Entlüftungskanal an. Das Ausbrühen und Isolieren erfolgt auf herkömmliche Weise. Wichtig ist, dass die Gipstemperatur zum Zeitpunkt des Injektionsbeginns zwischen 37°C und 40°C liegt. Die erreichte Temperatur lässt sich auf einem Temperaturmessstreifen ablesen. Bei der Verwendung von Kunststoffzähnen sollte man die Zahn-Basisflächen anrauen oder mit einem Haftvermittler anfeuchten. Die Küvette wird mit dem Injektor verbunden. Das Pulver ist für eine Injektion vorportioniert. Die entsprechende Flüssigkeitsmenge fügt man mit einem Portionsdosierer zu. Nach dem Anrühren kontrolliert man die Teigtemperatur über einen Messfühler, der den genauen Injektionszeitpunkt anzeigt. Nach dem Einsetzen des Füllzylinders in das Gerät läuft der Pressvorgang automatisch ab. Das gesamte Injektionsprogramm vom Anrühren des Teiges bis zur Entnahme der Küvette aus dem Gerät dauert ca. 15 Minuten. Nach weiteren 15 Minuten kann man die Küvette öffnen und die fertig polymerisierte Prothese ausbetten.

10.3.3 Stopf-Presstechnik mit Warmpolymerisaten

Die älteste und bekannteste Herstellungsart ist die Umsetzung der ausmodellierten Prothese in ein Heißpolymerisat über das manuelle Stopf-Pressverfahren. In eine stabile Messingküvette wird die ausmodellierte Totalprothese in Gips eingebettet. Das Modell fixiert man in der unteren Hälfte der Küvette. In der oberen Hälfte befinden sich die Zähne und die Außenform der Prothese. Die Küvette lässt sich nach dem Erwärmen öffnen und das Wachs wird ausgebrüht. Nach intensivem Isolieren der anteiligen Gipsflächen und dem Entlasten der harten, unnachgiebigen Gaumenanteile mit Zinnfolie, wird die Form für das Füllen mit Kunststoff vorbereitet. Für das problemlose Ausbetten empfiehlt es sich, den Zahnkranz mit einer dünnen Schicht Silikon zu belegen, die man über Retentionskristalle mechanisch mit dem Gips des sog. Konters verbindet (Abb.118).

Die Verarbeitung beim heißpolymerisierenden Anteigverfahren.

Es wird in einem Verhältnis von drei Teilen Pulver und einem Teil Flüssigkeit dosiert. Das Monomer ist der reaktionsfähige Ausgangsstoff, der später polymerisiert. Das Pulver ist fertiger, hochpolymerisierter Kunststoff, der im Sinne eines Füllstoffes durch das Monomer gebunden wird. Hält man die vorgeschriebenen Mischungsverhältnisse nicht ein, sind die optimalen Materialwerte nicht gesichert. Das Pulver sollte man in einem Anmischgefäß in die Flüssigkeit einrühren. Die Anquellzeit beträgt bei Raumtemperatur ca. fünf Minuten. Diese Zeit ist nötig, damit das Monomer ausreichend in die Molekularspalten des Polymers eindringen kann. In der Startperiode quellen die Pulveranteile an. In der Wachstumsperiode bilden sich Kunststoffketten in den Molekularspalten und es kommt zu einem intensiven Verzahnen der

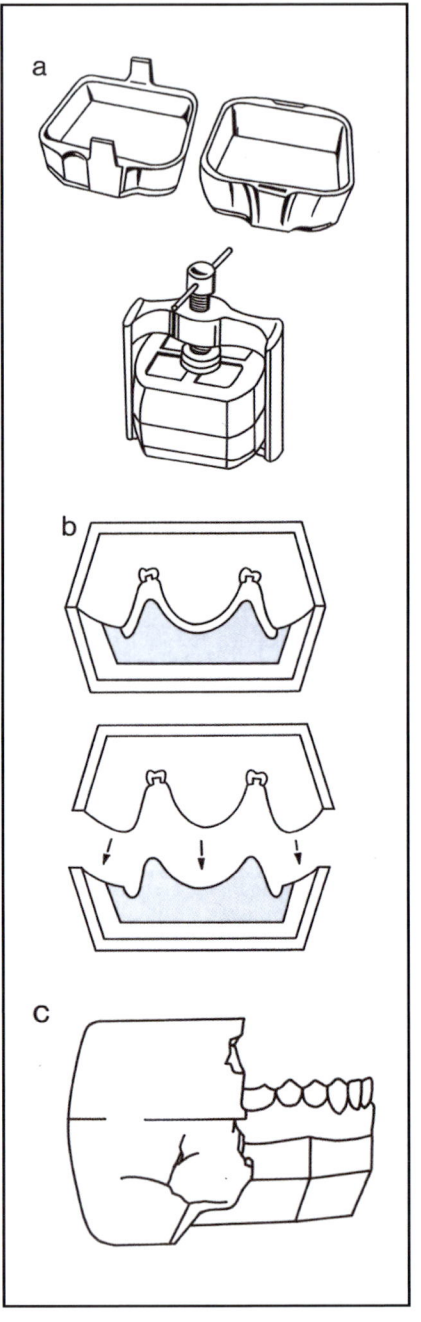

Abb. 118

a Küvettenhälfte, Küvette mit Bügel
b Ausmodellierte Prothese in dem Küvettenunterteil,
   Situation nach dem Ausbrühen
c Nach dem Polymerisieren werden die Gipsanteile entfernt

Molekularstrukturen. Der Kunststoff ist verarbeitungsfertig, wenn der Teig keine Fäden mehr zieht. Man sollte das Material bei der Verarbeitung nicht mit den bloßen Fingern berühren. Hier helfen ein PVC-Handschuh- oder eine PVC-Folie. Zuerst legt man eine ausreichende Menge in die Küvettenhälfte mit den Prothesenzähnen, ohne dass sich deren Positionen verändern dürfen. Unter sich gehende Anteile werden auf der Modellseite ausgefüllt. Als Trennschicht hat sich PVC-Folie bewährt. Beide Küvettenhälften werden langsam zusammengepresst. Es empfiehlt sich das sogenannte Probepressen. Durch die PVC-Folie lassen sich die Küvettenhälften problemlos trennen. Man kann die Form auf ausreichende Füllung hin visuell kontrollieren. Sind Überschüsse erkennbar, sollte man sie entfernen und eine weitere Probepressung vornehmen. Nach der Endkontrolle wird die Folie entfernt. Es folgt ca. fünf bis zehn Minuten lang die Endpressung. Das Pressen hat nicht nur die Aufgabe, die Form vollständig zu füllen, wichtig ist, dass der Kunststoff ausreichend verdichtet wird. Der Pressvorgang ist beendet, wenn beide Küvettenhälften bündig schließen. Versäumt man diese Kontrolle, können sich später unangenehme Bisserhöhungen zeigen. Die Küvetten werden in einen Bügel gespannt. Es folgt die Aushärtung des Kunststoffes im Wasserbad oder in einem Warmluftschrank. Bei der Langzeitpolymerisation wird langsam auf 80°C erwärmt und die Temperatur wird über ca. zehn Stunden gehalten; im Warmluftschrank wird zehn Stunden bei einer Endtemperatur von 90°C polymerisiert. Die Kurzzeitpolymerisation erfolgt in einem Druckpolymerisationsgerät. Das Abkühlen sollte langsam erfolgen. Danach können die Prothesen ausgebettet und ausgearbeitet werden.

10.3.4 Spritzgusstechnik mit Thermoplast

Die Thermoplaste werden in Form eines Granulates geliefert, das man in Metallkartuschen erhitzt und für die Verarbeitung verflüssigen muss. Thermoplaste sind unvernetzte Kunststoffe, die sich nur maschinell

verformen lassen. Das bekannteste Material ist das Polykarbonat. Ein großer Vorteil besteht in seiner guten Schlagfestigkeit, die neunmal höher ist als bei den Polymethylacrylaten. Der Nachteil liegt in der schwierigen Bearbeitungs- und Reparaturfähigkeit. Es bleibt zu erwähnen, dass sich der Prothesenkunststoff Polycarbonat in der Zahntechnik bis heute nicht durchsetzen konnte. Man benötigt eine sehr aufwendige Spritzmaschine mit einer automatisch geregelten Druckführung, um das plastifizierte Kunststoffgranulat in eine spezielle Spritzgussküvette hineintreiben zu können.

10.3.5 Vorwälle aus Gips oder Silikon

Die Komplettierung über die Vorwalltechnik ist für die Totalprothese weniger geeignet. Grundsätzlich besteht zwar kein Problem, die Zähne über einen Vorwall ausreichend zu fixieren. Die eigentliche Schwierigkeit bereitet die Basisgestaltung. Liegen Metallbasen vor, empfehlen sich folgende Arbeitsschritte:

Für die sichere Platzierung der Vorwälle schneidet man in den Modellsockel Fixierungskerben ein. Der Modellsockel wird isoliert. Die labialen, bukkalen und okklusalen Flächen der Zähne werden mit einem Gips- oder einem harten Silikonwall belegt. Nach dem Ausbrühen des Wachses fixiert man die Zähne sicher im Vorwall. Die Isolation des Modells und des Vorwalles aus Gips ist wichtig. Bei Silikonen entfällt das Isolieren des Vorwalles. Beim Einfüllen des Kunststoffes sollte man auf ein blasenfreies Ausfließen achten. Die Polymerisation erfolgt in einem Drucktopf.

10.3.6 Nachpress- Injektionsverfahren

Die Arbeitsschritte für die Einbettung gleichen den schon beschriebenen Verfahren. Anstelle der gebräuchlichen Küvetten benötigt man Spezialküvetten mit wärmedämmenden posterioren Küvettenschultern und -deckeln, um den Polymerisationsverlauf genauestens steuern zu können. Nach dem

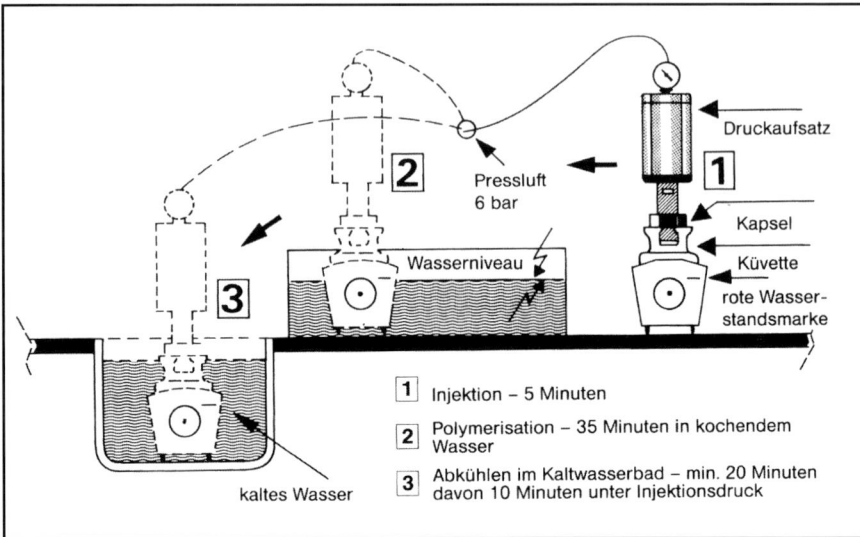

2 Pressluft 6 bar

1 Druckaufsatz

Kapsel

Küvette

rote Wasserstandsmarke

Wasserniveau

3

kaltes Wasser

1 Injektion – 5 Minuten

2 Polymerisation – 35 Minuten in kochendem Wasser

3 Abkühlen im Kaltwasserbad – min. 20 Minuten davon 10 Minuten unter Injektionsdruck

Abb. 119 Anwendungsschema des Nachpress-Injektionsverfahrens

Ausbrühen des Wachses und dem Isolieren der Hohlform wird die Küvette in einem Spannrahmen mit 3 bar Druck belastet. Dieser Druck bleibt bis nach dem Abkühlen erhalten. Das Mischen von Pulver und Flüssigkeit, die sich in vorgefertigten Kapseln befinden, erfolgt durch intensives mechanisches Rütteln in einem Cap-Vibrator.

Die gesteuerte Druck-Hitzepolymerisation basiert darauf, dass die unter Druck stehende Polymerisations-Einheit 35 Minuten lang in kochendem Wasser verbleibt. Die Form der Küvette mit ihren wärmedämmenden Einsätzen ermöglicht einen gesteuerten Polymerisationsverlauf von unten nach oben. Die dabei auftretende Polymerisationsschrumpfung wird durch das Nachpressen von Prothesenmaterial laufend kompensiert. Das Abkühlen nach der Polymerisation erfolgt über 20 Minuten in kaltem Wasser unter Beibehaltung des Injektionsspannrahmendrucks. Danach wird der Druckaufsatz abgenommen. Der Spannrahmen mit der Küvette bleibt weitere zehn Minuten im kalten Wasser. Nach dem Öffnen der Küvette kann die fertig polymerisierte Prothese entnommen und ausgearbeitet werden (Abb. 119).

10.3.7 Palajet- und PalaXpress-Injektionsverfahren

Mit dem Palajet-Injektionsgerät steht ein neues Kunststoff-Injektionsverfahren zur Verfügung, das durch die Entwicklung eines cadmiumfreien, universell einsetzbaren Kunststoffmaterials, das sich sowohl im Injektions- als auch im Gießverfahren einsetzen lässt, besonderes Interesse verdient. Die speziellen Eigenschaften dieses kalthärtenden Kunststoffes (PalaXpress) liegen in seinem über drei Minuten andauernden gießbaren Zustand und in seiner sieben Minuten andauernden plastischen Phase.

Im folgenden sind die für das Kunststoff-Injektionsverfahren notwendigen Arbeitsschritte in Form eines Ablaufdiagramms aufgelistet. Das zur Darstellung gebrachte Ablaufdiagramm lässt sich in dieser Form auf alle handelsüblichen Injektionsverfahren übertragen (Abb. 120).

Ablaufdiagramm:
• Vorbereiten
• Wachsaufstellung anatomisch ausmodellieren

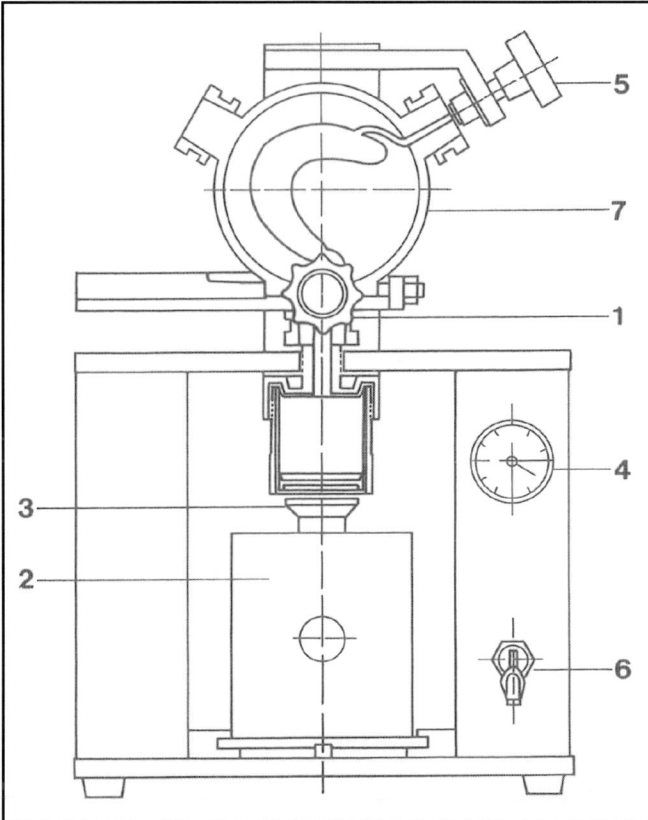

Abb. 120
Palajet-Injektionsgerät
Bedienungselemente:
1 Zentrierrad
2 Druckeinheit
3 Druckbolzen
4 Druckmanometer
5 Entlüftungsverschluss
6 Kipphebel
7 Küvette

• Einbetten der Prothese in das Küvettenunterteil
• Glätten der Gipsoberfläche
• Anlegen des Injektions- und Entlüftungskanals (OK = Tuber maxillae/UK = Trigonum retromolare)
• Isolieren der Gipsoberfläche
• Küvette schließen und Küvettenschließringe aufsetzen
• Gips bis über die Zahnreihen auffüllen und aushärten lassen
• Auffüllen der Küvettenhälfte mit Gips, bündig glätten und aushärten lassen
• Küvettenschließringe entfernen, Küvette fünf Minuten in heißes Wasser (ca. 80°C) stellen
• Küvette öffnen, Wachsreste mit klarem, heißem Wasser entfernen

• Heiße Gipsoberflächen zweimal dünn nur an den Kontaktflächen zum Prothesenkunststoff isolieren
• Basalflächen der Kunststoffzähne mit grobem Diamant anrauhen
• Küvette schließen und die Küvettenschließringe aufsetzen
• Einsetzen der Küvette in den Palajet
• Dosieren und Anmischen
• Anmischen von PalaXpress im Mischungsverhältnis 2:1 Pulver/Flüssigkeit (für Prothese normaler Größe 30 g Pulver : 15 ml Flüssigkeit)
• Dichtscheibe mit der Dichtlippe nach oben in den Füllzylindereinsatz einsetzen und bis zum Anschlag einschieben
• Teig blasenfrei in den Füllzylindereinsatz gießen

- Nach Bestimmen des Injektionszeitpunktes den Füllzylinder schließen
- Füllzylinder in das Gerät eindrehen
- Küvette mit dem Zentrierrad fixieren
- Injizieren
- Druckeinheit vorziehen und den Kipphebel nach oben umlegen
- Entlüftungsventil am Entlüftungskanal nach Materialaustritt schließen
- Polymerisieren
- Küvette fünf Minuten unter Druck im Gerät belassen, anschließend entnehmen und 30 Minuten bei 55°C und 2 bar Druck polymerisieren
- Küvette aus dem Drucktopf entnehmen und 30 bis 60 Minuten auf Raumtemperatur abkühlen lassen
- Ausarbeiten
- Zum Ausbetten der Prothese Küvettenschließringe entfernen
- Den Gips aus der Küvette herauslösen
- Vor Abnehmen der Prothese vom Modell statische Okklusion (Schlussbiss) im Artikulator überprüfen
- Prothese vom Modell abheben und ausarbeiten (Abb. 121)

10.3.8 Kontrolle der Zahnstellung

Das Umsetzen der in Wachs modellierten Prothese in Kunststoff kann Schwierigkeiten bereiten. Der wesentliche Grund für polymerisationsbedingte Zahnstellungsänderungen besteht in der Polymerisationsschrumpfung. Durch diesen physikalischen Vorgang entsteht in der Hohlform der Küvette immer ein Minus an Kunststoff. Im weiteren kommt es durch den Masseverlust im erhärteten Kunststoff zu Spannungen, die sich nach dem Ausbetten lösen. Die Volumenabnahme bei der Polymerisation des Kunststoffes lässt sich nicht, wie zum Beispiel bei der Erstarrungskontraktion der Metalle (flüssige und feste Schwindung), durch eine Formvergrößerung im Sinne einer Guss-Reservoir-Gestaltung ausgleichen. Ein weiterer Grund besteht darin, dass man bei den Kunststoffen die Polymerisationskontraktion und die thermische Kontraktion nicht exakt voneinander trennen kann. Wie bekannt, betragen sie zusammen etwa zehn Volumenprozent, wobei der größ-

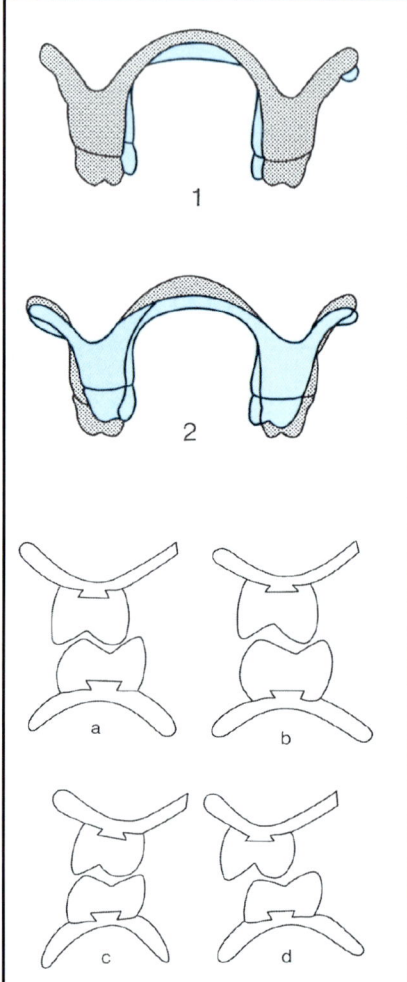

Abb. 121
Mögliche Veränderungen durch den Polymerisationsschwund:
1 Dimensionsveräderung durch die reine Kontraktion
2 Verwindungen durch die sphärischen Formänderung
  a) zentrische Vorkontakte
  b) Nonokklusion
  c) Vorkontakte auf der Arbeitsseite
  d) Vorkontakte auf der Balanceseite (nach K.H. Körber und K. Ludwig)

te Teil von ca. sieben Volumenprozent auf die Polymerisationsschrumpfung entfällt. Im weiteren kann neben der beschriebenen Schrumpfung auch die Pressfahne, die sich durch das Stopfen in einer geteilten Form ergibt, eine zusätzliche Ursache für bestimmte Ungenauigkeiten sein. Um eine Kontrolle darüber zu haben, dass sich keine Verzerrungen durch das Umsetzverfahren eingeschlichen haben, ist folgendes Vorgehen zu empfehlen:

Nach der Wachsanprobe wird über die Front- und Seitenzähne ein Gipsschlüssel angefertigt. Hierbei soll darauf geachtet werden, dass man die inzisalen Schneidekanten der Frontzähne und die okklusalen Anteile der Seitenzähne von vestibulär und palatinal gut einsehen kann. Vor der Fertigstellung der Prothese wird der Gipsschlüssel entfernt und kann nach dem Ausarbeiten exakt auf die Zähne gelegt werden. Über den Schlüssel erkennt man nun, wo die wesentlichen Passungenauigkeiten entstanden sind. Auf diese Weise lässt sich auch das Ausmaß der Veränderungen bei unterschiedlichen Polymerisationsverfahren beurteilen. Im wesentlichen zeigt sich, dass bei Verwendung von Warmpolymerisaten in beheizten Drucktöpfen Prothesen weniger genau passen als bei Verwendung von Kaltpolymerisaten. Die besten Ergebnisse zeigen sich bei Prothesen, bei denen der Kunststoff in eine geschlossene Küvette gepresst wurde und die Polymerisationsschrumpfung durch Nachpressen aus einem Kunststoff-Reservoir weitgehend ausgeglichen wird. Sind keine entsprechenden Geräte vorhanden, sollte man bei einer Heißpolymerisation im Drucktopf eine langsame Abkühlung einhalten. Durch das langsame Abkühlen erreicht man, dass die inneren Spannungen geringer gehalten werden. Bei den sogenannten Gießverfahren, bei denen die Wachsprothese in eine gelartige Masse eingebettet wird, zeigen sich die schlechtesten Resultate. Herstellungsbedingte Ungenauigkeiten sollten schon im Labor zum größten Teil korrigiert werden. Für dieses Vorgehen empfiehlt es sich, die Arbeitsmodelle mit Hilfe eines sogenannten Splitcastverfahrens einzugipsen. Hierunter versteht man eine geteilte Modellsockel-Gestal-

tung, die es ermöglicht, die Modelle passgenau in den Artikulator zurückzusetzen. Vor der Kontrolle und dem Einschleifen der Zähne sollte man daran denken, dass die Prothese unverändert ihre Lage auf dem Modell beibehält. Zeigen die Zähne Ungenauigkeiten in der Zahnstellung, muss überlegt werden, ob ein Einschleifen oder das Umsetzen von Zähnen der kürzere Weg zur passgenauen Interkuspidation von Zähnen oder der jeweiligen Zahngruppe ist.

Können die Zähne eingeschliffen werden, so sollte man daran denken, dass das Kauflächenrelief nicht plangeschliffen werden darf. Auch die Neigung der Höckerabhänge ist zu beachten.

Marxkors schätzt den Wert des Reokkludierens bzw. des primären Remontierens (E. Körber) aus folgenden Gründen für nicht so groß ein:

• Der Prothesenwerkstoff steht auf dem Funktionsmodell unter gewissen Spannungen. Diese Spannungen lösen sich, wenn die Behinderung durch den Gips entfällt. Durch den Abbau der Spannungen können sich die Positionen der Zähne verändern.
• Durch die Wasseraufnahme während der ersten 14 Tage kann sich die Basis verändern. Auch hierdurch ist eine Veränderung der Okklusion möglich.
• Man muss damit rechnen, dass sich bei der Festlegung der Kieferrelation Ungenauigkeiten eingeschlichen haben. Diese Ungenauigkeiten können zu größeren Interferenzen der Okklusion führen als die Kunststoffverarbeitung.

Er empfiehlt, dass man die einigermaßen genauen Prothesen nach 14 Tagen einer erneuten Funktionsanalyse unterzieht, um sie dann im Artikulator exakt zu äquilibrieren.

10.3.9 Einbetten und Ausbetten

Empfehlungen zum Einbetten und Ausbetten der Kunststoffprothesen:

• Zum Einbetten gut schließende und genügend große Küvetten verwenden.

- Zum Isolieren Gips gegen Gips keine Vaseline verwenden. Es erschwert das Isolieren für die Kunststoffverarbeitung. Empfehlung: Ein für die Kunststofftechnik geeignetes Isoliermittel einsetzen. Zum Abdecken der Zähne keine Silikonpaste verwenden. Es besteht die Gefahr, dass die Zähne beim Pressvorgang geringfügig aus ihrer Lage gekippt werden können.
- Den Gips für den Überguss mit dem Finger über die Zähne einmassieren und nicht einklopfen (Blasenbildung).
- Den Überguss etwa 2 mm über die Zähne schichten, mit Kunststoff-Folie (Größe der Küvette) abdecken und auffüllen. Dieses Vorgehen erleichtert das Ausbetten.
- Nicht länger als vier Minuten vorbrühen. Das noch plastische Wachs entfernen, damit keine Schwierigkeiten beim Isolieren entstehen.
- Eine makellose Wiedergabe der Modellation erhält man, wenn beim Isolieren die Küvetten in handwarmem Zustand sind. Aufgetragene Isolierung unter fließendem Wasser abspülen, nicht abpinseln.
- Beim Ausbetten sollte zuerst das gesamte Gipsstück aus der Küvette gelöst werden.
- Wenn bei der Unterkieferprothese der linguale Anteil richtig modelliert wurde, lässt sich der entsprechende Gipsanteil, ohne die Prothese zu beschädigen, herausheben.
- Die Prothesen unter fließendem Wasser mit der Zahnbürste reinigen und mit dem Stichel die Gipsreste zwischen den Zähnen herauslösen.

10.3.10 Ausarbeiten der Kunststoffoberflächen

Ausarbeiten:
Bearbeitungstechnik, um die Oberflächen der Totalprothesen mit zweckentsprechenden Fräs- und Polierwerkzeugen in die Endform zu bringen.

Eine exakte Modellation, Einbettung und Isolierung ist die Voraussetzung für eine geringe Nacharbeitung der in Kunststoff umgesetzten Prothesen.

Das Glätten der Pressfahnen-Ansätze, die Verbesserungen der Zweckformen durch Feinkorrekturen und das Polieren der Oberflächen zählen zu den Arbeitsschritten des Ausarbeitens einer Totalprothese.

Für ein effizientes und zeitsparendes Vorgehen beim Ausarbeiten gehört die richtige Zusammenstellung eines Minimums an standardisierten Instrumenten.

Der Einsatz von keramischen Schleifkörpern wird zunehmend weniger als zweckmäßig gesehen.

Bewährt haben sich Hartmetallfräser mit E und E-Fein Verzahnungen in Birnen und umgekehrten Birnenformen. Sie garantieren mit ihren unkomplizierten Schneidegeometrien ein vibrationsarmes glättendes Abtragen des Kunststoffes.

Für das mitunter geforderte Stippeln der vestibulären Flächen eignen sich die bekannten Rosenbohrer.

Das Vorglätten geschieht mit unterschiedlich ausgeformten Silikonschleifern.

Für das Feinglätten haben sich Halter und Schmirgelpapierstreifen mit Feinstkörnung bewährt.

Die Hochglanzpolitur erfolgt mit Wollschwabbel und Paste für Kunststoff.

Sobald die Oberflächen der Totalprothese eine glänzende und homogene Oberfläche zeigen, ist das Ausarbeiten beendet.

Die Basalflächen sollen über eine gute Isolierung blasenfrei und glatt, möglichst unbearbeitet bleiben.

Anmerkung: Bei der Politur mit Bürsten und Bimspulver sollte darauf geachtet werden, dass keine übermäßige Hitzeentwicklung entsteht. Sie kann zur Schädigung der Kunststoffoberfläche und zu Formveränderungen führen.

Stark gefährdet sind die Oberflächenprofilierungen der Kunststoffzähne, die bei einem fehlerhaftem Polieren schnell verloren gehen können.

10.4 Prothesenwerkstoffe

Nur genaue Kenntnisse über die für die Totalprothesen bewährten Kunststoffe sichern ein maximales Ergebnis. Aus diesem Grund sollen nachstehend die wichtigsten Eigenschaften dentaler Prothesenkunstoffe aus entwicklungsgeschichtlicher und werkstoffkundlicher Sicht angesprochen werden.

10.4.1 Geschichtlicher Überblick

Die Herstellungstechnik von Totalprothesen steht in engem Zusammenhang mit der Entwicklung der Prothesen-Basismaterialien. Rückblickend gesehen war das Fehlen geeigneter mundbeständiger Werkstoffe mit ausreichenden materialtechnischen Eigenschaften – und das Ganze zu einem vertretbaren Preis – die innovative Kraft, die letztlich zu der Entwicklung unserer heutigen Prothesenkunststoffe führte. Gold und andere Edelmetalle zeigten sich für die plattenprothetische Anwendung ohne Frage als sehr geeignet, waren aber viel zu teuer und für den totalen Oberkieferersatz auch zu schwer. Porzellan erwies sich für die Herstellung der künstlichen Front- und Seitenzähne als sehr geeignet. Für die Prothesenbasen war dieser Werkstoff wegen seiner Sprödigkeit, der Schwindung sowie der aufwendigen labortechnischen Verarbeitung jedoch nicht einsetzbar.

Im folgenden sollen in einer aus heutiger Sicht schon historischen Reihenfolge jene Materialien aufgeführt werden, die letztlich zu den neuzeitlichen Prothesenmaterialien mit ihrer relativ problemlosen Verarbeitungstechnik geführt haben.

Im Jahr 1855 führte Goodyear den Kautschuk, genauer gesagt das Hartgummi, als einen brauchbaren Prothesenwerkstoff in die Zahntechnik ein. Die herstellungstechnische Verarbeitung war relativ einfach und die Materialkosten gering. Auch die mechanischen Festigkeiten sowie der Verbund mit den Seiten- und Frontzähnen aus Porzellan zeigten sich als ausreichend. Sein mangelhaftes ästhetisches Aussehen und die stets vorhandene leichte Porösität, die zu Geruchs- und Geschmacksirritationen führten, waren die Gründe, dass man nach neuen Werkstoffen

suchte. Die ersten Versuche, einen Kunststoff mit industrieller Bewährung für die Gestaltung der Prothesenbasen zu nutzen, wurden mit Zelluloid, einer mit Kampfer plastifizierter Nitrozellulose, unternommen. Unter dem Namen „Hekolith" zeigte dieser Werkstoff jedoch unter Mundbedingungen keine ausreichende Form- und Farbbeständigkeit.

Der flämische Chemiker Baekeland entdeckte das Phenolformaldehydharz, das unter der Bezeichnung „Bakelit" in die industrielle Nutzung kam.

Das später auf den Dentalmarkt gekommene Kunststoffmaterial Luxene erwies sich als prinzipiell geeigneter, zeigte jedoch eine schlechte Reparaturfähigkeit. Im Jahr 1930 versuchte man, Prothesen aus Polystyrol anzufertigen. Auch dieses Material konnte sich wegen seiner Anfälligkeit für Spannungsrisse und einer viel zu geringen Haltbarkeit nicht durchsetzen.

Im Jahr 1933 weckte Polyvinylchlorid (PVC) unter der Bezeichnung „Neohekolith", ein thermoplastisch zu verarbeitendes Pulver, neue Hoffnung, einen geeigneten Kunststoff gefunden zu haben. Schwierigkeiten bereiteten die ausreichende Befestigung der Porzellanzähne und der für das Vorpressen erforderliche Temperaturbereich. Bei der hier notwendigen Hitze konnten die damals gebräuchlichen Gipse keine formgetreue Wiedergabe der Prothesenbasen garantieren.

Die nächste Generation der Werkstoffe für die Plattenprothetik stammte aus der Gruppe der Acrylate. Die Mehrzahl dieser Produkte waren jedoch nur im teuren und aufwendigen Spritzgussverfahren zu verarbeiten. Hier lagen die wesentlichen Schwierigkeiten für die zahntechnische Anwendung. Bei einem leider häufig vorkommenden fehlerhaften Ausfließen gingen die bei den zahntechnischen Anfertigungen notwendigen Gipsformen zu Bruch, und das gesamte Vorgehen musste von neuem begonnen werden.

Im Jahr 1939 entstanden die Superpolyumide. Sie wurden jedoch erst 15 Jahre später als Polyamide unter dem Namen Protenyl auf dem Dentalmarkt angeboten. Mit dem Hinweis auf seine Unzerbrechlichkeit sollte dieser Werkstoff vor allem für die Herstellung von partiellen Prothesen Anklang finden. Die sogenannte Unzerbrechlichkeit basierte jedoch auf einer hohen Elastizität. Diese Eigenschaft bewirkte schon nach kurzer Zeit eine Zerstörung der Parodontien der Zähne des Restgebisses und beschleunigte die Atrophie der Kieferknochen.

Aussichtsreicher erschien der Einsatz von Polycarbonaten, wie zum Beispiel „Andoran". Bei der labortechnischen Verarbeitung stellten sich jedoch herstellungstechnische Schwierigkeiten ein. Es gelang nicht, den Wasserdampf ausreichend aus den Gipsformen zu eliminieren. Dies führte häufig zu einem fehlerhaften Ausfüllen der Form. Im weiteren zeigten sich an den Polykarbonat-Prothesen bei der Verwendung von alkalischen Reinigungsmitteln Spannungsrisse, die zu Prothesenbrüchen beitrugen.

Schon 1901 wies Röhm auf die bemerkenswerten Eigenschaften des Methylmethakrylats (MMA) hin.

Im Jahre 1937 wurde das Polymethylmethakrylat „Plexiglas" der Öffentlichkeit vorgestellt. Die ersten Patente für die Verwendung zur Herstellung von Zahnprothesen erfolgten jedoch schon 1935. Für diesen Einsatz wurde das Monomer zu einem Sirup vorpolymerisiert und nach dem Einfüllen in die Küvette unter Wärme ausgehärtet. Das genannte Vorgehen war für das zahntechnische Labor nicht geeignet, da die Abdichtung der Küvetten nicht gewährleistet werden konnte.

Ähnlich wie in der Kautschuktechnik versuchte man deshalb, eingefärbte Polymerisat-Teilchen thermoplastisch zu verpressen. Dieses Vorgehen wurde unter der Bezeichnung „Heliodonverfahren" bekannt. Im weiteren gelang es, glasklare Acrylplatten im heißen Ölbad auf eine Modellfläche zu adaptieren. Die Zähne musste man mechanisch darin verankern. Auch diese sogenannten Gingivist-Prothesen setzten sich wegen ihrer umständlichen Herstellung nicht durch.

Die Neuzeit des Prothesenkunststoffes begann 1936 mit dem „Paladon-Verfahren". Die Tatsache, dass Polymethylmethakrylat (PMMA) in seinen Monomeren löslich ist und somit zu einem Teig angemischt in eine Küvette gestopft werden kann, um dort zu Ende polymerisiert zu werden, erwies sich als laborfreundlich. Das erste Paladonpulver

war ein sogenanntes Splitterpolymerisat. Es bestand aus geraspeltem Plexiglas und musste in einem Verhältnis von zwei Teilen Pulver und einem Teil Flüssigkeit angemengt werden. Der Nachteil zeigte sich in einer zu großen Schrumpfung von 7 % und einer geringen Verarbeitungsbreite. Die Folge waren Bisserhöhungen und das Verpressen der künstlichen Zähne. Eine wesentliche Schwierigkeit ergab sich auch aus den noch fehlenden flüssigen Isoliermitteln. Man war gezwungen, über ein sehr arbeitsaufwendiges Vorgehen die Küvette und die Modelloberfläche mit Zinnfolie abzudecken.

Die Perlpolymerisate zeigten wesentliche Verbesserungen. Das Anmischverhältnis wurde auf 3:1 geändert. Damit reduzierte sich die Schrumpfung auf 5 %. Gleichzeitig wurden die Isolierflüssigkeiten verbessert und dadurch das „Entformen" erleichtert. Auch der Schutz des vorgepressten, aber noch nicht ausgehärteten Materials, war dadurch gegeben. So konnte ein Monomerentzug durch den Gips verhindert werden und der bei der Polymerisation entstehende Wasserdampf konnte keinen Schaden mehr anrichten.

Immer wieder auftretende Nachteile, wie mangelnde Verarbeitungsbreite, Weißverfärbungen oder Porositäten bei einer allzu schnellen Polymerisation, beschleunigten die Suche nach verbesserten Verarbeitungsgeräten. Geeignet erschienen die sogenannten Nachpressgeräte. Hierunter versteht man Apparate, die plastischen Teig aus einem Vorratsbehälter in die schon geschlossene Küvette nachfüllen können. Durch den Druck des nachfließenden Werkstoffes lässt sich die Schrumpfung verringern.

Weitere Erkenntnisse des chemischen Verhaltens der angewandten Materialien führten zu den Druckpolymerisationsgeräten. Hier machte man sich das physikalische Gesetz zunutze, wonach eine Flüssigkeit unter erhöhtem Druck bei höherer Temperatur siedet als bei Normaldruck. Eine gefüllte und geschlossene Küvette wird in einen mit Wasser gefüllten Druckkessel gesetzt. Ein zweiter Kessel erhitzt indirekt den ersten. Wie bekannt, siedet Monomer bei einer Temperatur von 100,7°C. Bei einem Überdruck steigt die Siedetemperatur pro bar um 10°C an. Auf diese Weise bleibt die Polymerisationstemperatur unter der Siedetemperatur des Monomers. Das Auftreten von Porösitäten, insbesondere in den dickeren Prothesenanteilen in Form von Siedeblasen, wird auf diese Weise verhindert.

Die Suche nach Zusätzen, um die Geschmeidigkeit und Verarbeitungsbreite des Teiges zu verbessern, führte über die sogenannten inneren Weichmacher zu den weichen Kunststoffen. Ihre Indikation zeigte sich als vorteilhaft für Unterfütterungen von Unterkieferprothesen und dem Ausgleich unter sich gehender Anteile an Oberkieferprothesen. Leider zeigt dieser Werkstoff keine dauerhafte Elastizität, so dass man nach einer relativ kurzen Zeit eine Neuanfertigung vornehmen muss. Der Wunsch nach einer mechanischen Verbesserung führte über eine zusätzliche Doppelbindung im Grundmolekül zu den sogenannten vernetzten Kunststoffen. Der Nachteil der vernetzten Kunststoffe zeigte sich in Form von Spannungsrissen, insbesondere bei später anfallenden Reparaturen, und einem schlechteren Halt der Kunststoffzähne.

Versuche, die Polymerisationszeit zu kürzen, führten zur Einführung der Kaltpolymerisate. Für diesen Zweck wurde ein Kunststoff komponiert, dessen Polymerisationsstart nicht mehr durch Wärme, sondern ausschließlich durch zugefügte Katalysatoren erfolgt. Als sogenannte Autopolymerisate bekanntgeworden, zeigten sich am Anfang Verfärbungen durch die Körpertemperatur. Die mechanische Festigkeit lag erheblich unter der der Heißpolymerisate. Durch Zugabe von UV-Stabilisatoren konnte man die Farbbeständigkeit verbessern. Über das Herunterdrücken des Restmonomergehaltes ließ sich eine Steigerung der mechanischen Werte erreichen. Heute sind die Kaltpolymerisate den Heißpolymerisaten gleichwertig.

Eine weitere Modifizierung unter Anwendung des Kaltpolymerisates zeigte sich in der Entwicklung des sogenannten Gießverfahrens. Hier ist nur noch das Modell aus Gips. Die Gegenform in einer Spezialküvette besteht aus einer gummielastischen Dubliermasse oder den bekannten Dubliergelen. Der Nachteil besteht darin, den Teig mit einem hohen Monomeranteil dünnflüssig in

die Form zu füllen. Ein wesentlicher Vorteil zeigt sich beim leichten Ausbetten, der geringen Nacharbeitung der sehr glatten Oberfläche und darin, dass man die beteiligten Flächen (ausgenommen des Gipsmodells) nicht mehr isolieren muss.

In neuerer Zeit erfolgt die Aushärtung der zahnfarbenen Kunststoffe und rosafarbenen Prothesenkunststoffe über eine sogenannte Lichtpolymerisation.

Lichthärtender Kunststoff ist ein Werkstoff, bei dem die Startphase der Polymerisation durch energiereiches Halogenlicht angeregt wird. Die Aushärtung erfolgt in einem systemzugeordneten Lichtpolymerisationsgerät.

In Anbetracht der Innovationsfreudigkeit von Zahntechnik und Zahnmedizin kann davon ausgegangen werden, dass die Entwicklung der Prothesenmaterialien noch lange nicht am Ende ist.

10.4.2 Anmerkungen zum Kunststoff

Die Prothesenkörper bestehen im wesentlichen aus Kunststoff auf der sogenannten PMMA-Basis. Hierunter versteht man Polymethacrylsäuremethylester. In der Kurzform spricht man vom Polymethylmethakrylat und noch weiter verkürzt von Acrylat. Kunststoffe oder Plaste sind Stoffe, deren wesentliche Bestandteile aus makromolekularen organischen Verbindungen bestehen. Sie sind das Produkt der Umwandlung von Naturstoffen oder von synthetischen Ausgangsprodukten. Der Grundbaustein ist das Monomer, das zum Polymer führt. Die hierzu erforderliche Reaktion heißt Polymerisation. Hierbei werden gleichartige Grundmoleküle in einer chemischen Reaktion zu Makromolekülen zusammengeschlossen, ohne Nebenprodukte abzuspalten. Die Grundmoleküle werden durch sogenannte Initiatoren reaktionsfähig gemacht. Hierzu zählen:

• die Aktivatoren als Anreger für die Polymerisation,

- die Akzeleratoren für die Beschleunigung der Polymerisation,
- die Inhibitoren für die Verzögerung der Polymerisation,
- die Moderatoren als Regler für die Polymerisation,

Heißpolymerisate erreichen unmittelbar nach Beendigung ihrer Polymerisation ihre endgültigen physikalischen und chemischen Werkstoffwerte.
Kaltpolymerisate erreichen erst nach ca. 12 bis 24 Stunden nach Beendigung der Polymerisation ihre endgültigen Werkstoffwerte.
Empfehlung:
Nach Fertigstellung eine Wasserlagerung zur zusätzlichen Verbesserung der Verträglichkeit.

Qualitätsmerkmale:

Die physikalischen Eigenschaften der bekannten Prothesenwerkstoffe haben aufgrund moderner Herstellungsverfahren und dem Einsatz hochwertiger Werkstoffe eine beachtliche Qualität erreicht.

Die Verträglichkeit des Prothesenkunstsoffes wird häufig noch kritisch bewertet. Der Fachmann spricht von der Biokompatibilität des Prothesenwerkstoffes. Vollständig und nach Verarbeitungsvorschrift polymerisierte Prothesen enthalten kein freies sensibilisierendes Peroxid und keinen Restmonomergehalt mehr.

10.4.2.1 Anordnung der Molekülketten

Nach der Anordnung der Molekülketten unterscheidet man drei Kunststoffgruppen:

Thermoplaste

Sie werden durch Erwärmung weich und lassen sich warm verformen. Nach dem Abkühlen werden sie in der angestrebten Form fest. In der Totalprothetik wird dieser Werkstoff für den Spritzguss verwendet.

Duroplaste

Ein wesentliches Merkmal der Duroplaste ist die Vernetzung ihrer Molekülketten. Hierzu

bedarf es pro Grundmolekül mindestens zweier Doppelbindungen. Bei den Dentalwerkstoffen auf PMMA Basis bewirkt die Vernetzung eine Verbesserung der physikalischen und chemischen Eigenschaften. Duroplaste sind thermisch nicht plastifizierbar.

Elastomere

Als Elastomere werden Kunststoffe bezeichnet, deren Kettenmoleküle weniger stark vernetzt sind. Sie zeigen unterschiedliche elastische Eigenschaften. Für die Totalprothetik ist der elastische Kunststoff für weichbleibende Unterfütterungen hin und wieder wünschenswert.

10.4.2.2 Aufbau der Polymere

Nach dem Aufbau der Polymere unterscheidet man fünf Arten:

Homopolymerisate

Hierunter versteht man aus gleichen Grundmolekülen bestehende, lange, fadenförmige Molekülketten, die zu einem thermoplastisch zu verarbeitenden Kunststoff führen.

Polymerisationsgemische

Hierunter versteht man eine Mischung verschiedener Grundmoleküle mit Vernetzungsstoffen. Sie zeigen zwei Doppelbindungen im Molekül. Der Vorteil der hochvernetzten Kunststoffe besteht in ihrer Härte, Dauer-, Warm- und Abriebfestigkeit sowie in ihrer chemischen Resistenz. Die Nachteile: Der Kunststoff versprödet, ist nicht schlag- und biegefest und zeigt eine mangelhafte Reparaturfähigkeit.

Mischpolymerisate

Hierunter versteht man Co-Polymerisate aus unterschiedlichen Monomeren, z. B. Vinylchlorid und Vinylacetat. Es handelt sich um ein schlagfestes, biegsames, gering quellfähiges Material. Es ist als Luxene bekannt und wird bei der Prothesenanfertigung im Stopfverfahren (vorbereitetes Gemisch) oder im Pressverfahren mit einem vorpolymerisierten Vinylgel eingesetzt.

Polykarbonate

Es sind Polykondensate (thermoplastische Kunststoffe). Ihre Fließtemperatur liegt bei ca. 140°C. Die Verarbeitung ist nur über das Spritzgussverfahren möglich. Polykarbonat ist ein schlagfestes, biegefestes und zähes, aber nicht warmfestes Material. Der Vorteil liegt im Fehlen von Monomer. Der Nachteil besteht in der aufwendigen Verarbeitung, dem schwierigen Ausarbeiten und Polieren sowie der problembehafteten Reparatur und Erweiterungsfähigkeit.

Weichbleibende Kunststoffe
Um dem Kunststoff eine weichbleibende Eigenschaft zu verleihen, setzt man äußere oder innere Weichmacher ein. Die wesentlichen Forderungen an einen weichbleibenden Kunststoff sind:

- Er soll bei geringen Zusätzen ausreichend elastisch sein.
- Das Material darf durch Speichel und Speisen nicht ausgeschwitzt bzw. ausgelaugt werden.
- Er soll in der Mundhöhle und bei der Reinigung gegen chemische Einwirkungen beständig sein.
- Er muss geruchlos und lichtfest sein.
- Er muss biokompatibel sein.

Die äußeren Weichmacher basieren auf einem additiven Vorgang, bei dem sie keine feste Bindung mit dem Grundstoff eingehen. Der Nachteil: Das Material härtet nach und verliert seine elastischen Eigenschaften.

Die inneren Weichmacher basieren auf Monomeren verschiedener Acrylverbindungen. Als Co- oder Mischpolymerisate erhalten sie einen weichelastischen Zwischenzustand. Der Vorteil: Die chemische Verbindung weicher und harter Anteile ist nicht mehr trennbar. Somit werden seine chemischen und physikalischen Eigenschaften bleiben, bis Alterungsprozesse Veränderungen bewirken.

Die Anwendung weichbleibender Kunststoffe beschränkt sich auf den Einsatz bei temporären Unterfütterungen und bei extrem stark atrophierten Unterkiefer-Alveolarkämmen mit schlecht ausgebildetem Schleimhauttegument (Unterkiefer-„Resignationsprothese").

10.5 Reokkludieren und primäres Remontieren

Nach E. Körber versteht man unter Reokkludieren oder dem primärem Remontieren das Zurücksetzen der in Kunststoff überführten Totalprothesen in den Artikulator. Es ist dabei unbedingt darauf zu achten, dass die fertig polymerisierten Prothesen vorher nicht von den Arbeitsmodellen abgehoben werden. Mit diesem Vorgehen sollen verfahrenstechnisch bedingte Fehler, die sich insbesondere durch die Fertigstellung der Prothesen in Kunststoff eingeschlichen haben, erkannt werden. Verfahrenstechnisch bedingte Fehler zeigen sich u. a. in:

- Interferenzen bei zentrischen Kontakten
- Interferenzen bei exzentrischen Kontakten
- Nonkontakte – fehlende Abstützungen für das Okklusionsgleichgewicht.

> Interferenzen
> Okklusale Interferenzen sind störende interkuspidale Kontakte, die harmonische Bewegungsabläufe der dynamischen Okklusion behindern können oder die Lagestabilität der Totalprothese gefährden.

Die Überprüfung des Okklusionsgleichgewichtes erfolgt mit den fertiggestellten OK- und UK-Prothesen im Artikulator. Das exakte Zurücksetzen der ausgebetteten Arbeitsmodelle (nebst aufsitzenden, fertig polymerisierten Prothesen) in den Artikulator bereitet im Regelfall keine nennenswerten Schwierigkeiten. Über eine zweckentsprechende Ausformung der basalen Modellflächen – z. B. mit einer Splitcast-Technik – sollte das Reokkludieren der Modelle in den Artikulator problemlos möglich sein.

Mit der handgeführten Prothesenüberprüfung im Mund des Patienten sind verfahrenstechnisch bedingte Fehler im allgemeinen nicht zu erkennen. Nur im Artikulator ist festzustellen, wo Interferenzen vorliegen und ob sie über das Einschleifen zu korrigieren sind. Dabei fällt die Entscheidung, ob man durch Umstellen einzelner Zähne oder durch Neuanordnung von Zahngruppen schneller zum Ziel kommt, relativ leicht. Für die Okklusionskontrolle werden Shimstock-Folie, Okklusionspapier oder Farbbänder eingesetzt. Zielloses Einschleifen führt im Regelfall nicht zum Ziel. Oberstes Gebot ist das Erreichen des Okklusionsgleichgewichtes. Nach der Überprüfung und der Korrektur zentrischer Kontakte werden die exzentrischen Kontakte korrigiert. Es ist streng darauf zu achten, dass durch Einschleifmaßnahmen in exzentrischen Unterkieferpositionen keine unnötigen Bisshöhenverluste bewirkt werden. Für die Korrekturen empfehlen sich geeignete Formen montierter Schleifkörper. In der klassischen Gysi-Methode wurde das artikulatorgeführte Einschleifen mit Kaborundum-Pulver empfohlen. Hierbei durfte der Inzisalstift auf dem führenden Inzisalteller nicht gekürzt werden. Später lauteten die Empfehlungen zum Einschleifen, den Inzisalstift zu kürzen. Einschlägige Empfehlungen gingen dahin, beim Aufstellen der Zähne zwischen die Spitze des Inzisalstiftes und den Inzisalteller ein Stückchen Blech von ca. 0,2 bis 0,4 mm Stärke zu schieben. Nach der Fertigstellung wird dieser Distanzhalter entfernt. Die Zähne sollten dann so lange mit Kaborundum-Pulver eingeschliffen werden, bis der Inzisalstift wieder mit dem Inzisalteller Kontakt bekommt. Diese Methode des Einschleifens galt dem sogenannten Feineinschliff. Auf den Okklusalflächen tolerierte man die kleinen Schliff-Flächen. Das eigentliche Relief der Zähne durfte sich jedoch nicht verändern. Sobald sich die funktionellen Facetten im Okklusionsgleichgewicht berührten, galt das Einschleifen als beendet. Gysi und andere Wissenschaftler haben das Einschleifen von Totalprothesen im Artikulator nicht als den letzten Arbeitsschritt hin zum angestrebten Okklusionsgleichgewicht betrachtet. Sie wiesen immer wieder darauf hin, dass das Kiefergelenk der eigentliche und natürliche Artikulator sei. Bei einer inkorporierten Totalprothese wird die Führung der Bewegungsabläufe statt von einem inzisaltellergeführten Stützstift von den künstlichen Zahnreihen übernommen. Dies ermöglicht dem Zahnarzt, nach der Eingliederung der Totalprothese mit einer Kaborundum-Paste dort den letzten Feinschliff vorzunehmen. Da der Zahntechniker dem Patienten eine ähnlich vorbereitete Prothese anbieten möchte, bleibt zu diskutieren, ob das Funktions-Feineinschleifen der Totalprothesen im Artikulator mit oder ohne inzisaltellergeführten Inzisalstift erfolgen sollte.

Bei dem praktischen Vorgehen im Artikulator wird erkennbar, dass die Prämolaren und Molaren als Führungselemente funktionieren müssen. Insbesondere bei den heutzutage angestrebten individuellen Frontzahnführungen mit inzisalem Überbiss und sagittaler Stufe wird deutlich, dass durch die Einstellung des angestrebten Okklusionsgleichgewichtes aus einer etwaigen Schneidezahnführung eine Seitenzahn-Höckerführung analog dem klinischen Vorgehen werden muss. Aus dieser Erkenntnis abgeleitet darf der Inzisalstift Einschleifen aus dem Artikulator entnommen werden, um dem natürlichen Bewegungsablauf der Zähne gerecht zu werden.

Für das Umsetzen der in Wachs ausmodellierten Prothesen muss man die Modelle ohne Probleme aus dem Artikulator entfernen können (Abb. 122). Herstellungstechnisch sind hierfür im wesentlichen zwei Methoden bekannt.

Erste Methode:
Form-passgenauer Sockelrand
- Die parallele Wand des Sockelrandes wird in einem Winkel von ca. 60° zur Basis angeschliffen.
- Die Wand und die Modellunterseite isoliert man mit einem Gips gegen Gipsmittel.
- Durch das Einartikulieren entsteht ein Gipsbett, aus dem sich das anteilige Modell lösen lässt.
- Die Genauigkeit des Gipsbettes ermöglicht ein positionsgetreues Zurücksetzen des Modells mit ausreichender Fixation.

Zweite Methode:
Splitcast Modellsockel
- Für die Basisausformung des Modellsockels wird eine splitcastähnliche Platte benutzt, auf die man mittig eine Metallplatte für den Magneten legt.
- Den noch weichen Gips des Modellsockels drückt man auf die Formplatte. Nach dem

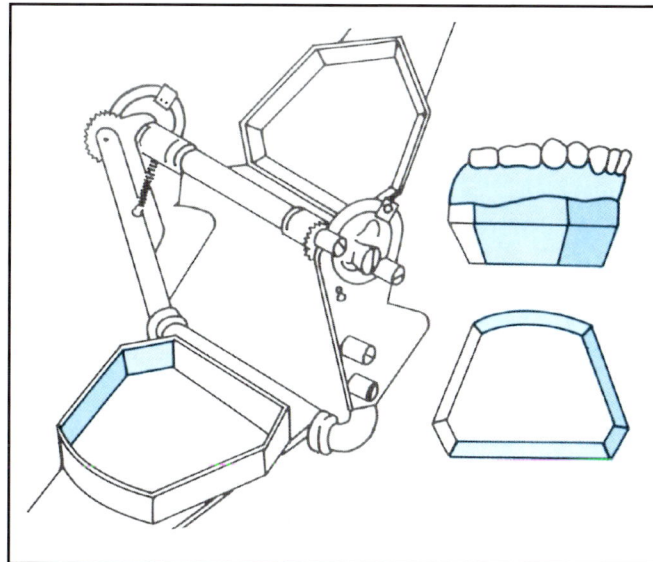

Abb. 122
Das passgenaue Entfernen
und Zurücksetzen der
Modelle in den Artikulator
muss gesichert sein

Aushärten zeigt die Sockelfläche splitcast-artige Vertiefungen.
• Ein Magnet wird aufgesetzt. Sind das Ober- und Unterkiefermodell so vorbereitet, können sie in den Artikulator eingegipst werden. Nach dem Trennen liegt eine sichere mobile Montage im Artikulator vor.

Der Magnet sichert die Modelle gegen ein Herausfallen.
Das Ziel des Reokkludierens oder des primären Remontierens besteht darin, dem Zahnarzt eine artikulatorkontrollierte Okklusion und modellbezogene Passung der Prothesenbasen auszuliefern. Für dieses Vorgehen entfernt man die Magneten und kann über den splitcastartigen Zusammenschluss der einartikulierten Modelle den ungestörten Zahnreihenschluss visuell erkennbar machen.

Das sekundäre Remontieren.
Unter dem sekundären Remontieren versteht man das Zurücksetzen der schon getragenen Prothesen in einen Artikulator.
E. Körber spricht hier von einer Remontage. Es empfiehlt sich, für die Remontage folgende Artikulatoren einzusetzen:

• Mittelwertartikulatoren (ausschließlich für zentrische Korrekturen),
• halbjustierbare Artikulatoren,
• volljustierbare Artikulatoren für therapeutische Maßnahmen.

Voraussetzung für eine sinnvolle Remontage ist das Nachregistrieren der inkorporierten Prothesen. Die Remontage dient der Verbesserung der Interkuspidation und der zahngeführten Bewegungsabläufe.

Im Fall einer Kieferrelationsänderung müssen die Seitenzähne neu angeordnet werden. Eine Verbesserung der Interkuspidation und der zahngeführten Bewegungsabläufe lässt sich meistens über ein gezieltes Einschleifen erreichen.

Als Registriergerät für die angestrebte okklusale Zentrik hat sich insbesondere die Stützstiftplatte für die intraorale Vermessung bewährt. Die Gesichtsbogenübertragung mit einer achsengerechten Montage der Modelle in den Artikulator zeigt bei geringem Prothesenhalt bekannte Schwierigkeiten (Das Vorgehen ist an anderer Stelle beschrieben).

10.6 Einschleifregeln

> Die durch das Registrieren bedingte leichte Sperrung der Zahnreihen und die Diskrepanz zwischen individueller und arbiträrer (ungefährer) Scharnierachse führen nach der Absenkung im Artikulator zu klinisch nicht nennenswerten Fehlern.

Ein wesentlicher Arbeitsschritt ist das gezielte Einschleifen der zentrischen Zahnbeziehungen und der störungsfreien bilateral gestützten UK-Bewegungen.

Diese Maßnahmen lassen sich artikulatorengerecht ausführen, wenn man die fertiggestellten Prothesen in den Artikulator reokkludieren kann. Der Grund für das Einschleifen besteht im wesentlichen darin, dass durch die Wachsspannung oder Polymerisationsschrumpfung Zahnstellungsveränderungen entstehen. Über eine visuelle Okklusionskontrolle sind grobe Störstellen leicht erkennbar. Hier muss man entscheiden, ob sich diese Fehler über das Einschleifen beheben lassen, oder ob es zweckmäßig ist, den oder die Zähne zu entfernen und sie nach ihrer passgenauen Anordnung wieder anzupolymerisieren. Für die zuletzt genannte Entscheidung spricht, wenn das Ausmaß der Veränderung mehr als zwei Stärken des Okklusionsfarbbandes beträgt.

> Zeigen z. B. die Frontzähne bei der Seitwärts- und Vorschubbewegung keine inzisale Abstützung, muss man die Okklusalflächen der Seitenzähne so lange beschleifen, bis die Frontzähne kontaktieren. Trennen die Frontzähne bei den Bewegungsabläufen die Seitenzähne, müssen die Inzisalflächen so lange gekürzt werden, bis die Seitenzähne kontaktieren.

An den im Merkkasten genannten Beispielen wird erkennbar, dass man bei einer übermäßigen Korrektur von Zahnkontakten neue Okklusions- bzw. neue Frontzahnformen zurechtschleifen muss. Hier empfiehlt es sich, anstelle des Einschleifens eine Neuaufstellung in Kauf zu nehmen.

Liegen geringfügige Fehler in der zentrischen Beziehung vor, wird man mit einer geeigneten Okklusionsfolie zuerst nach jenen Störstellen suchen, die eine Interferenz oder Bisserhöhung erzeugen.

Sind diese Fehler behoben, erfolgt das Aufsuchen der Vorkontakte bei den Vorschub- und Seitwärtsbewegungen. Liegen hier Störkontakte vor, sollte man bei ihrer Entfernung daran denken, dass die oft mühsam angelegten zentrischen Kontakte nicht verloren gehen. Es gilt die Empfehlung, dass die okklusionsstützenden und somit statischen Höckerkontakte erhalten bleiben müssen. Die Korrektur sollte an den nichtzentrischen Zahnanteilen erfolgen. Im Frontbereich lässt sich eine Korrektur zur Verbesserung der Ästhetik sowohl an den unteren als auch an den oberen Schneidekanten vornehmen.

Für das Einschleifen sollte man keine Schleifkörper benutzen, die die Zahnoberfläche tief aufreißen. Die notwendige Politur würde die eingeschliffene Genauigkeit wieder aufheben. Das Einschleifen wird über einen weiteren Arbeitsschritt mit dem Feineinschleifen beendet.

Mit einem Karborundpulver, das man mit Glyzerin mischt, werden unter leichtem Druck im Artikulator die Zähne so lange in Kreisbewegungen gegeneinander gerieben, bis störungsfreie Zahnbeziehungen spürbar vorliegen.

Es ist darauf zu achten, dass beim Feineinschleifen keine geradlinigen Bewegungen erfolgen. Sie erzeugen unerwünschte Okklusionsgleise, die eine Behinderung des Rundphasenbisses zur Folge haben können. Die Erfahrung hat gezeigt, dass man anstelle des Kaborundpulvers in der ersten Phase Keramikgrundmasse, in der zweiten Phase Dentinmasse und in der dritten Phase Schmelzmasse mit Glyzerin gemischt einsetzen kann.

Das artgleiche Material schleift insbesondere Porzellanzähne hervorragend ein.

Kritisch sei angemerkt, dass das Feineinschleifen eine okklusale Beziehung nach den eingestellten Werten des Artikulators erzeugt und somit dem natürlichen Kiefergelenk mit seinen individuellen Bewegungsmöglichkeiten eine mehr mittelwertige Bewegungsform anbietet.

> Der Begriff „Einschleifen" ist gebräuchlich. Gemeint ist das punkt- oder linienförmige Abtragen manchmal im Mikrobereich. Abgetragen wird so lange, wie geeignete dünne Farbfolien (Shimstock) überhöhte Okklusionskontaktpunkte oder Interferenzen = Störungen harmonischer Bewegungsabläufe der dynamischen Okklusion zeigen.

Im folgenden sollen einige bewährte Regeln für das Einschleifen genannt werden.

10.6.1 Einschleifen der Zentrik

> Statik ist die Lehre von den Bedingungen, unter denen Gleichgewicht entsteht.
> Funktion ist die Lehre von den gegenseitigen Abhängigkeiten bei den Bewegungsabläufen.

Beim Einschleifen der Zentrik darf die vertikale Relation nicht verloren gehen. Die Höcker der Seitenzähne müssen in ihrer Form erhalten bleiben, die Fissuren kann man vertiefen.

Liegen Störstellen vor, wird zahnformerhaltend so lange geschliffen, bis auf beiden Zahnreihen gleichmäßige Abstützungsareale auf den Randleisten und insbesondere den Gruben vorliegen (Abb. 123 und 124).

Die künstlichen Seitenzähne mit anatomischen Höckerkonfigurationen zeigen bei ihren antagonistischen Beziehungen die gleichen Okklusionskontakte wie die natürlichen Zähne.

Der durch den Kaudruck auf die Prothesenbasen übertragene Flächendruck bewirkt die in der Totalprothetik erwünschte La

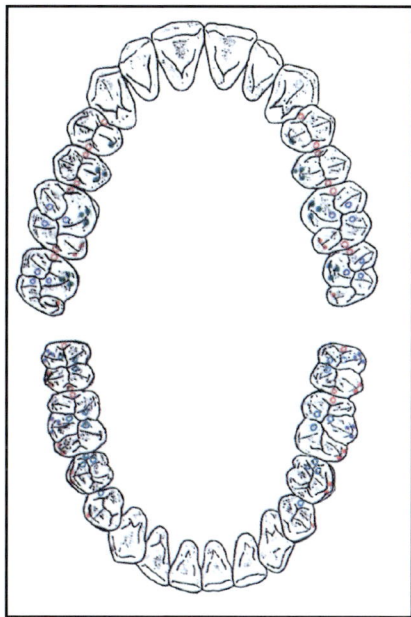

Abb. 123 Die zentrische Abstützung auf den Kauflächen.
Die okklusionsstabilisierenden Kontakte befinden sich im UK auf den bukkalen und im OK auf den palatinalen zentrischen Höckergraten.
Die okklusionsstabilisierenden Anteile (durch einen Kreis symbolisiert) befinden sich auf den Randleisten und im Bereich der zentralen Gruben

gestabilität. Fehlerhafte Kontaktierungen können Transversalbelastungen erzeugen und für den Patienten unkontrollierbare Schubbewegungen auslösen, die zur Aufhebung des adhäsiven Haltes führen.

> Vorkontakte verursachen eine Abhebelung der Prothese. Linker Vorkontakt erzeugt rechtes Abhebeln. Rechter Vorkontakt erzeugt linkes Abhebeln. Frontkontakte erzeugen posteriores Abhebeln. Gleichmäßige Kontakte erzeugen Lagestabilität.

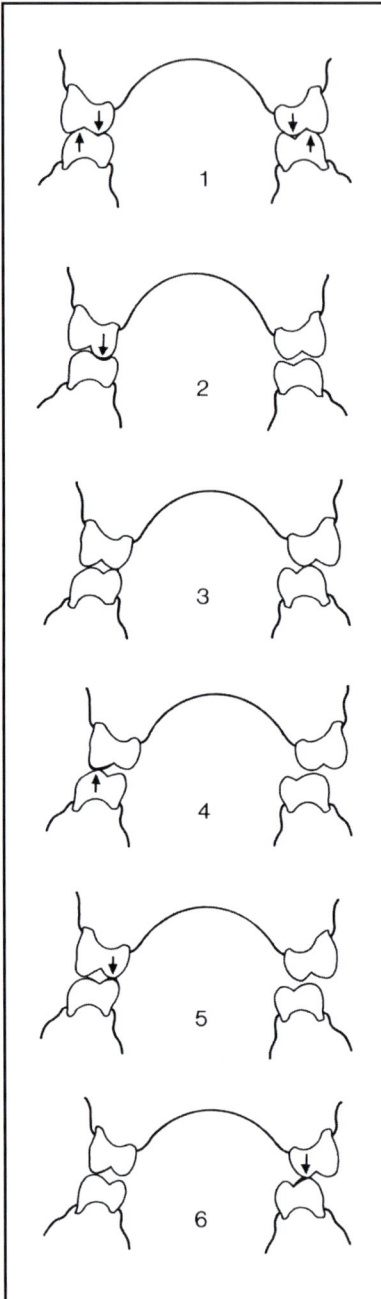

10.6.2 Einschleifen der Bewegungsabläufe bzw. der Exzentrik

Das Okklusionsgleichgewicht kommt bei den Bewegungsabläufen durch statische bzw. dynamische Abstützungen auf den Front- und Seitenzähnen zustande.

Bekannt ist diese Abstützungsforderung für die Totalprothetik unter dem Synonym „Artikulationsgleichgewicht".

Gemeint ist nach Gysi der sogenannte Dreipunktkontakt, der innerhalb der Zahnreihen bei den Berührungsphasen der Vorschub- und Seitwärtsbewegungen gefordert wird. Geht man davon aus, dass die Nichtarbeitseite in der Totalprothetik auch als Balanceseite bezeichnet wird, darf man auch von einem balancierten Artikulationsgleichgewicht bzw. einer balancierten Okklusion bei den Unterkieferbewegungen sprechen.

Hier gelten die gleichen Forderungen, dass auf der Arbeits- und Balanceseite Abstützungskontakte vorhanden sein sollten.

> Je genauer die Vorgleitbahn und der Bennettwinkel des Kiefergelenkes mit der Justierung des Artikulators übereinstimmen, um so größer wird der funktionelle Wert des Artikulators für die Herstellung einer Totalprothese.

Abb. 124

Regeln für das Einschleifen des Okklusionsgleichgewichts:

1 Zentrische Kontakte sind Höcker-Fossa-Kontakte. Die palatinalen Höcker im Oberkiefer und die bukkalen Höcker im Unterkiefer sichern die Okklusion

2 Zentrische Kontakte dürfen beim Einschleifen nicht verlorengehen. Wenn möglich, an den nicht-zentrischen Kauflächenanteilen einschleifen

3 Okklusionsgleichgewicht ist bei einem gleichmäßigen Kontakt auf der Arbeits- und Balanceseite gegeben

4 Zeigt die Balanceseite keine Abstützung, wird auf der Arbeitsseite an den nicht-zentrischen Höckern gekürzt

5 Stören nicht-zentrische linguale Höckergrate, werden sie abgetragen

6 Störkontakte auf der Balanceseite entstehen auf den zentrischen inneren Höckerabhängen. Hier muss unter Schonung der zentrischen Kontakte abgetragen werden

Bei der mittelwertigen Totalprothese werden die bewegungsführenden Zahnkontakte entsprechend der vorgegebenen „Mittelwerte" eingeschliffen.

> Die Frontzähne kontrollieren bei den Bewegungsabläufen die Seitenzähne. Die Seitenzähne kontrollieren bei den Bewegungsabläufen die Frontzähne.

Kontaktieren auf der Arbeitsseite und bei der Protrusion die Frontzähne und zeigen sich Disklusionen bei den Seitenzähnen, muss im Frontzahnbereich eingeschliffen werden.

Kontaktieren auf der Arbeitsseite die Seitenzähne sowie die Frontzähne und diskludieren die Seitenzähne sowie die Frontzähne der Balanceseite, muss so lange auf der Arbeitsseite eingeschliffen werden, bis die Front- und Seitenzahnführung auf der Balanceseite hergestellt ist.

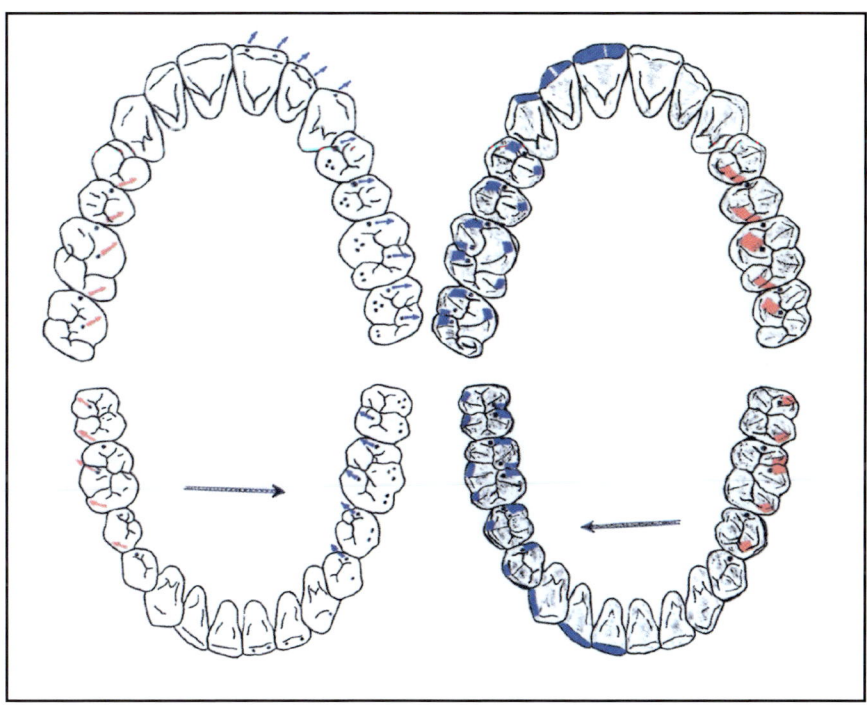

Abb. 125 Die Bewegungsrichtungen und abstützenden Zahnanteile bei der Seitwärtsbewegung

a) Die latero- und mediotrusive Bewegung:
Die laterotrusiven Bewegungsrichtungen der UK- auf den OK-Kauflächen verlaufen nach bukkal und distal (blaue Pfeile), die OK- auf den UK-Kauflächen nach lingual und distal (blaue Pfeile)
Die mediotrusiven Bewegungsrichtungen der UK- auf den OK-Kauflächen verlaufen nach palatinal und mesial (rote Pfeile), die der OK- auf den UK-Kauflächen von bukkal nach distal (rote Pfeile)

b) Die okklusionsabstützenden Kauflächenanteile auf der Arbeits- und Balanceseite:
Auf der laterotrusiven Seite stützen sich die bukko-distalen äußeren Höckerabhänge des UK auf den inneren mesio-bukkalen Kauflächen ab. Die mesio-palatinalen Höckergrate stützen sich auf den disto-lingualen Kauflächen ab (blaue Markierungen).
Auf der mediotrusiven Seite stützen sich im UK die bukkalen auf den palatinalen Kauflächen ab (rote Markierungen

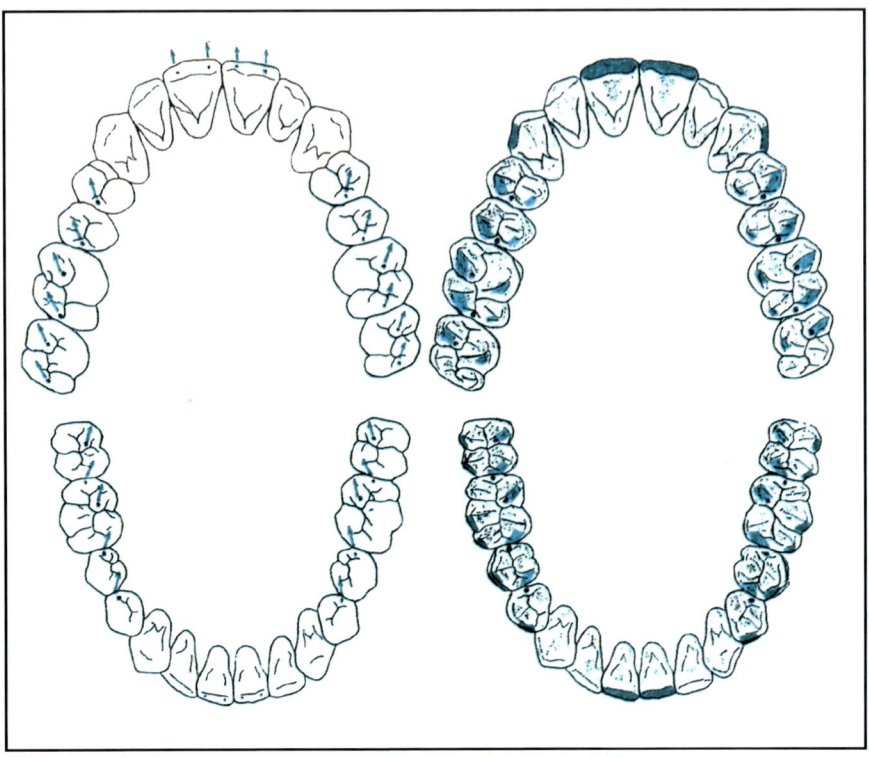

Abb. 126 Die Bewegungrichtungen und abstützenden Zahnanteile bei der Vorschubbewegung

a) Die protrusive Bewegung:
Die Bewegungsrichtungen auf der UK- auf den OK-Kauflächen verlaufen nach bukkal und mesial und die der OK- auf den UK-Kauflächen nach lingual und distal (grüne Pfeile)

b) Die Protrusionskontakte:
Die mesio-bukkalen Höckergrate des UKs stützen sich auf den disto-bukkalen Kauflächenanteilen des OKs ab. Im UK stützen sich die disto-lingualen Höckergrate auf den mesio-palatinalen Kauflächenanteilen ab

Kontaktieren die Seitenzähne auf der Balanceseite und diskludieren die Front- und Seitenzähne der Arbeitsseite, muss so lange auf der Balanceseite eingeschliffen werden, bis auf der Arbeitsseite die Front- und Seitenzähne kontaktieren.

Kontaktieren bei der Protrusion die Seitenzähne und diskludieren die Frontzähne, muss so lange eingeschliffen werden, bis die Frontzähne kontaktieren. Liegen Störungen bei den Exkursionsbewegungen vor, versucht man, mit einer Okklusionsfolie die Fehler zu markieren. Es empfiehlt sich, den Artikula-tor hierbei von der „Exzentrik" in die „Zentrik" zu führen, wie es dem „Einschwenken" des Unterkiefers von den Seitbisspositionen in die habituelle Okklusion entspricht. (Abb. 125 und 126)

> Die Folie liegt über den gesamten Zähnen. Es erfolgt eine gezielte Rechts- bzw. Linksbewegung oder Protrusionsbewegung. Eingeschliffen werden nur jene Vorkontakte, die zum zugeordneten Bewegungsablauf gehören.

Das Einschleifen erfolgt von den Höckergraten in Richtung Zahnmitte. An den Frontzähnen wird im Oberkiefer auf den palatinalen sowie inzisalen Flächen und im Unterkiefer auf den inzisalen Flächen in Richtung labial geschliffen.
Für das Einschleifen haben sich folgende Abkürzungen als Einschleifregeln bewährt:

Hauptregel = MODU.
Mesiale Neigungen der oberen Höckerabhänge.
Distale Neigungen der unteren Höckerabhänge.
Diese Zahnanteile müssen störungsfrei aneinander vorbeigleiten können.

Feinregel: Störkontakte werden auf folgende Okklusionsflächen eingeschliffen:
MIBO = Mesiale innere Abhänge der bukkalen oberen Höcker.
DILI = Distale innere Abhänge der lingualen unteren Höcker.

Zum Einschleifen der Mediotrusion:
Hauptregel = POBU.
Palatinale Neigungen der oberen Höckerabhänge.
Bukkale Neigungen der unteren Höckerabhänge.

Feinregel:
Die vollbalancierte Okklusion wird auf folgenden Zahnflächen eingeschliffen:
DIPO = Distale innere Abhänge der palatinalen oberen Höckerabhänge.
MIBU = Mesiale innere Abhänge der bukkalen unteren Höcker.
Zum Einschleifen der Protrusion:
Hauptregel: DOMU.
Distale Neigungen der oberen Höckerabhänge.
Mesiale Neigungen der unteren Höckerabhänge.
Feinregel:
DIBO = Distale innere Abhänge der bukkalen oberen Höcker.
MILU = Mesiale innere Abhänge der lingualen unteren Höcker,
Es soll auf jeder Seite mindestens im Bereich der Molaren ein Kontakt vorhanden sein.

10.7 Inkorporation der Totalprothese

**14. Arbeitsschritt
Eingliedern der Totalprothese
Zahnarzt**

Das Eingliedern der Totalprothese ist der 14. Arbeitsschritt (Zahnarzt) und bildet den Abschluss eines aufwendigen Arbeitsweges. Jetzt können sich die Folgen sorgfältig geplanter und technisch ausgereifter Arbeitsabläufe als erfolgreiche prothetische Zahnversorgung zeigen (Abb. 127).
Für den Zahnarzt ist es beruhigend, die fertiggestellte Totalprothese zahntechnikerseits im Artikulator angeliefert zu bekommen. So kann er eine visuelle Kontrolle der korrekten Prothesenanfertigung vornehmen. Hierzu zählen neben der Qualität des Kunststoffes die funktionsgerechte Ausarbeitung der Prothesenränder mit ihren „Bänderfreiheiten". Die Interkuspidation der Seitenzähne und ihr gerätebezogenes Okklusionsgleichgewicht bei den UK-Bewegungsabläufen lässt sich im Artikulator ebenfalls gut überprüfen.
Der Zahnarzt gliedert nach einer Inspektion des Ober- und Unterkiefers die Prothesen ein. Zuerst wird die Passgenauigkeit der Prothesenbasen und ihre Saugfähigkeit überprüft. Klagt der Patient über punktartigen Druckschmerz, kann man mit einer Kontrollpaste die genaue Stelle ermitteln und gezielt abtragen.
Die Überprüfung der Okklusion sollte man bei der ersten Sitzung vorsichtig bewerten. Nur visuell erkennbare Ungenauigkeiten müssen sofort funktionell eingeschliffen werden. Das Feineinschleifen wird man über die Nachsorge betreiben. Die ästhetische Wirkung hat der Patient bei der Anprobe kennengelernt.
Auf Wunsch oder nach Absprache lassen sich über die Veränderung der Inzisalkanten häufig ästhetische Verbesserungen erreichen.
Mit den lagestabilen Prothesen kann der Patient auch erste phonetische Eigenkontrollen betreiben. Verbesserungen sind über das

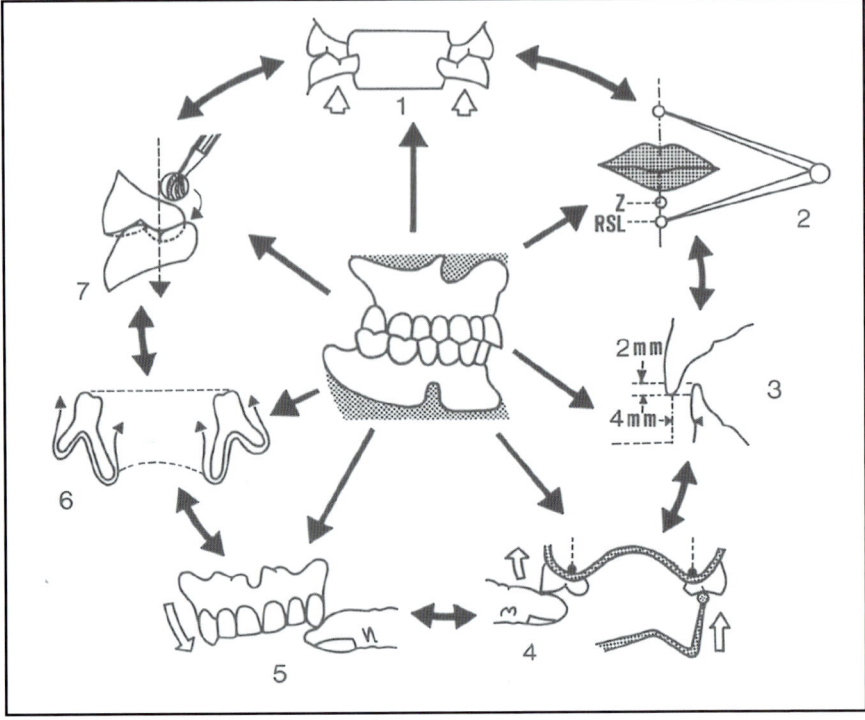

Abb. 127 Die Funktionsprüfung der Totalprothese nach der Inkorporation:

1 Zentrische Kontakte (auch bei wiederholtem Schließen)
2 Kontrolle des Ruheschwebeabstandes mit der Zentrik
3 Überprüfung des inzisalen Vorbisses in Relation zum vertikalen Überbiss, der Ästhetik und Lippenstützung
4 Statik der Seitenzähne in Verbindung mit der Lagestabilität der Oberkieferprothese
5 Kontrolle der Eckzahnstabilität
6 Statik der Seitenzähne in Verbindung mit der Lagestabilität der Unterkieferprothese
7 Feineinschleifen der okklusalen Vorkontakte

Dünnerschleifen der anterioren Basisflächen zu erreichen.

Häufig klagen die Patienten darüber, dass sie zu wenig Platz für die Zunge haben. Hier hilft nur die Eingewöhnung, wobei der Patient dazu ermuntert wird, die Funktionsfähigkeit seines Zahnersatzes geduldig zu erlernen.

Hat man Korrekturen vorgenommen, müssen die anteiligen Stellen sorgfältig nachpoliert werden.

Mit einer genauen Instruktion zur Pflege seines Zahnersatzes wird der Patient mit seinen neuen Zähnen und einem ästhetisch rehabilitierten Aussehen bis zur Nachsorge entlassen.

10.8 Nachsorge

15. Arbeitsschritt
Nachsorge des Prothesenträgers
Zahnarzt

Dieser Arbeitsschritt gilt der Nachsorge des Prothesenträgers.

Unter Nachsorge versteht man Maßnahmen, die man auch als Recall (engl.) bezeichnet. Liegt eine allgemeine Verunsicherung beim Tragen neuer Totalprothesen vor, wird der Zahnarzt den Patienten darauf aufmerksam machen, dass es einer Gewöhnungszeit bedarf, um mit einem neu angefertigten Zahnersatz zufrieden zu sein. Treten Beschwerden auf, wird der Patient frühzeitig zur Kontrolle erscheinen. Zu den allgemeinen Beschwerden zählen im wesentlichen:

• Druckstellen
• Würgereiz durch die Oberkieferprothese
• Kauschwierigkeiten
• Instabilität der Ober- bzw. Unterkieferprothese

Stellt man bei der Nachuntersuchung eine Vielzahl der oben genannten Mängel oder eine gravierende Einschränkung der Prothesenfunktion fest, ist eine Neuanfertigung oft der kürzeste Weg zum Erfolg.

In diesem Fall beginnt man über die zuvor genannte Reihenfolge eine neue Totalprothese anzufertigen.

Maßnahmen bei punktuellen Beschwerden:

Druckstellen
Liegen Druckstellen vor und man erkennt an dieser Stelle der Prothese scharfe Kanten oder störende Überextensionen, kürzt man den anteiligen Prothesenrand. Druckstellen im Bereich der Bänder lassen sich über Kontrollpasten genau ermitteln. Die auf dem Prothesenrand erkennbaren störenden Anteile können dann abgetragen und funktionsgerecht ausgeformt werden.

Druckstellen im Bereich der Gaumenfläche oder des unteren Kieferkammes haben meist herstellungsbedingte Ursachen. Auch hier sollte man über Druckpasten die Fehlstelle herausfinden, um sie dann gezielt abzutragen.

Würgereiz
Es ist im wesentlichen die Oberkieferprothese, die zu Würgereizen führt. Der Grund besteht meist in der posterioren Ausdehnung

der Prothesenbasis auf den weichen Gaumen. Man ermittelt diesen Anteil und kürzt die Prothese. Häufig muss man anschließend zur Abdichtung des dorsalen Prothesenrandes im Bereich der AH-Zone eine partielle Unterfütterung durchführen.

Kauschwierigkeiten
Die vom Patienten als unangenehm empfundenen Kauschwierigkeiten haben oft ihre Ursachen in einer okklusalen Interferenz. Man versucht, über die Korrektur der zentrischen und exzentrischen Zahnbeziehungen die Kaufähigkeit zu verbessern. Liegen gröbere Ungenauigkeiten vor, muss über eine Remontage die okklusal gestörte Lagestabilität kontrolliert und verbessert werden.

Instabilität der Ober- und Unterkieferprothese
Der Patient klagt über einen schlechten Halt der Prothese. Häufig liegen die Ursachen in einer okklusalen Interferenz. Eine funktionsorientierte Okklusion wird in den meisten Fällen die Lagestabilität der Prothesenbasis positiv beeinflussen. Lassen die zahnlosen Kiefer keine Saughaftung zu, versucht man durch eine funktionelle Berücksichtigung des paratubären Raums im Oberkiefer und des sublingualen Bereiches im Unterkiefer eine Verbesserung des Prothesensitzes zu erreichen. Die maximale Bedeckung der retromolaren Felder und, wenn es der Patient verträgt, eine geringe Verlängerung des oberen posterioren Randes auf den weichen Gaumen sind weitere Möglichkeiten, die Lagestabilität zu verbessern. Andere Versuche zur Verbesserung eines unzureichenden Prothesensitzes beziehen sich auf die Unterfütterung partieller Anteile des Prothesenrandes. Für diese Maßnahmen stehen spezielle Abformpasten zur Verfügung. Nach der Abformung wird dieser Anteil indirekt unterfüttert.

10.9 Unterfütterung

Infolge von Atrophien im Bereich des Prothesenlagers müssen Totalprothesen regelmäßig auf ihre Passgenauigkeit hin überprüft werden. Oftmals ist es erforderlich, die Prothesenbasisflächen einem veränderten Prothesenlager neu anzupassen. Diesen Vorgang nennt man „Unterfütterung". Bei extrem atrophiertem Prothesenlager ist in Einzelfällen eine weichbleibende Unterfütterung erforderlich. Von den atrophiebedingten Unterfütterungen gilt es, die herstellungsbedingten Unterfütterungen zu unterscheiden. Infolge der Kunststoff-Polymerisationsschrumpfung kann es zu Inkongruenzen zwischen Prothesenbasisfläche und Schleimhautoberfläche kommen. Diese herstellungsbedingten Inkongruenzen werden ebenfalls durch eine „Unterfütterung" ausgeglichen. In Abhängigkeit der im Einzelfall angewendeten Unterfütterungstechnik lassen sich die „direkten" von den „indirekten" Unterfütterungen unterscheiden. Die direkten Unterfütterungen werden am Patienten direkt mit kaltpolymerisierendem Kunststoff ausgeführt. Bei den indirekten Unterfütterungen bedarf es eines Unterfütterungsabdruckes. Dabei dient die jeweils zu unterfütternde Prothese als „Funktionslöffel". Hier gilt es, die myostatischen von den myodynamischen Abformungen zu unterscheiden.

> Zahnärztlicherseits muss entschieden werden, ob die Abformungen mit oder ohne Kaudruck genommen werden sollen. Nur bei Vorliegen einer zufriedenstellenden Interkuspidation in der habituellen Okklusion ist eine Unterfütterung unter Kaudruck erfolgversprechend. Bezüglich der jeweils zu unterfütternden Prothesenbasisfläche unterscheidet man zusätzlich die „totalen" von den „partiellen" Unterfütterungen. In der Praxis macht häufig ein Prothesenbruch oder eine Rissbildung im Bereich des Prothesenkunststoffes auf die Notwendigkeit einer Prothesen-Unterfütterung aufmerksam, In solchen Fällen wird in aller Regel zuerst eine Bruchreparatur und anschließend eine Prothesen-Unterfütterung durchgeführt. Manchmal ist es möglich, die Bruchreparatur direkt mit einer Unterfütterung zu kombinieren. Die Bruchreparatur einer Totalprothese

> unterscheidet sich prinzipiell nicht von einer sonstigen Kunststoff-Bruchreparatur und wird deshalb an dieser Stelle nicht speziell abgehandelt.

10.9.1 Totale Unterfütterung

Kann man die Saugfähigkeit der oberen oder unteren Prothese nur durch eine totale Unterfütterung verbessern, muss zwischen der direkten und indirekten Unterfütterung unterschieden werden.

> Bei den Unterfütterungsabformverfahren für den Ober- und Unterkiefer sind folgende Funktionsabformungen zu unterscheiden:
> myostatische = ohne Bewegung
> myodynamische = mit Funktionsbewegungen

Gleichzeitig sind die **myostatischen** von den **myodynamischen** Abformungen zu unterscheiden.

10.9.2 Direkte Unterfütterung

Unter einer direkten Unterfütterung versteht man ein Verfahren, bei dem mit einem geeigneten kalthärtenden Kunststoff im Mund des Patienten eine Abformung vorgenommen wird. Der Wärmeentwicklung während der im Mund stattfindenden Kunststoffpolymerisation ist zahnärztlicherseits besondere Achtung zu schenken. Das Abformmaterial selbst – eben der kalthärtende Kunststoff – passt die Prothesenbasis der Schleimhautoberfläche des Prothesenlagers an. Wichtig ist, dass die okklusalen Zahnbeziehungen in der zentrischen Position einwandfrei stimmen.

Zuerst werden die Basalfläche aufgeraut und die Ränder gekürzt. Unter sich gehende Anteile sollte man abtragen.

Um die Unterfütterungsschicht dünn zu halten empfiehlt es sich, im Bereich stark resilenter Schleimhautpartien Entlastungslöcher in die Basis zu bohren.

Kritiker sehen die direkten Unterfütterungen aus folgenden Gründen als unzweckmäßig an:

- Der Patient verhält sich durch den Monomeranteil des dünn angemengten Kunststoffes, der unangenehm auf der Schleimhaut brennt, meist „unphysiologisch".
- Der Kunststoff hat durch die Mundwärme häufig nur eine kurze plastische Phase. Hierdurch erschwert sich die funktionelle Ausformung der Prothesenränder.
- Der Kaudruck kann infolge der Plastizität des Kunststoffmaterials die vertikale Kieferrelation der Ausgangssituation nur unter Schwierigkeiten erreichen.

Der Vorteil des direkten Verfahrens besteht darin, dass der Patient nicht auf seine Prothese verzichten muss, da labortechnische Arbeiten entfallen.

10.9.3 Indirekte Unterfütterung

Die indirekte Unterfütterung beginnt mit einer Funktionsabformung. Über eine labortechnische Maßnahme erfolgt die Umsetzung in Kunststoff. Man unterteilt die Abformverfahren zur Durchführung einer indirekten Unterfütterung vom praktischen Vorgehen her in folgende Untergruppen:

- Indirekte Unterfhitterung mit mundoffener Technik
  Hierunter versteht man, dass durch Fingerdruck die Prothese bei der Abformung auf den Kiefer gedrückt wird. Der Nachteil besteht darin, dass die Funktionsbewegungen von Lippe, Wange und Zunge nur eingeschränkt möglich sind.

- Indirekte Unterfütterung mit mundgeschlossener Technik
  Hierunter versteht man, dass die Unterfütterung bei Zahnreihenschluss erfolgt. Bei diesem Vorgehen ist es unbedingt erforderlich, dass in der habituellen Okklusion ausgeglichene Zahnkontakte vorliegen. Vorteilhaft ist bei diesem Verfahren die relativ freie Bewegungsmöglichkeit von Lippen, Wangen und Zunge. Als Nachteil ist die unsichere Lagestabilität der unterfütterungsbedürftigen Prothesen zu nennen.

Die labortechnische Seite der indirekten Unterfütterung ähnelt in der ersten Phase der Anfertigung eines Funktionsrandmodells. Anschließend wird ein Gipskonter unter Einbeziehung eines Unterfütterungsgerätes hergestellt. Es folgt das Abtrennen der Abformmassen und die Anlage der Entlastungen auf dem Modell. Danach kann man als Unterfütterungsmaterial ein Warm-oder Kaltpolymerisat auftragen. Nach dem Polymerisieren werden die Grenzzonen zur alten Prothesenbasis beigearbeitet, geglättet und poliert. Akzeptiert man keine unterfütterte Prothesenbasis, kann man vor die Zähne einen Vorwall anbringen. Danach schleift man den Zahnkranz aus der Prothese heraus. Dieser Anteil wird im Vorwall fixiert. Die Freiräume fällt man mit Wachs und die Gaumenfläche wird aus einer Wachsplatte geformt. Das weitere Vorgehen entspricht dem Umsetzen einer aus Wachs modellierten Prothese unter Einbeziehung bewährter Umsetzverfahren mit einem heiß- oder kaltpolymerisierenden Kunststoff.

10.9.4 Weichbleibende Unterfütterung

Im Unterkiefer bestehen häufig ungünstige Voraussetzungen für eine lagestabile Totalprothese. Die Gründe liegen in der starken Atrophie des Kiefers und der schwierig festzulegenden tatsächlichen Prothesenauflagefläche für die Unterkieferbasis. Zur endgültigen Lösung der bestehenden Probleme ist man leicht geneigt, eine weichbleibende Unterfütterung zur Entlastung druckschmerzhafter Bereiche und auch zur Erhöhung der Prothesen-Saugfähigkeit anzufertigen. Marxkors sieht in der grundsätzlichen Indikation zur Gestaltung einer weichbleibenden UK-Prothesenbasis gewisse Gefahren. Dies nicht zuletzt wegen der weniger dicht gelagerten Moleküle, die die weichbleibende Kunststoffmasse zusammendrücken lassen. Das absolute Maß der Komprimierfähigkeit des weichbleibenden Kunststoffmaterials hängt im wesentlichen von seiner Schichtstärke ab. Liegt eine dickere Schicht vor, so lässt sie sich zwangsläufig auch stärker zusammendrücken als eine entsprechend dünnere Schicht.

Zeigt eine weichbleibende Unterfütterung ungleiche Schichtstärken, so kann es leicht passieren, dass die gewünschte Nachgiebigkeit für die Prothesenbasis nicht erreicht wird. Erst wenn die Schicht des weichbleibenden Kunststoffes über den druckgefährdeten Stellen erheblich dicker ist als in deren Umgebung, tritt der gewünschte Entlastungseffekt ein.

Aus dieser Sicht empfiehlt Marxkors, dass man nicht neu herzustellende, sondern fertige Prothesen nach einer erneuten Funktionsabformung mit einer Schicht aus weichbleibendem Kunststoff versehen sollte. Bei einem solchen Vorgehen lässt sich gleichzeitig gut kontrollieren, ob der Patient nicht doch mit einer harten Basis zurechtkommen könnte.

Vor dem Unterfütterungsabdruck sollte daran gedacht werden, vorhandene Unterschnitte an der Basis zu entfernen. Liegt der Unterfütterungsabdruck vor, wird ein Funktionsmodell hergestellt. Auf dem Funktionsmodell muss der Zahnarzt die genauen Entlastungszonen für den weichbleibenden Kunststoff markieren. Der Zahntechniker legt zuerst eine stärkere Zinnfolienschicht über die zu entlastenden Bereiche. Tiefziehfolien in unterschiedlichen Stärken haben sich ebenfalls bewährt. Danach werden mit einer zweiten Schicht die Übergangszonen entlastet. Abschließend wird eine dritte dünnere Schicht über die gesamte Basisfläche adaptiert. Das genaue Maß der Entlastungsschichten richtet sich nach der gewünschten

und gezielt angelegten Nachgiebigkeit, die die Basis letztlich zeigen soll (Abb. 128).

Von der vorliegenden Prothese wird basal soviel Substanz abgeschliffen, bis im Unterfütterungsgerät erkennbar ist, dass die Platzhalter den zwanglosen Geräteschluss nicht mehr stören. Jetzt beginnt die Kunststoffverarbeitung. Zuerst wird eine dünne Schicht Heißpolymerisat unter Berücksichtigung eines hierfür angefertigten Platzhalters aufgetragen und anpolymerisiert. Nach Entfernen des speziellen Platzhalters wird der weichbleibende Kunststoff aufgetragen und auspolymerisiert. Es empfiehlt sich aus werkstoffkundlichen Gründen, für weichbleibende Unterfütterungen keine Kaltpolymerisate, sondern ausschließlich warmpolymerisierende Materialien einzusetzen. Dies erfordert die Polymerisation in einer Küvette. Diese Empfehlung hängt unter anderem mit der erzielbaren Dichtigkeit des verwendeten Kunststoffmaterials nach Auspolymerisation zusammen. Die Dichtigkeit ihrerseits korreliert mit der sog. Auslaugung, die die weichen Kunststoffe verspröden lässt.

10.9.5 Kautschuk-Basis

Kautschuk, ein Prothesenmaterial für Allergiker

Wie schon erwähnt, ist der zahnfarbene Kunststoff für die Totalprothese das Basismaterial der Wahl. Manche Patienten vertragen diesen Werkstoff jedoch nicht. Schleimhautrötungen und unterschiedliche Grade von Entzündungen erschweren in diesen Fällen das Tragen der Prothesen. In neuerer Zeit wird darauf hingewiesen, dass das Prothesenmaterial Kautschuk bei diesen Patienten eine Alternative zum Kunststoff sein könnte.

In der zweiten Hälfte des 19. Jahrhunderts begann der Einsatz des Kautschuks als Prothesenmaterial. Für die Aushärtung benötigte man einen Vulkanisierkessel und Metallküvetten. Man konnte nur Porzellanzähne einsetzen. Über die Krampons der Frontzähne oder die Löcher in den Seitenzähnen wurde ein ausreichender Halt in dem Kautschuk-Material ermöglicht. Das ästhetisch wenig befriedigende Aussehen und der große her-

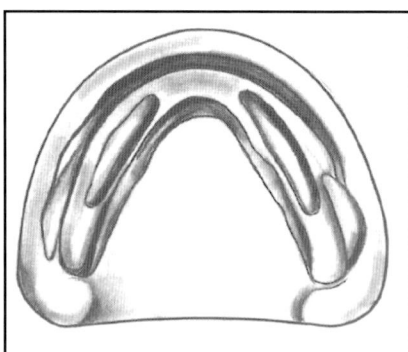

Abb. 128 Markierung der Entlastungszonen für die weichbleibende Unterfütterung

stellungstechnische Aufwand ließ in den 50er Jahren des 20. Jahrhunderts nach Bewährung des Prothesenkunststoffes den Kautschuk in Vergessenheit geraten. Die bekannten Kautschukhersteller stellten ihre Produktion ein. Viele Mischrezepturen gingen verloren. Nur ein Betrieb hat in den USA die Kautschukproduktion aufrechterhalten. Hier sehen heute einige Praktiker die Möglichkeit, insbesondere Allergikern einen sog. biologischen Zahnersatz anzufertigen. Es sollte jedoch bekannt sein, dass bei der Verwendung von Kautschuk als Prothesenbasismaterial keine Unterfütterungen möglich sind. Will man eine Kautschuk-Basis veränderten Kieferkammformen anpassen oder den Saugeffekt einer Prothese durch eine Unterfütterung verbessern, so muss jeweils die gesamte Prothesenbasis erneuert werden.

10.9.6 Metallbasis für die Totalprothese

Wenngleich die obere und untere Kunststoffbasis werkstoffbedingte Mängel zeigen, ist „Kunststoff" für die Totalprothesenherstellung das Prothesenmaterial der Wahl. Für die partielle Prothetik hat sich die Co-Cr-Mo-Legierung (Kobalt-Chrom-Molybdän-Legierung) bewährt. Auch hochkarätige Edelmetalllegierungen zeigen sich für Basisgestaltungen geeignet, werden aber aus Kostengründen weniger eingesetzt. Die Herstellung einer Metallbasis erfolgt nach dem allgemein bekannten Modellgussverfahren. Für die Totalprothese hat sich insbesondere die Modellgussplatte für den Oberkiefer nicht durchgesetzt.

Herstellungstechnisch bestehen keine nennenswerten Schwierigkeiten. Auf dem Dubliermodell werden für den Oberkiefer ca. 0,4 mm und für den Unterkiefer ca. 0,6 mm starke Wachsplatten aufgelegt. Der Oberkiefer erhält eine unterfütterbare Zone im AH-Zonenbereich. In diesen Bereich platziert man ein Retentionsgitter. Die Unterkieferbasis lässt man ca. 2 bis 3 mm vom Prothesenrand entfernt enden. Für eine verbesserte Kunststoff-Retention und zur Verstärkung des Prothesenkörpers insgesamt kann zirkulär über dem Kieferkamm ein ca. 1 mm starker Wachsdraht so angeheftet werden, dass

Retentionsschlaufen entstehen. Die gegossenen Prothesenbasen müssen den Funktionsrandmodellen exakt aufliegen.

Es empfiehlt sich, die Passgenauigkeit im Munde des Patienten zu überprüfen.

Vorteile:
• Metallbasen zeigen eine gute Biokompatibilität zur Schleimhaut.
• Für den Oberkiefer kann die Gaumenplatte sehr dünn ausgeformt werden.
• Metallbasen besitzen gegenüber den Kunststoffbasen eine höhere Stabilität.
• Das größere Eigengewicht im Unterkiefer wird zur Verbesserung der Lagestabilität geschätzt.

Nachteile:
• Oberkiefermetallbasen haben ein relativ großes Eigengewicht.
• Metallbasen lassen sich nur schwierig unterfüttern.
• Sollte eine Metallbasis sich verbiegen oder brechen, kann man sie kaum reparieren.

10.9.7 Integrierte Metallbasis für den Unterkiefer

Die vom Okklusionskonzept geprägten Lehrmeinungen empfehlen für spezielle Fälle wie stark atrophierte Unterkieferkämme, für die Verbesserung der Lagestabilität der Unterkieferprothese eine Edelmetallbasis einzubeziehen.

Diese Empfehlung, die mit einem hohen technischen Aufwand verbunden ist, wird mit folgenden Argumenten begründet:

• Die Passgenauigkeit einer Modellgussbasis ist der Kunststoffbasis überlegen.
• Eine Metallbasis unterliegt keiner Altersveränderung wie der Werkstoff Kunststoff mit seiner Möglichkeit zur Wasseraufnahme.
• Die Deformation einer Metallbasis ist während der Kaubeanspruchungen geringer als bei einer relativ schmalen Kunststoffbasis.
• Die Biokompatibilität insbesondere der Edelmetallfläche ist dem Kunststoff überlegen.

Der Erfolg einer Metallbasis ist von der exakten Funktionsabformung, der Funktionsmodellherstellung und der zahntechnischen Anfertigung abhängig. Genaue Kenntnisse über den Grenzverlauf der Metallbasis auf dem Unterkiefermodell müssen vorliegen. Wichtig ist, dass die Randzonen nicht in die Peripherie der Funktionsränder reichen. Die Zonen der Kieferzungenbeinlinie = Linea mylohyoldea und der Kinnhöcker Foramina mentalea müssen entlastet werden. Es empfiehlt sich, die Passgenauigkeit der fertiggestellten Metallbasis im Munde des Patienten zu kontrollieren. Bei manueller Belastung soll kein Druckgefühl entstehen und eine adhäsive Passung erkennbar sein.

10.9.8 Galvanoforming für die Totalprothese

Mit den zunehmenden Verbesserungen und Vereinfachungen des technischen Vorgehens und den Erfolgen in der Kronen- und Brückentechnik ist das Thema Galvanoforming in der Totalprothetik wieder aktuell.

Beeindruckt haben die ersten Ergebnisse der hauchdünnen Beschichtung der oberen und unteren Prothesenbasen mit Feingold.

Diese Möglichkeit wurde als logisches Vorgehen zur Verbesserung der Passgenauigkeit und der biokompatiblen Beziehung mit der Schleimhaut zum wissenschaftlichen Thema mit Werbecharakter.

Erst intensive zahnärztliche Bemühungen von G. Dietrich et al. und zahntechnischen Herstellungsanleitungen von A. Hoffmann und P. Rosenhain et al. führten zu nennenswerten praxisrelevanten Möglichkeiten. Über das bekannte galvanoplastische Vorgehen z. B. der Fa. Wieland wird eine homogene Basis in einer Stärke von 0,3 bis 0,4 mm angefertigt.

Die Anlage einer abschließenden Verstärkungskante wird empfohlen. Für die Plattenbegrenzung wird die Forderung genannt, an eine ausreichend breite Zone für den unterfütterbaren Ventilrand zu denken. Der Kontaktbereich für die Befestigung des Kunststoffes muss über die Silanisierung haftfähig gemacht werden. Im Vertrauen auf eine ausreichende Verwindungssteifigkeit im Zusammenwirken mit dem horizontalen zahntragenden Kunststoffkranz wird die zungenzugewandte Basisseite ebenfalls aus Feingold angestrebt. Patienten mit unangenehmen Schleimhaut- und Zungenbrennen zeigen sich begeistert vom positiven Tragekomfort ihrer Totalprothese mit einer Feingoldbasis.

G. Dietrich macht darauf aufmerksam, dass die von der Wissenschaft geforderte langjährige Klinikerfahrung zur Zeit noch fehlt. Es wird erwartet, dass sich zahnärztliche und zahntechnische Verbesserungen noch bekannt machen werden.

10.9.9 Die totale Sofortprothese unter Einbeziehung eines vorhandenen Zahnersatzes

Bei einem Patienten mit einem stark reduzierten Restgebiss sollen in einer Sitzung die noch vorhandenen Zähne entfernt werden. Die Voruntersuchung ergibt, dass der vorhandene Zahnersatz prinzipiell – die zu entfernenden Zähne des Restgebisses bleiben dabei außer Betracht – zufriedenstellend gestaltet ist. Jeder Patient wird bei einer solchen Ausgangssituation den Vorschlag begrüßen, nach einer nur relativ kurzen Wartezeit, vom zahntechnischen Labor abhängig, meist unmittelbar im Anschluss an die Zahnentfernungen – mit einer totalen Sofortprothese die Praxis verlassen zu können. Mit einer solchen Sofortprothese kann er sprach- und kaufunktionell die Zeit bzw. Ausheilungsphase der Extraktionswunden bis zur Eingliederung seines endgültigen Zahnersatzes problemlos überbrücken.

Für die Umarbeitung des vorhandenen Zahnersatzes empfiehlt sich folgendes Vorgehen (kein Unterschied zwischen OK- oder UK-Zahnersatz):

• Die Lagestabilität der vorhandenen Prothese wird kontrolliert. Geringfügige Inkongruenzen zwischen Prothesenbasisfläche und Prothesenlageroberfläche lassen sich durch eine Unterfütterung ausgleichen.

• Es folgt die Überprüfung der okklusalen Zahnbeziehungen. Bei Vorliegen okklusaler Interferenzen kann durch gezieltes Einschleifen oder durch Auftragen von zahnfarbenem Composite (Autopolymerisat) direkt ein Ausgleich geschaffen werden. Ggf. kann bei dieser Maßnahme auch eine Verbesserung der vertikalen Dimension (Bisshöhe) vorgenommen werden.

• Die Prothesenbasis wird mit einem geeigneten Abformmaterial beschickt und eine Unterfütterungs-Abformung durchgeführt.

• Entweder folgt jetzt noch eine sog. Überabformung – dies bedeutet zwangsläufig, dass die zu entfernenden Zähne auf dem Gipsmodell radiert werden müssen – oder die unterfütterte Prothese wird aus dem Mund entfernt und die Zähne wie vorgesehen extrahiert.

• Nach der Zahnentfernung wird bei letzterem Vorgehen die Prothese erneut eingesetzt und es erfolgt ein Gesamtabdruck.

Der Gegenkiefer wird in Anbetracht der bevorstehenden Prothesenerweiterung ebenfalls abgeformt.

• Nach der Modellherstellung ist man in der Lage, über die vorhandenen Prothesenzähne eine okklusale Beziehung zu den Gegenkieferzähnen herzustellen. Diese Situation wird in einem Artikulator fixiert.

• Die Abformmasse wird aus dem Bereich der Extraktionswunden entfernt und die Ersatzzähne aufgestellt. Ein herkömmlicher Vorwall fixiert die aufgestellten Prothesenzähne.

• Die Abformmasse im Bereich der Unterfütterung und das Wachs im Bereich der neu aufgestellten Prothesenzähne wird nun vollständig entfernt.

• Die über den Vorwall auf dem Modell fixierte Prothese wird mit einem Selbstpolymerisat unterfüttert. Nach dem Aushärten des Kaltpolymerisates kann ausgearbeitet und poliert werden.

In aller Regel zeigen Sofortprothesen eine gute Passform und werden vom Patienten ohne größere Eingewöhnungsprobleme angenommen.

Kapitel 11
Verbesserung der Haltefunktion

Der Inhalt auf einen Blick

Der feste und für den Patienten problemlose Halt der Totalprothese gilt heute im wesentlichen als erreichbar. Trotzdem stößt man immer wieder auf Fälle, die spezielle Maßnahmen für eine Verbesserung des Prothesenhaltes erfordern. Man unterscheidet hier zahnärztliche und zahntechnische Maßnahmen, die im folgenden aufgeführt sind.

Beeinflussbare Faktoren:
- Exakte Passgenauigkeit der OK- und UK-Prothesenbasen (Kohäsions- und Adhäsionseffekte sowie die kapillären Fließeffekte des Speichels).
- Gewicht der Unterkieferprothese.
- Ein der Funktion angepasster Ventilrand.
- Kaustabile Aufstellung der Front- und Seitenzähne.
- Größtmögliche Basisausdehnung.
- Oberkiefer: Versuch der posterioren Ausdehnung auf den weichen Gaumen.
- Unterkiefer: Extensionsausdehnung in den sublingualen Bereich.
- Mechanische Retention durch Nutzung von unter sich gehenden Bereichen des Prothesenlagers.
- Muskelgriffigkeit, d. h. inniges Anliegen von sich funktionell bewegender Muskulatur (Wangen- bzw. Lippen-Innenseiten) und vestibulärer Prothesenoberfläche.

Nicht oder nur wenig zu beeinflussende Faktoren:
- Speichelqualität und -quantität.
- Form des OK- und UK-Kieferkammes (gegebenenfalls Verbesserung des OK- oder UK-Prothesenlagers durch chirurgische Maßnahmen).
- Zunge als Gegenlager zum Musculus orbicularis oris.
- Resilienz der prothesentragenden Schleimhaut.
- Atmosphärischer Luftdruck (Druckdifferenz zwischen Mundhöhle und Spaltraum unter der Prothesenbasis).

11.1 Zahnärztlich-chirurgische Maßnahmen

Die chirurgische Korrektur bzw. Verbesserung des Prothesenlagers beim Zahnlosen lässt sich prinzipiell auf zwei Indikationen begrenzen. Die erste Indikation umfasst jene Fälle, bei denen durch eine progressive Atrophie der zahnlosen Kieferkammabschnitte das für den Totalprothesensitz nutzbare Prothesenlager in seiner Fläche so weit reduziert ist, dass keine ausreichende Prothesenstabilität während der Kau-, Sprach- und Schluckfunktion erreicht werden kann. Die zweite Indikation betrifft jene Fälle, bei denen das zur Verfügung stehende Prothesenlager durch geschwulstartige Neubildungen, z. B. im Sinne des „Schlotterkamms" oder durch ausgeprägte Knochenwülste – hier speziell des im Regelfall bilateral symmetrisch auftretenden Torus mandibulae – für die Aufnahme einer Totalprothese keine geeignete Oberflächenkontur mehr zeigt. Während bei der Schlotterkammbildung der ausreichende mechanische Widerstand des schleimhautbedeckten Prothesenlagers fehlt, kommt es durch die übermäßige Ausbildung des Torus mandibulae zu einer Reduktion der für die Prothesenlagerung nutzbaren Fläche. Da das Mundhöhlenepithel im Bereich des Torus mandibulae über das Periost direkt mit dem Kieferknochen verwachsen ist, fehlt in diesem Bereich jegliche Resilienz (Eindrückbarkeit) der Kieferkammschleimhaut (siehe hierzu auch „Torus palatinus"). Klinisch ist es so gut wie aussichtslos, Prothesenränder auf den Wölbungen eines Torus mandibulae enden zu lassen. Regelmäßig kommt es hier infolge der fehlenden Schleimhautresilienz zu höchst unangenehmen – d. h. schmerzhaften – Druckstellen.

Zusammenfassung der einschlägigen Begriffe
Für die zahnärztliche Befunderhebung sind bestimmte pathologische Kiefersituationen von totalprothetischer Bedeutung.
Zum besseren zahntechnischen Verständnis der anatomischen Gegebenheiten und der auf den Funktionsmodellen nur schwer erkennbaren Merkmale sollen die wichtigs-

ten anatomischen Bezeichnungen genannt und erklärt werden.

- Schleimhautveränderungen
Insbesondere ulzeröse = geschwürartige Bezirke müssen vom Zahnarzt erkannt und behandelt werden.
- Gaumenwulst = Torus palatinus
Knöcherne Auftreibung im posterioren Anteil des harten Gaumens. Gegebenenfalls chirurgische Abtragung. Notwendige Entlastung mit einer 0,5 mm starken Zinnfolie.
- Knöcherne Auftreibung auf dem unteren Alveolarkamm = Torus mandibulae.
Wulstartige Erhebungen auf der lingualen Prämolarenregion. Notwendige Entlastung.
- Knöcherner Auswuchs = Exostosen
Geschwulstartige Knochenmissbildungen bedeckt mit einer dünnen Schleimhaut. Erzeugen empfindliche Druckstellen. Oft chirurgische Abtragung notwendig.
- Bindegewebsgeschwulst
Druckempfindliche oft langsam wachsende Gewebeveränderung. Entstehen häufig durch nicht entfernte Druckstellen. Beobachtung empfehlenswert.
- Schlotterkamm:
Anteile des anterioren Alveolarfortsatzes. Die ausgeprägte Form des Kieferkammes besteht im wesentlichen aus schwammartiger Knochenstruktur.
Es besteht eine schlechte Voraussetzung für die Lagestabilität der oberen Totalprothese.

11.1.1 Vorbereitung des Prothesenlagers

Infolge der Atrophie von zahnlosen Kieferkämmen – hier insbesonderes der zahnlosen Unterkiefer – kann es ggf. unmöglich sein, ohne vorausgehende präprothetisch-chirurgische Maßnahmen einen zufriedenstellenden Prothesensitz zu erreichen. Im Regelfall isl es die bewegliche Schleimhaut des Vestibulums und des Mundbodens, die eine ausreichende Extension der Prothesenbasis verhindern. Im einfachsten Fall sind es die hoch ansetzenden Lippen- und Wangenbänd-

chen, die einer Extension der Prothesenbasis entgegenstehen. Während das Tieferlegen der Ansatzstellen (Insertionsstellen) von Lippen- und Wangenbändchen durch einen relativ kleinen chirurgischen Eingriff erreicht werden kann, erfordert das Tieferlegen der an das Prothesenlager heranreichenden Schleimhaut zahnärztlich-chirurgische Maßnahmen, die nur durch einen auf diesem Gebiet erfahrenen Zahnarzt, Oralchirurgen oder Kieferchirurgen durchgeführt werden sollten.

11.1.2 Beseitigung des Schlotterkamms

Den meisten Schlotterkammbildungen geht eine insuffiziente prothetische Versorgung voraus. Neben einer nicht äquilibrierten Okklusion ist es vor allem die Inkongruenz von Prothesenbasisfläche und Schleimhautoberfläche, die infolge einer ungünstigen – besser ungleichmäßigen – Prothesenlagerbelastung die Bildung eines Schlotterkamms bewirkt.

Im einfachsten Fall kann der Schlotterkamm durch eine keilförmige Exzision mit anschließender Naht entfernt werden. Der Schlotterkamm tritt im Bereich des zahnlosen Oberkiefers am häufigsten auf. Die Umwandlung des Knochengewebes in lockere bindegewebige Strukturen erstreckt sich hier nicht selten bis in den Bereich des ehemals harten Gaumens. Bevorzugte Lokalisation des Oberkiefer-Schlotterkamms ist der Frontzahnbereich. Ohne auf die verschiedenen Operationstechniken eingehen zu wollen, sei das Ziel der Schlotterkammentfernung wie folgt kurz umrissen: Ziel der Schlotterkammentfernung ist die Beseitigung lockerer, beweglicher Gewebsstrukturen zur Wiederherstellung einer festen, unbeweglichen Prothesenunterlage.

Im Unterkiefer zeigt sich der Schlotterkamm häufig als ein druckschmerzhaftes, zipfelförmig nach lingual überhängendes, weiches Gebilde. Nach seiner keilförmigen Exzision reduziert sich die fixierte Kieferkammschleimhaut oftmals auf ein schmales Band, das als Prothesenlager keine ausreichende Extension (Ausdehnung) der Prothesenbasis mehr erlaubt. In solchen Fällen muss zur Schaffung eines ausreichenden Prothesenlagers zusätzlich eine Mundvorhof-(Vestibulum-) und gegebenenfalls Mundbodenplastik durchgeführt werden.

Im Gegensatz zur Entfernung des weichgeweblichen Schlotterkamms muss bei der Entfernung des Torus mandibulae Hartgewebe bzw. Knochensubstanz entfernt werden. Wie oben schon ausgeführt, handelt es sich bei dem Torus mandibulae gleich wie beim Torus palatinus um eine knöcherne Vorwölbung, die als Prothesenlager nicht geeignet ist. Histologisch gesehen sind beides gutartige knöcherne Neubildungen, sogenannte Exostosen.

Beim Torus palatinus des Oberkiefers reicht im Regelfall das Hohllegen der Prothesenbasis, um trotz dieser ungünstigen Knochenprotuberanz (Knochenvorwölbung) einen sicheren Prothesensitz zu gewährleisten.

Bei dem bilateral symmetrisch auftretenden Torus mandibulae kommt es infolge der knöchernen Auftreibungen relativ häufig zu unter sich gehenden Bereichen, die zum besseren Prothesenhalt leider nicht genutzt werden können. Diesen wulstförmigen, schleimhautbedeckten Oberflächen fehlt im Regelfall jegliche Eindrückbarkeit und es kommt daher bei Belastung der Prothesenkörper zu schmerzhaften Prothesendruckstellen, bis hin zu Ulzerationen (Geschwüren) der Mundschleimhaut.

Die Therapie dieser knöchernen Auftreibungen besteht in einem Abtragen der Knochenwülste mit Hilfe eines chirurgischen Meißels oder einer Knochenfräse.

11.1.3 Eingriffe zur Vergrößerung des Prothesenlagers im Bereich der beweglichen Schleimhaut

Zur Vergrößerung des Prothesenlagers bietet sich bei ausreichender Höhe des horizontalen Unterkieferastes die Mundvorhof (Vestibulum-) und Mundbodenplastik an. Durch den im Oberkiefer nutzbaren Gaumenbereich und durch die im Oberkiefer regelmäßig zu erzielenden „Ventileffekte" ist die Vergrößerung der prothesentragenden

Epitheldecke im Oberkiefer nicht so häufig erforderlich. Im zahnlosen Unterkiefer ist zum Halt der Unterkiefer-Totalprothese demgegenüber häufig kein Ventilabschluss herzustellen und das relativ schmale, kieferkammbedeckende Epithelband bietet im Unterschied zum Oberkiefer häufig keine ausreichende Prothesenauflagefläche.

Durch die „chirurgische Darstellung" des sattelähnlichen, knöchernen Unterkieferkamms lässt sich in diesen Fällen die Ausgangsposition für die Herstellung eines zufriedenstellenden Unterkiefer-Totalersatzes wesentlich verbessern.

Die angesprochenen zahnärztlich-chirurgischen Operationen zur Erhöhung des Unterkieferkamms werden als relative und absolute Kieferkammerhöhungen bezeichnet. Bei der relativen Kieferkammerhöhung wird durch das Tieferlegen des Ansatzes der beweglichen Schleimhaut eine „relative" Erhöhung des Kieferkamms erreicht. Dieser Eingriff hat damit zwangsläufig einen im ausreichenden Maße verbliebenen Kieferknochen zur Voraussetzung. Allein die hoch ansetzende bewegliche Schleimhaut – an einem ansonsten ausreichend ausgebildeten Kieferknochen – bildet hier das Problem. Mangelt es dem horizontalen Ast des knöchernen Unterkiefers jedoch an einer ausreichenden Höhe, so ist zur Vergrößerung des Unterkiefer-Prothesenlagers die „absolute" Kieferkammerhöhung indiziert. Hier wird dem verbliebenen Kieferkamm eine erhöhende Schicht in Form von knochenähnlichem (Hydroxyl-Apatit-Granulat) oder knochengleichem Material (vom gleichen Patienten entnommener Beckenkamm- oder Schädelknochen) aufgelagert. Bezüglich der besonderen Operationstechniken sei auf die weiterführende Fachliteratur verwiesen.

11.2 Radierungen

Zu den Bemühungen, den Halt der oberen totalen Prothese zu verbessern, zählen die Empfehlungen für sogenannte Radierungen. Hierunter versteht man Veränderungen auf der Prothesen-Basisfläche, die eine zusätzliche Abdichtung bewirken sollen. Über

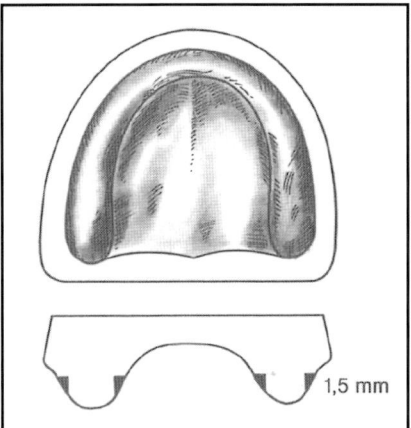

Abb. 129 Radierung nach Walser

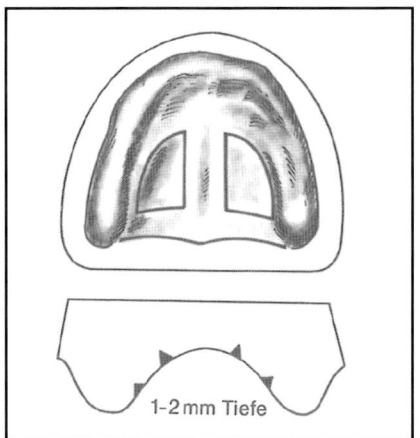

Abb. 130 Radierung nach Stadler

Einkerbungen auf dem Modell sollen sich erhaben stehende Anteile auf der Prothesenbasis bilden, die sich in die resilienten Anteile der Schleimhaut eindrücken und somit einen geschlossenen Raum entstehen lassen. Beim Ablösen der Prothese vom Prothesenlager entsteht im Bereich der Radierungen ein Unterdruck, der den abziehenden Kräften entgegenwirkt und damit den Halt der Prothese verbessert.

Abgesehen von der Fragwürdigkeit der Methode sollen Radierungen nur dann angewandt werden, wenn ungünstige anatomische Kieferformen vorliegen oder der Halt des Prothesenkörpers auf Schwierigkeiten stößt. Voraussetzung für die Lage und Tiefe der Radierung ist die Kenntnis der individuellen Schleimhautresilienz (Schleimhaut-Eindrückbarkeit). Eine genaue Festlegung des Radierung-Verlaufs kann letztlich nur vom Zahnarzt mit einem Fettstift im Mund des Patienten erfolgen. Diese Einzeichnung lässt sich über die Abdrucknahme auf die Modelloberfläche übertragen. Als allgemeinverbindliche Richtlinie muss jedoch konstatiert werden, dass der Saugeffekt von Prothesen primär über eine kunstgerechte Abformung der zahnlosen Kiefer erreicht werden sollte.

Sind Radierungen vorgesehen, unterscheidet man nach Form und Verlauf die nachstehend aufgeführten Methoden.

11.2.1 Radierungen für das Oberkiefermodell

Die ersten Empfehlungen für Radierungen auf dem OK-Modell stammen aus dem Jahr 1924 und gehen auf Jung zurück.

Die nachfolgend angegebenen Methoden werden in der vorliegenden Literatur immer wieder erwähnt und sollten daher dem interessierten Zahntechniker bekannt sein.

Methode nach Walser:
Auf dem OK-Gipsmodell werden auf der vestibulären und palatinalen Fläche horizontale Radierungen von ca. 1,5 mm Tiefe eingraviert. Es soll ein sogenanntes Vertikalband entstehen, das vestibulär und palatinal parallel zum Alveolarfortsatz verläuft. Zusätzlich wird eine Rinne entlang der AH-Linie einradiert (Abb. 129).

Methode nach Stadler:
Die Radierungen befinden sich im Bereich des Gaumendaches. Die Hauptlinien verlaufen beiderseitig parallel zur Raphe und zum Torus palatinus. Von diesen Linien aus bilden sich rechts und links parallel zum Verlauf des Alveolarfortsatzes bogenförmige Flächen, die sich wiederum parallel zur AH-Linie zu zwei schildartigen Formen schließen. Eine zusätzliche Radierung verläuft entlang der AH-Linie.

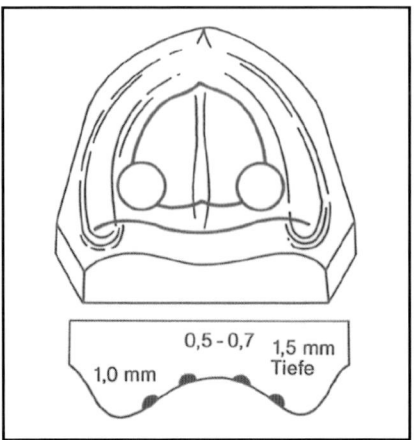

Abb. 131 Radierung nach der Frankfurter Methode

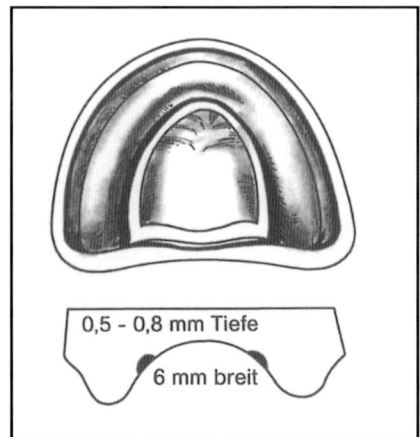

Abb. 132 Kompressionsring nach Heintz

Die Radierungen sollen ca. 1 mm tief nur in den nachgiebigen Fettpolsterzonen verlaufen (Abb. 130).

Methode nach Kuck:
Seine Empfehlung ist als „Frankfurter Radierung" bekannt. Im anterioren Bereich ist der Verlauf der rinnenförmigen Radierung wellenförmig in die Gaumenfaltentäler verlagert. Im posterioren Bereich umlaufen die Radierungen ringförmig den Bereich der Gaumenlöcher (Foramina palatina). Ein Querriegel verbindet die beiden ringförmigen Radierungen. Zusätzlich wird eine Rille im Verlauf der AH-Linie angelegt. Die halbrunden Rillen sollen im anterioren Anteil eine Tiefe von 0,5 bis 0,7 mm und im posterioren Bereich eine Tiefe von 1 bis 1,5 mm nicht überschreiten (Abb. 131).

Methode nach Heintz:
Als sogenannter Kompressionsring soll eine flache muldenförmige, ca. 0,5 bis 0,8 mm tiefe Radierung in einer Breite von ca. 6 mm das Gebiet des tragfähigen Gaumens einrahmen. Die Radierung beginnt dorsal auf Höhe der AH-Linie und verläuft von hier aus unterhalb des Alveolarfortsatzes nach anterior, überquert das Gebiet des Zwischenkiefers und verläuft auf der Gegenseite zur AH-Linie zurück (Abb. 132).

11.2.2 Radierungen für den Schlotterkamm

Im Gegensatz zu den in die Modelloberfläche eingeritzten Radierungen wird bei einem Schlotterkamm das Auftragen eines Platzhalters aus Gips empfohlen. Es besteht die Forderung, den instabilen Alveolarkamm in seiner Form nicht zu komprimieren, sondern eher zu entlasten. Durch die saugkammerartige Beziehung der Prothesenbasis zur Schlotterkammoberfläche soll der Prothesenhalt zusätzlich stabilisiert werden.

11.2.3 Flächenartige posteriore Radierung

Bei einer nachgiebigen Schleimhaut im Bereich der waagerechten Platten der Gaumenbeine und somit im Übergangsbereich vom harten zum weichen Gaumen, ist eine flächenartige Radierung vor der Anfertigung eines Funktionslöffels zu empfehlen. Durch den jetzt erhabenen Löffelrand kann während der Abformung eine der jeweils vorliegenden Schleimhautresilienz entsprechende Schleimhautkompression erzielt werden. Eine flächenhafte Radierung auf dem Funktionsmodell kann im weiteren den Polymerisationsschwund am dorsalen Prothesenrand ausgleichen (Abb. 133).

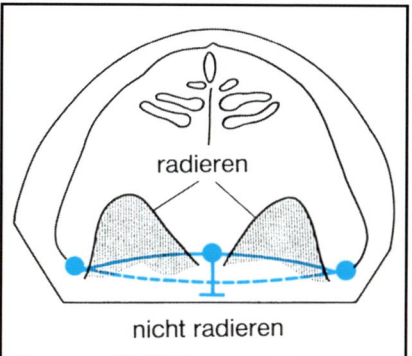

Abb. 133 Zonen für die Flächenradierung

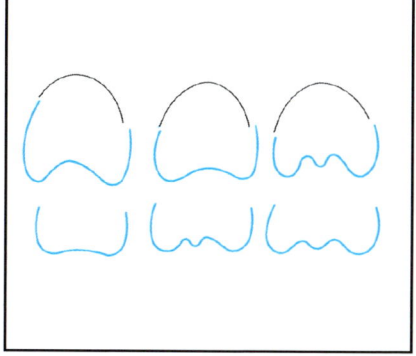

Abb. 134 Der unterschiedliche Grenzlinienverlauf vom harten zum weichen Gaumen (Ah-Linie)

Beim richtigen Vorgehen verhindert eine Flächenradierung am posterioren Prothesenrand das Öffnen des Innenventils und ist somit für den Halt der Oberkieferprothese wirksam. In jedem Fall müssen sich die flächenhaften Radierungen nach dem individuellen Verlauf der Grenze zwischen hartem und weichem Gaumen (AH-Zone) richten (Abb. 134).

> Die posteriore Radierung darf nur bis in den Bereich der Oberkieferhöcker gehen. In der eigentlichen posterioren Randzone der Oberkieferhöcker = hamuläre Inzisur dürfen keine Radierungen angelegt werden (Anteil der Rachenbläserfalte). Eine hier angelegte Radierung verschlechtert den Protheseninhalt oder kann zu Druckstellen führen.

11.3 Saugvorrichtungen

Immer wieder gibt es prothetische Fälle mit ihren historischen Betrachtungen, bei denen man auch über die bewährten Abformmethoden keine ausreichende Ausformung der Ventilränder und somit auch keinen sicheren Halt der Prothesenbasen erreicht. Neben chirurgischen Maßnahmen werden eine Reihe technischer Möglichkeiten für eine Verbesserung des Prothesenhaltes diskutiert. Es soll-

te darauf hingewiesen werden, dass bei diesen Empfehlungen mehr oder weniger die Gefahr der verstärkten Kieferatrophie, aber auch der Verletzung der beteiligten Gewebe wie Schleimhaut und Kieferknochen bis hin zur Perforation (Durchlöcherung) des harten und weichen Gaumens besteht.

Aus dieser Sicht muss die Indikation der nachstehend beschriebenen Möglichkeiten sehr sorgfältig gestellt werden. Im weiteren besteht die Pflicht der ständigen Mundkontrolle.

Wie bekannt, setzt sich die Kieferoberfläche aus den unterschiedlich nachgiebigen Zonen der Schleimhaut zusammen. Im Bereich der Gaumenfortsätze der Oberkieferbeine findet man folgende anatomischen Merkmale:

- Die Schneidezahnpapille = Papilla incisiva,
- die quer verlaufenden Gaumenfalten = Plicae palatinae transversae,
- die mittlere Gaumennaht = Raphe palatina mediana,
- den Gaumenwulst = Torus palatina.

Durch unterschiedliche Resilienzzonen der Schleimhaut kann es bei der Kaubeanspruchung zu einem ungleichen Einlagern der Prothesenbasis kommen. Zum Beispiel können über dem mittigen harten Oberkieferanteil (Torus palatinus) Biegebeanspruchungen entstehen, die letztlich zum Bruch von Oberkiefer-Totalprothesen führen. Außerdem lässt sich die Prothese bei einem „Reiten auf dem Torus palatinus" nicht gleichmäßig in die Schleimhaut eindrücken und kann dadurch keinen ausreichenden adhäsiven Halt finden. Von diesen anatomischen Gegebenheiten ausgehend hat sich das Hohllegen bestimmter Kieferabschnitte als zweckentsprechend erwiesen. Das Hohllegen bestimmter Bezirke wird insbesondere nach einer drucklosen Abformmethode empfohlen.

Der Kaudruck sollte zunächst auf die stärker nachgiebigen Schleimhautbezirke treffen, ehe er auf die druckempfindlichen unnachgiebigen Bereiche übertragen wird. Die besonders unnachgiebigen Bezirke, wie die mittlere Gaumennaht und der Gaumenwulst, lassen sich durch das Auflegen unterschiedlich starker Zinnfolie entlasten. Hierbei ist darauf zu achten, dass nicht nur mit einer Stärke, sondern von dem Hauptbelastungsbereich ausgehend mit verschiedenen Schichtstärken entlastet wird. Auf diese Weise verringert sich die noch näher zu beschreibende nachteilige – weil gewebeschädigende – Bildung von Saugkammern.

Für die Gaumenfalten und die Schneidezahnpapille ist eine Entlastung durch eine gezielte Abdeckung immer zu empfehlen.

Im Unterkiefer können sich wulstartige Knochenvorsprünge im Bereich der Eckzähne und der Prämolaren zeigen. Man bezeichnet sie als Torus mandibulae. Auch die lingual gelagerte Kieferzungenbeinlinie kann manchmal stark ausgeprägt sein. Im Bereich der Prämolaren befinden sich auf den bukkalen Flächen die Kinnlöcher (Foramina mentalia). Die genannten Bereiche sollte man ebenfalls mit Zinnfolie entlasten.

Es ist wichtig, die Stärke der Entlastung vom behandelnden Zahnarzt bestimmen zu lassen. Er muss im Mund des Patienten die Nachgiebigkeit oder Festigkeit der Schleimhaut prüfen und die Lage der zu entlastenden Bereiche mit einem Fettstift vor dem Abdruck markieren. Die Zinnfolie wird auf der Modelloberfläche festgeklebt, so dass sie sich beim Umsetzen in Kunststoff, insbesondere beim Pressvorgang, nicht verschieben kann.

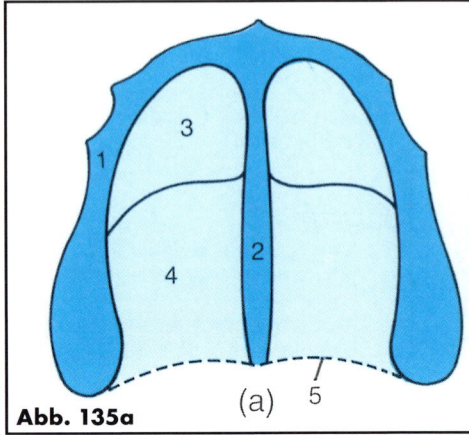

Abb. 135a (a)

Resilienzzonen:
Die Schleimhautbedeckung auf der knöchernen Unterlage des Oberkiefers zeigt eine unterschiedlich nachgiebige Stärke. Man unterteilt unterschiedliche Gewebezonen (Abb. 135a und 135b) (Für das Anlegen Radierungen und Entlastungen sollte die Ausdehnung der unterschiedlichen Gewebezonen bekannt sein):

1 Fibröse Zone = abstützungsfähiger Anteil mit geringfügiger Resilienz,
2 Mediane fibröse Zone = entlastungsnotwendiger Anteil mit sehr geringer Resilienz,
3 Fettpolsterzone = radierfähiger Anteil mit nachgiebiger Resilienz,
4 Drüsenzone = nicht radierfähiger Anteil mit sehr nachgiebiger Resilienz,
5 Randzone zum weichen Gaumen = AH-Zone = radierfähiger Anteil mit nutzfähiger Resilienz.

11.3.1 Saugkammer

Für die Verbesserung der Saugwirkungen wurde schon 1835 von Harris die Anlage einer sogenannten Saugkammer empfohlen. Hierunter versteht man einen oder mehrere Hohlräume auf der Basisfläche von Oberkiefer-Totalprothesen. Beim Aufpressen der Prothesenbasisfläche auf die nachgiebige

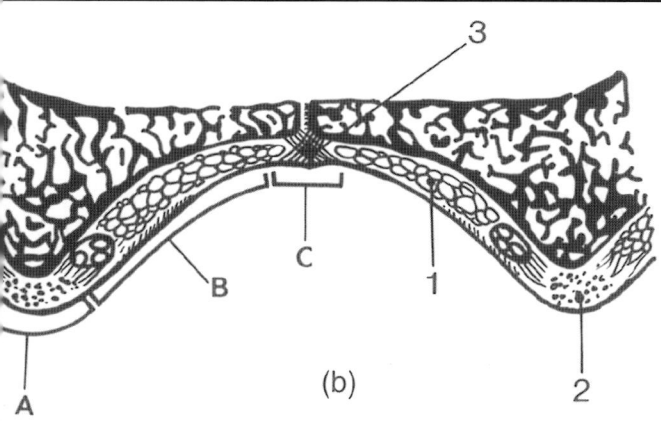

Abb. 135b Die Gewebe-
zonen der Gaumenschleimhaut in
der Aufsicht (a) und in einem
Frontalschnitt (b):
(a) 1 Fibröse Randzone
    2 Fibröse Medianzone
    3 Fettpolsterzone
    4 Drüsenzone
    5 AH-Linie
(b) A Fibröse Randzone
    B Fettpolsterzone
    C Fibröse Medianzone
    1 Fettpolster
    2 Kammhaut
    3 Gaumennaht

Schleimhautoberfläche kommt es im Bereich dieser „Saugkammern" zu einem kapillären Speichelfilm, der über adhäsiv und kohäsiv wirksam werdende Kräfte einen Saugeffekt erzeugt. Der Saugeffekt von derart gestalteten Oberkieferprothesen zeigt sich jedoch oft nur von geringer Dauer. Die Schleimhaut kann schon nach wenigen Wochen infolge der genannten Saugkammern gewebsbildende Veränderungen zeigen und wuchert in vielen Fällen in den Unterdruckhohlraum hinein. Auf diese Weise ist nicht nur die Schleimhaut geschädigt, sondern auch die Saugwirkung aufgehoben (Abb. 136).

11.3.2 Sauger

Im weiteren haben sogenannte „Sauger" von sich reden gemacht. Es handelt sich hierbei um runde gummielastische Saugnäpfe mit mittig angebrachtem Halteknopf. Nach dem Fertigstellen der Prothese wird der aus Zinnfolie gestaltete Platzhalter entfernt. Über den einpolymerisierten Halteknopf wird eine Gummiplatte gezogen. Diese Vorrichtung bewirkt durch den im Saugerbereich entstehenden Unterdruck eine gute Haltefunktion. Der Nachteil besteht in der starken Reizwirkung auf die Schleimhaut. In vielen Fällen kann es auch zu einer entzündlichen Gewebsveränderung und Resorption des Kiefers bis hin zu einer Perforation (Durch-

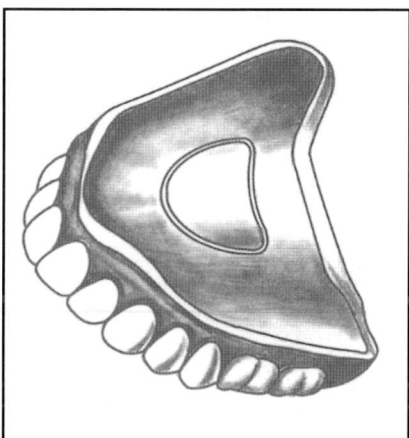

Abb. 136 Saugkammer nach Harris (1835)

löcherung) des Gaumendaches kommen. Nach den heutigen Erkenntnissen sollte man nur in extrem schwierigen Situationen, wie z. B. bei der Herstellung einer Defektprothese, auf einen Sauger zurückgreifen (Abb. 137).

11.4 Gebissfedern

Mit diesem technischen Hilfsmittel hat man in früheren Zeiten bei einer unzureichenden

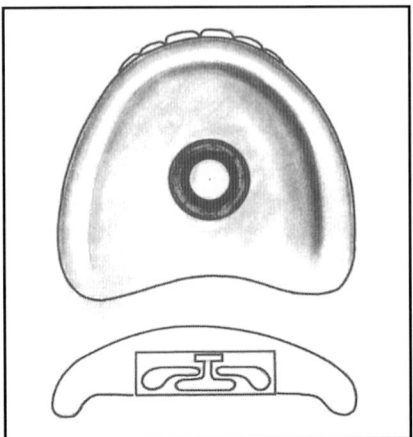

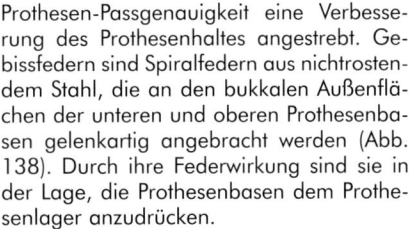

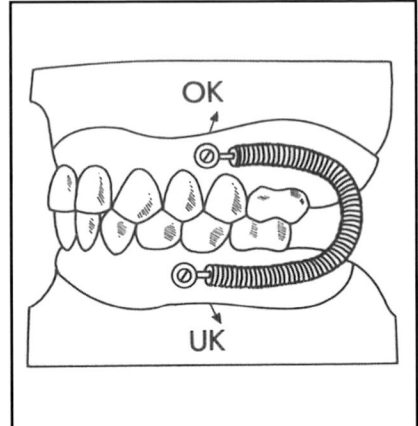

Abb. 137 Der Sauger

Abb. 138 Gebissfeder

Prothesen-Passgenauigkeit eine Verbesserung des Prothesenhaltes angestrebt. Gebissfedern sind Spiralfedern aus nichtrostendem Stahl, die an den bukkalen Außenflächen der unteren und oberen Prothesenbasen gelenkartig angebracht werden (Abb. 138). Durch ihre Federwirkung sind sie in der Lage, die Prothesenbasen dem Prothesenlager anzudrücken.

Eine gewisse Problematik besteht in den wangenwärts angebrachten Federanteilen. Hier kann es zur Schleimhautreizung, zur Ulzeration (Geschwürsbildung) oder zu Hyperplasien (krankhafte Vermehrung der Zellzahl) kommen. Auch aus hygienischer Sicht sind die Gebissfedern, die den Nahrungssubstraten reichliche Retentionsmöglichkeiten bieten, negativ zu beurteilen. Durch den starken Andruck der Prothesenbasen kann es zu einer verstärkten Atrophie, insbesondere der unteren Alveolarkämme, kommen. Die Indikation für den Einsatz von Gebissfedern bleibt heute auf den Bereich der sog. Defektprothetik beschränkt. In diesem Grenzbereich der zahnärztlichen Prothetik stellt sich bei zahnlosen Patienten häufig das Problem, Resektionsprothesen (zum Beispiel nach Tumoroperationen) oder prothetischen Ersatz bei Lippen-Kiefer-Gaumenspalten ohne ausreichende Verankerungsmöglichkeiten an Restzähnen und ohne ausreichenden Saugeffekt bei

Zahnlosigkeit irgendwie doch noch zum Halten zu bringen. In diesen Fällen lässt sich häufig, da die Ventilwirkung aufgehoben ist, keine andere Lösung als mit Gebissfedern finden. Die neuzeitlichen Erfolge mit Implantaten machen diesen Patienten Hoffnung auf einen verbesserten Prothesenhalt.

11.5 Magnete

Überlegungen, Patienten mit schwierigen Kieferkammverhältnissen das Tragen einer Totalprothese zu ermöglichen, haben zur Konstruktion einer sogenannten „Magnet-Prothese" geführt.

Bekannt ist, dass sich gleichpolige Stabmagnete gegenseitig abstoßen.

Platziert man im Prämolaren-Molaren-Bereich diese Magnete, erwartet man, dass Ober- und Unterkiefer-Zahnersatz gegen die Kieferkämme gedrückt werden und sich hier stabilisieren. Die Abstoßkraft ist in der Position des Schlussbisses am stärksten. In der Öffnungsphase – wenn sie benötigt wird – am geringsten.

Aus dieser Sicht ist verständlich, dass diese Idee z. Z. keine nennenswerte Nachfrage erfährt.

Ebensowenig hat sich der Vorschlag, federnd gelagerte Seitenzähne in die Prothe-

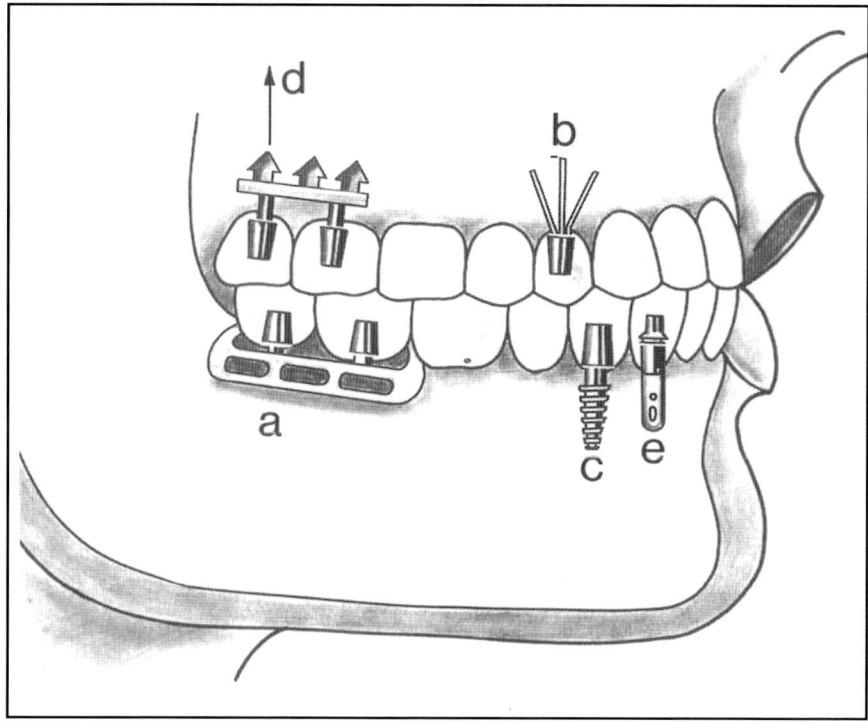

Abb. 139 Implantatformen
(a) subperiostales Gerüst
(b) Nadeln
(c) Schraube
(d) Blattimplantat
(e) Hohlzylinderformen

se einzuarbeiten, bewährt. Über den elastischen Kontakt der Seitenzähne sollte die Adaptation der Prothesenbasen verbessert werden.

11.6 Implantatverankerte Totalprothesen

Durch die Entwicklung neuer Werkstoffe und die Optimierung der Operationstechniken zählt der zahnlose Unterkiefer heute zu den Hauptindikationsgebieten für den Einsatz von Implantat-Systemen. Die implantatverankerten Totalprothesen müssen hinsichtlich ihrer Verankerung in zwei prinzipiell zu unterscheidende Gruppen aufgeteilt werden:

1. Die implantatverankerte – aber nach wie vor schleimhautgelagerte – Totalprothese
2. Die vollständig implantatgetragene Totalprothese.

Zusätzlich gilt es für eine bessere begriffliche Differenzierung die subperiostalen Implantate von den enossalen Implantaten zu trennen. Bei den enossalen Implantaten gilt es weiterhin zwischen den schraubenförmigen, stiftförmigen, blatt- und zylinderförmigen Implantattypen zu unterscheiden (Abb. 139).

Alle enossalen Implantate benötigen ein Mindestmaß an Knochenhöhe. Bei den subperiostal gelegenen Implantaten, die heute wegen ihrer schlechteren Prognose und ihrer schlechten Entfernbarkeit nur noch wenig eingesetzt werden, stellt die Knochenhöhe des horizontalen Unterkieferastes keine Indikationseinschränkung dar.

Da sich bei der Oberkiefer-Totalprothese im Regelfall ein besserer Prothesensitz als bei der Unterkiefer-Totalprothese erreichen lässt, kommen implantatverankerte bzw. implantatgestützte Oberkiefer-Totalprothesen wesentlich seltener vor. Zusätzlich ergeben sich im Oberkiefer durch die im Gegensatz zum Unterkiefer wesentlich spongiösere (schwammartigere) Knochenstruktur besondere Probleme bezüglich der ausreichenden Implantatbefestigung. Neben der ungünstigeren Oberkiefer-Knochenstruktur ergeben sich aus den an den Oberkieferkamm grenzenden Hohlräumen – Kieferhöhle und Nasenhöhle – weitere Indikationseinschränkungen für das erfolgssichere Setzen von enossalen Implantaten.

> Die moderne Implantologie kann einen wesentlichen Beitrag zum besseren Halt von Totalprothesen – insbesondere Unterkiefer-Totalprothesen – leisten.

11.7 Enossale Implantate

Seit ca. 20 Jahren wird die Anwendung enossaler Implantate im Rahmen zahnärztlich-prothetischer Maßnahmen empfohlen. Man kann deshalb davon ausgehen, dass sie einen festen Platz mit zunehmender Bedeutung in der Zahnheilkunde erworben haben.

11.7.1 Implantatwerkstoffe

Eine gewisse Problematik besteht hinsichtlich der Materialauswahl bei enossalen Implantaten. Implantate mit guten Werkstoffeigenschaften verfügen über relativ schlechte Bioeigenschaften, während umgekehrt Werkstoffe mit guten Bioeigenschaften relativ schlechte Werkstoffeigenschaften aufweisen.

Titan wird als der zur Zeit bestmögliche, rein metallische Implantatwerkstoff angesehen. Eine Vielzahl verschiedener Implantatformen werden aus diesem Werkstoff hergestellt.

Bei den heute klinisch verwendeten Keramikimplantaten unterscheidet man aus werkstoffkundlicher Sicht die bioinaktiven und bioreaktiven Keramiken.

Mechanische Faktoren sprechen für die Anwendung von Metall-Implantaten und biologische Gesichtspunkte für die Anwendung von Implantaten aus bioaktiven Keramiken.

Unter Berücksichtigung implantologischer Möglichkeiten hat sich für die Totalprothesenherstellung folgende grundsätzliche Indikationsstellung ergeben:

• Absolute Indikation – zahnloser Unterkiefer
• Relative Indikation – zahnloser Oberkiefer

11.7.2 Indikation

Als Indikation für das enossale Implantat steht der zahnlose, stark atrophierte Unterkiefer deutlich im Vordergrund. Dies liegt in dem häufig wenig zufriedenstellenden Sitz des Unterkiefer-Totalersatzes begründet.

Eine günstige Situation für die Verankerung von schrauben-, stift- oder zylinderförmigen Implantaten besteht, wenn der Unterkiefer in der Vertikalen eine Knochenhöhe von ca. 15 mm zeigt. Für den Oberkiefer gilt, dass er trotz seiner spongiosen Knochensubstanz grundsätzlich für die Aufnahme von Implantaten geeignet ist. Das Risiko eines frühzeitigen Implantat-Verlustes wird im Oberkiefer jedoch allgemein deutlich höher eingeschätzt als im Unterkiefer.

Um den für eine Implantation zur Verfügung stehenden Knochen in seiner Höhe abschätzen zu können, kann der Zahntechniker Schablonen im Tiefziehverfahren oder aus Kalt- oder Warmpolymerisaten mit fixierten Metallkugeln an den vom Zahnarzt festgelegten Positionen anfertigen. Auf den Panoramaaufnahmen ist ihre Lage und Relation zum Kieferknochen für die Diagnose des zur Verfügung stehenden Implantatbettes gut zu deuten.

Die Analyse von Studienmodellen wird zur Planung prothetisch-implantologischer Behandlungen auch beim zahnlosen Patienten ohne Ausnahme gefordert. Die zahnlosen Gebissmodelle sollen zu diesem Zweck in einen Artikulator montiert werden. Die mukogingivale Grenze zwischen beweglicher und fixierter Schleimhaut wird entsprechend der Mundsituation auf das Modell übertragen. Eine aus implatologischer Sicht sinnvolle Beurteilung zahnloser Kiefer ohne einen gleichzeitigen Überblick über die räumliche Relation von Unterkiefer zu Oberkiefer zu haben, ist schlecht möglich. Die einartikulierten Modelle zeigen, ob der vertikale Abstand der Kiefer zueinander für das Einbringen enossaler Implantate mit entsprechenden Suprakonstruktionen ausreichend ist bzw. in welcher Achsenrichtung (interalveoläre Linie als Anhaltspunkt) das Einbringen der Implantate erfolgen soll.

Liegt eine fortgeschrittene Atrophie vor, kann die Distanz zwischen dem zahnlosen Ober- und Unterkiefer extrem groß sein. Diese Situation eignet sich wegen der möglichen großen Hebelkräfte nur in seltenen Fällen für eine implatologische Versorgung. Hier sollte ein Kieferkammaufbau vor dem implantologisch chirurgischen Eingriff erfolgen.

11.7.3 Chirurgisches Vorgehen

Die absolute Immobilität der Implantate nach ihrer chirurgischen Verankerung im Knochen ist eine wesentliche Grundvoraussetzung für den implantologischen Erfolg. Für diese „primäre Lagestabilität" ist eine weitgehende Kongruenz zwischen dem Implantat und dem präparierten Knochenbett bzw. Implantatbett Voraussetzung. Genormte und auf die jeweilige Implantatform ausgerichtete Fräsen und Bohrer erleichtern die chirurgischen Maßnahmen. Für das korrekte chirurgische Vorgehen sollten im Unterkiefer und auch im Oberkiefer Führungsschablonen zur Verfügung stehen.

Mit Hilfe der den späteren Zahnersatz simulierenden Schablonen lassen sich die Implantate nach Position und Achsenrichtung so einbringen, dass sie ohne Schwierigkei-ten prothetisch nutzbar sind und einen funktionell wie auch ästhetisch guten Zahnersatz ermöglichen.

Zweizeitige Implantationstechnik

Hierunter versteht man ein Vorgehen, bei dem die Implantate enossal chirurgisch verankert und unter der postoperativ (unmittelbar nach dem chirurgischen Eingriff) vernähten Schleimhaut einheilen. Die knöcherne Einheilung der Implantatpfosten dauert ca. drei Monate im Unterkiefer und gegebenenfalls sechs Monate im Oberkiefer. Während der Einheilungsphase wird die vorhandene Totalprothese – gegebenenfalls muss die Basisfläche leicht ausgeschliffen werden – vom Patienten weiter getragen.

Einzeitige Implantationstechnik

Unter einzeitigen Verfahren werden enossale Implantationstechniken verstanden, bei denen die Implantatpfosten nach der chirurgischen Verankerung und nach dem Vernähen der Schleimhaut in die Mundhöhle hineinragen. Unmittelbar im Anschluss an den chirurgischen Eingriff wird der vorhandene Zahnersatz als Provisorium umgearbeitet und sofort getragen. Befürworter einer sofortigen prothetischen Versorgung sind der Ansicht, dass eine sofortige Belastung der Implantate zur Ausbildung eines funktionsorientierten Implantatlagers beiträgt.

11.7.4 Prothetische Versorgung

Man ist sich darüber einig, dass für den Erfolg prothetisch-implantologischer Versorgungen die prothetischen Maßnahmen von entscheidender Bedeutung sind. Jede auf ein Implantat ausgeübte Fehlbelastung kann kurz- oder mittelfristig zu einem vorzeitigen Implantatverlust führen.

Bei der Implantat-Verankerung der anzufertigenden Prothesen kann grundsätzlich zwischen zwei Konzepten unterschieden werden:

• den rein implantatgetragenen Suprakonstruktionen,
• den implantatgeführten bzw. implantatgestützten, insgesamt aber schleimhautgelagerten Cover-Denture-Versorgungen.

11.7.5 Prothetisch-implantologische Behandlungskonzepte

1. Möglichkeit
Verankerung der UK-Totalprothese über zwei verblockte Implatate im frontalen Anteil des zahnlosen Unterkiefers.

Die Implantate werden über einen Steg verbunden. Die Cover-Denture-Versorgung ist implantatgeführt und teilweise implantatgestützt, insgesamt aber schleimhautgetragen über eine entsprechende Stegmatrize verankert (Abb. 140).

Vorteile von Stegverankerungen:
• Primäre Verblockung der Implantate beinhaltet eine günstige Verteilung der angreifenden Kräfte.
• Stegverankerungen bieten eine ausreichende und gut zu aktivierende Retention.

Nachteile von Stegverankerungen:
• Korrekte Stegkonstruktionen erfordern eine günstige Positionierung der Implantate.
• Mundhygienische Maßnahmen sind relativ schwierig durchzuführen.

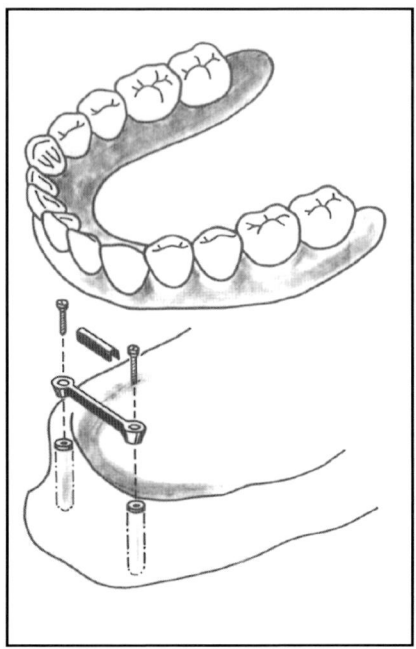

Abb. 140 Verankerung über zwei verblockte Implantate

2. Möglichkeit
Einbringen von vier bis fünf Implantaten im anterioren Anteil des zahnlosen Unterkiefers:

Verblockung der Implantate über einen nach distal extendierten Steg. Verankerung einer herausnehmbaren, rein implantatgetragenen, modifizierten Cover-DentureVersorgung über Stegmatrizen oder Attachments (Abb. 141).

3. Möglichkeit
Einbringen von fünf bis sechs Implantaten im anterioren Anteil des zahnlosen Unterkiefers:

Verblockung der Implantate über eine rein implantatgetragene Extensionsprothesenkonstruktion (Abb. 142).
Die auf den Implantaten verschraubte, bedingt abnehmbare Prothesenkonstruktion wird im Normalfall um etwa 13 mm nach distal über den letzten Implantatpfeiler hinaus extendiert.

Vorteile festsitzender Extensionsprothesen:
• Absolut stabile Verankerung des Zahnersatzes (höhere Beißkraft und Kaueffizienz, psychische Vorteile).
• Kein Kontakt des Zahnersatzes mit dem Schleimhauttegument.

Nachteile festsitzender Extensionsprothesen oder -brücken:
• Distanz zwischen Prothese und Mundschleimhaut (Störung von Sprache und Phonetik, ästhetische Probleme und mangelnde Lippenstütze sind möglich).
• Behandlung ist zeitintensiv und kostenaufwendig.
• Durchführung mundhygienischer Maßnahmen ist kompliziert.
• Nur bei günstiger knöcherner Ausgangssituation indiziert.

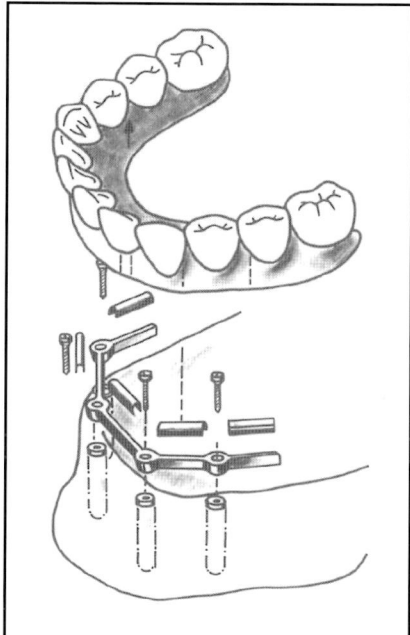

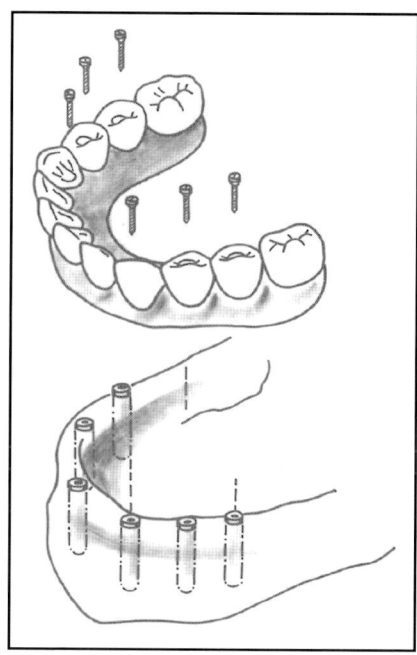

Abb. 141 Verankerung über einen nach distal extendierten Steg

Abb. 142 Verankerung über eine rein implantatgetragene Extensionsprothesen-Konstruktion (Hohlzylinder)

Vorteile abnehmbarer Cover-Denture-Versorgungen:

- Behandlungsaufwand geringer.
- Weniger Risiken bei älteren und gesundheitlich eingeschränkten Patienten.
- Auch bei reduziertem Knochenangebot indiziert.
- Konstruktion auch bei wenigen Implantaten möglich.
- Ästhetisch und funktionell unproblematisch, kein störender Luft- und Speichelaustritt, Lippenstütze und Auffüllen von Knochen- und Weichteildefekten durch den abnehmbaren Prothesenanteil möglich.
- Mundhygiene im Vergleich zu festsitzenden Konstruktionen einfacher durchzuführen.

Nachteile abnehmbarer Cover-Denture-Versorgungen:

- Psychische Beeinträchtigung des Patienten durch den herausnehmbaren Charakter des Zahnersatzes.
- Beißkraft und Kaueffizienz gegenüber festsitzenden Konstruktionen reduziert.

Abschließend sei ergänzend darauf hingewiesen, dass die für den zahnlosen Unterkiefer angeführten implantologisch-prothetischen Gesichtspunkte in gleicher Weise für den zahnlosen Oberkiefer zutreffen. Es sei jedoch noch einmal erwähnt, dass die Erfolgswahrscheinlichkeit von Oberkiefer-Implantationen geringer einzuschätzen ist als

die von Unterkiefer-Implantationen. Dies
hängt mit der unterschiedlichen Knochenstruktur von Ober- und Unterkiefer zusammen. Der Oberkiefer hat eine mehr
„schwammartige" (spongiöse) Knochenstruktur, wohingegen der Unterkiefer eine
mehr kompakte Knochenstruktur aufweist.

Kapitel 12
Zur Geschichte der Totalprothetik

Der Inhalt auf einen Blick

Namen und Lehrmeinungen

12.1 Einleitung

Der an totalprothetischen Fragestellungen interessierte Zahntechniker sei zu Anfang dieses Kapitels an die reichhaltige Literatur erinnert, die sich mit den Problemen der Totalprothetik auseinandersetzt. Bei einem Auszubildenden des Zahntechnikerhandwerks kann in Anbetracht der unterschiedlichen Lehrmeinungen leicht der Gedanke aufkommen, dass die Totalprothese mit ihren scheinbaren Widersprüchlichkeiten letztlich nicht zu ergründen ist. Zum besseren Verständnis der wissenschaftlichen Zusammenhänge und als Einstieg in die Geheimnisse der Totalprothetik ist es daher unverzichtbar, die wichtigsten Fortschritte der Totalprothetik in Kurzform darzustellen und die Lehrmeinungen, die in der Geschichte der Totalprothetik ihre Spuren hinterlassen haben, namentlich zu benennen. In der Summe bilden die Fortschritte der Wissenschaft die Grundlage unseres heutigen Wissens, das uns in die Lage versetzt, zahnlosen Menschen zu helfen. „Helfen" nicht nur im Sinne der Wiederherstellung der Kaufunktion, sondern auch im Sinne der Sicherung von allgemeiner Lebensqualität.

12.2 Empfehlungen für das Aufstellen der Frontzähne

Gysi u. a. machten schon zu ihrer Zeit auf die Schwierigkeiten aufmerksam, die im Zuge der prothetischen Rehabilitation des Untergesichtes von zahnlosen Menschen zu bewältigen sind. Es war durchaus nicht selbstverständlich, dass in der damaligen Zeit die Erfordernisse der Ästhetik und der Funktion gleichzeitig in einer Prothese zufriedenstellend erfüllt wurden. So unterschied man denn auch die „Schauprothesen" von den „Kauprothesen". Die heute gültigen ästhetischen Forderungen, die in Übereinstimmung mit den funktionellen Erfordernissen (Kiefergelenk, Kaumuskulatur, künstliche Zahnreihen) gebracht werden müssen, sind die Quintessenz einer langen Entwicklungsgeschichte,

die sich in kleinen Schritten vollzogen hat. Erste statische Forderungen für die Frontzahnaufstellung bezogen sich auf die Anordnung der Frontzähne über der Mitte des Alveolarkammes. Die Einhaltung des „Kammliniengesetzes" sollte ein Abhebeln der Prothesen bei den Abbeißvorgängen verhindern. Man ging davon aus, dass der hier stattfindende Kaudruck senkrecht auf den Kieferkamm übertragen werden sollte.

Auch bei neueren Empfehlungen - wie von Gausch u. a. - findet man die Forderung nach einer streng statischen Aufstellung der oberen Frontzähne. Diese Auffassungen stützen sich auf die grundsätzlichen Unterschiede zwischen einer natürlichen und einer künstlichen Bezahnung. Man geht bei dieser Lehrmeinung davon aus, dass der Wunsch nach einer ästhetischen Kompensation der natürlichen Alterserscheinungen kein ausreichender Grund für die Vernachlässigung statischer Forderungen sein darf.

Marxkors u. a. geben zu bedenken, dass es prinzipiell nicht möglich ist, altersbedingte Veränderungen im Bereich der orofazialen Weichteile wie Mundwinkel, Lippenrot, Oberlippe und Nasolabialfalte über eine Totalprothese ästhetisch zufriedenstellend zu kompensieren. Trotz dieser eher resignativen Einstellung sollten alle Bemühungen darauf gerichtet sein, den zahnlosen älteren Menschen auch in ästhetischer Hinsicht zufrieden zu stellen.

Marxkors u. a. bezweifeln, dass eine nach Gysis Kammliniengesetz aufgestellte Front wirklich so funktioniert, dass die Summe der auf sie einwirkenden Kräfte gleich Null ist. Er empfiehlt, dass man sich beim Aufstellen der künstlichen Frontzähne auf die vormalige Position der natürlichen Frontzähne rückbesinnen sollte.

Strack u. a. machten auf die Gleichgewichtslage zwischen Prothese und Muskulatur (Zunge, Wangen, Lippen) aufmerksam. Nach ihrer Auffassung sollten für eine neutrale Gleichgewichtslage die Frontzähne – insbesondere bei größerem Zungentonus – vor den oberen Kieferkamm gestellt werden.

Hiltebrandt u. a. vertraten die Meinung, dass durch den Druck von Zunge und Lippen unerwünschte Horizontalschübe entstehen könnten und forderten ebenfalls, die Frontzähne vor den Kieferkamm zu stellen.

Jung, Gerber u. a. waren der Auffassung, dass die oberen Frontzähne sich zu den unteren in einer horizontalen und vertikalen „offenen Bisslage" befinden sollten, um Kippmomente zu vermeiden. Die sog. sagittale Stufe von einem Millimeter sollte ihrer Auffassung nach eine freie Bewegung der Oberkiefer und Unterkiefer-Frontzahnreihen gegeneinander innerhalb des durch die Seitenzähne bestimmten Okklusionsfeldes ermöglichen.

Auch Strack u. a. forderten in ähnlicher Absicht, dass bei einem Deckbisspatienten, der mit einer Totalprothese versorgt werden soll, neben dem verstärkten Überbiss auch eine größere sagittale Stufe zwischen den Frontzahnreihen hergestellt werden sollte. Hierdurch kann ein Abkippen der Prothese durch eine Kollision der Frontzähne vermieden werden. Stark atrophierte obere Alveolarfortsätze zwingen nach Strack u. a. aus ästhetischen und funktionellen Gründen zu einer Aufstellung der künstlichen Frontzähne vor den Kieferkamm.

12.2.1 Empfehlungen zur Wiederherstellung des Frontzahnbogens

Mit Hilfe der klassischen Wachswallmethode lassen sich nach physiognomischen Gesichtspunkten zufriedenstellende Ergebnisse erzielen. Zur funktionsgerechten Aufstellung der Frontzähne sollten dem Zahntechniker einige Hilfsmarkierungen auf den Außenflächen der Wachswälle zahnärztlicherseits angeboten werden. Hierzu zählen die Einzeichnungen der Camperschen Linie, der Bipupillarlinie, der sog. Lachlinie und jener Linie, die von den inneren Augenwinkeln über die Nasenflügel auf die Wachswalloberflächen fortgesetzt werden kann. Mit diesen Einzeichnungen lässt sich auf die Länge und Breite der oberen Frontzähne rückschließen und sicherstellen, dass die Eckzahnspitzen im Mundwinkel sichtbar werden. Die Länge der Oberlippe beeinflusst dabei den „inzisalen Effekt" und gibt einen Anhalt für die richtige Neigung der Frontzahn-Achsen. Es sollte darauf geachtet werden, dass die Schneidekanten der Frontzähne mit der Zervikallinie des künstlichen Zahnfleischrandes in Übereinstimmung stehen.

Harper wies als erster darauf hin, dass die Papilla incisiva nicht der Atrophie des Alveolarfortsatzes folgt. Ihre Lage bleibt trotz der zwangsläufigen Alveolarkammatrophie nahezu stabil. Er empfahl, den sagittalen Abstand der mittleren oberen Schneidezähne vom Zentrum der Papille aus festzulegen. Weiterhin stellte er fest, dass im Regelfall eine transversale Linie, die durch die Mitte der Papille gezogen wird, die vorderen Hälften der Eckzähne trifft.

Marxkors u. a. legten nach umfangreichen Untersuchungen fest, dass der Mittelwert für den sagittalen Abstand der mittleren Schneidezähne von der Mitte der Papilla incisiva ca. 8,5 mm beträgt. Im Rahmen ähnlicher Messungen ergab sich für den Abstand der Eckzähne von den Spitzen der ersten großen Gaumenfalten ein Wert von ca. 10,5 mm.

Fuhr u. a. wiesen darauf hin, dass man von den Modellen bezahnter Kiefer – hier findet sich eine Anlehnung an die Kieferorthopädie – Werte ableiten kann, die man als Aufstellhilfe bei der Zahnaufstellung von Totalprothesen nutzen kann. Die diesbezüglichen Angaben zeigen eine gewisse Analogie zu den Erkenntnissen von Harper (s. o.).

Fine u. a. sahen in der „kieferorthopädisch" orientierten Frontzahnaufstellung die Gefahr, dass Frontzähne zu prominent erscheinen und zu weit vor dem Kieferkamm stehen könnten. Hierdurch käme es ihrer Meinung nach zu einer Beeinträchtigung der Prothesenstabilität.

Allgemein darf festgehalten werden, dass die Zielsetzung, eine vormalige Frontzahnstellung im Rahmen der Totalprothesen-Anfertigung wiederherzustellen, heutzutage unbestritten ist. Dabei gilt es, über die oben erwähnten Strukturen der Schleimhautoberfläche, wie Papilla incisiva und erstes großes Gaumenfaltenpaar, die Stellung der Frontzähne und damit gleichzeitig die Breite der auszuwählenden Frontzahn-Garnitur näherungsweise zu bestimmen.

12.2.2 Bestimmung der Frontzahnform nach der Gesichtsphysiognomie

Die Physiognomie und Ästhetik eines Gesichtes wird bei der Anordnung der Frontzähne durch die Form und Breite der Zähne geprägt. Es empfiehlt sich, die Breite der oberen Frontzähne durch die Hilfslinie „innerer Augenwinkel – Nasenflügel" zu bestimmen.

Gerber beschrieb die Möglichkeit, die Stellung bzw. Form der Frontzähne über die Stirn-Nasen-Fortsatzleiste zu beurteilen. Seinen Untersuchungen nach besitzt die Breite der Nasenbasis bzw. der Nasenwurzel eine gewisse Beziehungen zur Breite der mittleren Schneidezähne. Die sog. Schneidekantenlinie soll von der Kontur der Nasenbasis abgeleitet werden. Ähnlich wie Gerber bemisst auch Lee die Breite der Frontzähne nach der Breite der Nasenbasis. Er ging davon aus, dass die mesiale Facette des Eckzahnes mit dem Nasenflügel abschließt.

Gürtler u. a. stellten bei ihren Untersuchungen allerdings keine der oben beschriebenen Zusammenhänge fest. Dies steht im Widerspruch zu den Auffassungen von Gerber, Lee und anderen.

Schon 1912 machte Williams darauf aufmerksam, dass der Umriss des Gesichtes auf die Form der mittleren oberen Schneidezähne schließen lässt. Obwohl diese Aussage stark angezweifelt wurde, setzten Kretschmer, Balters u. a. Schädelmaße und Zahnmaße in Berechnungsformeln für die Auswahl oberer Frontzähne um.

Fischer u. a. stellten mit ihrem SPA-Faktor = Sex-Personality-Age-Faktor eine Formel auf, die ebenfalls zur Auswahl oberer Frontzähne genutzt werden kann.

Böttger und Häupl wiesen auf geschlechts- und altersbezogene Unterschiede bei der Frontzahnauswahl hin.

Hörauf nutzte Angaben über die Konstitution des Patienten für die Bestimmung von Zahnformen. Seine Angaben gründen sich auf die Konstitutionslehre von Kretschmer.

Die Unterteilungen leptosomer, athletischer und pyknischer Typ und die hierzu passenden Zahnformen dreieckig, rechteckig und oval bilden bis heute die Grundlage für eine individuelle, d. h. typenbezogene Zahnformbestimmung.

12.3 Empfehlungen für das Aufstellen der Seitenzähne

Die Geschicklichkeit mancher Patienten im Umgang mit ihrer Totalprothese hat einige Autoren dazu verleitet, der Totalprothesenherstellung nur eine geringe Aufmerksamkeit zu schenken.

So empfahl der Parodontologe McCall, die Anfertigung von Totalprothesen der Einfachheit halber ganz den Zahntechnikern zu überlassen.

Gerber u. a. wiesen jedoch eindringlich darauf hin, dass extrem atrophierte und zum Teil zerstörte Kiefer eine direkte Folge unsachgemäßer Planungen und fehlerhafter prothetischer Versorgungen sein können. In diesem Sinne kommt bei der Totalprothesenherstellung auf den Behandler eine große medizinische bzw. zahnmedizinische Verantwortung zu.

Spreng, Häupl u. a. konstatierten, dass die Belastung von zahnlosen Kieferkämmen durch eine Totalprothese letztlich als unphysiologisch anzusehen ist. Ihrer Meinung nach müsste jede Totalprothese zwangsläufig zu funktionellen Anpassungen oder pathologischen Veränderungen des Prothesenlagers führen.

Um das Prothesenlager vor deformierenden Umbauvorgängen zu schützen, wird auf eine zweckentsprechende Abformtechnik bei der Totalprothesenherstellung verwiesen. Da infolge einer sich verschlechternden Passform und vor allem infolge eines sich verringernden Saugeffektes der Oberkieferprothese Umbauvorgänge des Prothesenlagers eingeleitet werden können, erscheint es zusätzlich erforderlich, den Prothesenkörper mit seinen Zähnen in ein muskuläres Gleichgewicht mit der angrenzenden orofazialen Muskulatur zu bringen. In diesem Zusammenhang wird auch von einer „muskelgriffigen" Oberflächengestaltung von Totalprothesen gesprochen.

Hofmann u. a. weisen darauf hin, dass die funktionelle Ausformung des Prothesenkörpers einen positiven Einfluss auf die funktionelle Adaptation der Kaumuskulatur auszuüben vermag.

Neben den genannten Faktoren wird die Kaustabilität von Totalprothesen im wesentlichen durch ein geeignetes Okklusionskonzept im Seitenzahnbereich unterstützt. Die Kauflächenanteile sollten dabei so ausgerichtet sein, dass die im funktionellen Nahkontakt auftretenden Kräfte nicht zum Kippen der Prothesenbasen führen. Da das Nahrungssubstrat den Zahnkontakt beim Kauen eher verhindert, muss eine Prothese auch ohne Vielpunktkontakt der Zahnreihen gegeneinander lagestabil sein. Aus diesem Grund kommen der funktionsgerechten Ausformung der Prothesenkörper und dem jeweils erzielbaren Saugeffekt eine besondere Bedeutung zu.

12.3.1 Die sagittalen Aspekte der basisadäquaten Aufstellung

Beim Prinzip der basisadäquaten Aufstellung stehen statische Gesichtspunkte im Vordergrund. Übertragen auf die Totalprothesenherstellung heißt dies, dass den von außen an die Prothese angreifenden Kräften entsprechende Widerstandskräfte (lagestabilisierende Kräfte) entgegenwirken müssen.

Gausch u. a. machten darauf aufmerksam, dass die Form und die Relation der Kieferkämme zueinander aus statischer Sicht eine besondere Rolle spielen. Allgemein kann gesagt werden, dass die Gesetze der Prothesenstatik um so einfacher erfüllt werden können, je ausgeprägter die Kieferkämme ausgeformt sind.

Hiltebrandt, Strack u. a. hoben hervor, dass sich das Kauzentrum des natürlichen Gebisses zwischen dem zweiten Prämolaren und dem ersten Molaren befindet. Dies gilt auch als Richtlinie für die Seitenzahnaufstellung bei Totalprothesen. Ähnlich wie der Bereich des Kauzentrums zeigt in wissenschaftlichen Untersuchungen auch der Bereich zwischen dem Eckzahn und dem zweiten Prämolaren hohe Belastungswerte. Übereinstimmend mit der Lage des Kauzentrums liegt die tiefste Einziehung des zahnlosen Unterkieferkammes häufig im Bereich des ersten Molaren.

In vielen Fällen überkreuzen sich die Kieferkämme von Ober- und Unterkiefer in dem Bereich der tiefsten Unterkieferkamm-Einziehung. Dies wird als ein Grund mehr angesehen, den ersten Molaren an dieser Stelle zu platzieren.

Hiltebrandt ermittelte die kippstabilen Zonen von zahnlosen Kieferkämmen mit Hilfe von Belastungsproben an Bissschablonen. Er forderte, dass der Kaudruck immer senkrecht zum Untergrund, d. h. senkrecht auf das Prothesenlager wirken muss. Seiner Meinung nach sollte sich der erste Molar daher möglichst im Zentrum der tiefsten Unterkiefereinziehung befinden. Hiltebrandt befürchtete zu Recht, dass durch eine zu distale Platzierung des ersten Molaren – also auf der ansteigenden Schräge des Tuberculum alveolare mandibulae – die Totalprothese bei Belastung nach vorne gleiten könnte. Man spricht in diesem Zusammenhang noch heute von einer sogenannten Prothesenrutschbahn oder dem „Proglissement" einer Prothese (nach Gerber).

Gysis Empfehlungen, die Kauflächen parallel zum Konturverlauf des Unterkieferkammes auszurichten, bewirken nach der Meinung Hiltebrandts wenig. Seiner Meinung nach müssten bei einer derart aufgestellten Prothesenzahnreihe unter Kaudruck die Kräfte der schiefen Ebene wirksam werden und damit zwangsläufig zu einem „Verrutschen" der Prothese führen. Diese unliebsamen Prothesenverlagerungen beträfen nicht nur die Unterkieferprothese, sondern in ähnlichem Maße auch die Oberkieferprothese.

In den oben vollzogenen Gedanken wird deutlich, warum viele Autoren empfehlen oder empfehlen haben, den zweiten Molaren bei einer Prothesenzahnaufstellung wegzulassen und an seiner Stelle gegebenenfalls einen zusätzlichen Prämolaren aufzustellen.

Hromatka u. a. forderten, die Prothesenzahnreihe immer eine Zahnbreite vor dem posterioren Prothesenrand enden zu lassen. Ähnliches postulierten sie für den Bereich stark entwickelter Oberkiefer-Tubera, die ebenfalls frei von Zähnen bleiben sollten.

Allgemein lässt sich für den Fall eines sagittalen Platzmangels fordern, dass anstelle von Molaren auf Prämolaren zurückgegriffen werden sollte.

Hiltebrandt erklärte die Entstehung der sagittalen Kompensationskurve des natürlichen Gebisses als Folge der Kaumuskel-Verlaufsrichtungen. Speziell die Verlaufsrichtungen der Musculi temporales und der Musculi masseterici geben nach Hiltebrandt eine ausreichende Erklärung für das Entstehen der sagittalen Kompensationskurven. Für Hiltebrandt stellt daher der bogenförmige Verlauf der Seitenzahnreihen primär keine Kompensation des sagittalen Christenschen Phänomens dar.

Ackermann hält es bei der Konstruktion von Totalprothesen für notwendig, die sagittale Anordnung der Seitenzahnkauflächen parallel zur visuell erkennbaren sagittalen Neigung des unteren Alveolarkammes vorzunehmen. Die von Ackermann geäußerte Meinung, die Krümmung der Okklusionskurve dem Verlauf des Alveolarkammes anzugleichen, wird wohl von den meisten Autoren, die sich mit der Totalprothesenherstellung beschäftigt haben, geteilt. Schon Gysi empfahl, die Okklusionskurve, hier insbesondere bei der Umsetzung seiner Höcker-Facetten-Theorie, an dem Verlauf des Unterkieferkammes auszurichten.

Tanzer forderte – sozusagen als Kompromiss – die Okklusionskurve als Halbierende der lichten Kammhöhe dem Alveolarkammverlauf anzupassen. Ähnlich äußerten sich Böttger und Häupl. Sie empfehlen, die Okklusionskurve beim ersten unteren Prämolaren beginnen zu lassen. Ihrer Meinung nach liegt der tiefste Punkt der Okklusionskurve an der mesialen Kante des ersten Molaren. Erst der distobukkale Höcker des zweiten Molaren erreicht wieder das Niveau der Kauebene.

Haller hat den Begriff des zentripedalen Systems in die Literatur eingeführt. Nach ihm werden die Seitenzähne in einer annähernd negativen Okklusionskurve aufgestellt. Die sog. Okklusionskerbe soll über eine strenge Verschlüsselung in der habituellen Interkuspidation zu einer günstigen Kraftverteilung führen.

12.3.2 Die transversalen Aspekte der basisadäquaten Aufstellung

Nach Liehr sind Zahnprothesen statisch korrekt ausgerichtet, wenn die okklusalen Kontaktpunkte während der Kaufunktion innerhalb der statischen Belastungsgrenzen liegen, d. h. bei gut ausgeformten Kieferkämmen nicht mehr als ca. 2 bis 3 mm bukkal der Unterkiefer-Kammlinien.

Auf Totalprothesen einwirkende Kräfte sollten immer senkrecht zur Prothesenzahnkaufläche gerichtet sein. Hierdurch erklärt sich, dass dem transversalen Aspekt beim statisch korrekten Aufstellen der Zähne eine große Bedeutung zukommt. Spielt bei der sagittalen Aufstellung im wesentlichen die Form der jeweiligen Kieferkammes die dominierende Rolle, so ist beim transversalen Aufstellen der Prothesenzahnreihen die Relation der Alveolarfortsätze zueinander vorrangig zu beachten. Die Lage der zahnlosen Kieferkämme zueinander beinhaltet einige bemerkenswerte Besonderheiten. So ist bei fortgeschrittener Alveolarkammatrophie des Unterkiefers der zahnlose Unterkieferbogen regelmäßig größer als der Bogen des Oberkiefers. Häufig überkreuzen sich die Kieferkamm des Ober- und Unterkiefers im Bereich der zweiten Prämolaren oder der ersten Molaren. Hierdurch tritt im Bereich der zweiten Molaren die Inkongruenz der Kieferbögen besonders hervor.

Die gewünschte okklusale Prothesenstabilisierung kann im wesentlichen nur durch eine geeignete Seitenzahn- und Frontzahn-Aufstellung erreicht werden. Das Aufstellen der Seitenzähne unter streng statischen Gesichtspunkten darf heute als allgemein anerkannt gelten.

Gysi ging davon aus, dass die Aufstellung der künstlichen Zähne dann den Gesetzen der Statik folgt, wenn die einzelnen Zähne mit ihrer Längsachse senkrecht zur Kammoberfläche bzw. mit ihren Kauflächen parallel zu der okklusalen Kammfläche zu stehen kommen. In der Praxis wird allgemein die Längsfissur der Seitenzähne über die Kieferkammmitte gestellt. Dabei sollten die Zahnachsen der Neigung der Interalveolarlinie folgen. Nach Gysi u. a. besteht die Indikation zur seitlichen Kreuzbiss-Zahnaufstellung dann, wenn die Interalveolarlinien mit der Okklusionsebene einen kleineren Winkel (Innenwinkel) als 80° bilden. Leider führt diese Regel zu einem recht hohen Anteil an Kreuzbissaufstellungen, die im Einzelfall das Bewegungsfeld der Zunge einzuschränken vermögen und eine funktionelle Anlagerung der Wangenmuskulatur an den Oberkiefer-Prothesenkörper bzw. an die Oberkieferzahnreihe verhindern können. Hierdurch ergeben sich nicht nur Nachteile für den Prothesenhalt, sondern auch für die Physiognomie des Prothesenträgers.

Diese Nachteile versucht Fischer durch eine stärkere Lingualkippung der unteren Zähne zu verringern. Die Kauflächen der Seitenzähne sollten nach Fischer beim Aufstellen so geneigt werden, dass sie in der Lateralokklusion mit der Interalveolarlinie einen Winkel von 90° bilden. Da die Achsen der Seitenzähne um 10° stärker gekippt werden, als es der Neigung der Interalveolarlinie gegen die Kauebene entspricht, zeigen die Achsen der Seitenzähne in der Interkuspidation einen Winkel von 80°. Dies hat zur Folge, dass erst bei einem Interalveolarwinkel von weniger als 70° eine Kreuzbissaufstellung notwendig wird.

Gysi benutzte zur Vermessung der interalveolären Linie ein von ihm entwickeltes Stufenlineal. Hofmann u. a. weisen darauf hin, dass die interalveoläre Linie nicht über den gesamten Zahnbogen gleich verläuft, sondern zwischen dem ersten Prämolaren und zweiten Molaren kontinuierlich in ihrem Winkelgrad zur Kauebene ansteigt. Der Bereich des zweiten Molaren zeigt oft einen doppelt so großen Winkel wie der des ersten Molaren. In einem solchen Fall sollte nur der zweite Molar in einer Kreuzbissstellung bzw. im Extremfall in einer Non-Okklusion aufgestellt werden. Häufig ergeben sich zusätzliche Unterschiede zwischen der rechten und linken Kieferhälfte.

Die aktuelle Literatur empfiehlt, die Kreuzbissaufstellung nach Möglichkeit zu vermeiden, da sie für die Statik und Dynamik einer Totalprothese keine Vorteile erbringt. Diese Ansicht hat zwangläufig zur Folge, dass die kammgetreue Aufstellung der Seitenzähne zunehmend „großzügiger" gehandhabt wird.

Hofmann, Hupfauf u. a. empfehlen, nur die palatinalen Oberkieferhöcker okkludieren zu lassen und die bukkalen Oberkieferhöcker zu kürzen. Auf diese Weise können die vestibulären Höcker der unteren Zähne in transversaler Richtung verschmälert werden. Gleichzeitig sollten die palatinalen Oberkieferhöcker in einer lingual gelegenen Grube der Unterkieferzähne nach dem Mörser-Pistill-Prinzip interkuspidieren. In der amerikanischen Literatur hat sich für dieses Konzept, bei dem nur die palatinalen Oberkieferhöcker okkludieren, der von Pound geprägte Begriff „lingualisierte Okklusion" durchgesetzt.

Payne empfiehlt, die palatinalen Höcker steiler zu gestalten und fordert, die Molarengrube im Unterkiefer zu erweitern.

Einige Autoren haben sich speziell mit der Kalottenbissnahme bzw. der Kalotten-Zahnaufstellung beschäftigt. So versucht Fehr über eine sogenannte Kalottenbissnahme eine bilateral balancierte Okklusion zu erreichen.

Fischer hält dagegen, dass die Krümmung einer Kalotte (Ausschnitt einer Kugeloberfläche, die zum Aufstellen von Seitenzähnen benutzt wird) zu statisch unkorrekten Ergebnissen führen müsste, da sie eine von der Interalveolarlinie abweichende starke Lingualkippung der unteren Molaren bewirke. Im Gegensatz dazu verweisen Eichner u. a. auf die günstigen statischen Effekte einer Kalotten-Aufstellung. So ist es nicht verwunderlich, dass zum Beispiel Fehr und Eichner eine Mittelwertkalotte als Aufstellhilfe empfehlen.

Auch die Bedeutung der Interalveolarlinie für die Prothesen-Seitenzahnaufstellung wird nicht von allen Autoren akzeptiert. Einer ihrer schärfsten Kritiker ist Hiltebrandt. Im Gegensatz zu Gysi betrachtete er den relativ größeren Unterkieferalveolarbogen als eine aus statischen Gründen vorteilhafte anatomische Vorgabe. Er forderte, dass die Längsachse des ersten oberen Molaren die Oberkiefer-Kammlinie schneidet und senkrecht zur Kauebene stehen sollte. Auch Hiltebrandt forderte eine Seitenzahnaufstellung, bei der nur die palatinalen Oberkieferhöcker okkludieren sollten. Für die Aufstellung der ersten Oberkiefer- und Unterkiefer-Molaren forderte er die Berücksichtigung der „physiologischen Verbindungslinie". Die Längsachsen der ersten Molaren sollten im Idealfall – entsprechend dem Verlauf der „physiologischen Verbindungslinie" – einen Winkel von 150° bis 160° bilden. Die „physiologische Verbindungslinie" beginnt in der Mitte des Oberkiefer-Alveolarkamms (als Senkrechte zur Okklusionsebene) und endet in der Mitte des Unterkiefer-Alveolarkamms. Sie ist jedoch nicht wie die Interalveolarlinie die geradlinige Verbindung zwischen den Kieferkamm-Mitten, sondern zeigt den oben genannten Winkelgrad. Die Abwinkelung der physiologischen Verbindungslinie erfolgt in Höhe der Okklusionsebene.

Tanzer u. a. empfahlen, die Prämolaren und die ersten Molaren zu zwei Dritteln „innerhalb" des Kieferkammverlaufes zu platzieren. Demgegenüber wurde der zweite Molar zur Vergrößerung des Zungenraumes betont nach bukkal gestellt. Zwangsläufig verlor der zweite Molar durch diese Art der Aufstellung einen Teil seines okklusalen Kontaktes.

Nach Balters bildet der Kammgrad sogar die äußere Grenze für die Außenseite der aufzustellenden künstlichen Zähne. Er stützte seine Aussage auf Untersuchungen über die Alveolarkammatrophie, wobei er darauf verwies, dass die Seitenzahne oft zu weit bukkal angeordnet würden.

Gerber empfahl, bei einer extrem lingual liegenden Kammlinie, die häufig mit einem stark nach vestibulär abfallenden Kieferkamm verbunden ist, eine sog. Anti-Monson-Kalotte einzusetzen. Boswell betrachtete die Anwendung der Anti-Monson-Kalotte sogar als Standardmethode.

Jung vertrat die Ansicht, dass bei älteren Prothesenträgern mit stark atrophierten Alveolarfortsätzen eine verstärkte Aktivierung des Muskelhaltes durch eine Einordnung der Seitenzahnreihen oder des gesamten Prothesenkörpers in den „Kauschlauch" der Mundhöhle anzustreben sei. Dabei erhielten die Seitenzähne eine Stellung, die weitestgehend mit der vormaligen natürlichen Zahnstellung übereinstimmte.

Auch Pound machte ausführliche Angaben zur muskeldynamischen Zahnaufstellung und empfahl die Einordnung der Seitenzähne in ein muskuläres Gleichgewicht. Er gab hierfür zwei Orientierungslinien an, die Teil des sog. Poundschen Dreiecks sind. Dieses Dreieck setzt sich u. a. aus Linienführungen zusammen, die über die Längsfissuren der unteren Seitenzähne verlaufen und sich von der Unterkante des retromolaren Dreiecks zum mesialen Schenkel des Eckzahnes erstrecken. Die lingualen Höckergrate der Seitenzähne sollten bei korrekter Aufstellung die seitliche Markierungslinie des Poundschen Dreiecks nicht überragen.

Die Bukkalstellung oberer Molaren – also die nicht kieferkamm-mittengerechte Aufstellung – wird nach wie vor kontrovers diskutiert. Schon Pound lehnte die Oberkiefer-Seitenzahnaufstellung nach rein statischen Gesichtspunkten ab. Seiner Meinung nach führt sie zu einer ungünstigen Ästhetik, einer schlechten Phonetik und einer eingeschränkten Bewegungsfreiheit der Zunge, die ihrerseits eine Instabilität des unteren Prothesensitzes bedingen würde. Pound bestritt, dass eine statisch korrekte Aufstellung von Seitenzähnen über dem oberen Kieferkamm eine Alveolarkammatrophie verhindern könnte. Als begrenzende anatomische Strukturen für eine bukkale Seitenzahnaufstellung nannte Pound im Oberkiefer die Crista zygomatica und im Unterkiefer die äußere schräge Linie des Alveolarkammes (Linea obliqua externa). Es soll nicht unerwähnt bleiben, dass in neuerer Zeit diese Anschauungen einen deutlich vermehrten Zuspruch finden.

12.4 Zum okklusalen Gleichgewicht von Totalprothesen

Für das okklusale Gleichgewicht von Totalprothesen sollten, den klassischen Okklusionstheorien zufolge, bei allen Unterkieferbewegungen zwischen möglichst vielen Seitenzähnen Okklusionskontakte bestehen. Gysi hat diesen bilateral balancierten Okklusionstyp sogar als Idealtyp für natürliche Gebisse beschrieben. Alle Abweichungen, wie sie wohl in den meisten natürlichen Gebissen auftreten, bezeichnete Gysi als degenerative Veränderungen und führte sie auf die ungenügende Kautätigkeit des heutigen Menschen zurück.

Für das okklusale Gleichgewicht von Totalprothesen lässt sich die folgende Formel als praktische Hilfe bei der Prothesen-Zahnaufstellung in Ansatz bringen:

12.5 Zur Kaubewegung

Nach Gysi lässt sich die Kaubewegung bzw. ein Kauzyklus in vier Phasen zerlegen:

1. Öffnungsbewegung
2. Seitwärtsschwenken des Unterkiefers
3. Schließen in der bukkalen Okklusion
4. Zurückgleiten unter Zahnkontakt in die Interkuspidation

Da diese vier Bewegungsphasen in der Frontalansicht in etwa einer Kreisbewegung entsprechen, spricht man auch von dem „Vier-Phasen-Rundbiss" nach Gysi.

Neuere wissenschaftliche Untersuchungen zeigen, dass während der Kaufunktion keine nennenswerten Zahnkontakte auftreten. Erst gegen Ende des Kauvorganges kommt es zu okklusalen Kontakten, die ihrerseits das Signal zum Abbruch der Kautätigkeit und zur Einleitung des Schluckvorganges bilden.

Hiltebrandt u. a. verwiesen auf einen Reibekontakt von unterschiedlichem Umfang in der letzten Phase des Kauaktes, insbesondere wenn harte Speisen gekaut werden. Demgegenüber würden weiche Speisen mehr hackbissförmig gekaut. Protrusive Reibebewegungen, wie sie von Gysi beschrieben wurden, konnten durch elektronische Unterkiefer-Bewegungsaufzeichnungen nicht bestätigt werden. Auch die lateralen Unterkiefer-Seitwärtsbewegungen sind während der Kautätigkeit eher als gering zu bezeichnen. Im wesentlichen verläuft der normale Kauzyklus mehr vertikal und unterscheidet sich dadurch augenfällig von den im Artikulator möglichen Bewegungen. Hiltebrand u. a. unterschieden dementsprechend die eigentlichen Kaubewegungen von den zahngeführten Gleitbewegungen, wie man sie anhand von Gebissmodellen im Artikulator darstellen kann.

Der Schluckakt stellt einen Sonderfall dar. Hier finden sich sehr häufig okklusale Zahnkontakte, die zur Abstützung des Unterkiefers während der Schluckfunktion aufgesucht werden. So ist es nicht verwunderlich, dass man sich bei der Kieferrelationsbestimmung, hier speziell bei der Auffindung der „Schlussbissposition", gerne der Schluckfunktion bedient (zum Beispiel Schluckbissnahme nach Hromatka).

Zusammenfassend kann gesagt werden, dass beim Totalprothesenträger während der Kaufunktion die reinen Hackbewegungen im Vordergrund stehen. Erst nach stärkerer Nahrungszerkleinerung und nach gründlicher Einspeichelung des Nahrungsbolus sind Mahlbewegungen geringeren Ausmaßes zu beobachten. Offensichtlich vermeiden Totalprothesenträger Unterkiefer-Seitwärtsbewegungen, um die Prothesenstabilität nicht zu gefährden. Sie benötigen dadurch zirka 50 % mehr Kaubewegungen, als es bei natürlich bezahnten Patienten der Fall ist.

$$\frac{\text{sagitt. Gelenkbahnneigung} \times \text{Schneidezahnführungswinkel}}{\begin{array}{c}\text{Neigung d. Okklusion} \\ \text{(nach distal oben)}\end{array} \times \begin{array}{c}\text{Krümmung} \\ \text{d. Kompen-} \\ \text{sationskurve}\end{array} \times \begin{array}{c}\text{Höcker-} \\ \text{neigungs-} \\ \text{winkel}\end{array}} = \text{balancierte Okklusion}$$

12.6. Totalprothetische Okklusionskonzepte

Ohne bilaterale Abstützung

McGrane u. a. empfehlen Okklusionskonzepte, bei denen auf eine transversale Okklusionskurve verzichtet wird. Dies bedeutet de facto den Verzicht auf eine bilateral abgestützte Okklusion, wie sie nach wie vor vielen totalprothetischen Zahn-Aufstellungskonzepten eigen ist. Es sei an dieser Stelle erwähnt, dass auch bei der Aufstellung in Form einer Anti-Monson-Kalotte auf Balancekontakte verzichtet wird. Alle Autoren, die in ihren Konzepten auf eine bilateral abgestützte Okklusion verzichten, berufen sich auf Nachuntersuchungen von langjährig getragenen Prothesen, die häufig bilateral abgestützte Okklusionskontakte vollständig vermissen lassen.

So stellten zum Beispiel E. Körber u. a. fest, dass die statisch richtige Aufstellung von Prothesen-Seitenzähnen gleichbedeutend mit der Berücksichtigung der Interalveolarlinie ist. Ihrer Meinung nach ist die Okklusion auf der Latero- wie auf der Mediotrusionsseite sowie das Vorliegen einer sagittalen Kompensationskurve eher nebensächlich. Der Verzahnung in der habituellen Schlussbisslage (maximale Interkuspidationsposition) kommt demgegenüber ihrer Meinung nach größte Bedeutung zu. Die von E. Körber nachuntersuchten Patienten zeigten häufig nur ein bis zwei Latero- und in keinem Fall Mediotrusionskontakte.

Mit bilateraler Abstützung

Gerber propagierte ein Okklusionskonzept mit bilateraler Balancierung und klagte über Prothesen mit ungenügender Okklusion. Seiner Meinung nach sind solche Prothesen häufig an der Entstehung von Kiefergelenk-Funktionsstörungen und an der Bildung von sogenannten Schlotterkämmen beteiligt. Gerber meinte, dass das „Artikulationsproblem" um ein Vielfaches einfacher wäre, wenn man alle über die 2-mm-Grenze hinausgehenden seitlichen Okklusionsbewegungen des Unterkiefers „vergessen" könnte.

Posselt, Drum u. a. befürchteten jedoch, dass auch Okklusionshindernisse jenseits der „2-mm-Grenze" durchaus in der Lage sind, Parafunktionen auszulösen. Sie sprachen sich daher für eine balancierte Prothesenstabilisierung auch während parafunktioneller Beanspruchungen oder während der sogenannten Leerlaufbewegungen aus.

Einige Autoren weisen in diesem Zusammenhang darauf hin, dass es bei Vorliegen parafunktioneller Bewegungsabläufe ratsam sein kann, die Prothesen über Nacht herauszunehmen. Hierdurch werden parafunktionelle Druckbelastungen der zahnlosen Kieferkämme mit Sicherheit ausgeschlossen.

Viele Okklusionskonzepte mit bilateraler Balancierung beinhalten das Vermessen der Kiefergelenkfunktion. Hierzu bedarf es geeigneter Gesichtsbogensysteme, die eine Übertragung der individuellen Funktion auf entsprechende Artikulatorsysteme ermöglichen. Im Regelfall beinhalten diese Aufstellungskonzepte eine helikoidale Verwindung der Seitenzahnkauflächen. Nach Strack hängt die Verwindung der Zahnreihen vom jeweiligen Bisstyp ab. Strack unterscheidet den Normalbiss-, den Deckbiss- und Kreuzbiss-Typ. Der Kreuzbiss-Typ nach Strack ist identisch mit einem progenen Bisstyp (anteriorer Kreuzbiss), der im Gegensatz zu den beiden anderen Bisstypen keine Zahnaufstellung mit einer helikoidalen Verwindungskurve, sondern mit einer sphärisch-kalottenförmigen Anordnung der Seitenzahnkauflächen erfordert.

E. Körber geht davon aus, dass über die helikoidale Verwindungskurve Schubkräfte auf die Prothese übertragen werden können. Im Sinne einer besseren Prothesenstabilisierung und einer günstigeren Verschlüsselung der Seitenzahnreihen in der Interkuspidationsposition nimmt er diesen Nachteil jedoch in Kauf. Bei Untersuchungen über die Abrasionsform und die Zahnbogenausformung bzw. die Zahnbogenstellung fanden E. Körber u. a. eine Abhängigkeit von den transversalen Kieferkammbeziehungen. Immer, wenn es zu einem Sichüberkreuzen von Oberkiefer- und Unterkiefer-Alveolarfortsätzen kam, konnte eine helikoidale Verwindung der Seitenzähne bzw. deren Kauflächen beobachtet werden.

Gerber wies darauf hin, dass mit Hilfe der helicoidalen Verwindung günstigere Okklusionsfelder als bei der sogenannten Kalottenaufstellung zu erreichen seien.

Ein besonderes Problem der Prothesenlagerung stellt die nachgiebige Schleimhaut der Prothesenlager dar. Hiltebrandt, Gerber u. a. versuchten, die Resilienz (Nachgiebigkeit, Eindrückbarkeit) der Kieferkammschleimhaut durch das Gestalten einer „polivalenten" Okklusion zu berücksichtigen. Hierbei wurde unter Beachtung der statischdynamischen Prothesenfunktion ein okklusaler Spielraum gestaltet, der Okklusionskontakte auch bei leicht lageveränderten Prothesenbasen zuließ. Gerber entwickelte für sein Okklusionskonzept die Condylarzähne, die über einen sagittalen und transversalen Bewegungsspielraum die Schleimhautresilienz ausgleichen sollten.

12.7 Das Einschleifen von Höckerzähnen

Viele Autoren empfehlen bei der Verwendung von Höckerzähnen ein nachträgliches Einschleifen der dynamischen Okklusion. So konnten Lehmann u. a. zeigen, dass bei Lateralbewegungen auftretende Schub- und Kippbelastungen um 40 % durch ein nachträgliches Einschleifen der Konfektionszähne verringert werden konnten. Des weiteren bewirkten die Einschleifmaßnahmen eine deutliche Reduktion der Prothesendruckstellen.

Solche nachträglichen Einschleifmaßnahmen werden im Regelfall an „remontierten" Totalprothesen durchgeführt. Das Remontieren ermöglicht das Beseitigen okklusaler Interferenzen bzw. das Anpassen der Konfektions-Zahnkauflächen an die jeweils vorliegende individuelle Unterkiefer-Bewegungsfunktion.

12.8 Wissenschaftliche Grundlagen der sog. Kalottentheorie

Von Spee beschrieb schon 1890 die Vorschubbahn des Unterkiefers am mazerierten Schädel. Nach seinen Untersuchungen befinden sich die bukkalen Höcker der Seitenzähne sowie die Vorderfläche des Kondylus auf einem Kreisbogen, der seinen Mittelpunkt in der Orbita (direkt hinter der Nasenwurzel) hat. Seiner Meinung nach ist eine Achse, deren Lage identisch mit dem Mittelpunkt des oben beschriebenen Kreisbogens ist, gleichbedeutend mit der Rotationsachse für die Unterkiefer-Vorschubbewegung.

Monson erweiterte diese Theorie durch die Berücksichtigung der transversalen Unterkiefer-Bewegungskomponenten. Er entwickelte die sogenannte Kugeltheorie. Danach treffen sich die Längsachsen aller Unterkieferzähne in einem Punkt, der im statistischen Mittel 10,4 cm von den Okklusalflächen entfernt liegt.

Seit den Untersuchungen von Spee und Monson geben einige Autoren den kurvenförmigen Verlauf der sagittalen und transversalen Kauflächenmorphologie in Form von Kalotten-Krümmungsradien an. So ermittelte Wilson bei seinen Unterkiefer-Vermessungen einen mittleren Kalotten-Krümmungsradius von 9,8 cm. Eisfeld verwendete zum Einschleifen des natürlichen Gebisses eine Kalotte mit einem Krümmungsradius von 12,5 cm.

Schon 1908 wies Gysi auf das Christensche Experiment hin. Hierbei beobachtet man, dass plane Wachswälle, die parallel zur Camperschen Ebene ausgerichtet sind, bei den Vor- und Seitwärtsbewegungen im posterioren Anteil diskludieren. Man darf wohl sagen, dass letztlich alle in der Literatur angegebenen Kalottenkrümmungen dazu dienen, das sog. Christensche Phänomen zu kompensieren und eine bilateral gestützte Okklusion zu ermöglichen. Dies erklärt auch den allgemeinen Sprachgebrauch, der weniger von „Okklusionskurven", als vielmehr von „sagittalen und transversalen Kompensationskurven" spricht.

Fehr schlug vor, Wachswälle durch ein Aneinanderreiben im Mund so auszuformen, dass sie bei allen Bewegungen einen flächenhaften Kontakt behalten. Anhand dieser aus einer „funktionellen Relationsbestimmung" resultierenden kalottenförmigen Wachswall-Oberflächen sollten flachhöckerige Seitenzähne so aufgestellt werden, dass eine bilateral gestützte Okklusion ermöglicht wird. Selbstverständlich durfte bei diesem Aufstellungskonzept kein bewegungsbehindernder Schneidezahnüberbiss aufgestellt werden.

Eichner vertritt die Meinung, dass die vollkommene Okklusion dann erreicht sei, wenn sich die Gelenkköpfe und die Zahnreihen auf einer gemeinsamen Kugeloberfläche bzw. zumindest auf zwei parallelen Kugeloberflächen bewegten. Er stützt seine Meinung auf die Untersuchungen von Christensen, konzediert jedoch, dass dieser Idealfall beim bezahnten Patienten recht selten anzutreffen sei.

Trotz der vielen interessanten Aspekte der „Kalottentheorie" soll nicht unerwähnt bleiben, dass es zu den oben ausgeführten Gedanken auch kritische Stellungnahmen gibt. Sie lassen sich in etwa wie folgt zusammenfassen:

- Die Kieferrelationsbestimmung mit kalottenförmig ausgeformten Wachswalloberflächen ist zu aufwendig und mit zusätzlichen Unsicherheiten belastet.
- Die Kalotte wird als „Kontaktfläche" der statischen und dynamischen Okklusion angezweifelt.
- Die zu der Kalottenaufstellung empfohlenen flachhöckerigen Zähne werden infolge ihrer relativ geringen Verzahnung abgelehnt.

Zusätzlich bemängelte Köhler, dass bei der Kalottentheorie geringe interindividuelle Unterschiede nicht berücksichtigt werden könnten. Faber bezweifelte die Vorteile der „Kalottenbissnahme", da es ihm nicht möglich schien, dass sich plane Wachswalloberflächen von selbst im Sinne einer individuellen Kalottenkrümmung einschleifen. Seiner Meinung nach sind die funktionell sich ergebenden Kalottenausformungen allein von der jeweils gewählten Ausgangsform und der im Einzelfall bemessenen „Einschleifdauer" abhängig.

Ludwig u. a. konnten experimentell und geometrisch nachweisen, dass für die Protrusionsbewegung des Unterkiefers mittels speziell bemessener Kalotten ein vollständiger Okklusionsausgleich möglich ist. Dies setzt jedoch voraus, dass die unterschiedlichen sagittalen und protrusiven Gelenkbahnen durch individuell zu bestimmende Kalotten-Krümmungsradien und durch individuell zu bemessende Kalotten-Anstellwinkel kompensiert werden. Demgegenüber kam es bei den Unterkiefer-Seitwärtsbewegungen mit zunehmenden Bennett-Winkeln zu nicht mehr „kalottenmässig" zu kompensierenden okklusalen Interferenzen.

12.9 Anmerkungen zu den Kauflächenformen

Bei den Kauflächenformen interessiert neben der erreichbaren Kaueffizienz vor allem die kauflächenbedingte Belastung der zahnlosen Kieferkämme. Vergleichende Untersuchungen über den Einfluss der Kauflächenformen auf die Prothesenlagerbelastung sind vielzählig durchgeführt worden. Im wesentlichen hat man bei Prothesen mit Höckerzähnen auf der Laterotrusionsseite eine 40 bis 60 % größere Belastung als auf der Mediotrusionsseite festgestellt. Diese deutlichen Belastungsunterschiede können bei Laterotrusionsbewegungen zu einer Verschiebung der Prothesen führen. Als Folge einer solchen zwangsweisen Prothesenverschiebung werden die Alveolarkämme unphysiologischen Belastungen ausgesetzt.

Lehmann beobachtete bei seinen Untersuchungen, dass selbst nach sorgfältigem Einschleifen von Höckerzähnen Kippbelastungen nicht vollständig ausgeschaltet werden konnten. Im Gegensatz zu den frei aufgestellten Höckerzähnen kommt es bei kalottenförmig angeordneten Höckerzähnen nur zu Belastungsdifferenzen von ca. 10 %. Lehmann stellte fest, dass im letzteren Fall an den palatinalen bzw. lingualen Schrägflächen der Kieferkämme nahezu keine Belastungsveränderungen festzustellen waren.

Gysi korrigierte seinerzeit die von ihm entwickelten 33°-Molaren zur Reduktion der horizontal auf die Prothese einwirkenden Schubkräfte auf 20°-Molaren.

Es soll an dieser Stelle nicht unerwähnt bleiben, dass viele Autoren in höckerreduzierten bzw. in höckerlosen Prothesenzähnen nicht auszugleichende Nachteile sehen. So befürchteten Köhler u. a., dass sich über eine fehlende okklusale Verschlüsselung der Kiefer gegeneinander eine sekundäre Progenie einstellen könnte. Eichner empfiehlt daher, niemals auf eine ausreichende Verzahnung zu verzichten.

Kühl lehnt in diesem Zusammenhang eine strenge Verschlüsselung der Okklusalflächen ab. Seiner Meinung nach ist jede Atrophie des Prothesenlagers nicht nur mit einer vertikalen, sondern auch mit einer horizontalen Änderung der Kieferrelation verbunden. Über eine strenge Verschlüsselung der Okklusalflächen käme es seiner Meinung nach zu horizontalen Schubkräften, die zwangsläufig zu einer Verlagerung der Prothesenkörper führen müssten.

Eichner weist darauf hin, dass die Kaueffizienz einer Totalprothese weniger vom Kauflächenrelief als vielmehr von der Ausformung des Prothesenlagers, der möglichen Statik, dem allgemeinen Prothesensitz und der psychischen Einstellung des Patienten abhängt.

Kelly stellte in seinen Betrachtungen zum totalprothetischen Behandlungserfolg die „Prothesenerfahrung" des Patienten, die neuromuskuläre Geschicklichkeit und die maximal mögliche Kaukraft in den Vordergrund.

Hofmann u. a. stellten fest, dass sich der Kaudruck unter Prothesen mit höckerlosen Zähnen stärker auswirkt als unter Prothesen mit anatomisch geformten Zähnen.

Um bei flachhöckerigen oder höckerlosen Zähnen die Kaueffizienz zu steigern, werden auf Anregung mancher Autoren spezielle „Kauflächenstrukturen" in die Kauflächen eingelagert.

Bis heute werden höckerlose Zähne im Rahmen der Versorgung von Dysgnathie-Patienten oder in Fällen ungünstiger Kieferrelationen, verbunden mit interalveolärem Platzmangel, angewendet. Insbesondere in der amerikanischen Literatur findet sich eine deutliche Favorisierung der höckerreduzierten bzw. höckerlosen Prothesenzähne. Als Argumente werden die geringeren Horizontalkräfte sowie die einfachere technische Verarbeitung angeführt.

Kundert weist darauf hin, dass der wissenschaftliche Beweis für die Überlegenheit irgendeines Okklusionskonzeptes bis heute nicht erbracht werden konnte.

12.10 Zusammenfassung

Für die statische Aufstellung der Seitenzähne hat bis heute das Kammliniengesetz von Gysi Gültigkeit. Ob hier nach Hiltebrandt, Fischer oder nach Gysi vorgegangen wird, scheint für die Praxis von geringerer Bedeutung. Man kann sich der Meinung von Jung anschließen, der für gut ausgebildete Kieferkämme die rein statische Aufstellung empfiehlt. Bei stark atrophierten Kämmen sollte man eine verstärkte Aktivierung des Muskelhaltes durch eine mukodynamische Abformung anstreben. Dies soll aber nicht heißen, dass man bei einer statischen Aufstellung die Muskulatur durch einer geeignete Gestaltung des Prothesenkörpers unberücksichtigt lassen sollte.

Einen akzeptablen Kompromiss sieht man in der lingualisierten Okklusion, wie sie von Payne, Gerber und Fischer empfohlen wurde. Sie ermöglicht, die vestibulären Zahnflächen in Wangenkontakt zu bringen, während sich die okklusalen Kontakte weiter oral in Kammnähe befinden. Da die Kaumuster-Untersuchungen an Totalprothesenträgern den Hackbiss als bevorzugten Kaumodus zeigen, scheint die Bedeutung einer bilateralen okklusalen Kontaktbeziehung beim Kauen weniger bedeutsam als bei den sog. Parafunktionen zu sein. Bedeutung kommt der Balancierung zur Vermeidung einseitiger parafunktioneller Belastungen zu. Besondere Sorgfalt sollte diesbezüglich dem Einschleifen der Unterkiefer-Seitwärtsbewegungen gewidmet werden. Die ersten 2 bis 3 mm der laterotrusiven Okklusionsbewegung sind in diesem Zusammenhang von entscheidender funktioneller Bedeutung. Darüber hinaus gehende Interferenzen haben für die Auslösung von Parafunktionen offensichtlich geringere Bedeutung.

Empfehlungen von Becker, die Prothesen in der Nacht herauszunehmen, können das Problem der nächtlichen Parafunktionen nicht endgültig lösen. Verschiedene Autoren führen weiterhin an, dass die Balancierung eine wesentliche Steigerung des Tragekomforts bedeutet. Über die Art und Weise, wie ein Vielpunktkontakt während der Unterkiefer-Gleitbewegungen erreicht werden soll, herrscht bislang noch keine Übereinstimmung. So ist es zum Beispiel bis heute nicht ausreichend geklärt, ob bei der „Kalottenartikulation" störende okklusale Interferenzen möglicherweise nur durch Schleimhautresilienzen ausgeglichen werden und dadurch letztlich doch zum Knochenabbau führen.

Die vergleichenden Kaudruckprüfungen von Hofmann sowie die Untersuchungen von Winter u. a. zeigen die Überlegenheit der Höckerzähne hinsichtlich der Schonung des Prothesenlagers. Die Horizontalschübe, die von Höckerzähnen theoretisch erzeugt werden könnten, kommen wohl nur deshalb wenig zur Geltung, weil der Totalprothesenträger in aller Regel den Hackbiss bevorzugt. Obwohl einige Lehrmeinungen die strenge „okklusale Verschlüsselung" der Kiefer fordern, kann es von Fall zu Fall günstiger sein, dem Unterkiefer eine gewisse sagittale und transversale Bewegungsfreiheit zu belassen.

Zusätzlich ist zu berücksichtigen, dass ein Verlust der vertikalen Kieferbeziehung eine Mesialverlagerung des Unterkiefers zur Folge hat. Über eine nicht zu strenge Verschlüsselung der Zähne lassen sich dabei auftretende okklusale Interferenzen deutlich reduzieren. Am problemlosesten, d. h. ohne größere Schleifarbeit, gestattet das Condyloformkonzept von Gerber die Schaffung eines interokklusalen Bewegungsspielraumes. Die hierzu geschaffenen Höckerzähne konnten sich allerdings bisher nicht von dem – wenn auch unbewiesenen – Vorwurf befreien, ei-

ne sekundäre Progenie zu verursachen.

Im Frontzahnbereich ist heute die Aufstellung der Zähne nach physiognomisch-ästhetischen Gesichtspunkten allgemein anerkannt. Hier gilt das Kieferkamm-Mitten-Gesetz von Gysi nicht. Leider ist der Zahnarzt bei der Frontzahnaufstellung im wesentlichen immer noch auf sein Gefühl für Harmonie und Proportion angewiesen. Ältere Fotos, auf denen die natürliche Frontzahnaufstellung erkennbar ist, können weiterhelfen. Dem Zahntechniker liefern anatomische Merkmale auf den unbezahnten Gipsmodellen, wie zum Beispiel die Schneidezahnpapille und die Gaumenfalte brauchbare Hinweise für die Frontzahnaufstellung.

12.11 Schlussbetrachtung

Dem Lesen von Fachliteratur wird leider in unserer schnelllebigen Zeit offensichtlich immer weniger Zeit eingeräumt. Demzufolge hat es sich dieses Buch zur Aufgabe gemacht, auf relativ engem Raum das Wesentliche aus dem Bereich der Totalprothetik zusammenzutragen. Trotz der angestrebten Kürze sollte auf das Benennen bedeutender Namen und der damit verbundenen Lehrmeinungen bewusst nicht verzichtet werden. Erst das Wissen um die „Vergangenheit" schafft die Voraussetzungen für eine sinnvolle Weiterentwicklung der totalprothetischen Lösungsvorschläge. Es bleibt zu hoffen, dass sich die Entscheidung, den auszubildenden Zahntechniker auch über die zahnärztlichen Schwierigkeiten bei der Totalprothesenherstellung zu unterrichten, als hilfreich und nützlich erweist. In gleichem Maße sollte auch ein Studierender der Zahnheilkunde die zahntechnischen Arbeitsschritte richtig verstehen lernen. Die Herstellung einer Totalprothese wird sich um das Maß verbessern lassen, wie man auf allen Seiten die Zusammenhänge besser verstehen lernt. Allen, die sich mit dem Gebiet der Totalprothetik näher beschäftigen wollen, soll dieses Buch – sei es als Leitfaden für die zu erlernenden Sachverhalte oder als Repetitorium zur Auffrischung des einmal Gelernten oder ganz einfach als Ermunterung zur erneuten Auseinandersetzung mit einem der komplexesten Gebiete zahntechnischen und zahnärztlichen Handelns – hilfreich sein. Eines sollte jedoch niemals vergessen werden: „Die erfolgreiche Totalprothese ist mehr als die Summe ihrer Teile." Ohne psychologisches Einfühlungsvermögen in die Notlage des zahnlosen Patienten und ohne den Wunsch des zahnlosen Patienten, mit diesem „Fremdkörper Totalprothese" fertig werden zu wollen, sind alle zahntechnischen und zahnärztlichen Bemühungen mit einem großen Fragezeichen zu versehen.

Kapitel 13
Anhang

Der Inhalt auf einen Blick

13.1 Grundbegriffe aus der Funktionslehre

Funktionelle Faktoren, die die Funktionstüchtigkeit des totalen Zahnersatzes unter Berücksichtigung der Erhaltung des Prothesenlagers beeinflussen, sollten bei jeder Totalprothesenherstellung peinlich genau beachtet werden. Marxkors u. a. gliedert sie in folgende sechs Punkte.

13.1.1 Sagittale Kondylenbahn und Frontzahnführung

Es ist darauf zu achten, dass die sagittale Frontzahnführung der sagittalen Gelenkbahn angepasst ist. Bei der geraden Vorschubbewegung bewegen sich die Höcker der Seitenzähne unter gleichen Winkeln nach vorn und unten (Abb. 143).

13.1.2 Höckerneigung

Die Höckerneigung der Seitenzähne bestimmt, ob die Molaren bei der Vorschubbewegung in Kontakt bleiben. Ist die Höckerneigung geringer als der sagittale Kondylenbahnwinkel, so entsteht während der Vorschubbewegung bei einer planen Kauebene eine Disklusion im Bereich der Seitenzähne. Die Prothesen sind in der sagittalen Dimension nicht äquilibriert. Bei einer Frontzahnbelastung ist dadurch ein dorsales Abkippen der oberen und/oder ein Hochkippen der unteren Prothesen möglich. Bei der Vorschubbewegung sollten die Seitenzähne eine Facettenbreite Kontakt halten. Bei planer Kauebene ergibt sich eine ausreichend balancierte Vorschubbewegung nur dann, wenn die Höckerneigung und die Neigung der Gelenkbahn zusammen mit der Frontzahnführung identisch sind. An dieser Stelle sei jedoch erklärend darauf hingewiesen, dass heutzutage bei der künstlichen Zahnaufstellung mit sagittalen und transversalen Kompensationskurven gearbeitet wird, die anstelle der planen Kauebene die Verwindungskurve der natürlichen Bezahnung im Seitenzahnbereich nachahmen. Dadurch ist die strenge Winkelbeziehung von sagittaler

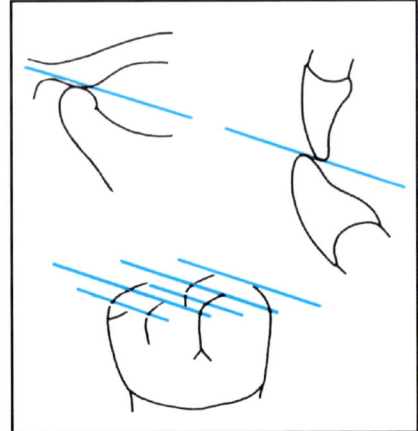

Abb. 143 Sagittale Kondylenbahn und Frontzahnführung

Kondylenbahn, Frontzahnführung und Höckergradneigung zur Äquilibrierung der Vorschubbewegung nicht mehr erforderlich (vgl. Abb. 144).

Eine wichtige Bedeutung hat die diagonale Äquilibrierung. Bewegt der Patient den Unterkiefer nach lateral, übernimmt im natürlichen Gebiss der Eckzahn häufig die Disklusion der Molaren auf der Gegenseite. Dadurch entstehen Zugkräfte im Tuberbereich und die Prothese kann abgekippt werden. Entsteht hingegen korrespondierend zur Eckzahnführung auf der Gegenseite im Bereich der Molaren ein Balancekontakt, ist ein Abkippen der Prothese nicht mehr möglich.

13.1.3 Transversale Kompensationskurve

Bei der Arbeitsbewegung über den Eckzahn bis hin zum Seitenzahnbereich führen die Zähne der Gegenseite eine Balancebewegung aus. Sollen Balancekontakte entstehen, muss eine sog. Transversale Kompensationskurve vorhanden sein. Die Krümmung dieser Kurve sollte um so stärker sein, je steiler die Eckzahnführung ist. Zur Kontrolle der balancierenden Kontakte auf der kontralateralen Seite bringt man die Eckzähne auf der Arbeitsseite in Kopfbissstellung und versucht, eine zwischen die Zähne der Ba-

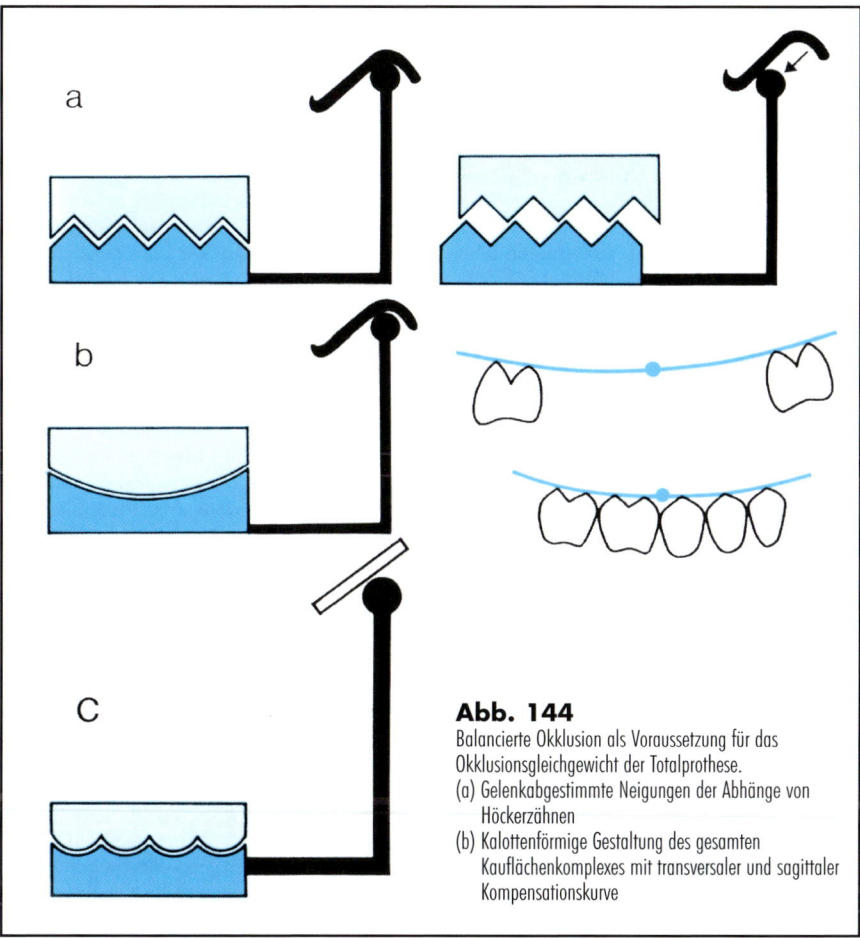

Abb. 144
Balancierte Okklusion als Voraussetzung für das Okklusionsgleichgewicht der Totalprothese.
(a) Gelenkabgestimmte Neigungen der Abhänge von Höckerzähnen
(b) Kalottenförmige Gestaltung des gesamten Kauflächenkomplexes mit transversaler und sagittaler Kompensationskurve

lanceseite gelegte Okklusionsfolie seitlich herauszuziehen. Wird die Okklusionsfolie in dieser Position gehalten, liegt eine diagonale Äquilibrierung vor. Kann man die Okklusionsfolie jedoch seitlich ohne Widerstand herausziehen, muss auf der Arbeitsseite so lange geschliffen werden, bis die Folie auf der Balanceseite gehalten wird.

13.1.4 Sagittale Kompensationskurve

Bei einer Differenz zwischen der sagittalen Schneidezahnführung und der sagittalen Gelenkbahnneigung müsste zum Erreichen einer äquilibrierten Prothese jeder Seitenzahnhöcker eine andere Neigung aufweisen. Im weiteren müssten die Höcker rechts und links unterschiedlich geneigt sein. Differieren die sagittalen Kondylenbahnen rechts und links, sind Seitenzähne von 0 bis 50° erforderlich. Aus Gründen der Produktion und der Lagerhaltung lassen sich diese Forderungen nicht realisieren. Unter Anwendung einer sagittalen Kompensationskurve empfiehlt es sich, die Kauebene nach distal um soviel Grad ansteigen zu lassen, wie die Höckerneigung geringer ist als die sagittalen Winkel. Sind sagittale Kondylenbahn und sagittale Frontzahnführung zur Camperschen Ebene um 35° geneigt und weisen die zur Anwendung kommenden Zähne eine Höckerneigung von 20° auf, so muss die Kauebene um 15° ansteigen. Werden die Zähne mit ihren Achsen lotgerecht auf die neue Ebene gestellt, sind die Protrusionsfacetten zur Camperschen Ebene ebenfalls um 35° geneigt. Die geringe Höckerneigung wird somit durch eine Krümmung der Kauebene (= Kompensationskurve) ausgeglichen.

13.1.5 Neigung der Okklusionsebene

Die genannten Winkel werden zur Camperschen Ebene gemessen. Es ist wichtig, die Wachswallebene parallel zu dieser Bezugsebene zu gestalten. Steigt sie nach distal an, erleichtert man das Kompensieren einer zu geringen Höckerneigung. Fällt die Wachswallebene nach distal ab, erschwert man das Kompensieren einer zu geringen Höckerneigung, da die Kauebene dann um jene Grade stärker gekrümmt werden muss, wie die Wachswallebene nach distal von der Camperschen Ebene abfällt.

Es sei darauf hingewiesen, dass die Kauebene statistisch gesehen richtig verläuft, wenn sie durch folgende Punkte festgelegt wird (Abb. 145):

Im Frontzahnbereich durch den Halbierungspunkt der Vestibulumdistanz.

Dorsal durch die Oberkanten der Trigona retromolaria. Bei Totalprothesen ist eine gesicherte Frontzahnfunktion nur dann möglich, wenn die Seitenzähne in der frontalen Abbeißstellung okklusalen Kontakt im Sinne einer Äquilibrierung zeigen.

13.1.6 Bennett-Bewegung und Fischer-Winkel

Seit Bennett ist bekannt, dass mit der Arbeitsbewegung häufig eine totale Lateralver-

setzung des Unterkiefers einhergeht. In diesem Zusammenhang sind die der Abbildung 47 zu entnehmenden Bezeichnungen gebräuchlich. Auf der Arbeitsseite erfolgt nicht nur eine Rotation des Kondylus um eine vertikale Achse, sondern auch eine Seitwärtsbewegung. Auf der Balanceseite ist mit dem Schwingen des Kondylus nach vorne-unten-innen am Anfang der Bewegung die gleiche Seitwärtsbewegung als so bezeichneter „Immediate side shift" verbunden (Abb. 146).

Beim Schwingen des Kondylus der Balanceseite nach vorne-unten-innen wird eine Bahn zurückgelegt, die steiler ist als die sagittale Kondylenbahn. Die Differenz der beiden Winkel wird Fischer-Winkel genannt. Marxkors empfiehlt, in Anlehnung an den sagittalen Kondylenbahnwinkel vom medialen Kondylenbahnwinkel zu sprechen. Den lateralen Kondylenbahnwinkel (Bennett-Winkel) sollte man dann als horizontalen Kondylenbahnwinkel bezeichnen (Abb. 147).

> Es sollte daran gedacht werden, dass trotz vollständig äquilibrierter Prothesen während des Abbeißens und Kauens von festen Nahrungssubstraten eine Balancierung oder Äquilibrierung der Prothesen im Sinne einer Prothesenstabilisierung kaum möglich ist.
> Infolge der Äquilibrierung werden jedoch in der Zeit zwischen den Mahlzeiten – also bei den Kontrollbewegungen, beim Leermahlen und Bruxieren – die Prothesenbasen dem Prothesenlager allseitig aufgedrückt und es wird dem Totalprothesenträger dadurch eine gewisse Sicherheit bezüglich seines Prothesensitzes vermittelt.

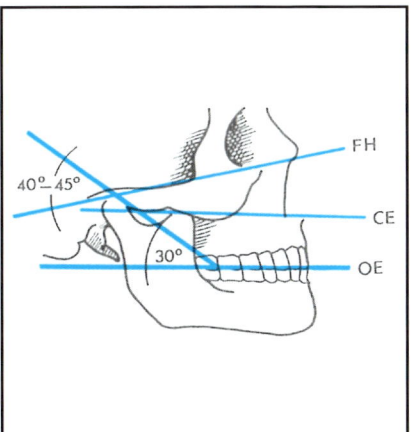

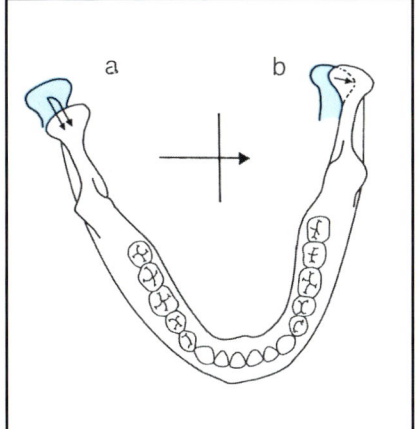

Abb. 145 Gelenkbahn-Neigung:
Bewegungsbahn des Kondylus beim Vorschub des Unterkiefers in Zahnkontakt. Der Winkel zwischen Vorschubbahn
des Kondylus und Camperschen Ebene ist der Kondylen-
bahn-Neigungswinkel (Mittelwert 30°) Campersche Ebene
und Okklusionsebene verlaufen in etwa parallel.

Abb. 146 Bei der Bennettbewegung wandert der
Kondylus (a) auf der Nichtarbeitsseite nach vorne-unten-
einwärts, während sich der der Kondylus (b) auf der
Arbeitsseite vorwiegend dreht und sich leicht verlagert (alle
Richtungen des Raumes sind möglich).

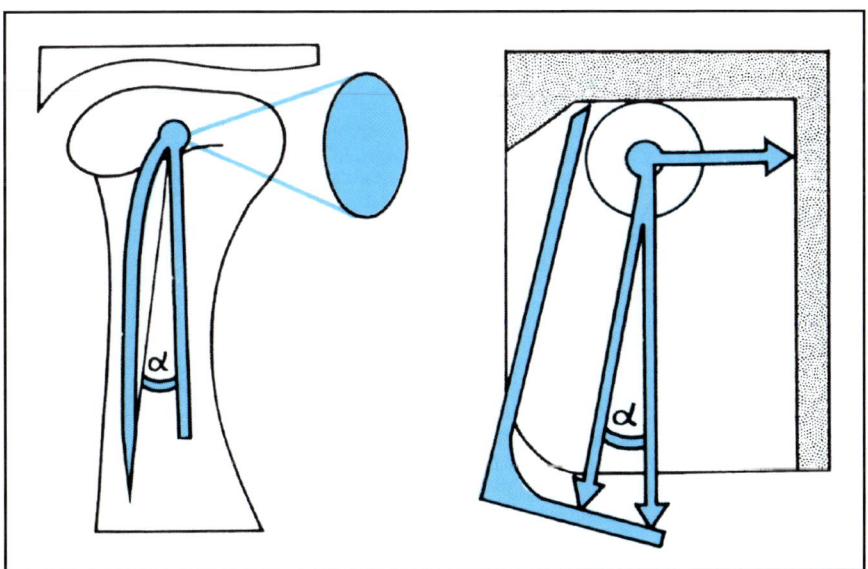

Abb. 147 Bennettwinkel und Benettbewegung werden im Mittelwert-Artikulator nicht exakt reproduziert.

13.1.7 Elektronische Erfassung der UK-Funktionen

Eine erfolgreiche Totalprothetik sollte mit der zahnärztlichen Beachtung funktionsanalytischer Gesetze beginnen. Hierzu werden im wesentlichen die schädelbezügliche Anordnung der Modelle in einem richtig programmierten Artikulator und die funktionelle okklusale Zuordnung der Front- und Seitenzähne gezählt.

Eine bewährte Voraussetzung ist die Registrierung der Gelenkbahn und die Festlegung der Kieferrelation.

Rückblickend darf festgestellt werden, dass sich die Registriermethoden positiv verändert haben. Statt Wachsbissschablonen und handgesteuerte intraorale Registrate haben sich elektronische Verfahren zunehmend bekannt gemacht.

Geblieben sind die Einbeziehungen der kiefergelenkbezogenen Bewegungen:

- Vorschubbewegungen = Protrusion
- Seitwärtsbewegungen = Latero- und Mediotrusion
- Rückwärtsbewegungen = Retrusion
- Unterkieferöffnungsbewegung = exkursiver Anteil
- Unterkieferschlussbewegung = inkursiver Anteil

Für die Registrierung ist es wichtig, sich daran zu erinnern:

Das bezahnte Gebiss wird bei der Protrusion im wesentlichen von den Berührungsflächen der unteren mittleren Schneidezähne und dem vertikalen Frontzahnüberbiss gesteuert. Der Zahnarzt kann kontrolliert diese Unterkieferbewegungen für ein Registrat aussagefähig machen.

Bei der Seitwärtsbewegung muss die Zuordnung sich auf der Arbeitsseite auf eine mehr oder weniger rotative und/oder laterotrusive Bewegung und auf der Nichtarbeitsseite auf eine nach ventral, kaudal und medial gerichtete Bewegung konzentrieren.

Die Vorschubbewegung hat somit für die Festlegung eines Registrates eine besondere Bedeutung.

Elektronische Verfahren haben eine alte Tradition. Schon ab den 1920er Jahren sind überwiegend für wissenschaftliche Zwecke unterschiedliche Bemühungen bekannt. Heute sind elektronische Messsysteme Bestandteile der täglichen Praxis. Sie können die bekannten sechs Freiheitsgrade erfassen.

Trusion	=	Bewegung
1. medio	=	zur Mitte
2. latero	=	zur Seite
3. pro	=	vor
4. re	=	zurück
5. sur	=	auf
6. de	=	ab

Von der Konstruktion unterteilt man:
- Berührungshafte Messmethoden.
  Hierunter versteht man die Platzierung der Messsensoren gelenknah oder gelenkfern.
- Bekannt ist u. a. der Axiograph (von SAM).
  Für den Zahnarzt dient er zur Funktionsdiagnose und Dokumentation des Gelenkzustandes. Zur Vermessung und Aufzeichnung der Gelenkbahnneigung und des Bennettwinkels. Für den Zahntechniker erleichtern die Aufzeichnungsdaten die Programmierung des Artikulators und die Wahl der fallbezogenen Kondylenbahn-Programmierung und Bennetteinsätze beim SAM-Artikulator.
- Berührungslose Messmethoden
  Für die gelenknahe Registrierung haben sich Ultraschallsysteme bewährt. Eine für die zahnärztliche Funktionsdiagnostik gestaltete Applikationsform der Ultraschalltopometrie wurde insbesondere von B. Kordaß und A. Hugger in der Zahntechnik bekannt gemacht (MT 1602 System Hansen).

Ein Novum für die Totalprothetik

Zunehmend rückt die Totalprothetik in den Qualitätsstatus der Präzisionsprothetik. Aus dieser Sicht kam es nicht überraschend, ein elektronisches Messverfahren auch für die Totalprothetik in Form eines diagnostischen Instrumentes anzubieten. Für die erfolgreiche Herstellung eines totalen Zahnersatzes ist es von großer Wichtigkeit, unter welchem Winkel der Unterkiefer sich vor allem in der Protrusion nach vorne verlagert. Bekannt ist, dass die Vorgleitbahn in Übereinstimmung mit dem vorhandenen Kieferkamm und der funktionellen Stellung der Ersatzzähne von Bedeutung ist.

Novum ARCUSdigma
Über Ultraschall erfasst das hochmoderne Messsystem ARCUSdigma (Fa. KaVo) ohne großen Aufwand die dynamischen Parameter der Unterkieferbewegungen des Patienten. In wenigen Minuten berechnet die Elektronik des Gerätes die Programmierung des Artikulators und zeigt die entsprechenden Einstellwerte auf dem Display (s. Abb.).

Einfach und komfortabel. Die Praxis wird ein fairer Bewerter für die Ankündigung auf „Modernste Technik für die Totalprothetik" sein.

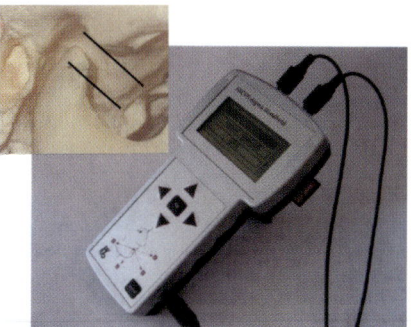

Abb. 148

Richtig ist die Einschätzung von A. Hugger, dass Artikulatoren infolge ihrer mechanischen, von Hand zu bedienenden Bauarten immer nur einen Ausschnitt aus der möglichen Bewegungsvielfalt der Unterkieferfunktion erfüllen können.

Aus dieser Sicht sind die Bemühungen zu begrüßen, möglichst viele Informationen zu besitzen, um nicht in der Lehrmeinung zu verharren, nach den „mittleren Werten" Totalprothetik zu betreiben.

13.1.8 Patientenabgestimmter Zahnersatz durch mathematische Berechnung

Der technische Fortschritt ist das Ergebnis der ständigen Bemühung, bekannte Dinge zu verbessern. Zahntechnikermeister K. H. Staub aus Neu-Ulm setzt mit seinem innovativen Denkanstoß für die Analyse und Fertigungsfunktion neue Maßstäbe. Er nennt sein System „Staub TM Cranial" und wird damit auf der ITP Messe in Ulm für Innovation, Technologie und Produktion mit dem Innovationspreis 2000 ausgezeichnet. Dr. Jörg Lingenberg als bewährter Lektor der Erstauflage, bestens mit der Thematik Totalprothetik vertraut, machte uns darauf aufmerksam, diesen Beitrag für die Zahnmedizin und Zahntechnik gleichermaßen wichtig in der Neuauflage kurz vorzustellen

Auf der Basis, nichts mehr dem Zufall zu überlassen, wird für die Funktionsdiagnostik, den festsitzenden und herausnehmbaren Zahnersatz, der Totalprothese und Kieferorthopädie ein in sich geschlossenes Konzept vorgestellt, das auf einem logischen Prinzip mathematischer Berechnungen funktioniert.

Grundlagen für den Einsatz der Berechenbarkeit sind die genauen Kenntnisse des Kauapparates. Bei der ganzheitlichen Betrachtung seiner anatomischen Ausformungen entdeckt man klar definierte Bezugspunkte, die immer vorhanden und in ihrer Lage stabil sind. Durch die exakte Determinierung (Abgrenzung) dieser Punkte können mathematische Gesetzmäßigkeiten abgleitet werden, um sie in der Praxis anzuwenden. Die genaue Rekonstruktion des ursprünglichen Zahnstandes beginnt mit der „Cranial-Analyse".

Untersucht werden:
• Verlauf der cranialen Kauebene.
• Vertikale Dimension.
• Transversale Dimension.
• Craniale Zuordnung des Unterkiefers.
• Incisalpunkte Ober- und Unterkiefer.
Referenzgrößen:
• Campersche Ebene.
• Frankfurter Horizontallinie.
• Bipupillarlinie.

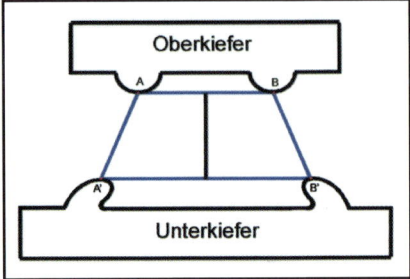

• Anatomische Mitte.
• Zahngröße und Zahnbreite.
• Phonetik.

Über den Einsatz der Lichtmesstechnik lassen sich mit dem Ortho-Lux-Gerät der genaue Kieferverlauf und die exakten Zahnpositionen auf dem Situationsmodell ermitteln.

Auf dem zahnlosen Modell werden die cranialen Referenzpunkte für die mathematische Symmetrie festgelegt. Über den Verlauf der Verbindungslinien entsteht die von Staub angestrebte Penta-Ebene und mit ihr die Berechnungsgrundlage für den Verlauf der Seitenzähne, dem Eckzahnabstand und den Inzisalpunkt.

Zum bessen Verständnis dienen die Abb. 149 a bis c.

Eine eigens entwickelte Software berechnet die Penta-Fläche.

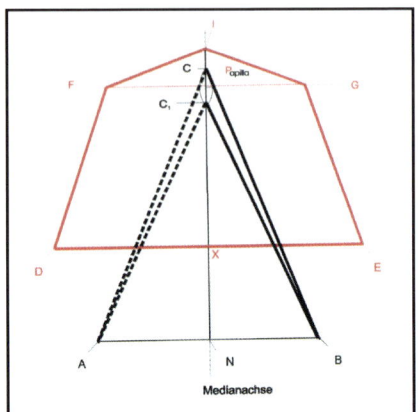

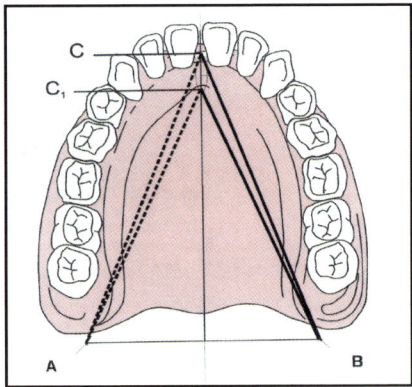

Abb. 149 a bis c

Die Penta-Ebene:

Unter Penta-Ebene versteht Staub die störungsfreie Kauebene, die die Zahnpositionierung und den Inzisalpunkt unter Berücksichtigung der kausalen Zusammenhänge von Cranium und Oberkiefer räumlich genau festlegt. Sie zeigt eine mathematische Konstante von 19 mm, definiert vom Conclusionspunkt zum Inzisalpunkt.

Dieses neue okklusale Profil wird als das eigentliche Fundament einer erfolgreichen prothetischen Herstellung gesehen. Jede Abweichung des Kauapparates vom natürlichen Istzustand lässt sich auf einfachste Art feststellen. Für die Anfertigung von Totalprothesen wird die „richtige" Okklusionsebene als wichtig bezeichnet. Um die funktionelle Berechnung zu sichern, empfiehlt Staub die Anwendung der persönlich entwickelten Ortho-Geräte 1 – 3.

• Ortho 1 = Justiergerät für die Ausrichtung des OK-Modells dreidimensional zum Cranium.
• Ortho 2 = Fixiergerät des ausgerichteten Modells in einem Sockel.
• Ortho 3 = Aufstellgerät mit den errechneten Vorgaben für die oberen Front- und Seitenzähne. (Abb. 150 und 151)

Abb. 150

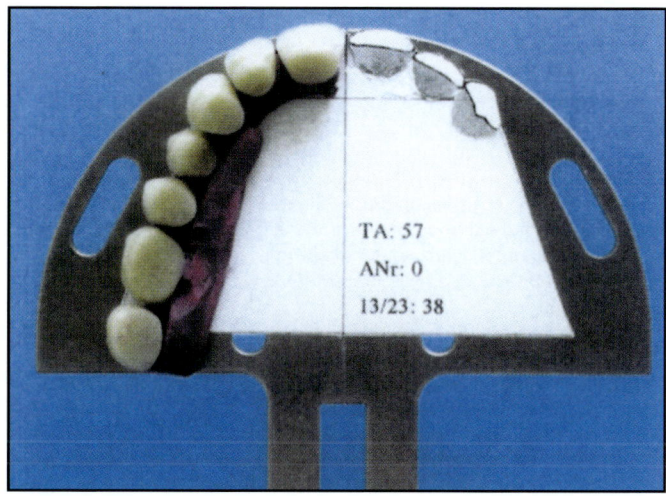

TA: 57
ANr: 0
13/23: 38

Abb. 151

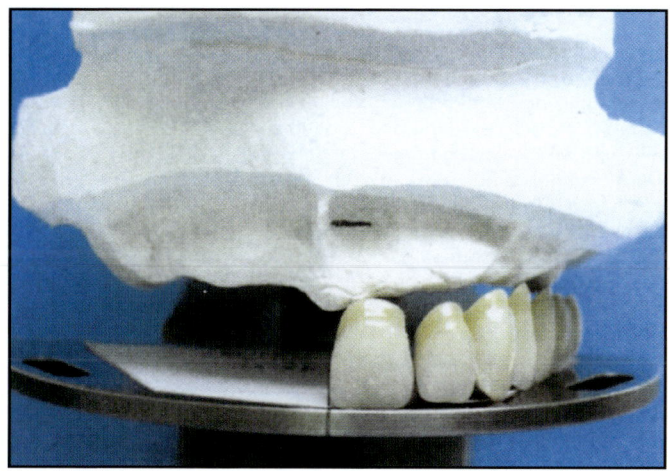

Aufstellempfehlung für den Oberkiefer:

Die Festlegung der Bissrelation erfolgt im Oberkiefer mit den über das System aufgestellten Front- und Seitenzähnen. Im Unterkiefer mit einer Basis mit Wachswall. Auf dem UK-Modell werden die Direktionspunkte markiert.

Aus der posterioren Ansicht soll sich zeich-

nerisch eine trapezförmige Verbindung ergeben.

Zeigt sich eine waagerechte Lage des Trapezes, ist die Mandibula zur Maxilla und damit verbunden dem Cranium richtig zugeordnet.

Die Informationsquelle der Penta-Fläche und Penta-Ebene führt zu folgenden richtigen Zahnpositionen:

- Richtige Ausrichtung zur Kauebene.
- Zahngröße.
- Zahnbreite.
- Eckzahnabstand.
- Seitenverzahnung.

Resümee:
Die von Staub vorgestellten Empfehlungen fordern vom Zahnarzt und Zahntechniker ein Umdenken. Erwartet wird, die mathematische Berechnung und die neuen Referenzpunkte zu akzeptieren.

Ein neues System, für die Totalprothetik geeignet, sollte nicht nur in der Vereinfachung gesucht werden. Die Möglichkeit der Verbesserung der Qualität des totalen Zahnersatzes über mathematische Gesetzmäßigkeiten erscheint machbar und verdient ihre Chance.

13.1.9 Die Totalprothese aus der Sicht der Qualitätssicherung

Gesetzliche Bestimmungen über die Wertigkeit eines handwerklichen Produktes haben es notwendig werden lassen, zahnärztliche und zahntechnische Anfertigungen als Qualitätsarbeiten auszuweisen.

Zahnärzteschaft und Zahntechnikerhand sind sich darüber einig, dass z. B. Totalprothesen hochwertige Langzeitversorgungen sind.

Wenngleich es sich auch bei dieser Patientenversorgung um ein Unikat auf der Grundlage immer wieder veränderter mundbezogener Gegebenheiten handelt, fällt es nicht schwer, ihre Qualitätsmerkmale genau zu definieren.

Qualität beinhaltet die Übereinstimmung zwischen Vorhaben und technischer Ausführung. Dem Patienten muss in allgemeinverständlicher Form vermittelt werden, dass grundsätzlich die besten und wertvollsten Ausführungen und Werkstoffe für seine prothetische Versorgung eingesetzt werden.

Dem Patienten soll im weiteren bekannt sein, dass der Hersteller sich dem MPG = Medizin-Produkt-Gesetz verpflichtet fühlt.

Mit dieser gesetzlichen Verordnung sollen zum Wohle des Patienten wichtige Forderungen sichergestellt sein. Hierzu zählen:

- Nachweispflicht der praxisbewährten Verfahren.
- Einhaltung ergonomisch zugeordneter Arbeitsschritte.
- Einsatz biokompatibler Werkstoffe.

Verpflichtend für den Zahnarzt und Zahntechniker ist die Offenlegung der Qualitätskriterien, von Qualitätsprozessen und Qualitätszielen zur qualitativen Bewertung ihrer Tätigkeit.

Als bekannt wird vorausgesetzt, dass die Qualitätsprüfung und vor allen Dingen der qualitätsverbessernde Mehraufwand ein Produkt von der standardisierten Anfertigung deutlich abhebt und als hochwertige prothetische Versorgung erkennbar wird. Im folgenden sind die wichtigsten Punkte der Qualitätsziele genannt.

Checkliste für
die Qualitätssicherung

- Funktionslöffel
  Individuelle verwindungssteife Funktionslöffel für systemabgestimmte Abformung vorbereitet.
- Funktionsrandmodelle
  Oberflächenglatte, dimensions- und detailgenaue Modelle. Der Werkstoff Gips muss den mechanischen Beanspruchungen entsprechen.
- Bissschablone
  Passgenaue und verwindungssteife Bissschablonen. Bisswälle aus geeignetem Werkstoff (Wachs). Wallform muss im Verlauf und in der Höhe den Ersatzzähnen und der Okklusionsebene entsprechen.
- Modellmontage im Artikulator
  Modellmontage schädelachsenbezogen mit expansionsfreiem Gips nach den mittleren Werten der Gelenkvorgleitbahn und dem Bennett-Winkel.
- Modellanalyse
  Markierungen der Aufstell-Linien für die Front- und Seitenzähne.
- Aufstellung der Frontzähne
  Oberkiefer-Frontzähne nach ästhetischen Gesichtspunkten angeordnet. Achsenausrichtung nach zahnärztlichen Vorgaben für den Wachswall. Beachtung der Richtwerte für die Stellung der Schneide- und Eckzähne = Papilla incisiva und erste Gaumenfalten. Anordnung der unteren Frontzähne nach statischen Gesichtspunkten zur Kieferkammmitte.
- Aufstellung der Seitenzähne
  Untere Seitenzähne mit ihrem Okklusionszentrum über der Kieferkammmitte. Obere Seitenzähne im maximalen zentrischen Kontakt mit den oberen Zähnen.
- Remontage
  Präzisierung der Exkursionsbewegungen der Unterkieferzähne bei einer balancierten Okklusion. Bei Front-Eckzahn geführter Okklusion unilaterale oder bilateral Disklusion der Seitenzähne.
- Prothesenbasis
  Vestibuläre Flächen nach anatomischen Gesichtspunkten ausgearbeitet. Zungenfreiheit der Basalflächen. Störungsfreie Gaumen- und Kieferkammflächen, Prothesenränder mit Funktionsform und ausgesparten Bändern. Interdentalräume freigelegt. Politur hochglänzend und Zähne nicht beschädigt. Homogenität des Prothesen-Werkstoffes.

13.2 Glossar

Abrasion:
Abtragung durch Schleifen am Gegenzahn. Demastikation der Kaufläche durch Abkauen.

Abrasionsfacette:
Durch Abrasion entstandene Schliffflächen an den Front- und Seitenzähnen.

Adhäsion:
Physikalische Anziehungskraft zwischen Molekülen; in der prothetischen Bedeutung Haftwirkung zwischen Schleimhaut und Prothesenbasis.

AH-Linie:
Die anatomische Linie am Übergang vom harten zum weichen Gaumen. Grenzlinie des hinteren Prothesenrandes der Oberkiefer-Totalprothese.

Alveolarfortsatz:
Teil des Kieferknochens mit Zahnfächern und den hier enthaltenen parodontalen Haltevorrichtungen.

Alveolarkamm:
Kieferkamm. Der zahnlose, zurückgebliebene Anteil des Alveolarfortsatzes.

Alveolarkammatrophie:
Schwund des knöchernen Alveolarkammes. Nach dem Verlust der Zähne wird der horizontale Verlauf des Kieferkammbogens im Oberkiefer kleiner. Der Verlauf des Kieferkammbogens im Unterkiefer wird breiter. Durch die nach dem Zahnverlust entfallenden funktionellen Kraftreize schwinden die Alveolarkämme unterschiedlich stark. Im Unterkiefer bleibt oft nur eine schmalgratige Basis erhalten. Das Maß der Atrophie lässt sich über die Interalveolarlinie in Relation zur Horizontalebene ablesen.

Anamnese:
Die Vorgeschichte; Befunderhebung.

Anatomie:
Die Lehre von der Lage und der Feinstruktur der Organe sowie die Form der Körperteile.

Anatomischer Abdruck:
Situationsabdruck der zahnlosen Ober- und Unterkiefer.

Anomalie:
Abweichung von der Norm. In der Zahnheilkunde zum Beispiel die Unregelmäßigkeiten der Form und Stellung der Zähne, sowie die Kieferanomalien, eine Entwicklungsstörung beispielsweise bei der Lippenkiefergaumenspalte.

Antagonist:
Zähne, die sich beim Zubeißen auf den zugehörigen Zähnen des Gegenkiefers treffen.

Anterior:
Zum Beispiel nach vorne gelegene Kiefer oder Zahnsituation.

Anteriore Führung:
Front-Eckzahn-Führung.

Approximal:
Benachbart; zum Beispiel der Raum zwischen zwei nebeneinander stehenden Zähnen.

Approximalfläche:
Jeweils dem Nachbarzahn zugekehrte Kontaktfläche. Bei den Seitenzähnen mesial konkav und distal konvex.

Äquilibrieren:
Maßnahmen zum Ausgleichen – zum Beispiel der Okklusion – durch Einschleifen oder Korrigieren der Kauflächen.

Arbeitshöcker:
Nichttragende Höcker der Seitenzähne. In der Totalprothetik weisen sie in der Arbeitsstellung (= Laterotrusionsstellung) einen antagonistischen Höckergratkontakt auf. Dieser befindet sich im Oberkiefer bukkal und im Unterkiefer lingual.

Arbeitskondylus:
Laterotrusionskondylus

Arbeitskontakt:
Laterotrusionskontakt

Arbeitsseite:
Laterotrusionsseite

Arbiträr:
Beliebig, willkürlich, zufällig. Gebräuchlich im Zusammenhang mit der Scharnierachsenlokalisation = arbiträre Scharnierachse.

Arcon-Artikulator:
Ähnlich konstruiert wie das Kauorgan. Im Artikulatoroberteil befindet sich das Kondylargehäuse = Gelenkfläche. Am Artikulatorunterteil die Kondylen = Gelenkköpfe.

Arthrophathia deformans:
Degenerative Gelenkerkrankung. Sie kann aus einem Missverhältnis zwischen Beanspruchung und Beschaffenheit der einzelnen Gelenkanteile und Gewebe entstehen.

Artikulatio:
Gelenk, zum Beispiel Artikulatio temporomandibularis = Kiefergelenk.

Artikulation:
Begriff der Sprachlehre, hier die Lautbildung betreffend.

Artikulation (Zahnarzt/Zahntechnik):
Dieser Begriff wurde in dem Vorschlag der Nomenklatur-Kommission ersatzlos gestrichen und durch den Begriff Okklusion ersetzt.

Artikulatoren:
Bewegungs-Simulatoren, die die Unterkieferbewegungen in den Grenzbereichen der Kiefergelenkführung wiedergeben.

Artikulatorenoberteil:
Teil des Artikulators, in dem der Oberkiefer montiert wird. Je nach Gerätetyp ist die Gelenkfläche oder der Gelenkkopf am Oberteil montiert.

Artikulatorenunterteil:
Teil des Gerätes, in dem man in der Aufnahmevorrichtung das Unterkiefermodell plaziert. Im anterioren Anteil findet sich in der Regel der Stützstiftführungsteller. Je nach Gerätetyp bildet der posteriore Anteil die Gelenkfläche oder den Kondylenanteil.

Ästhetik:
Das Schönheitsempfinden betreffend; zum Beispiel sollen Zahnform und -farbe, aber auch die Funktion in einer harmonischen Beziehung zum Gesicht des Patienten stehen.

Ausarbeiten:
Prothetisch die Oberflächenbearbeitung eines Werkstückes mit zweckentsprechenden Schleifwerkzeugen.

Atrophie:
Schwund des Kieferknochens.

Axial:
In Richtung der Achse.

Axiographie:
Methode zur Erfassung und Aufzeichnung der Unterkieferbewegungen unter Berücksichtigung der Zahnführung. Erforderliches Gerät ist der Gesichtsbogen. Man kann über die Aufzeichnungen die Kondylenbahnneigung und den Bennettwinkel ablesen.

Balance:
Gleichgewicht

Balancekontakt:
Kontakte im Seitenzahnbereich auf der Mediotrusionsseite. Die unteren bukkalen und oberen palatinalen Molarenhöcker treten in Kontakt. Bei der Aufstellung der künstlichen Seitenzähne für die Totalprothese wird ein Balancekontakt angestrebt.
Mediotrusionsseite, Nichtarbeitsseite.

Balkwill-Winkel:
Neigung des Bonnwillschen Dreiecks gegen die Kauebene. Das Bonnwillsche Dreieck ist ein gleichseitiges Dreieck und kann einen Neigungswinkel von 22 bis 27° gegen die Kauebene zeigen. Als Balkwill-Winkel bezeichnet, hat er Bedeutung für die schädelbezogene Orientierung der Modelle im Artikulator.

Basisgestaltung:
Bei der Gestaltung von Totalprothesen soll die Basis sich 1. dem Muskelspiel anpassen, 2. die Funktionsränder bilden, 3. die Abdichtung garantieren und 4. mit der flächenhaften Beziehung zur Schleimhaut für den adhäsiven Halt sorgen.

Basismaterialien:
Geeignete Werkstoffe, meistens Kunststoffe, für die Gestaltung der Prothesenbasen, den Ersatz verlorengegangener Kieferanteile und den Halt der künstlichen Zähne.

Basisplatte:
Industriell vorgefertigte Platten, die sich nach dem Erwärmen unter Druck dem Gipsmodell anpassen und sich nach der Aushärtung auskonturieren lassen. Sie finden Verwendung als individuelle Löffel oder als Trägerplatten für die Kieferrelationsbestimmung.

Befunderhebung:
Erfassung der anatomischen und morphologischen Gegebenheiten. Für die Anfertigung der Totalprothese beinhaltet sie die Anamnese (Vorgeschichte), den morphologischen, den allgemeinen und den funktionellen Befund.

Bennettbewegung:
Das seitliche und räumliche Versetzen des Laterotrusionskondylus während der Lateralbewegung. Hierbei kann der Kondylus Bewegungen zur Seite und nach oben (Laterosurtrusionsbewegung), zur Seite und nach unten (Laterodetrusion), zur Seite und nach vorne (Lateroprotrusion) sowie zur Seite und nach hinten (Lateroretrusion) ausführen. Die Größe der Bewegung hat Einfluss auf den Bennettwinkel.

Bennettwinkel:
Der Bennettwinkel wird gebildet durch die Kondylenbahn der Mediotrusionsseite mit der Medianebene bei einer Lateralbewegung. Er wird dargestellt durch die Projektion zweier Geraden auf die Frankfurter Horizontale, eine Parallele zur Medianebene und eine Gerade, die Anfang und Ende der Bahn eines Kondylenpunktes bei der Mediotrusionsbewegung verbindet. Der Bennettwinkel schwankt zwischen 10 und 20°.

Bilaterale Äquilibrierung:
Rechte und linke Seitenzähne müssen so aufgestellt werden, dass ein okklusales Gleichgewicht entsteht.

Bilaterale Symmetrie:
In der Sagittalen harmonischer Verlauf der Seitenzähne.

Biokop:
Aufstellgerät. Bewegungssimulator, der die in die Zähne eingeschliffenen Kaubahnen berücksichtigt. Er zählt zu den kaubahnbezogenen Simulatoren, gehört aber heute nicht mehr zu den gebräuchlichen Geräten.

Biokompatibilität:
Verträglichkeit eines Werkstoffes zum natürlichen Gewebe, zum Beispiel der Schleimhaut.

Bipupillarlinie:
Eine gedachte frontale Linie, die durch die Mitte der Pupillen verläuft. Sie dient als Orientierung bei der Festlegung der Bisslagenrelation.

Biss, tiefer:
Der frontale Überbiss; die oberen Zähne überragen die unteren um mehr als zwei bis drei Millimeter.

Bissgabel:
U-förmig gebogene Metallplatte, die mit einem Stiel versehen ist. Sie dient zur Gesichtsbogenübertragung in einem Artikulator.

Bisshebung:
Vergrößerung des Abstandes zwischen Ober- und Unterkiefer in der vertikalen Dimension. In der zahnärztlichen Prothetik fallen Bisshebung bei Abrasionen der Zähne oder bei Gelenkserkrankungen an. In der Totalprothetik dienen sie zur ästhetischen Verbesserung der Lippenregion.

Bisslage:
Schädelbezügliches Lageverhältnis des Unterkiefers zum Oberkiefer. Die korrekte Lage bezeichnet man als eugnath, die falsche Bisslage als dysgnath.

Bissschablone:
Eine dem Kiefer angepasste, mit einem Wachswall versehene Basisplatte. Sie dient der Kieferrelationsbestimmung.

Bisssenkung:
Verkürzung des Vertikalabstandes. Sie ist meist mit einer Rückverlagerung des Unterkiefers verbunden.

Bonwillsches Dreieck:
Die von Bonwill gefundene Beziehung zwischen dem Inzisalpunkt und den rechten und linken Kiefergelenkköpfen. Hier zeigt sich ein gleichseitiges Dreieck mit einer Seitenlänge von ca. 10,5 cm. Die von Bonwill ermittelten Angaben dienen auch heute noch zur Konstruktion der Mittelwertartikulatoren.

Bukkal:
Die Wange betreffend; wangenwärts. Diese Bezeichnung soll durch vestibulär ersetzt werden.

Bukkalkorridor:
Der Abstand zwischen den seitlichen Zahnreihen und der Wange. Der ästhetische Eindruck bei der Aufstellung der

Zähne für Totalprothesen kann durch die Anlage eines Bukkalkorridors ästhetisch verbessert werden. Es ist darauf zu achten, dass die Prämolaren und Molaren nach dem Eckzahn nicht zu weit bogenförmig nach bukkal ausgreifen.

Camper'sche Ebene:
Eine gedachte Ebene, die durch die beiden Traguspunkte und der Spina nasalis anterior verlaufen. Die Kauebene verläuft parallel zur Camperschen Ebene. Sie ist eine wichtige Orientierung für die Aufstellung der Totalprothese.

Caninus:
Oberer-unterer Eckzahn.

Christensen'sches Phänomen:
Für die Totalprothesenanfertigung zeigen bei der Relationsbestimmung plane Bisswälle bei der Vorschubbewegung im Mund des Patienten im posterioren Bereich ein Klaffen. Je stärker das Klaffen, desto steiler die Gelenkbahn. Das Christensensche Phänomen beweist, dass die Kauebene einen Einfluss auf die Unterkieferbewegung hat und ihre Berücksichtigung bei der Herstellung der Totalprothese notwendig ist.

Condylator:
Teiljustierbarer Nonarcon-Artikulator von Gerber; spezielles Gerät für die Anfertigung von Totalprothesen. Die Retrusionsbewegung kann beim Aufstellen berücksichtigt werden.

Condylus:
Gelenkkopf des Gelenkfortsatzes am Unterkiefer (siehe auch Kondylus).

Corpus mandibulae:
Der waagerechte Unterkieferanteil bis zum Gelenkkieferwinkel einschließlich des Alveolarkamms.

Deckbiss:
Gebissanomalie mit vertikalen und sagittalen Abweichungen. Bei vorzeitigem Zahnverlust im Seitenzahnbereich kann eine frontale Bisssenkung eintreten. Hierdurch wird ein Deckbiss vorgetäuscht.

Diastema:
Zwischenraum der Zähne. Meist zwischen den mittleren oberen Schneidezähnen.

Diatorics:
Lochzähne; meist als Vollporzellanzähne für den Seitenzahnbereich. Für die Haltefunktion sind sie von innen untersichgehend ausgehöhlt.

Diskus articularis:
Gelenkscheibe. Sie befindet sich zwischen der Gelenkgrube und dem Gelenkkopf und teilt den Raum in einen oberen und unteren Gelenkspalt.
Der Abstand zwischen den Zahnreihen, der sich bei den Unterkieferbewegungen ergibt. Die Disklusion entsteht im natürlichen Gebiss durch die Schneide/Eckzahn-Führung bei der Vorschub- und Lateralbewegung bezogen auf die Seitenzähne. Für das natürliche Gebiss ist die Disklusion der Seitenzähne erwünscht. In der Totalprothetik kann die Kontaktierung im Seitenzahnbereich funktionell notwendig sein.

Dublieren:
Arbeitsgang zur Anfertigung eines Zweitmodells. In der Totalprothetik zum Beispiel als Kontrollmodell nach der Anfertigung der heißpolymerisierten Kunststoffbasis.

Druckpolymerisation:
Eine Polymerisation für heißpolymerisierende Kunststoffe in einem besonderen Behälter, um die Siedeblasen durch die Druckerhöhung zu verhindern.

Disgnathe Bisslagen:
Mesiale oder distale Abweichungen der Okklusionsverhältnisse von Ober- und Unterkiefer von der neutralen Relation bzw. von der Neutralbisslage aus gesehen.

Ebene auf den Schädel bezogen:
Die Einteilung des Gesichtes in eine Frontal-, Sagittal- bzw. Horizontalebene.

Einartikulieren:
Technischer Vorgang, die Modelle unter Berücksichtigung der räumlich richtigen Lage in einen Artikulator einzugipsen.

Die Modelle können mittelwertig, das heißt zu den Artikulatorengelenken, oder schädelbezogen zu den Artikulatorengelenken, das heißt in Relation zur Schädelbezugsebene, orientiert werden.

Einküvettieren:
Bezeichnung für das Einbetten der in Wachs modellierten Prothese in eine Küvette für das Press-Stopf-Verfahren.

Einprobe:
Das probeweise Einsetzen der Totalprothese im Mund des Patienten. Hierbei können neben dem exakten Sitz die Okklusion, Farbe und Form der Zähne kontrolliert werden.

Einschleifen:
Harmonische Äquilibrierung der Front- und Seitenzähne nach einem Okklusionskonzept. Hierdurch können funktionelle Störungen im Mund des Patienten ausgeschaltet werden. Man unterteilt das diagnostische Einschleifen (instrumentelle Funktionsanalyse) und das therapeutische Einschleifen, wobei die natürlichen Funktionsstörungen eliminiert werden. Das prothetische Einschleifen behebt die Fehler, die sich bei der technischen Herstellung und durch fehlerhafte Kieferrelationsbestimmungen ergeben. Das Einschleifen soll eine störungsfreie Okklusion herstellen, die in Relation zur physiologischen Beziehung der Muskulatur und den Kiefergelenken steht.

Elastomere:
Oberbegriff für die Gruppe gummielastischer Abformstoffe, die nach ihrem irreversiblen Abbindevorgang elastische Eigenschaften aufweisen.

Eugnathie:
Das ästhetisch befriedigende Gebiss mit harmonisch zusammenspielenden Einzelteilen.

Exostose:
Knochenvorsprünge, meist am Unterkiefer-Alveolarteil, die mit einer dünnen, aber straffen Schleimhaut bedeckt sind. Insbesondere nach dem Eingliedern von Totalprothesen können hier Druckstellen entstehen. Sie müssen nicht unbedingt chirurgisch entfernt werden, sollten aber vor der Anfertigung der Prothesenbasen auf dem Gipsmodell mit Zinnfolie hohlgelegt werden.

Fischer-Winkel:
Winkel zwischen der Kondylenbahn bei der Vorschubbewegung und der Kondylenbahn des schwenkenden Kondylus bei der Mediotrusionsbewegung, projiziert auf die Medianebene. Die Regel: Je steiler der Fischer-Winkel, desto größer die Differenz zwischen den beiden Kondylenbahnen, und desto steiler können die Höcker der Seitenzähne gestaltet werden, ohne dass bei der Mediotrusionsbewegung unphysiologische Schubkräfte bei den Seitenzähnen auftreten.

Fissur:
Spalten bzw. Furchen auf den Kauflächen der Prämolaren und Molaren. Das dadurch entstehende Fissurenrelief ist für die jeweiligen Zähne der Zahngruppe kennzeichnend.

Fließharztechnik:
Gießverfahren in der Kunststofftechnik unter Einsatz zweckentsprechender Kunststoffmaterialien. Es erleichtert das Ein- und Ausformen der Totalprothesen.

Food impaction:
Einklemmen. Einpressen z.B. von Essensresten unter die Ränder der Prothesenbasis.

Fossa articularis:
Gelenkgrube, die sich im Schläfenbein befindet. Man bezeichnet sie auch als fossa mandibularis bzw. fossa condylaris.

Frankfurter Horizontale:
Schädelbezugsebene, die sich durch folgende Punkte bildet: Der obere Rand des Porus acusticus externus und der Infraorbitalpunkt. Sie dienen der Gebissanalyse und sind Bezugslinien im Artikulatorenbau.

Freedom in Centric:
Freiheit-in-Zentrik-Okklusionskonzept, bei dem aus der habituellen Interkuspidation ein Bewegungsfreiraum von ±0,5 mm sowohl in sagittaler als auch in transversaler Richtung vorhanden sein sollte. Es verhindert eine zu starke Ver-

schlüsselung der antagonistisch zugeordneten Zahnreihen.

Frenulum:
Bändchen im Lippen- oder Wangenbereich.

Frontal:
Von vorne gesehen.

Front/Eckzahn-Führung:
Okklusionskonzept, das die Frontzähne in eine Führungsfunktion zuordnet. Bei der zahngeführten Protrusions- und Laterotrusionsbewegung entsteht ein allseitiger Kontakt zwischen den oberen und unteren Frontzähnen, der den Kontakt im Seitenzahnbereich aufhebt. Eine Front/Eckzahn-Führung ist von der Größe der Gelenkführung und dem vertikalen und sagittalen Überbiss der Frontzähne sowie der Steilheit ihrer palatinalen Konkavität abhängig. Im natürlichen Gebiss soll sie einer Überlastung der Seitenzähne entgegenwirken. Die Front/Eckzahn-Führung wird auch als anteriore Führung, als organische Okklusion oder als- harmonische Artikulation bezeichnet.

Frontzahnlinie:
Das frontale Profil der Oberkieferschneidezähne. Nach Gerber erfolgt die Stellung der Oberkieferschneidezähne in Anlehnung an die Form der Nasenbasis.

Frontzahnüberbiss:
Overbite; normaler Überbiss = 2 bis 3 mm; tiefer Überbiss = mehr als 3 mm; knapper Überbiss = unter 2 mm; Kantenbiss = Schneidezahnkanten treffen aufeinander; offener Biss = Klaffen der Frontzahnreihen.
Frontzahnüberbiss bei Totalprothesen = Frontzähne sollen außer Kontakt stehen. Der sagittale Abstand der Schneidekanten beträgt ca. 3 mm, die vertikale Distanz soll ca. 1 mm stark sein. Die Schneidekanten der oberen und mittleren Schneidezähne sollen die Lippenschlusslinie etwa um 1 bis 2 mm überragen.

Fundamentwaage:
Gerät zum Einstellen zahnloser Unterkiefermodelle in einen Artikulator. Die Fundamentwaage berücksichtigt die anatomisch topographischen Gegebenheiten des Unterkiefers zur Kauebene. Hierzu zählen der Symphysenpunkt und die retromolaren Polster. Diese werden zur Fundamentwaage in Beziehung gebracht, und das Modell kann abschließend eingegipst werden.

Funktiograph:
Gerät zur intraoralen Registrierung. Mit Hilfe eines zentralen Stützstiftes wird der Pfeilwinkel auf einer Schreibplatte aufgezeichnet. Treten Abweichungen auf, so können die zahngeführten Unterkieferbewegungen auf eine Okklusionsstörung gedeutet werden.

Funktionsabdruck:
Verfahren zur Gewinnung eines Modells, das zur Herstellung der Prothesenbasis dient. Über den Funktionsabdruck werden die Weichteilpartien im Zustand der Funktion abgeformt. Hierdurch entsteht der künftige Prothesenrand, der gleichzeitig Funktionsrand ist.

Funktionsanalyse:
Instrumentelle Okklusions- und Artikulationsdiagnostik mit Hilfe eines Artikulators zur Auffindung funktioneller Störungen im Kauorgan. Das Ober- und Unterkiefermodell wird schädelbezogen in einem teil- oder volljustierbaren Artikulator eingegipst. Vor- und Gleitkontakt können bei zahngeführten Bewegungen gefunden und eingeschliffen werden.

Funktionsdiagnostik:
Funktionelle Gebissanalyse. Befunderhebung vor Beginn einer Behandlung. Hier sollen Störungen im Bewegungsablauf und die krankhaften Reaktionen in den Geweben erkannt werden. Man untersucht die okklusale Beziehung und deren Auswirkungen auf die beteiligten Gewebe, insbesondere das Parodontium.

Funktioneller Korridor:
Freiraum bzw. neutrale Zone zwischen Wange und Zunge. Aufstellbereich der Seitenzähne. Kräftegleichgewicht zwischen Zunge, Lippe und Wangenmuskulatur.

Funktionslöffel:
Manuell hergestellte Abformträger aus

Kunststoff zur Abformung der zahnlosen Kiefer.

Funktionsrand:
Der Rand einer Prothesenbasis. Er muss so gestaltet sein, dass er sich den funktionellen Bewegungen der angrenzenden Muskulatur anpasst. Für die Totalprothese sollen die bukkalen Partien des Funktionsrandes tropfenförmig gestaltet sein. Bei der Oberkiefertotalprothese endet der Funktionsrand in einem palatinalen Funktionsband. Im lingualen Bereich sollte der Funktionsrand die Kieferzungenbeinlinie nicht überragen. Wird eine Sublingualrolle angebracht, sollte sie zwischen dem frontalen Alveolarkamm und der Zunge einen Durchmesser von ca. 6 mm zeigen. Der Funktionsrand soll die angrenzende Muskulatur bzw. die Schleimhautpartien in einen gewissen Spannungszustand versetzen. Dabei wird für die Totalprothese eine Ventilwirkung ausgelöst.

Gaumenschleimhaut:
Die den harten Gaumen bedeckende Schleimhaut. Sie besteht aus geschichtetem Plattenepithel und ist über der Raphe palatina, über dem Kieferkamm und dem Torus palatinus wenig nachgiebig, in der Fettgewebs- und Drüsenzone mehr nachgiebig.

Gebissfedern:
Spiralfedern aus nichtrostendem Material. Sie sind für die Totalprothesen zwischen dem Ober- und Unterkiefer als Haltevorrichtung angebracht und können die Prothesen gegen die zahnlosen Kiefer drücken. Gebissfedern sollten jedoch nur angebracht werden, wenn die Möglichkeit der adhäsiven Passung nicht mehr gegeben ist.

Gelenkbahn:
Die Bewegung der Kondylen bei der Unterkieferbewegung. Beide Kondylen bewegen sich bei – einer Protrusionsbewegung nach vorne unten. Bei der Mediotrusionsbewegung bewegt sich der Kondylus auf der Balanceseite als schwingender Kondylus nach vorne unten und

innen. Die Bewegung des Kondylus auf der Arbeitsseite erfolgt als Rotation um eine vertikale Achse, außerdem erfolgt eine Horizontalbewegung nach außen.

Gelenkbahnmessung:
Maßnahme zur Bestimmung der Kondylenbahnneigung am Patienten zur Übertragung auf einen Artikulator. Die Gelenkbahn wird in graduellen Neigungen gegen eine Schädelbezugsebene, zum Beispiel der Camper'schen Ebene, angegeben. Die Messung kann mit Hilfe eines intra-oder extraoralen Registrates erfolgen.

Gelenkführung:
Die posteriore Führung des Unterkiefers bei der Bewegung entsprechend der Steilheit der Kondylenbahnneigung und des Interkondylarabstandes. Es werden das Ausmaß, die Form und die Richtung der freien Unterkieferbewegungen bestimmt. Mit der anterioren Führung wird bei zahngeführten Bewegungen durch die Steilheit der Kondylenbahn eine Disklusion bzw. eine Kontaktierung der Seitenzähne bewirkt. Die Gelenkführung steht in enger Relation zur Rekonstruktion der Kauflächen.

Gesichtsbogen:
Gerät zur schädelbezüglichen Orientierung der Kiefermodelle in einem Artikulator. Über den extra-oralen Metallbügel werden die Scharnierachsenreferenzpunkte und der Infraorbitalpunkt fixiert. Dadurch wird die Lage des Oberkiefers zur Frankfurter Horizontalen und zum Kiefergelenk festgelegt. Durch die Montage des Übertragungsbogens am Artikulator ist die gleiche Lagebeziehung wie zur Schädelbezugsebene und zu den Kiefergelenken gegeben.

Gesichtsbogenübertragung:
Hierunter versteht man das schädelbezügliche Einsetzen der Oberkiefermodelle in der Schädelbezugsebene in einen Artikulator.

Gießverfahren:
In der Kunststofftechnik werden spezielle Metacrylate in flüssiger Konsistenz in eine Hohlform gegossen. Zur Verdichtung wird ein Schleudervorgang empfohlen.

Gingiva:
Lat. Zahnfleisch. Schmaler Gewebsstreifen oberhalb des Alveolarrandes. Man unterteilt in freier, befestigter, interdentaler und papillarer Gingiva.

Gingival gelagerte Prothese:
Die Prothesenlagerung ist auf die Schleimhaut bezogen.

Gipse:
Zahnärztliche und zahntechnische Materialien, die zu Abformzwecken bzw. Modellzwecken Verwendung finden. Die Erhärtung ist ein chemisch-physikalischer Vorgang. Man unterteilt Gipse in vier Klassen: Klasse 1: Abdruckgips; Klasse 2: Modellgips, zum Beispiel für Studienmodelle; Klasse 3: Hartgips, zum Beispiel für die totale und partielle Prothetik; Klasse 4: Spezialhartgips, zum Beispiel für Stumpf und Arbeitsmodelle in der Kronen- und Brückentechnik.

Gnathologie:
Die Lehre vom Kiefer (gnathus = Kiefer). Es ist der Oberbegriff der Funktion des Kauorganes, wobei das Kiefergelenk, die Muskulatur, die Parodontien und die Okklusion erfasst sind. Für die zahntechnische Herstellung erweitert sich ihre Bedeutung auf den Einsatz von zweckentsprechenden Artikulatoren und den Herstellungsprozess der Kauflächenanfertigung.

Gnathomat:
Bewegungssimulator, der nach der Kaubahn der natürlichen Zähne eingestellt wird. Er ist somit ein kaubahnbezogener Simulator.

Gotischer Bogen:
Registrierung der Unterkieferbewegungen auf einer horizontal ausgerichteten Platte. Die pfeilwinkelige Aufzeichnung markiert die Seitwärts- und Vorschubbewegung.

Grenzbewegungen:
Bewegungen des Unterkiefers zum Oberkiefer in allen Richtungen des Raumes. Sie werden geführt durch das Kiefergelenk, die Zähne, die Muskulatur und die Bänder. Zeichnet man die Grenzbewegungen auf, so entsteht aus der Sagittalen gesehen das Posseltsche Diagramm, aus der Horizontalen gesehen der gotische Bogen.

Gummisauger:
Für den Halt von Totalprothesen wurden Gummiplättchen eingesetzt. Sie bewirken mit der Schleimhaut in Kontakt eine Saugwirkung. Durch den Unterdruck können Schleimhautreizungen und -erkrankungen entstehen. Gummisauger sollten heute nicht mehr eingesetzt werden.

Gysi:
Begründer der klassischen Artikulationslehre. Er entwickelte mehrere Artikulatoren, Gesichtsbogen und für die Totalprothetik unterschiedliche Zähne mit entsprechenden Aufstellregeln.

H

Habituelle Interkuspidation:
Der Zusammenschluss der Ober- und Unterkieferzähne bei maximalem Vielpunktkontakt.

Hanau'sche Quint:
Die Kondylenbahnneigung korrespondiert zur Frontzahnführung. Ihr Produkt ist reziprok zur Kompensationskurve der Höckerhöhe und der Orientierungsebene. Die Größe ,eines Wertes bestimmt die Größe des anderen Wertes. Eine balancierte Artikulation ist nur dann gegeben, wenn alle Größen aufeinander abgestimmt sind. Entsprechend lautet die Formel: HCN = HH x KK x OE : FZF, wobei HCN die Kondylenbahnneigung, FZF die Frontzahnführung, KK die Kompensationskurve, OE die Orientierungsebene und HH die Höckerhöhe ist. Die Summe der Hanauschen Quint sagt, dass bei einer steilen Kondylenbahn auch eine größere Kompensationskurve vorhanden sein soll, oder bei einer Verstärkung der Kompensationskurve die Höckerhöhe abnimmt, oder bei Zunahme der Höckerhöhe die Frontzahnführung steiler werden muss.

Handbissnahme bei Totalprothesen:
Bei dieser Bissnahme wird auf eine exakte Scharnierbestimmung sowie auf die Übertragung mit einem Gesichtsbogen verzichtet. Die manuell gegeneinander

geführten Bissschablonen sollen die vertikale und horizontale Dimension nach einer visuellen Beurteilung festlegen.

Heilborn-Artikulator:
Mittelwertartikulator der Nonarcon-Gruppe. Die mittlere Kondylenbahnneigung beträgt 33°, die Frontzahnführung 15°. Die Modelle werden nach dem Bonwillschen Dreieck in diesem Gerät ausgerichtet.

Heißluftpolymerisation:
Die Polymerisation des Kunststoffes erfolgt in einem Trockenschrank. Durch die geringe Wärmeleitfähigkeit der Luft richtet sich die Dauer der Polymerisationszeit nach der Anzahl der Küvetten auf ca. zehn Stunden bei 80° aus. Es ist eine Langzeit-Tieftemperatur-Trockenpolymerisation.

Heißpolymerisation:
Verarbeitung von Kunststoffen auf der Basis der Metacrylmetylester. Die Polymerisation erfolgt durch die Faktoren Zeit, Druck und Wärme.

Höcker:
Die Erhebungen auf den Kauflächen der Seitenzähne. Mit ihren Abhängen dienen sie zur Zerkleinerung der Nahrung und zur Abstützung der Unterkiefer- auf die Oberkieferzähnen. Man unterteilt tragende und nichttragende Höcker. Die Größe der Höcker soll den statischen und funktionellen Gegebenheiten angepasst sein.

Höckerabhänge:
Die von den Höckerspitzen abgehenden konvexen Flächen. Sie bilden nach mesial und distal ausgerichtete Abhänge, die durch Fissuren voneinander getrennt sind. Die Höckerabhänge werden auch als Dreieckswülste bezeichnet.

Höcker-Fossa-Beziehung:
Die Abstützungsform der zentrischen Höcker eines Zahnes um die Grube des antagonistischen Zahnes. Die Abstützung der Höcker-Fossa-Beziehung wird über die Dreipunktbeziehung angestrebt. Man bezeichnet sie als Tripodisierung; sie ist die stabilste Abstützungsform.

Höckergrat:
Die höchste Erhebung eines Höckerab-

hanges. Er bildet die Begrenzung des inneren Kauflächenreliefs. Der nichtzentrische Höckergrat ist scharfkantig, der zentrische Höckergrat rund ausgeformt.

Höckerhöhe:
Die Höhe eines Höckers wird von der Spitze bis zur Tiefe der jeweiligen Kauflächenform gemessen.

Höckerneigung:
Der Winkel zwischen der Kauebene und dem Höckerabhang eines Zahnhöckers.

Höckerfurchenwinkel:
Der transversale Höckerfurchenwinkel wird durch den Einfluss der Bennettbewegung und des Bennetwinkels gebildet. Der sagittale Höckerfurchenwinkel wird durch die Gelenkvorgleitbahn (Protrusionsbewegung) gebildet.

Höcker-Randleisten-Beziehung:
Die Zahnabstützungen bei einer Zahn zu zwei Zahn-Beziehung.

Höckertangente:
Die Verbindung zwischen den bukkalen und lingualen Höckern der Seitenzähne in der Frontalebene. Die Höckertangente zeigt eine Neigung zwischen 5 und 15° zum Mundbogen. Bei der Aufstellung von Totalprothesen darf die Höckertangente nicht zu steil sein, da sie sonst den Balancekontakt stört.

Horizontale Gelenkbahnneigung:
Die Gelenkführung und der Kondylenbahnwinkel = HCN

Hybridprothese:
Vollprothese, die auf den Restzähnen mit Halteelementen wie Teleskopkronen oder Wurzelkappen mit Stegen verbunden eine zusätzliche Abstützung und Halt findet.

Hyper-Arbeitskontakt:
Hyper-Laterotrusionskontakt auf der Laterotrusionsseite.

Hyper-Balancekontakt:
Hyper-Mediotrusionskontakt auf der Nichtarbeitsseite.

Immediatprothese:
Sofort nach der Zahnextraktion eingegliederte Prothese zur Aufrechterhaltung der Bisshöhe sowie der ästhetischen

und phonetischen Funktion. Bekannt ist die gute Heilung unter der Prothesenbasis durch Stabilisierung des Blutkoagulums.

Implantate:
In der Zahnheilkunde Systeme, die im Kieferbereich festsitzenden oder abnehmbaren Zahnersatz tragen. Implantate können subperiostal, submukös oder ennosal eingebracht werden. Als Material kommen im wesentlichen Glaskeramik, Aluminiumoxydkeramik und titanoxydbeschichtete Körper zum Einsatz. Man unterteilt Nadelimplantate, Blattimplantate und Schraubimplantate. In neuerer Zeit werden nur noch Hohlzylinderimplantate eingesetzt.

Individueller Löffel:
Ein Gerät, das manuell für die Abformung einer einmaligen Situation hergestellt wird. Als Träger für das Abformmaterial und die bei der Abformung entstehenden Beanspruchungen muss der Löffel aus einem geeigneten Acrylat ausreichend stabil gestaltet sein.

Infraorbitalpunkt:
Tiefster Punkt der knöchernen Orbital-Augenhöhe nach ventral/kaudal. Dieser Punkt wird oft als dritter Referenzpunkt für eine Schädelbezugsebene, zum Beispiel im Zusammenspiel mit der Frankfurter Horizontalen, verwendet.

Inkorporation:
Das Einfügen von Zahnersatz in den Körper. In Erweiterung wird die seelische Akzeptanz des Zahnersatzes einbezogen.

Interalveolarlinie:
Verbindungslinie zwischen dem höchsten Punkt des Oberkieferalveolarkammes und dem Unterkieferalveolarkamm im Front- und Seitenkieferabschnitt. Für die Aufstellung der Seitenzähne bei einer Neigung der Interalveolarlinie gegen eine Horizontale. Unter 80° sollte zweckmäßigerweise im Kreuzbiss aufgestellt werden.

Interdental:
Zwischen zwei benachbarten Zähnen. Es ist die frontale Fläche des Seitenzahnes.

Interdentalraum:
Früher der Approximalraum; der Raum zwischen benachbarten Zähnen.

Interimsprothese:
Nach erfolgter Zahnextraktion und vor dem endgültigen Ausheilen des Kieferkammes fertiggestellte und eingegliederte Prothese.

Interkondylarabstand:
Transversaler Abstand des rechten und linken Kiefergelenkkopfes, gemessen von der äußeren Haut. Diese Referenzpunkte dienen der Einstellung eines teil- bzw. volljustierbaren Artikulators. Unter Interkondylarabstand versteht man aber auch den Abstand der Kondylenmitten. Sie zeigen die vertikalen Rotationszentren des Laterotrusionskondylus bei der Lateralbewegung.

Interkuspidation:
Zusammenschluss der OK- und UK-Zähne im maximalen Vielpunktkontakt.

Interkuspidationsposition:
Lage der Kondylen zur Fossa articularis bei maximaler Interkuspidation (IKP) der Zahnreihen. Die Interkuspidationsposition kann mit der retralen Kontaktposition (RKP) übereinstimmen. Eine habituelle Interkuspidation bezieht sich auf den Zusammenschluss der Zahnreihen bei maximalem Vielpunktkontakt.

Interokklusalabstand:
Vertikaler Abstand zwischen den okkludierenden Flächen der Seitenzähne, wenn sich der Unterkiefer in der Ruhelage befindet (Freeway-space).

Intraoral:
In oder innerhalb der Mundhöhle.

Inzisal:
Die Schneidekanten betreffend bzw. in Richtung der Schneidezahnkante.

Inzisalführung:
Schneidezahnführung, die durch das Gleiten der Unterkieferfrontzähne an den Oberkieferfrontzähnen eine bedingte Führung des Unterkiefers bei der Protrusion bzw. der Front/Eckzahn-Führung bewirkt.

Inzisalpunkt:
Der Kontaktpunkt der Inzisalkanten der mittleren unteren Schneidezähne. Dieser Punkt wird zur Bestimmung der Okklusionsebene als Referenzpunkt genutzt.

Kalottenartikulation:
Eine von Fehr empfohlene Methode zum Aufstellen der Zahnreihen bei Totalprothesen. Die Kalottenform soll bereits bei der Bissnahme für Totalprothesen über die Wachswälle ausgeformt werden. Im Artikulator können dann die unteren Zähne, insbesondere bei flachen Kauflächen, gegen den Verlauf des oberen Wachswalles aufgestellt werden. Hieraus resultiert eine Kalottenartikulation mit gleichmäßigen Balancekontakten.

Kalottenradius:
Je kleiner der Radius, desto steiler bzw. tiefer die Kompensationskurve. Der Kalottenradius schwankt zwischen 20 und 40 cm. Zur Erreichung einer balancierten Okklusion kann eine steile Gelenkbahn durch die Verstärkung bzw. Vertiefung der Kompensationskurve ausgeglichen werden.

Kaltpolymerisate:
Kunststoffe auf der Basis der Metacrylsäuremethylester, deren Aushärtung durch Zugabe eines Härters (Akzelerator) erfolgt.

Kammlinie:
Die horizontale Verbindungslinie auf dem zahnlosen Alveolarkamm zwischen dem höchsten Punkt des Alveolarkammes am Tuber maxillae und dem Eckzahn. Die zentrischen Höcker der Oberkieferseitenzähne sollen innerhalb dieser Linie liegen. Im Unterkiefer verläuft die Kammlinie vom Tuber alveolare mandibulare zum Eckzahn.

Kantenbiss:
Berührung der Schneidekanten von oberen und unteren Frontzähnen beim Schlussbiss. Der Überbiss ist gleich Null.

Kauabdruck:
Eine Art von Funktionsabdruck mit einem langsam abbindenden oder bei Mundtemperatur elastisch abbindenden Abformstoff, bei dem der Patient mit den eingesetzten Prothesen über Stunden seine gewohnte Kautätigkeit verrichtet.

Kaubahn:
Bei der protrusiven und laterotrusiven Bewegung haben alle Zähne des Ober- und Unterkiefers Kontakt. Sie bewegen sich auf einer durch Muskel und Kiefergelenke bestimmten Bahn. Die Kaubahn wäre für die Rekonstruktion der Kauflächen geeignet, wenn eine bibalancierte Artikulation für den physiologischen Bewegungsablauf des naütrlichen Gebisses gegeben ist.

Kaubahnbezogene Simulatoren:
Mechanische Bewegungssimulatoren, die nach dem Prinzip der Zahnführung bei den Unterkieferbewegungen aufgebaut sind. Man geht davon aus, dass die Zahnführungsgleitbahnen der Zähne zueinander abgestimmt sind. Beim Patienten wird die vorgefundene Kaubahn bzw. Gleitbahn für die Rekonstruktion der zahngeführten Bewegungen übernommen. Das Biokop und der Gnathomat zählen zu den kaubahnbezogenen Simulatoren.

Kaufläche:
Die Fläche eines Seitenzahnes, die mit dem antagonistischen Zahn der Zahngruppe in Kontakt steht. Sie setzt sich aus den Höckern, Gruben und Fissuren zusammen. Ihre Anordnungen müssen den physiologischen Bedingungen gerecht werden.

Kauflächenareal:
Der Kauflächenanteil, der durch die bukkalen, palatinalen und lingualen Höckergeräte sowie mesialen und distalen Randleisten eingeschlossen ist. Hier befinden sich die Dreieckswülste, Gruben und Fissuren.

Kauflächenelemente:
Die anatomische Kaufläche setzt sich aus fünf Einzelelementen zusammen: 1. die Höckerspitze, z. die Höckerabhänge, 3. die Randleisten, 4. die Gruben und 5. die Fissuren. Man unterteilt die tragenden (zentrischen) und nichttragenden (nicht zentrischen) Höcker. Die Höckerspitzen sind die höchsten Erhebungen. Von hier gehen nach mesial und distal die Höckergrate und die inneren und äußeren Höckerabhänge ab. Die inneren Höcker abhänge sind durch Fissuren voneinander getrennt.

Kauflächenformen für Totalprothesen:
Sie unterteilen sich im wesentlichen in

Höckerzähne, Abrasionszähne und - Kauflächen nach dem Mörser/Pistill-Prinzip.

Kaufunktion:
Die Gesamtheit der Bewegungsabläufe während des Kauvorganges. Diese verlaufen innerhalb der Grenzbewegungen der drei Raumebenen. Über die Exkursion in der Frontalebene unterscheidet man zwischen einer Arbeitsseite (Laterotrusionsseite) und einer Balanceseite (Mediotrusionsseite). Der Kauablauf wird durch das zentrale Nervensystem gesteuert.

Kaukraft:
Die aktive Kauleistung der Kaumuskeln. Von dieser Kraft kommt zwischen den Zähnen eine Auswirkung zustande, die zwischen 100 bis maximal 700 Newton liegt.

Kautschuk:
Ein früher gebräuchliches Prothesenmaterial, das über das Vulkanisationsverfahren im Pressverfahren eingesetzt wurde.

Kennlinie beim Aufstellen der Totalprothesen:
Als Kennlinien werden jene Linien bezeichnet, die man auf der Bissschablone markiert. Man unterteilt a) die Mittellinie, b) die Lippenschlusslinie, c) die Eckzahnlinie und d) die Lachlinie. Die Kennlinien sind wichtige Anhaltspunkte beim Aufstellen der Schneide- und Eckzähne.

Kieferkammlinie:
Der horizontale Verlauf des Alveolarkammes. Referenzlinie für die Aufstellung der Seitenzähne.

Kieferquadrant:
Kieferhälfte vom zentralen Schneidezahn bis zum zweiten bzw. dritten Molaren. Man unterteilt vier Kieferquadranten im Ober- und Unterkiefer.

Kieferrelationsveränderung:
Die Kieferrelation ist die Lagebeziehung der beiden Kiefer zueinander. Wichtig ist die Kieferrelation in der Schlussokklusion. Aus der Schlussokklusion kann durch eine Bissenkung eine Verkürzung des Vertikalabstandes hervorgerufen werden.

Kieferrelationsbestimmung:
Wurde früher als Bissnahme bezeichnet. Es ist die Maßnahme zur dreidimensionalen Festlegung der Unterkieferposition zum Oberkiefer mit Hilfe von Registraten (z.B. Wachs-Registraten) oder Bissschablonen. Die Gelenke sollen sich dabei in ihrer kranialen und nicht seitenverschobenen Stellung in den Gelenkgruben befinden. Diese Lagebestimmung ist eine Voraussetzung, um die Modelle in den Artikulator schädelbezüglich orientieren zu können.

Kompensation:
Ausgleich. Wechselseitige Aufhebung entgegengesetzt wirkender gleich großer Kräfte.

Kompositionsmassen:
Reversibel starre, thermoplastische Abformstoffe. Sie werden zum Abdichten individueller Löffel und zur Herstellung von starren Bisswällen der Ausformung des Funktionsrandes eingesetzt.

Kondylargehäuse:
Die Gelenkfläche der Arcon-Artikulatoren befindet sich am Artikulatoroberteil, der Gelenkkopf am Artikulatorunterteil. Er gleitet auf einer Fläche mit distalem Anschlag und simuliert die Kiefergelenkbewegung. Durch Drehen der Gelenkfläche am Artikulatoroberteil kann die Kondylenbahnneigung verändert werden. Der mesiale Anschlag der im Kondylargehäuse verstellbar angebrachten Fläche dient zur Einstellung des Bennettwinkels, der die Mediotrusionsbewegung steuert.

Kondylarkugel:
Sie ist gleichbedeutend mit dem Gelenkkopf des Unterkiefers im Artikulatorbau und wird als Kugel gestaltet. Sie kann sich im Artikulatorober- oder -unterteil befinden. Durch die Kugelform wird der Gelenkkopf des Unterkiefers nur vereinfacht wiedergegeben, was zur Verzerrung der Bewegungsidentität führen kann.

Kondylartheorie:
Eine von Gerber empfohlene Gestaltung der Kauflächen der künstlichen Zähne für Totalprothesen. Es soll sich aus der

Frontalansicht gesehen die Form der Kondylen in der Form der Kauflächen widerspiegeln. Die Kauflächen der Unterkieferzähne sind muldenförmig und bilden eine Minikalotte. Der Radius der Minikalotte kann durch das Einschleifen der individuellen Gelenkführung angepasst werden. Die tragenden palatinalen Höcker sind pistillartig und greifen in die Mulden der Unterkieferzähne ein. Hieraus entsteht das Mörser-Pistill-Prinzip, das dem Kiefergelenk ähnelt.

Kondylenbahn:
Die Bahn, die ein bestimmter Punkt des Kondylus während der Vor- und Seitwärtsbewegung des Unterkiefers durchläuft. Dieser Punkt liegt zu Beginn der Öffnungsbewegung auf der terminalen Scharnierachse.

Kondylenbahnneigung:
Die Neigung der Gelenkfläche zum Tuberkulum artikulare in sagittal vertikaler Richtung. Sie bestimmt bei protrusiven und mediotrusiven Bewegungen die Bewegungsbahn nach anterior caudal für den Kiefergelenkkopf. Die Kondylenbahnneigung wird in der Abkürzung HCN genannt.

Kondylenwinkel:
Ein Winkel, der durch die Stellung der Kondylen in der Fossa artikularis gebildet wird. Verlängert man die Achsen der Kondylen, so treffen sie sich in einem Winkel von ca. 120° am Foramen magnum.

Kondylus:
Gelenkkopf des Unterkiefers, der sich in der Gelenkgrube (Fossa artikularis) befindet und für die Gelenkbewegung des Unterkiefers verantwortlich ist.

Konkav:
Hohl nach innen gewölbt. Gegenteil: konvex.

Konstitutionstypen:
Unterscheidung der persönlichen Erscheinung in Körperbau und Reaktionsnormen. Da das Gebiss eines Menschen in der Beziehung zu seiner Konstitution steht, wurden die Zahnformen typenharmonisch entwickelt.

Kontaktpunkt:

Eine punktförmige, interapproximale oder okklusale Berührungsstelle.

Kontrollsockel:
Ein im Oberkiefermodell geteilter Modellsockel wird als Splitcast bezeichnet. Man kann den Kontrollsockel als lagerichtige Beziehung zum Artikulator oder als Kontrollsockel für die Übereinstimmung der Registrate sehen.

Kraftvektor:
Durch Pfeil dargestellte Richtung der Krafteinwirkung.

Krampon:
Ein Knopfstift, der als Befestigungselement der Porzellanzähne im Prothesenwerkstoff dient.

Kreuzbiss:
Bissanomalie mit Kreuzung der Zahnreihe in der Gegend der Eckzähne. Der echte Kreuzbiss wird in der Totalprothetik nicht rekonstruiert.

Kunststoffe:
Hochmolekulare organische Stoffe bzw. Stoffverbindungen, die entweder synthetisch oder durch Polyreaktionen durch Umwandlung natürlicher Stoffe hergestellt werden.

Küvette:
In der Kunststofftechnik verwendete teilbare Metallform. Die in Wachs modellierte Prothese wird mit Gips in eine Küvettenhälfte eingebettet. Die Gegenhälfte bildet die Pressform.

Küvettenbügel:
Ein Spannbügel aus Metall für die Aufnahme einer oder mehrerer Küvetten für die Wasserbadpolymerisation.

Labial:
Zur Lippe hin, lippenwärts.

Labio buccal:
Die Lippe und Wangenseite betreffend, zur Lippe und Wangenseite hin.

Lachlinie:
Markierung des Verlaufs des Oberlippenrandes beim Lachen des Patienten auf dem Wachswall der Oberkieferschablone. Sie dient als Anhalt für ein ästhetisch günstiges Aufstellen der oberen Frontzähne.

Lagerung gingivale:
Die Prothese ist nur auf der Schleimhaut gelagert und überträgt die einwirkenden Kräfte über sie auf den Knochen.

Lagerung parodontale:
Die Prothese ist über Stützelemente auf natürliche Zähne abgestützt und überträgt einwirkende vertikale Kräfte auf die Parodontien.

Lagerung parodontal gingivale:
Eine Kombination aus parodontaler und gingivaler Lagerung.

Lateral:
Seitlich, zur Seite hin von der Mittellinie abgewandt.

Lateroprotrusion:
Bewegung des Laterotrusionskondylus bei der Lateralbewegung des Unterkiefers nach lateral und ventral im Sinne der Bennettbewegung:

Lateroprotrusive Bewegung:
Bewegung des Unterkiefers zum Oberkiefer sowohl zur Seite als auch nach vorn. Die lateroprotrusiven Bewegungen zählen nicht zu den Grenzbewegungen des Unterkiefers.

Laterotrusionsbewegung:
Bewegung des Unterkiefers zum Oberkiefer zur Seite hin, nach lateral. Man unterscheidet eine rechte oder linke Lateralbewegung.

Laterotrusionsfacetten:
Die Höckerfacetten, die bei einer Laterotrusionsbewegung mit den entsprechenden Zahnhöckern der Gegenseite in Kontakt treten. Es sind dies die MO-DU-Facetten.

Laterotrusionskondylus:
Gelenkkopf des Unterkiefers, der sich bei der Laterotrusionsbewegung auf derjenigen Seite befindet, zu der die Bewegung hin erfolgt. Er bewegt sich im Sinne der Bennettbewegung um eine vertikale Achse.

Laterotrusionskontakte:
Es sind Kontakte der nichttragenden Höcker des Oberkiefers zu den tragenden Höckern des Unterkiefers auf der Laterotrusionsseite. In der Totalprothetik dienen sie der Stabilisierung der Prothese.

Laterotrusionsseite:
Die Zahnseite, die sich bei einer Unterkieferseitwärtsbewegung nach außen bewegt. Es ist die Arbeitsseite.

Laterotrusionsstellung:
Die Stellung des Unterkiefers zum Oberkiefer auf der Seite, nach welcher der Unterkiefer sich bewegt hat. Dabei stehen sich die bukkalen, die palatinalen und lingualen Höcker des Ober- und Unterkiefers gegenüber.

Leptosomer Typ:
Konstitutionsmerkmal nach Kretschmer.

Lingual:
Zur Zunge hin; zahnmedizinisch wird der Begriff auf den Unterkiefer beschränkt.

Lippenschlusslinie:
Kennlinie beim Aufstellen von Totalprothesen.

M

Mandibula:
Der Unterkiefer

Mastikation:
Kauen oder Kaubewegungen zur Zerkleinerung der Nahrung.

Mastikationszentrik:
Von Gerber angegebene Kauzentrik. Der Kondylus findet immer wieder die Position im Zenit der Gelenkgrube bei den Kaubewegungen.

Mastikatorisches System:
Zusammenfassung der Organe und Gewebe, Muskeln, Knochen, Schleimhaut, Drüsen, Kiefergelenke, Zähne, Wangen, Zunge und Lippen, die an der Funktion der Unterkieferbewegung der Kautätigkeit, aber auch des Sprechens beteiligt sind.

Maxilla:
Oberkiefer

Maximale Interkuspidation:
Okklusion bei maximalem Vielpunktkontakt zwischen Ober- und Unterkieferzahnreihen.

Medianebene:
Ebene, die den Körper in eine rechte und linke Hälfte teilt.

Mediansagittalebene:
Mitte des Schädels zur Festlegung transversaler Abweichungen.

Mediotrusion:
Bewegung der Seite des Unterkiefers, die sich bei der Lateralbewegung auf die Medianebene zu bewegt. Es ist die kontralaterale Seite zur Lateralbewegung.

Mediotrusion des Kondylus:
Bahn, die durch den Kondylus der Balanceseite bei der Lateralbewegung des Unterkiefers durchlaufen wird.

Mediotrusionsfacetten:
Höcker und Facetten der Seitenzähne, die bei einer Bewegung der Zahnreihen zur Mitte hin tangiert werden. Im Unterkiefer die nach lingual geneigten Facetten der bukkalen Höcker, im Oberkiefer die nach bukkal geneigten Facetten der palatinalen Höcker.

Mediotrusionskondylus:
Wird auch als Balancekondylus bezeichnet. Es ist der Gelenkkopf des Unterkiefers, der sich bei der Lateralbewegung zur Medianebene hin nach mesial kaudal und nach vorne bewegt.

Mediotrusionsseite:
Seite des Unterkiefers, die sich bei der Seitwärtsbewegung zur Körpermitte hin bewegt. Sie wird auch als Leerlaufseite und in der Totalprothetik als Balanceseite bezeichnet.

Messpunkte und Bezugslinien:
Am Schädel festgelegte Punkte und Linien, die zur Orientierung auf dem Schädel dienen. Die wesentlichen Bezugslinien sind 1. die Frankfurter Horizontale, z. die Campersche Ebene, 3. die Bipupilarebene, 4. die Lippenschlusslinie, 5. die Mittellinie und 6. die Kauebene. Wichtige Punkte sind der Subnasalpunkt und am Gnathion.

Methacrylate:
Oberbegriff für prothetische Kunststoffe, die auf der Basis der Methacrylsäuremethylester aufgebaut sind.

Mittelwertartikulatoren:
Schädelbezüglich justierbare Artikulatoren. Die Einstellung der Gelenkbahn und des Bennettwinkels in Relation der Zahnreihen zu den Gelenken ist mittelwertig. Die Gelenkführung der mittleren Kondylenbahn beträgt 33° zur Camper'schen Ebene. Der Bennettwinkel ist von 15 bis 20° einstellbar. Die Lage der Okklusionsebene zu den Kiefergelenken entspricht dem Bonwill'schen Dreieck. Als Bezugsebene für den Bau dieser Artikulatoren wird die Camper'sche Ebene angenommen, so dass die Zahnreihen der Modelle parallel zur Tischebene einstellbar sind.

Modell:
Positivteil einer Abformung; gibt die Situation der Mundhöhle des Patienten wieder.

Modellherstellung:
Verfahren, kieferidentische Situationen und Mundverhältnisse in eine Gipsform zu überführen.

Monson-Kalotte:
Nach Beobachtungen von Monson sind die Kauflächen der Seitenzähne gegen den Mundboden geneigt. Auch im sagittalen Verlauf richten sie sich nach einer Kurve. Die Seitenzähne verlaufen somit kalottenförmig in sagittaler und transversaler Richtung. Ist für die Zahnaufstellung mit Abrasionsflächen entwickelt worden (Kalottenartikulation).

Montageplatten:
Aufnahmevorrichtungen für die Ober- und Unterkiefermodelle im Artikulator.

Mucosa:
Schleimhaut; der tragende Anteil der Prothesenbasen.

Mucodynamische Abformung:
Abformung des zahnlosen Prothesenlagers während ständiger funktioneller Muskel- und Schleimhautbewegung.

Mucostatische Abformung:
Fast drucklose Abformung des Prothesenlagers mit speziellen Abformmassen. Die abgeformte Basis liegt in ihrer äußersten Begrenzung zwischen einem maximal ausgedehnten Funktionsrand und einem durch die Statik reduzierten Funktionsrand.

Mundgeschlossene Abformung:
Abformverfahren in der vertikalen Relation des Patienten. Der Mund bleibt geschlossen, die mimische Muskulatur wird in Funktion gesetzt. Es ist eine mucodynamische Abformung. Die zahnlosen Unter- und Oberkiefer werden mit speziellen Löffeln gemeinsam abgeformt.

Muskeldynamik:
Die Kräfte in Bezug auf die Bewegung der Muskeln.

Muskuläres Gleichgewicht:
Prothesenbasis soll im muskulären Gleichgewicht zwischen Wange und Zunge liegen. Forderung: Die Kraft des Zungendruckes auf die Prothesenbasis soll gleich groß sein wie der Wangendruck auf die Prothesenbasis.

Myo:
Muskel

Myodynamische Abformung:
Abformung des Prothesenlagers während der Funktion mit Abdruckmassen, die im Mund langzeitig verformbar sind. Die Muskelbewegungen sollen im Funktionsrand für die Plattenaustormung erkennbar sein.

Nasenblaseffekt:
Methode zur Ausbildung des dorsalen Prothesenrandes in der Oberkiefertotalprothese. Hinter dem harten Gaumen wird der weiche Gaumen leicht angehoben.

Nasspressverfahren:
Gebräuchliches Verfahren zur Überführung von Wachsmodellen in Kunststoff. Das in einer Küvette eingebettete Wachsmodell wird ausgebrüht und es entsteht eine Hohlform. In diese wird der angeteigte Kunststoff gefüllt und unter einer Presse verdichtet.

Neutralbiss:
Korrekte Lagebeziehung des Unterkiefers zum Oberkiefer und der unteren zur oberen Zahnreihe in sagittaler Richtung.

Nichtarbeitsseite:
Mediotrusionsseite

Nonarcon-Artikulator:
Teiljustierbarer Artikulator. Im Gegensatz zum Kauorgan befinden sich am Oberteil des Artikulators die Kondylarkugeln und am Unterteil die Gelenkflächen. Durch diese dem natürlichen Kiefergelenk nicht entsprechende Gestaltung bewegt sich die Kondylarkugel in entgegengesetzter Richtung wie im natürlichen Kiefergelenk.

Oberkiefer:
Maxilla, bestehend aus den paarigen Oberkieferknochen und den frontal gelegenen intermaxillären knöchernen Kieferanteilen.

Oberkieferfront:
Die mittleren und seitlichen Schneidezähne sowie die Eckzähne des Oberkiefers.

Okkludatoren:
Bewegungssimulatoren, die nur eine reine Scharnierbewegung des Kiefergelenkes wiedergeben können.

Okklusale Äquilibrierung:
Die Neugestaltung der Kauflächen durch Aufbau oder selektives Einschleifen, um eine harmonische Okklusion im Schlussbiss zu erreichen.

Okklusion:
Jeder Kontakt zwischen Ober- und Unterkieferzähnen.

Okklusale Interferenzen:
Zahnkontakte, die einen allseitig ungestörten Zahnreihenschluss stören oder den Unterkiefer in eine abgeleitete Position zwingen.

Okklusion, exzentrische:
Die von der zentrischen Okklusion abweichenden Kontaktpositionen, wie zum Beispiel protrudierte, retrale oder links laterotrudierte Okklusionspositionen zwischen Ober- und Unterkieferzähnen.

Okklusion, statische:
Der Unterkiefer ist in allen drei Dimensionen der Vertikalen, der Transversalen und der Sagittalen gegen den Oberkiefer fixiert.

Okklusionsanalyse:
Befunderhebung

Okklusionsdiagramm:
Gibt die Bezeichnung der Okklusionslinien von Ober- und Unterkieferseitenzähnen an. Die gebräuchlichsten Bezugsebenen sind
a) die Medianebene,
b) die Okklusionsebene,
c) die Camper'sche Ebene,
d) die Frankfurter Ebene,
e) die Scharnierachsenorbitalebene.

Okklusionsebene:
Früher Kauebene/Bissebene. Eine Ebe-

ne, die am bezahnten Kiefer durch folgende drei Punkte dargestellt wird:
a) Berührungspunkt der Schneidekanten der mittleren unteren Schneidezähne (Inzisalpunkt);
b) Spitzen der distobukkalen Höcker der zweiten unteren Molaren rechts und links. Diese Ebene verläuft parallel zur Camperschen Ebene. Die Okklusion liegt meist auf der Höhe der Lippenschlusslinie und kann bei der Herstellung von Totalprothesen zur Aufstellung der Zahnreihen herangezogen werden.

Orbitale:
Tiefster Punkt des Vorderrandes der knöchernen Augenhöhle.

Orbitalebene:
Ebene durch den Augenpunkt im rechten Winkel zur Frankfurter Horizontalen; dient zur Feststellung sagittaler Abweichungen.

Orientierungsebene:
Festgelegte Ebenen, die in der Zahnheilkunde eine Lagebestimmung des Ober- und Unterkiefers zu sich selbst bzw. zum Schädel ermöglichen. Sie werden in der prothetischen Zahnheilkunde zur schädelbezüglichen Orientierung der Modelle in einem Artikulator verwendet.

Overbite:
Überbiss der Frontzähne in vertikaler Richtung. Normaler Überbiss: 2 bis 3 mm, tiefer Überbiss: größer als 3 mm.

Overjet:
Sagittale Stufe zwischen den oberen und unteren Schneidezähnen.

Palatinal:
Zum Gaumen hin, gaumenwärts; zum Beispiel palatinale Fläche eines Zahnes.

Palatinale Konkavität:
Schaufelförmige, palatinale konkave Krümmung der oberen Frontzähne. Ihre Steilheit spielt bei der fronteckzahngeführten Bewegung des Unterkiefers zum Oberkiefer eine Rolle. Sie bestimmt die Disklusion der Seitenzähne bei zahngeführten Bewegungen des Unterkiefers.

Palatinales Abschlussband:
Verstärkung des palatinalen Prothesenrandes bei Oberkiefertotalprothesen durch Einradierung in das Gipsmodell. Der Prothesenrand soll auf diese Weise nach distal abgedichtet werden. Gewünscht ist ein paralleler Verlauf der beiden Linien, die nach kranial leicht konkav verlaufen sollen.

Palatum:
Gaumen. Er wird unterteilt in weichen (Palatum molle) und harten Gaumen (Palatum durum).

Pantograph:
Gerät zur extraoralen räumlichen Aufzeichnung der Unterkieferbewegungen, um einen individuellen Artikulator auf die Grenzbewegungen der Kiefergelenke exakt einstellen zu können. Ausgeführt werden protrusive und laterotrusive Bewegungen, wobei die Gelenkköpfe über einen Stützstift zur Gelenkfläche zentriert werden. Die Aufzeichnungen werden auf zwei anteriore und vier posteriore Platten fixiert. Sie können nach der Übertragung des Pantographen im Artikulator nachgefahren werden. Auf diese Weise ist die Programmierung des Artikulators möglich. Neben der Bestimmung der Kondylenbahnneigung, der Bennettbewegung und des Bennettwinkels ermöglicht der Pantograph auch eine Beurteilung des Bewegungsverlaufs (Pantographie).

Parameter:
In der Statik Zahlenwerte zur Kenntnis von Häufigkeitsverteilungen oder Beziehungen mit Zufallsabweichungen.

Paratubärer Raum:
Raum zwischen Tuber maxillae und Wange. Für eine Extension des Funktionsrandes einer Oberkiefertotalprothese geeignet. Dieser Raum dient zur Stabilisierung der Prothese.

Pfeilwinkel:
Die grafische Darstellung der Unterkiefergrenzbewegungen. Eine von Gerber angegebene Methode zur Registrierung der horizontalen Kieferrelation. Mit Hilfe einer mit Fettstift bestrichenen Schreibplatte, die an der Unterkieferfunktionsplatte befestigt ist und eines Schreibstiftes, befestigt im Zentrum der Oberkieferfunktionsplatte,

werden die Lateral- und Protrusionsbewegungen des Unterkiefers abgefahren. Auf der Schreibplatte zeichnet sich ein Pfeilwinkel ab. Wegen seiner Form wird er auch gotischer Bogen genannt. Der Pfeilspitzenpunkt soll die retrudierte Kontaktposition wiedergeben. Die Interkuspidalposition kann mit der RKP zusammenfallen. Die Größe des Pfeilwinkels ist vom Interkondylarabstand, der Bennettbewegung, dem vertikalen Abstand des Aufzeichnungsgerätes und von den Positionen der Gelenke abhängig. Er ist extraoral größer als intraoral.

Phonetik:
Lehre von der Ton-, Laut- und Sprachbildung; wird durch Zahnstellung, Prothesenbasis und Zunge beeinflusst.

Physiologie:
Lehre von den normalen Lebensvorgängen, der Organfunktion und deren Zusammenwirken.

Physiologische Artikulation:
Front-Eckzahn-Führung.

Possel'sches Diagramm:
Zweidimensionale Aufzeichnung der Unterkiefergrenzbewegung in der Sagitalebene, auf den Inzisalpunkt bezogen. Man unterscheidet unterschiedliche Bewegungsabläufe und Unterkieferpositionen
1. retrale Kontaktposition, z. habituelle Interkuspidation, 3. Ruheschwebelage, 4. Protrusion und Frontzahnführung, 5. maximale Protrusion, 6. Öffnungsbewegung in terminaler Schanierachsenposition, 7. maximale Öffnungsbewegung, die sowohl eine Rotations- als auch Translationsbewegung der Kondylen beinhaltet, 8. maximale Öffnungsbewegung aus der maximalen Protrusionsstellung, 9. freie Öffnungsbewegung aus der habituellen Interkuspidation. Das Posseltsche Diagramm kann auch für die Front- oder Horizontalebene gezeichnet werden. Dreidimensional gezeichnet bildet es den Raum für alle möglichen Unterkieferbewegungen.

Primatenlücke:
Abstand zwischen dem Eckzahn und dem ersten Prämolaren. Bei der Aufstellung von Totalprothesen wird durch diese Lücke eine regelrechte Höckerverzahnung der Seitenzähne ermöglicht.

Progenie:
Umgekehrter Frontzahnüberbiss. Man unterteilt a) echte Progenie = Überentwicklung des Unterkiefers im Bereich des Alveolarfortsatzes und des Kieferkörpers und b) unechte Progenie, die durch Wachstumshemmung des Oberkiefers entsteht. Gründe dafür sind Nichtanlage bzw. vorzeitiger Verlust der oberen Zähne oder eine Lippenkiefergaumenspalte.

Prognathie:
Vorstand des Oberkiefers. Die Prognathie ist ein Begriff früher geübter Profilbezeichnung. In der Kieferorthopädie wird diese Bezeichnung sinnvoller als distale Lage des Unterkiefers bezeichnet, bei der der Oberkiefer vorsteht.

Prothesenbasis:
Prothesenteil, der der Schleimhaut aufliegt. Überträgt den Kaudruck auf das Prothesenlager und sollte zur besseren Druckverteilung weit ausgedehnt sein.

Prothesenlager:
Das unter der Prothesenbasis gelegene Gewebe. Hierzu zählen: Die fibriösen Anteile der Alveolarkämme und im Oberkiefer die Fett- und Drüsenzone sowie die verschiebbare Schleimhaut im vestibulären Bereich.

Protrusion:
Die oberen bzw. unteren Zähne stehen in sagittaler Richtung, gemessen an der Tuberebene oder der Orbitalebene, zu weit nach vorne. Dadurch verlagert sich der Zahnbogen in sagittaler Richtung.

Protrusionsbahnwinkel:
Neigung der Kondylenvorgleitbahn zu den Bezugsebenen Campersche Ebene oder Frankfurter Horizontale.

Protrusionsbewegung:
Bewegung des Unterkiefers aus der habituellen Interkuspidation oder der retralen Kontaktposition nach vorne. Dabei bewegen sich beide Kondylen gleichmäßig nach ventral und kaudal.

Protrusionsfacetten:
Kauflächenfacetten, die bei einer Vor-

schubbewegung tangiert werden. Es gilt die DOMU-Regel: im Oberkiefer die nach distal, im Unterkiefer die nach mesial geneigten okklusalen Facetten.

Protrusionsregistrat:
Wachsbissregistrate, die zur Einstellung der Kondylbahnneigung für justierbare Artikulatoren dienen.

Punktzentrik:
Zentrale Okklusion, wird über eine Zwei oder Drei-Punktabstützung der tragenden Höcker der Seitenzähne gesichert. Bei Front-Eckzahngeführten Unterkieferbewegungen wird dieses Berührungsverhältnis der Seitenzähne diskludiert. Man bezeichnet eine Kontaktposition über Drei-Punktabstützungen der tragenden Höcker als Tripodisierung.

Pyknischer Typ:
Konstitutionstyp nach der Einteilung von Kretschmer. Ovale Zahnformen sind bei diesem Typ angezeigt.

Quadrant:
Viertel eines Kreises. Für die Prothetik die Seitenzähne einer Kieferseite eines Kiefers.

Quetschbiss:
Registrat zur Bestimmung der habituellen Interkuspidation. Der Patient wird aufgefordert, in einen Wachswall oder einen Wachsstreifen zu beißen, bis die Wälle oder die Zähne Kontakt haben. Durch die starke Muskelaktivität kann eine Verlagerung des Unterkiefers eintreten.

Quickmount:
Gesichtsbogen zur schädelbezüglichen Montage des Oberkiefermodells in den Artikulator. Der Schnellübertragungsbogen berücksichtigt die arbiträre Scharnierachse und den Infraorbitalpunkt. Er wird im äußeren Gehörgang und auf dem Nasenrücken befestigt. Eine mit dem Oberkiefer verbundene Bissgabel ermöglicht die schädelbezügliche Übertragung.

Radierungen:
Vertiefung im Gipsmodell für die Prothesenbasis der Oberkiefertotalprothese.

Radierungen dienen zur Abdichtung und Verhinderung des Speichelflusses und sollen damit zum Halt der Prothese beitragen. Für den palatinalen Rand wird eine Abschlussradierung empfohlen.

Raphe Medianebene:
Median-Sagittal-Ebene. Sagittale Schädelmittenebene im Verlauf der Raphe palatina. Orientierungslinie zur Bestimmung der OK-Mitte.

Raphe palatina:
Gaumenleiste. Deutliche Erhebung in der Medianzone der Schleimhaut des harten Gaumens. Anterior stärkerer Wulst = Papilla insisiva mit seitlich leicht gewundenen Querwülsten = Gaumenfalten.

Raphe-Papilla-Transversale (RPT):
Hilfslinie auf dem OK-Modell. Im Normalgebiss über die Eckzahnspitzen. Bei Steilgaumen über das mesiale und bei flachem Gaumen über das distale Drittel.

Referenzpunkt:
Die Scharnierachsenreferenzpunkte sind markierte Hautpunkte; sie dienen der schädelbezüglichen Orientierung der Kiefermodelle. Die Scharnierachsenpunkte bei der Unterkieferöffnungsbewegung liegen ca. 12 mm vor dem Ohrtragus in Richtung auf den Orbitalpunkt.

Registrat:
Hilfsmittel zur Erkennung und Markierung von Kieferstellungen und Antagonistenkontakten in der Okklusion, zum Beispiel mit Wachsplatten. Auch die Aufzeichnung des Pfeilwinkels extra- und intraoral wird als Registrat bezeichnet. Wird die Kieferrelation in der retralen Kontaktposition aufgezeichnet, entsteht ein zentrisches Registrat.

Registrat, lateral:
Intraorales Wachsregistrat in Lateralstellung des Unterkiefers nach rechts oder links, um mit ihm den Bennettwinkel am Artikulator einzustellen

Registrat, protrusiv:
Intraorales Wachsregistrat in Protrusivstellung des Unterkiefers, um mit ihm die Kondylbahnneigung am Artikulator einzustellen.

Registrierung:
Methode zur schädelbezüglichen Übertragung von Ober- und Unterkiefermodellen in einen Artikulator. Zur Bestimmung der arbiträren oder terminalen Scharnierachse sowie der Aufzeichnungen der Kiefergelenkbewegungen mit Hilfe eines Gesichtsbogens.

Remontage:
Maßnahme zum Ausgleich okklusaler Interferenzen, die bei der Erstellung einer prothetischen Arbeit oder der Kieferrelationsbestimmung entstanden sind. Die erkannten okklusalen Störungen werden durch Einschleifmaßnahmen beseitigt. Bei der Vollprothese erfolgt nach der Eingliederung eine erneute Kieferrelationsbestimmung. Die so registrierten Prothesen werden in den Artikulator übertragen und dort eingeschliffen.

Reokkludieren:
Einschleifen der künstlichen Zahnreihen. Bei Vollprothesen nach Zurückbringen der Prothesen in den Artikulator unmittelbar nach dem Polymerisieren. Die Prothesen befinden sich dabei noch auf dem Arbeitsmodell, auf dem sie fertiggestellt wurden. Das Ziel beim Reokkludieren ist die Wiedererlangung der Okklusion mit maximalem Vielpunktkontakt und Balanceausgleich.

Resilienz:
Eindrückbarkeit der Schleimhaut durch äußeren Druck, zum Beispiel einer Prothese. Die Resilienz der Schleimhaut ist entsprechend ihrer Gewebestruktur, ihres Flüssigkeitsgehaltes und ihres Alters unterschiedlich.

Retrusion:
Bewegung des Unterkiefers zum Oberkiefer, bei der sich beide Kondylen gleichmäßig nach dorsal bewegen.

Retrusionsbewegung:
Rückwärtsbewegung des Unterkiefers, zum einen aus der habituellen Interkuspidation in die retrale Kontaktposition RKP, zum anderen aus einer protrusiven Position in die habituelle Interkuspidation.

Retrusionsfacette:
Auf die Seitenzähne bezogen die mesialen Höckerabhänge im Oberkiefer und die distalen Höckerabhänge im Unterkiefer. Bei einer Retrusion des Unterkiefers in der Totalprothetik sollen sich diese Facetten abstützend berühren.

Rotationsachse der Unterkieferbewegung:
Man unterscheidet:
1. die transversale Achse (Scharnierachse), 2. die vertikale Rotationsachse, um die sich der Arbeitskondylus bei der Unterkieferlateralbewegung dreht, 3. die sagittale Rotationsachse, um die sich der Arbeitskondylus während der Seitwärtsbewegung dreht.

Rotationsbewegungen:
Dreh- oder Kreisbewegungen des Gelenkkopfes um eine oder mehrere Achsen bei den Unterkieferbewegungen. Eine reine Rotationsbewegung kommt im natürlichen Gebiss nicht vor. Sie ist immer mit einer Translationsbewegung in einem oder beiden Gelenken verbunden. Durch Führung des Unterkiefers in die RKP kann man für die Scharnierachsenbestimmung eine reine Rotationsbewegung durchführen.

Ruhelage:
Unbewusste Abstandshaltung des Unterkiefers vom Oberkiefer, wenn keine Unterkieferbewegungen durchgeführt werden bzw. kein Zahnkontakt vorhanden ist. In der Regel nimmt der Unterkiefer kaudal der habituellen Interkuspidation einen Abstand von 2 bis 4 mm ein. Die Aktivität der Kaumuskulatur ist in dieser Position am geringsten. Die Ruhelage des Unterkiefers wird zur Bestimmung der vertikalen Relation herangezogen, um die habituelle Interkuspidation rekonstruieren zu können. Man bezeichnet die Ruhelage auch als Ruheschwebelage.

Sagittal:
In Pfeilrichtung verlaufend; bezieht sich auf die Pfeilnaht. Die Knochennaht zum Beispiel, die die beiden Scheitelbeine des Schädels miteinander verbindet, verläuft von vorn nach hinten sagittal über das Schädeldach.

Sagittalebene:
Jede zur Mittelebene des Körpers parallele, also seitlich versetzte Ebene.

Sagittale Kompensationskurve:
Bogenförmiger Verlauf der Okklusionslinie im eugnathen Gebiss.

SAM-Artikulatur:
Studien Artikulator München; ein volljustierbarer Arcon-Artikulator, für die Ausbildung an Hochschulen gedacht. Inzwischen ein allgemein verwendeter Artikulator.

Saugkammer:
Hohlräume an der Gaumenseite der Oberkieferbasis bei Totalprothesen. Beim Anpressen oder Ansaugen entsteht darin ein Unterdruck. Der Saugeffekt ist häufig von geringer Dauer. Wenn die Schleimhaut in den Unterdruckraum hineinwuchert, ist die Haltewirkung aufgehoben.

Saugerimpressionen:
Durch den Druck eines Gummisaugers können am Gaumenteil Läsionen bzw. Impressionen an der Schleimhaut und am Knochen entstehen.

Schädelbezugsebene:
Eine durch Dreipunkt dargestellte Ebene am Schädel. Sie dient für die Beschreibung von Normabweichungen und zur Orientierung der Okklusionsebene bei der Kieferrelationsbestimmung zur Frankfurter Horizontalen oder zur Camperschen Ebene.

Scharnierachse, arbiträre:
Mittelwertig festgelegte Rotationsachse der Gelenkköpfe bei reiner Rotationsbewegung. Die arbiträre Scharnierachse liegt auf der Tragusorbita-Linie 12 mm anterior des Tragus in Nähe des Gelenkkopfes. Sie kann mit der terminalen Scharnierachse übereinstimmen.

Scharnierachse, terminale:
Mit einem Scharnierachsenlokalisator bestimmte Rotationsachse beider Kiefergelenke bei der reinen Scharnierbewegung in der retralen Kontaktposition. Wird diese auf die äußere Haut übertragen, so spricht man von der terminalen Scharnierachsenposition. Sie dient als Ausgangspunkt für die schädelbezügli-che Übertragung von Modellen in justierbare Artikulatoren.

Scharnierachsenorbitalebene:
Bezugsebene zur Einstellung von Ober- und Unterkiefermodellen in teil- und volljustierbare Artikulatoren. Die Lage des Oberkiefers wird mit Hilfe eines Gesichtsbogens auf diese Ebene festgelegt und in den Artikulator übertragen.

Scherhöcker:
Nicht tragender Höcker

Schleimhaut:
Tunica mucosa. Die Schleimhaut ist eine produzierende Gewebeschicht und besteht aus oberflächlichen Epithelen mit darunter liegendem Bindegewebe.

Schleimhautresilienz:
Nachgiebigkeit der Schleimhaut, die auf dem Gaumen und Alveolarfortsatz durchschnittlich 0,5 bis 0,8 mm beträgt. Die unterschiedlichen Zonen der Resilienz der Schleimhaut können bei der Anfertigung von Totalprothesen durch einen Kompressionsabdruck ausgeglichen werden.

Schleimhautzonen:
Beim zahnlosen Oberkiefer die fibröse Zone des Alveolarkammes und im Bereich der Raphe mediana; die Fettgewebszone im seitlichen anterioren Anteil des harten Gaumens; die Drüsengewebszone im posterioren seitlichen Anteil des harten Gaumens. Zur Einlagerung von Saugrillen eignen sich vorwiegend die Fettpolsterzonen.

Schlittenartikulation:
Ausgleichende Artikulation mit Abrasionskauflächen.

Schlotterkamm:
Granulationsgewebe anstelle des knöchernen Alveolarkammes. Ursache sind unfunktionelle Schubkräfte. Häufig anzutreffen, wenn die Oberkieferprothese ein anteriores Restgebiss als Antagonisten besitzt. Schlotterkämme sind für den Prothesenhalt ungünstig und sollten möglichst vor Anfertigung der Totalprothese entfernt werden.

Schluckabdruck:
Von Hromatka bekanntgemacht; zählt

zu den Funktionsabdrücken. Während der Abdrucknahme werden neben den bekannten Funktionen Schluckbemühungen durchgeführt. Diese Methode hat sich insbesondere für die Unterkieferabformung bewährt. Man erreicht eine Ausdehnung der Prothesenbasis im Zungenraum.

Schlussokklusion:
Schlussbiss; Berührungsstellung der Zahnreihen bei Kieferschluss in maximaler Interkuspidation. Die Schlussokklusion ist eine vom Zahnarzt nach Abschluss der Behandlung gewünschte Okklusionsbeziehung der Zähne. Die Kondylen befinden sich dabei in einer kranial zentrierten, nicht seitenverschobenen Position.

Schneidezahnführung:
Die Protrusions- und Laterotrusionsbewegung wird durch die Neigung der palatinalen Flächen der oberen Frontzähne geführt. Gewünscht ist dabei eine Disklusion der Seitenzahnreihen. Für die Totalprothese ist nach einigen Lehrmeinungen die Disklusion unerwünscht.

Schneidezahnführungsstift:
Stützstift. Anteriorer Anteil am Artikulator. Der Stift dient zum Fixieren der Vertikaldimension und unterstützt die Exkursionsbewegungen.

Schneidezahnüberbiss, umgekehrter:
Die unteren Frontzähne ragen über die oberen Schneidekanten. Es ist das Erscheinungsbild der Progenie.

Schnellübertragungsbogen:
Gesichtsbogen zur schädelbezüglichen Einstellung des Oberkiefermodells im Artikulator. Er wird nach der arbiträren Scharnieachse und dem Infraorbitalpunkt schädelbezüglich ausgerichtet.

Schreinemaker-Methode:
Herstellungstechnische Empfehlungen für Totalprothesen. Charakteristisch sind die halbindividuellen, konfektionierten Abdrucklöffel für den Erstabdruck. Der Funktionsabdruck mit individueller Randgestaltung wird in einem Arbeitsgang mit der Bissnahme kombiniert. Die Zähne haben speziell ausgeformte Kauflächen. Das orofaciale System und die hier zu berücksichtigenden funktionellen

Forderungen stehen im Vordergrund seiner Lehrmeinung.

Schubverteilungselemente:
Die OK- und UK-Prothesenbasen, im Oberkiefer die Umfassung der Tuber und im Unterkiefer die Bedeckung der retromolaren Polster.

Shimstockfolie:
Extrem dünne Alufolie zur Überprüfung der Okklusionskontakte im Mund und im Artikulator.

Spee-Kurve:
Sie wird auch als Okklusions- oder Kompensationskurve bezeichnet. Es ist der bogenförmige, nach oben offene Verlauf der Okklusionslinie im eugnathen Gebiss. Von Spee 1891 als Verschiebungsbahn des Unterkiefers am Schädel gesehen. Die Speesche Kurve hat ihren Mittelpunkt in der Augenhöhle und tangiert als Kurve die Zähne. Spee folgerte, dass sich bei der Vorschubbewegung des Unterkiefers die Gelenkköpfe und Zähne auf diesem Kreisbogen bewegen. Bei einer Vorschubbewegung bleiben die Seitenzähne dauernd in Kontakt. Nach heutiger Erkenntnis verläuft diese Kurve meist flacher. Gelenkbahn und Kompensationskurve sollten für eine balancierte Okklusion aufeinander abgestimmt sein. Ist die Gelenkbahn flach, so kommt es bei einer leichten Kompensationskurve zum Klaffen in der Front. Ist die Gelenkbahn zu steil, so klaffen die Molaren.

Sprechabstand:
Geringer Abstand der Zahnreihen zueinander beim Sprechen, zum Beispiel von Lauten. Der Sprechabstand sollte ca. 1 mm betragen und dient zur Bestimmung der vertikalen Kieferrelation.

Statik:
Lehre vom Gleichgewicht der Kräfte.

Stomatognathes System:
Kausystem. Mund-Kiefer bezogen.

Stützstiftführungsteller:
Der am Unterteil, manchmal auch am Oberteil des Artikulators angeschraubte Anschlag für den Stützstift; auch als Schneidezahnführungsteller bezeichnet.

Sublingual:
Unter der Zunge. Der Raum für die Plat-

zierung der Sublingualrolle als Ventilab-schluss für die Unterkieferprothese.

Sublinguale Rolle:
Wulst am lingualen Prothesenrand für die Abdichtung im Unterzungenbereich.

Subnasal:
Übergang vom Nasensteg zur Oberlip-pe, der durch die Spina nasalis anterior besonders hervorgehoben wird. Er dient der Camperschen Ebene als anteriorer Referenzpunkt.

Tegment:
Decke, zum Beispiel Abdeckung des harten Gaumens mit der Gaumenschleimhaut.

Teiljustierbare Artikulatoren:
Sie gehören zur Gruppe der schädelbe-züglich justierbaren Artikulatoren. Die Kiefergelenkbewegungen können nur bedingt individuell wiedergegeben wer-den. Alle Bewegungen verlaufen an ge-raden oder genormt gekrümmten Bah-nen. Der Interkondylarabstand ist meist fest oder genormt verstellbar.

Terminale Scharnierachsenpoition:
Früher zentrale Relation, wobei sich die Kondylen in der retralen kranialen und nicht seitenverschobenen Position befin-den.

Topographie:
Bestimmung der örtlichen Lage.

Topographische Anatomie:
Beschreibung der Lagebezeichnung al-ler Organe.

Torus mandibulae:
Knöcherne Vorwölbung an der Innensei-te des Unterkieferkörpers beidseitig auf Höhe der Prämolaren. Bei Eingliederung einer Totalprothese können hier Druck-stellen entstehen. Sie sollten deshalb auf dem Funktionsmodell mit Zinnfolie ent-lastet werden.

Torus palatinus:
Knöcherne Auftreibung am Gaumen in Verlängerung der mittleren Gaumen-naht. Der Gaumenwulst kann die Einla-gerung einer Prothese beeinträchtigen. Die Abdeckung mit Zinnfolie wird emp-fohlen.

Totalprothese:
Rein schleimhautgetragene Kunststoff-prothese zum Ersatz der gesamten Zahnreihe. Die Totalprothese bedeckt im Unterkiefer den Alveolarteil, im Oberkie-fer den Alveolarfortsatz und den harten Gaumen.

Totalprothese, Einschleifen der Kauflächen:
Durch die Polymerisation einer Kunst-stoffprothese können sich die zunächst regelrecht aufgestellten Seitenzähne in ihrer Lage leicht verändern, so dass die Okklusion nicht mehr einwandfrei stimmt. Um sie wieder zu zentrieren, be-steht die Möglichkeit des Einschleifens. Nach der Polymerisation werden die Prothesen wieder in den Artikulator zu-rückgebracht, und die Okklusion wird eingeschliffen. Beim sog. Remontieren werden die Prothesen im Mund des Pa-tienten durch eine erneute Kieferrelati-onsbestimmung zueinander in Bezie-hung gebracht und, zurückgesetzt in den Artikulator, wird die Okklusion einge-schliffen. Beim Einschleifen der Front und Seitenzähne werden die Frühkon-takte in der retralen Position, die Gleit-störungen für eine maximale Interkuspi-dation und die Okklusionsstörungen bei den lateralen, mediotrusiven und protru-siven Bewegungen beseitigt. Bei der To-talprothetik wird die balancierte Okklu-sion angestrebt. Alle Kontakte, die eine Disklusion bei diesen Bewegungen her-beiführen, müssen als Störkontakte an-gesehen und korrigiert werden. Beim Einschleifen bemüht man sich, möglichst die tragenden Höcker zu belassen und nur die nichttragenden Zahnteile zu be-schleifen.

Tragende Höcker:
Die zentrischen Höcker einer Kaufläche, die sich auf den Randleisten oder um die Gruben ihrer Antagonisten abstützen. Im Oberkiefer sind dies die palatinalen, im Unterkiefer die bukkalen Höcker.

Tragion:
Kreuzungspunkt zweier Geraden. Die ei-ne ist am Oberrand des äußern Gehör-ganges horizontal, die andere am Vor-

derrand des äußeren Gehörganges vertikal.

Tragus:
Knorpelige Platte vor dem äußeren Gehörgang. Sie dient für die Ermittlung der Camper'schen Ebene als Referenzpunkt.

Tragus-Orbita-Linie:
Bezugslinie oder -ebene am Schädel. Sie verläuft vom oberen Punkt des Tragus zum äußeren Augenwinkel und annähernd parallel zur Frankfurter Horizontalen. Sie dient zur Bestimmung der arbiträren Scharnierachse.

Translationsbewegung:
Biologisch geradlinig fortschreitende Bewegung. In der Zahnheilkunde versteht man unter Translationsbewegung die Gleitbewegung des Gelenkkopfes (Caput mandibulae) zusammen mit der Gelenkscheibe (Discus articularis) in der Gelenkgrube (Fossa articularis) sowohl bei protrusiven und laterotrusiven als auch bei Öffnungs- und Schließbewegungen. Eine reine Translationsbewegung gibt es beim natürlichen Kiefergelenk nicht. Sie ist immer mit der Rotationsbewegung eines oder beider Kiefergelenkköpfe verbunden.

Transversal:
Querlaufend über den Zahnbogen von rechts nach links oder umgekehrt.

Tripodisierung:
Die tragenden Höcker stützen sich auf dem Gegenzahn im Bereich der Gruben auf drei konvexe Abhänge. Auf diese Weise erreicht man eine eindeutige Schlussbissokklusion.

Umschlagfalte:
Falte im Mundvorhof im Übergangsbereich von der beweglichen Wangenbzw. Lippenschleimhaut über die Alveolarmucosa zur angehefteten Gingiva.

Unterfütterung:
Nach mehrjähriger Tragezeit kann es zu Veränderungen bzw. zu einem Schwund des Prothesenlagers kommen. Die Prothesenbasis muss dem Prothesenlager neu angepasst werden. Man unterscheidet eine direkte Unterfütterung im Mund und eine indirekte Unterfütterung der Prothesenbasis.

Unterkieferbewegungen:
Bei den Unterkieferbewegungen unterscheidet man:
1. Unterkieferbewegungen mit Zahnbeziehungen:
a) nach vorne = Protrusionsbewegung; b) zur Seite = Laterotrusionsbewegung; c) nach rückwärts = Retrusionsbewegung; d) nach seitlich und vorne = Lateroprotrusionsbewegung; e) zur Mitte = Mediotrusionsbewegung. Die einzelne Unterkieferseite wird je nach der Richtung ihrer Bewegung als Mediotrusionsseite oder Laterotrusionsseite bezeichnet.
2. Freie Unterkieferbewegungen ohne

Zahnkontakt:
Öffnungsbewegung; b) Schließbewegung; c) Kaubewegung. Der Unterkieferinzisalpunkt ist ein Referenzpunkt bei Zahnkontakt und markiert bei den freien Unterkieferbewegungen über den gotischen Bogen die Grenzbewegungen.

Volljustierbarer Artikulator:
Gruppe von Artikulatoren, die die Kiefergelenkbewegungen eines Patienten individuell wiedergeben. Die Einstellung der Bewegungsbahnen erfolgt über ein Pantogramm oder ein intraorales Stützstiftregistrat. In den Artikulatoren werden die Modelle entsprechend der verwendeten Schädelbezugsebene eingebracht. Ihre räumliche Zuordnung entspricht somit der Lage der Zahnreihen zur Lage der Kiefergelenke des Patienten.

Vestibulär:
Zum Mundvorhof gehörend, auf den Mundvorhof bezogen.

Vestibulum oris:
Mundvorhof. Der Teil der Mundhöhle zwischen den bukkalen Zahnoberflächen und der Wangenschleimhaut.

Vertikaler Inzisalabstand:
Differenz zwischen den Schneidezähnen in der Senkrechten gemessen.

Vorschubbewegung des Unterkiefers:
Unterkieferbewegung, bei der die unteren Frontzähne bis an die Kanten der oberen Frontzähne geführt werden. Die

Gelenkköpfe wandern in der Gelenkgrube nach vorne und unten bis zum Tuberculum articulare.

Walleinbettung:

Bezeichnung für eine Einbettungsweise, wobei mit einem Wall die gesamten labialen und bukkalen Flächen der Modellation und der Zähne erfasst werden. Grundsätzlich können auch Totalprothesen mit Walleinbettung hergestellt werden. Der Nachteil besteht darin, dass beim Pressen die Verdichtung des Kunststoffes unzureichend ist.

Wilson-Kurve:

Frontale, nach kranial konkave Kurve, die die bukko-linguale Höcker-Tangente der Seitenzähne miteinander in einem Kreisbogen verbindet. Die gegen diese Kurve aufgestellten, nach lingual geneigten Höckerkauflächen sichern die balancierte Okklusion der Totalprothese.

Zahngeführte Bewegung:

Bewegungen des Unterkiefers, die unter Zahnkontakt erfolgen. Es können sowohl protrusive, laterotrusive und lateroprotrusive Bewegungen sein.

Zentrale Okklusion:

Der stabile Zusammenschluss der unteren mit der oberen Zahnreihe in maximalem Vielpunktkontakt (Interkuspidation). Gysi sah die zentrale Okklusion nur auf den Zahnreihenkontakt und nicht auf die Kieferlage bezogen. Besteht der maximale Vielpunktkontakt bei einer retralen Kontaktposition, so spricht man von der Zentrik. Von Gysi wird für die zentrale Okklusion der maximale Vielpunktkontakt für eine Kieferposition gefordert, bei der nach Aufzeichnung des Pfeilwinkels der Schreibstift am Scheitelpunkt der Pfeilspitze liegt.

Zentrale Relation:

Eine Position des Unterkiefers, bei der sich die Scharnierachse in einer retralen und kranialen Lage der Kondylen in einer nicht seitenverschobenen Position befindet.

Zentrik:

Abgeleitet von zentrieren, das heißt auf einen Mittelpunkt einstellen bzw. im Mittelpunkt befindlich. In der Zahnheilkunde wird dieser Begriff für die Lage der Gelenkköpfe des Kiefergelenkes in den Gelenkgruppen verwendet. Gerber verstand unter Zentrik die Zentrierung der Kondylen im Zenit der Gelenkgrube bei maximaler Interkuspidation der Zahnreihen.

Zentrische Okklusion:

identisch mit a) zentraler Okklusion, b) maximaler Vielpunktkontakt in der habituellen Interkuspidation (IKP), c) maximaler Vielpunktkontakt auf dem Gleitweg zwischen der retralen Kontaktposition (RKP) und der Interkuspidationsposition (IKP), sofern zwischen beiden ein horizontal sagittaler Abstand besteht. Kann dieses Gleiten zwischen der retralen Kontaktposition und der maximalen Interkuspidation ohne Veränderung des Vertikalabstandes zwischen Ober- und Unterkiefer erfolgen, so spricht man von der Longzentrik. Verwechselungen sind ausgeschlossen, wenn man sagt was gemeint ist, zum Beispiel der Gleitweg zwischen RKP IKP oder der maximale Vielpunktkontakt in der habituellen Interkuspidation.

Zone, neutrale:

Der Raum zwischen Wange und Lippen einerseits und der Zunge andererseits, der von den Zähnen eingenommen wurde. Bei Verlust der Zähne entsteht aufgrund des Muskeltonus ein Freiraum, der als neutrale Zone bezeichnet wird. Dieser Raum erfüllt bei der Aufstellung von künstlichen Zähnen eine wichtige statische Funktion.

Zungenbändchen:

Mit Schleimhaut überzogener, bindegewebiger Strang, der die untere Fläche der Zunge in der Medianlinie mit dem Mundboden verbindet.

13.3 Nomenklatur der Arbeitsgemeinschaft Funktionsdiagnostik (DUMK)

1 Okklusion
Jeder Kontakt zwischen den Zähnen des Ober- und Unterkiefers

1.1 statische Okklusion
ohne Bewegung des Unterkiefers

1.1.1 maximale Okklusion/ Interkuspidation
maximaler Vielpunktkontakt in statischer Okklusion

1.1.2 habituelle Okklusion/ Interkuspidation
jeder gewohnheitsmäßig eingenommene Zahnkontakt in statischer Okklusion

1.1.3 zentrische Okklusion
maximale Okklusion/Interkuspidation bei zentrischer Kondylenposition

1.2 dynamische Okklusion
Zahnkontakte bei Bewegung des Unterkiefers

2 Zentrische Kondylenposition
Kranioventrale, nicht seitenverschobene Position beider Kondylen bei intakter Kondylus-Diskus-Relation und physiologischer Belastung der beteiligten Gewebe

3 Scharnierachse
Dem Unterkiefer zugeordnete, ortsfeste Drehachse bei Mundöffnung und Mundschließung

3.1 zentrische Scharnierachse
In zentrischer Kondylenposition bestimmte Scharnierachse

3.2 retrale Scharnierachse
In retraler Kondylenposition bestimmte Scharnierachse

4 Scharnierachsenposition
Lage der Scharnierachse zur Medianebene des Schädels

4.1 zentrische Scharnierachsenposition
Scharnierachsenposition in zentrischer Kondylenposition

4.2 retrale Scharnierachsenposition
Scharnierachsenposition in retraler Kondylenposition

5 Kondylenposition
Dreidimensionale Bewegung des Kondylus im schädelbezogenen Koordinatensystem

6 Scharnierachsenbahn
Dreidimensionale Bewegung der Scharnierachse im schädelbezogenen Koordinatensystem am Ort der Aufzeichnung

7 Interkondylarachse
Die durch den geometrischen Mittelpunkt beider Kondylen verlaufende Verbindungslinie

8 Unterkieferbewegungen

8.1 Protrusion
Bewegung des Unterkiefers in ventraler Richtung

8.2 Retrusion
Bewegung des Unterkiefers in dorsaler Richtung

8.3 Laterotrusion
Bewegung eines Unterkieferpunktes von der Medianebene weg

8.4 Mediotrusion
Bewegung eines Unterkieferpunktes zur Medianebene hin

8.5 Laterotrusionsseite
Die Seite, bei der sich ein definierter Punkt des Unterkiefers von der Medianebene nach lateral bewegt

8.6 Mediotrusionsseite
Die Seite, bei der sich ein definierter Punkt des Unterkiefers zu der Medianebene hin bewegt

8.7 Bennett-Bewegung
Seitliches Versetzen des Kondylus während einer Laterotrusionsbewegung des Unterkiefers

8.8 Bennett-Winkel
In der Horizontalebene gemessener Winkel, den die Verbindungslinie zwischen dem Startpunkt und einem jeweiligen Punkt der Mediotrusionsbahn des Kondylus einschließt

9 Kieferrelationsbestimmung
Dreidimensionale Zuordnung des Unterkiefers zum Oberkiefer

10 **Ruhelage**
Unbewusste Abstandshaltung des Unterkiefers vom Oberkiefer bei auf rechter Kopf- und Körperhaltung

11 **Okklusionsebene**
Ebene, die durch den unteren Inzisalpunkt und durch die disto-bukkalen Höcker der zweiten, unteren Molaren festgelegt ist

12 **Okklusionskonzepte**

12.1 **Frontzahnführung**
ist die dynamische Okklusion zwischen Ober- und Unterkiefer-Frontzähnen

12.2 **Eckzahnführung**
ist die dynamische Okklusion zwischen Ober- und Unterkiefer-Eckzähnen

12.3 **Frontzahngeschützte Okklusion**
Okklusionskonzept mit Frontzahnführung, die zur Disklusion aller übrigen Zähne führt

12.4 **Eckzahngeschützte Okklusion**
Okklusionskonzept mit Eckzahnführung, die zur Disklusion aller übrigen Zähne führt

12.5 **Gruppenführung**
Dynamische Okklusion zwischen mehreren Zähnen auf der Laterotrusionsseite

12.6 **Balancierte Okklusion**
Dynamische Okklusion zwischen Ober- und Unterkieferzähnen bei gleichzeitigem Zahnkontakt auf beiden Seiten

13 **Okklusionsstörungen**

13.1 **Nonokklusion**
Fehlender Antagonistenkontakt

13.2 **Vorkontakt**
Vorzeitiger Kontakt eines Zahnes oder einer Zahngruppe bei Einnahme der zentrischen Okklusion

13.2.1 **Vorkontakt, zentrisch**
Vorzeitiger Kontakt eines Zahnes oder einer Zahngruppe, die den Unterkiefer bei Einnahme der zentrischen Okklusion in eine Zwangsposition führt

13.2.2 **Vorkontakt, exzentrisch**
Zahnkontakte bei dynamischer Okklusion, die die Frontzahnführung aufheben

14 **Kiefergelenkstörungen**

14.1 **Hypermobilität**
Der Kondylus bewegt sich bis vor das Tuberculum articulare, bei Überdehnung des Kapselapparates

14.2 **Kondylusluxation**
Der Kondylus tritt vor das Tuberculum articulare und bleibt in dieser Stellung

14.2.1 **Kondylusluxation, fixiert**
Kondylusluxation, bei der keine Selbstreposition möglich ist

14.2.2 **Kondylusluxation, nicht fixiert**
Kondylusluxation, bei der eine Selbstreposition möglich ist

15 **Diskusverlagerung**
Unphysiologische Lagebeziehung des Diskus in Relation zum Kondylus

15.1 **Diskusverlagerung, partiell**
Der Discus articularis ist in Relation zum Kondylus teilweise verlagert

15.2 **Diskusverlagerung, total**
Der Discus articularis ist in Relation zum Kodylus vollständig verlagert

15.2.1 **Diskusverlagerung, fixiert** (ohne Reposition)
Verlagerung des Discus articularis zum Kondylus. Eine Reposition bei Bewegungen ist nicht möglich

15.2.2 **Diskusverlagerung, nicht fixiert** (mit Reposition)
Verlagerung des Discus articularis zum Kondylus mit Selbstreposition bei Unterkieferbewegungen

15.3 **Diskusverlagerung in statischer Okklusion**
Verlagerung des Discus articularis in Relation zum Kondylus, wenn maximale Okklusion eingenommen wird, diese kann fixiert oder nicht fixiert sein

15.4 **Diskusverlagerung bei Kiefergelenkbewegung** (exzentrisch)
Verlagerung des Discus articularis in Relation zum Kondylus, während einer Unterkieferbewegung

16 **Störungen in der Unterkieferbewegung**

16.1 **Limitation**
Einschränkung des physiologischen Bewegungsspielraumes
16.2 **Deviation**
Abweichung des Inzisalpunktes zu einer Seite bei Unterkieferöffnungsbewegungen

13.4 Begriffe, die nicht mehr verwendet werden sollten

- Artikulation
- Diskusluxation
- Diskusprolaps
- Diskussubluxation
- Diskusluxation in Exzentrik
- Diskusluxation in Zentrik
- Kondylussubluxation
- Schlussbiss
- Schlussokklusion
- terminale Scharnierachse
- Bissnahme
- Bissschablone
- Ruheschwebe

13.5 Literaturverzeichnis

Böttger, H. (Hrsg.):
Funktionelle Okklusion. Gleitbahnbezogene Diagnostik und Therapie. Quintessenz, Berlin 1982

Böttger, H.:
Einführung in die funktionelle Okklusion

Pfütz, E.:
Die mundgeschlossen Abformung bei Patienten mit weniger als vier Stützzonen.
Marxkors, R.: Die totale Prothese

Caesar, Hans H.:
Die Ausbildung zum Zahntechniker Teil V: Totalprothese. Verlag Neuer Merkur, München 1993.

Eichner, K. (Hrsg.):
Zahnärztliche Werkstoffe und ihre Verarbeitung. Bd. 1 (5. Auflage): Grundlagen und Verarbeitung. Bd. 2 (4. Auflage): Werkstoffe unter klinischen Aspekten. Hüthig: Heidelberg 1988 (Bd. 1), 1981 (Bd. 2).

Fuhr, K. und Reiber, Th.:
Die Totalprothese, Urban und Schwarzenberg, MünchenWien-Baltimore 1993

Geering, A. H. und Kundert, M.:
Total- und Hybridprothetik, z. Auflage. Thieme, Stuttgart 1992

Gründler, H. und Person, M.:
Herstellung systemorientierter Totalprothesen. Dreieich, München 1991

Hofmann, M.:
Totale Prothesen nach dem All-Oral-Verfahren. Hanser, München 1981.

Horn, R. und Stuck, J.:
Zahnaufstellung in der Totalprothetik, z. Auflage Quintessenz, Berlin 1987

Hupfauf, L. (Hrsg.):
Praxis der Zahnheilkunde, Bd. 7 (3. Auflage): Totalprothesen. Urban und Schwarzenberg, München-Wien-Baltimore 1991 Mit Beiträgen von: Jüde, H. D.: Befunderhebung
Müller-Fahlbusch, H.: Psychosomatik Härle, F.: Chirurgische Vorbereitung der Kiefer
Spiekermann, H.: Enossale Implantate
Kobes, L.: Abformung
Palla, S.: Bestimmung der Kieferrelation
Horn, R.: Auswahl und Aufstellung der Frontzähne
Hupfauf, L.: Auswahl und Aufstellung der Seitenzähne
Walter, M. und Eichner, K: Okklusionskonzepte
Müller, F. und Hupfauf, L.: Doublieren und Rebasing
Eichner, K. und Hannak, W.: Eingliederung von Prothesen
Gernet, W.: Primäres und sekundäres Remontieren
Hupfauf, L.: Nachsorge und Fehlersuche
Utz, K.-H.: Unterfütterungsverfahren
Stüttgen, U.: Werkstoffkundliche Hinweise

Klötzer, W. T.:
Ist die Totalprothetik ohne Berücksichtigung der Funktionslehre noch denkbar?
In: Schriftenreihe APW: Das funktionsgestörte Kauorgan.
Hanser, München 1987

Körber, E:
Totalprothese
In: Schwenzer, N. (Hrsg.): Zahn-Mund-Kieferheilkunde, Bd. 3: Prothetik und Werkstoffkunde

Thieme, Stuttgart-New York 1984
Körholz, K.H.
Totalprothetik in Funktion (TiF), Merz Dental
Lerch, P.:
Die totale Prothetik. Die neue Synthese Physiologie und Funktion Quintessenz, Berlin 1986
Hohmann, A., Hielscher, W. :
Lexikon der Zahntechnik, Verlag Neuer Merkur
Hohmann, A., Hielscher, W.:
Lehrbuch der Zahntechnik Band 2, Quintessenz Verlag
Schreinemakers, J.:
Die Logik in der Totalprothetik, Quintessenz Verlag
Stuck, J.
APF NT Totalprothetik-System, Dentsply/DeTrey
Hoffmann-Axthelm, A.:
Lexikon der Zahnmedizin, Quintessenz Verlag

Danksagung

Unser Dank gilt zuerst jenen, heute nicht mehr unter uns weilenden Wissenschaftlern, die die Grundlagen der Totalprothetik gelegt haben und sodann jenen vielen im Literaturverzeichnis nicht extra aufgeführten Autoren die – jeder auf seine Art – dazu beigetragen haben, die Totalprothetik in ihrer zeitgemäßen Form zu entwickeln und ohne deren Leistungen auch unser Buch nicht entstanden wäre.

Dem Verlag sei für die verständnisvolle Begleitung unserer Bemühungen herzlich gedankt und nicht zuletzt gilt unser spezieller Dank Frau Annelies Wiedemann, Düsseldorf, für ihre Umsicht und zuverlässige Mitarbeit bei der Erstellung des Schriftsatzes.

Die Autoren

13.6 Stichwortverzeichnis

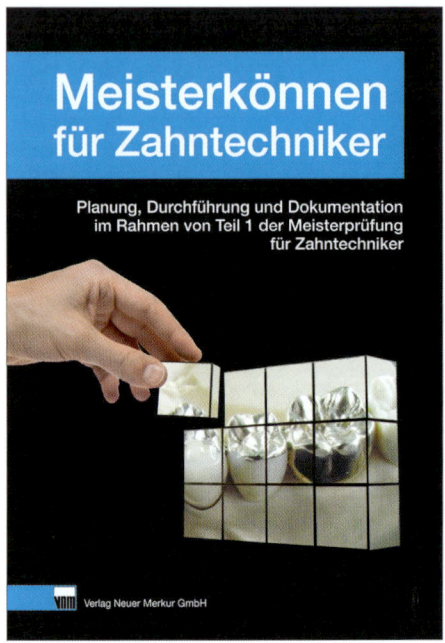

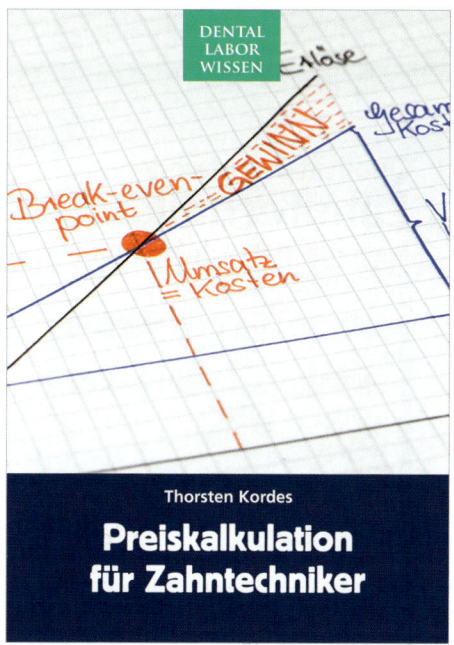

DENTAL LABOR WISSEN

Thorsten Kordes

Preiskalkulation für Zahntechniker

Preiskalkulation für Zahntechniker

Die Abrechnung zahntechnischer Leistungen wird sich immer mehr in Richtung einer leistungsgerechten Preispolitik verschieben, wenn alle inländischen Marktteilnehmer sich an dieser Maxime orientieren und mit der gleichen Leidenschaft, mit der sie ihre Produkte schaffen, auch die Preisgestaltung betreiben.

Hier ist die Auseinandersetzung mit den eigenen Daten und Zahlen gefordert. Wer seine Unternehmenszahlen kennt, diese richtig aufbereitet und im Sinne des Betriebes und einer zukunftsorientierten Entwicklung des gesamten Zahntechniker-Handwerks anwendet, handelt verantwortungsbewusst.

Thorsten Kordes
Preiskalkulation für Zahntechniker
Verlag Neuer Merkur • ISBN 978-3-95409-015-0
216 Seiten • broschiert
1. Auflage 2014 • 28,80 Euro

[www.fachbuchdirekt.de]

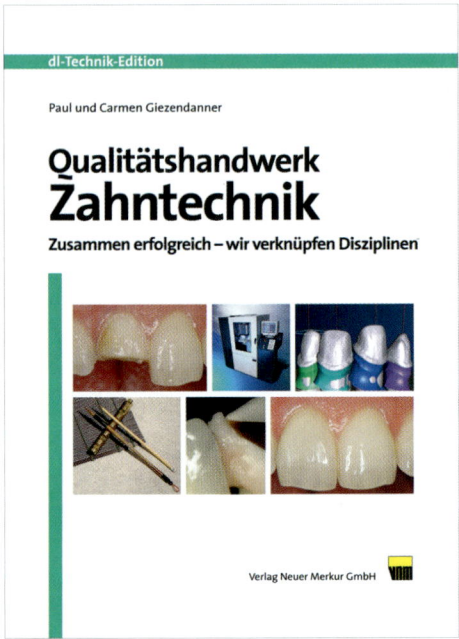

Qualitätshandwerk Zahntechnik

Paul und Carmen Giezendanner zeigen in ihrem neuen Buch, wie Zahntechniker ihre Qualitätsarbeit ins rechte Licht rücken können: Von der Positionierung im Dentalmarkt über Marketing auf allen Ebenen bis hin zu Leistungsbereitschaft und Transparenz in der Produktionskette. Jeder Auftraggeber und die Patienten sollen wissen, wer die Zahntechniker sind, was sie tun und wie sie denken.

Paul und Carmen Giezendanner
Qualitätshandwerk Zahntechnik
dl-Technik-Edition
Verlag Neuer Merkur
ISBN 978-3-95409-012-9
100 Seiten • gebunden
1. Auflage 2013 • 22,90 Euro